JN080837

知っておきたい
OTC医薬品

第3版

東京化学同人

序

"知っておきたい OTC 医薬品（第 3 版）"が発刊される．今回"知っておきたい一般用医薬品"から"知っておきたい OTC 医薬品"へと書名が変更された．この変更は一般用医薬品の制度にさまざまな変更があったことを反映している．

2006 年の改正薬事法（現 医薬品医療機器等法）に基づき，一般用医薬品の販売がリスクの程度に応じた分類（第一類，第二類，第三類医薬品）に基づく販売方法に変更された．新販売制度ではリスク分類ごとに情報提供や相談応需のやり方を変えて対応することになった．さらに 2013 年の法改正でインターネット販売について，それまで第三類医薬品のみ可能だったものから，すべての分類が解禁された．その一方で，スイッチ直後品目と劇薬については"要指導医薬品"として対面販売が求められることとなった．本書では，この要指導医薬品と一般用医薬品の両方を扱い，簡便な用語として"OTC 医薬品"という名称を用いた．

OTC 医薬品はセルフケア・セルフメディケーションの実践において不可欠なものであり，その適正な選択と使用が重要であることは言うまでもない．薬剤師および登録販売者は，セルフメディケーションが適正に実施されるよう消費者を支援する必要がある．そのためには OTC 医薬品に関する正しい知識をもってその任に当たることが必要である．本書はこうした OTC 医薬品の基本的な知識について解説した．

今回の改訂の最も大きな特徴は第Ⅱ部各論章末の"代表的な成分一覧表"である．薬効群ごとに代表的な成分について，成分名，薬効，禁忌，おもな副作用，相互作用，その他の注意事項を一覧表にまとめ，この表を見るだけでその薬効群の成分の概要を把握できるようにした．おもな成分には化学構造式も加えた．また，症状や経過から OTC 医薬品の販売の可否や受診の必要性について判断する販売時の対応は，販売者にとって重要でありかつ高度な知識を要する事項である．今回はこの点について内容の充実を図り，"販売時の対応"という項目を立てて医師が解説した．

本書は持ち歩きに便利なハンドブックサイズである．ぎりぎり白衣のポケットにも入る．本書が 6 年制薬学教育，登録販売者試験のためのテキストとしてだけでなく，既卒薬剤師の OTC 医薬品販売時の参考図書として

も役立つことを期待している.

　最後に，本書の制作にあたりご支援いただいた東京化学同人橋本貴子氏に心より感謝申し上げる.

　2022 年 2 月

編集委員を代表して　望　月　眞　弓

本書の利用にあたって

A. 本書の構成

I. 概　論　（医薬品の区分，関連法規，医薬品副作用被害救済制度）

II. 薬効群別解説　（下記 C に解説）

III. 付　録　（薬理の図説，病態別禁忌一覧表，母乳に移行する成分一覧，重大な副作用一覧，スイッチ OTC 医薬品一覧）

B. 利用上の注意

・成分や製品については市販されているものすべてを網羅しているわけではないことをご了承いただきたい.

・**禁忌**の項目については，医療用医薬品でいうところの"禁忌"とは意味が異なり，消費者がセルフメディケーションとして使用するのが不適切であると判断される場合にはすべて禁忌とした. したがって，本書で禁忌となっている人に対して医療機関から該当成分が処方されることもありうる.

・**副作用**については，医療用医薬品の添付文書も参考にしたので，OTC 医薬品では発現したことのない副作用も含まれるが，成分として発現の可能性があるものは記載するようにした.

・**相互作用**についても医療用医薬品の添付文書の情報も利用したので同様である.

・**販売時の対応のフローチャート**については，症状から OTC 医薬品の適用となるか受診を勧奨すべきかの目安を示した. 消費者に少しでも気になる変化が生じた場合，服用（使用）期間が目安より長引いた場合等には，すぐに受診を勧めることも薬剤師の重要な役割である.

　本書は，2022 年 2 月現在の情報に基づいて記載されている. その後の情報の変更や新薬の追加等については，常時注意を払っていただきたい.

C. 薬効群別解説の記載項目

　本編である薬効群別解説は全 24 章より成る.

　1. 開発の意図と効能　　各薬効群がどんな症状（疾患）に対して用いられるかについて解説し，特徴的な剤形がある場合にはその適用についても言及した. 各薬効群の全体像をつかむのに利用できる.

　2. 販売時の対応

　1）あらかじめ知っておかなくてはならないこと：各薬効群の製品を販売するにあたりその適用となる対象疾患についてあらかじめ知っておくべき疾患情報を解説した.

　2）販売時の対応フローチャート：製品販売時に患者の状態や背景を確認し，どの製品を販売するのが適切か，販売せずに受診を勧めた方がよいのかをフロー

チャート形式で示した. なお, 各薬効群に共通する"相談販売において必要な質問事項"については,"I. 概論"の§3・3を参照.

3) 受診を勧める目安: 販売時のフローチャートとセットで利用されたい.

4) 対応フローチャート以外の注意事項: フローチャートでは書けなかった注意事項を記した.

3. 選び方・使い方

下記の項目のうち, 薬効, 禁忌, 副作用, 相互作用については章末の"代表的な成分一覧表"にもまとめた. なお必要に応じて, 本文中では一覧表に記載のない成分について言及している場合もある. また, 成分一覧表には, 原則的にさ薬(主薬の作用を補助したり, 不快な副作用を防ぐために用いる薬)と考えられる場合の制酸成分, ビタミン類と生薬類等を掲載していない.

3・1 効能・効果(本文§○・3・1) 各薬効群の効能・効果を記載した. 製造販売承認基準がある場合はそれに基づいた.

3・2 用法・用量(本文§○・3・2) 各薬効群の用法・用量および関連する留意点について解説した.

3・3 薬 効 各薬効群に配合される主たる成分の名称, 薬効(薬理作用), 禁忌, おもな副作用, 相互作用, 注意事項を, 各章末の"代表的な成分一覧表"で示した. また, 製造販売承認基準から1日最大量を, 医療用医薬品に1日最大量が決められている場合はそれらも記した. 本書の成分名は, 製造販売承認基準にある場合はその記述に従い, それ以外はJAN(日本医薬品一般名称)の表記に従った. なお, 重要な成分には化学構造式も示した.

3・4 禁 忌(本文§○・3・4) 年齢, 疾病, 副作用歴, 病状, 妊娠等により"販売しない"あるいは"受診を勧める"対象となる人をあげて解説した. 本書では医療用医薬品の禁忌はもちろん, 禁忌でなくとも, 購入者がセルフメディケーションとして使用するのが適切でない場合や医師の判断が必要な場合はすべて禁忌とした. したがって, 医師の管理のもとならば使用できる成分である場合, 本書では禁忌の成分であっても医療機関を受診したときには処方される可能性はある.

3・5 注意すべき病態等(本文§○・3・5) 疾病, 病状等により使用にあたって注意を要する人とその理由を成分別に解説した. 注意すべき病態等に該当する場合は, 使用後のフォローアップが重要になる.

3・6 副 作 用(本文§○・3・6) 副作用はOTC医薬品で発現したものだけに限定せず, 要指導・一般用医薬品添付文書および医療用医薬品添付文書の副作用について, 重大な副作用とその他のおもな副作用に分類し起因成分とともに表とした. なお, 重大な副作用は付録として, 症状, 対処法等について表にまとめた(付録D参照).

3・7 相互作用(本文§○・3・7) OTC医薬品同士の相互作用とともに,

医療用医薬品と問題となる相互作用の可能性のある成分を表とし，発現する症状等について解説した．

　3・8　**高齢者における注意事項**（本文§○・3・8）　　各薬効群全体として高齢者が使用する際に必要な注意事項を説明した．成分ごとには薬効の成分一覧表に記した．

　3・9　**妊婦，授乳婦における注意事項**（本文§○・3・9）　　妊婦，授乳婦が使用する際に必要な注意事項を説明した．

　3・10　**小児における注意事項**（本文§○・3・10）　　小児が使用する際に必要な注意事項を説明した．保護者に対する説明も加えた．

　4.　**市販されている剤形**　　市販されている剤形を列挙した．

　5.　**おもな製品名**　　各薬効群に属し現在市販されているおもな製品について名称，販売会社名を列挙した．ここに列挙した製品は，編集委員会の判断による選択であって，販売高等に基づくものではない．製品の販売状況については販売会社の都合で中止されているものもあるので注意されたい．

目　　次

x

第 I 部
概　　　論

1　医薬品と健康食品

　医薬品と健康食品は，われわれの病気を癒し，健康を支えるものとして重要なものである．これらを，規制される法律や規格基準に基づき区分したものを表1・1に示す．

　われわれの身体に使用される製品は，"**医薬品，医療機器等の品質，有効性及び安全性の確保等に関する法律**（以下，**医薬品医療機器等法**；薬機法とも略す）"により規制されている．医薬品医療機器等法では，製品の品質，有効性および安全性を保証するために，**医薬品，医薬部外品，化粧品，医療機器**および**再生医療等製品**（以下"医薬品等"という）について必要な規制を行っている．

1・1　医薬品とは

　医薬品は，医薬品医療機器等法 第2条に，①"日本薬局方に収められている物"，②"人又は動物の疾病の診断，治療又は予防に使用されることが目的とされている物であつて，機械器具等でないもの（医薬部外品及び再生医療等製品を除く．）"，③"人又は動物の身体の構造又は機能に影響を及ぼすことが目的とされている物であつて，機械器具等でないもの（医薬部外品，化粧品及び再生医療等製品を除く．）"と定められている（②は原文より一部省略）．そして，医薬品は，**薬局医薬品，要指導医薬品**と**一般用医薬品**に大別される（表1・2）．本書では，要指導医薬品と一般用医薬品を合わせて **OTC 医薬品**とよぶ．

　さらに，薬局医薬品は医療用医薬品と薬局製造販売医薬品に分類され，そして医療用医薬品は処方箋医薬品，処方箋医薬品以外の医療用医薬品に分類される．薬局製造販売医薬品とは"薬局開設者が当該薬局における設備及び器具をもって製造し，当該薬局において直接消費者に販売又は授与する医薬品"のことである．一方，要指導医薬品は，消費者が自ら購入できるものであるが，一般用医薬品とは異なる"医療用医薬品に準じたカテゴリーの医薬品"であり，医療用医薬品から移行して間もなく，一般用医薬品としてのリスクが確定していない医薬品や劇薬等が該当する．一般用医薬品は第一類医薬品，第二類医薬品，第三類医薬品に分類され，薬局や店舗等において薬剤師等による相談応需や情報提供が，義務または努力義務として求められている医薬品である（表1・2）．なお，一般用医薬品の薬効別分類については表3・2参照．

　医薬品は安全性の観点から，陳列等についても規制が設けられている（表1・3）．店内での陳列にあたっては，薬局医薬品は一般購入者が直接手に触れることはないが，要指導医薬品と一般用医薬品の陳列方法には規制があり，要指導医薬品と一般用医薬品は混在させないこと，また，一般用医薬品については第一類医薬品と，第二類医薬品，第三類医薬品を区別することが決められている．

表1・1　医薬品・保健機能食品・健康食品の分類

国による規格等の基準				
あ　り				な　し
医薬品医療機器等法	健康増進法			
	食品衛生法			
医薬品・医薬部外品	健康食品			
	保健機能食品			いわゆる"健康食品"
	特定保健用食品（個別審査型/一部規格基準型）	栄養機能食品（規格基準型）	機能性表示食品（事前届出制）	
● 医薬品 ・人または動物の疾病の診断，治療または予防に使用する． ● 医薬部外品 ・口臭，あせも，脱毛の予防，はえ・蚊等の駆除等，人体に対する作用が緩和なもの．	● 特定保健用食品 ・身体の生理学的機能等に影響を与える保健機能成分（関与成分）を含み，血圧，血中コレステロール等を正常に保つことを助けたり，おなかの調子を整えるのに役立つ等の特定の保健の用途のために利用できる食品． ● 特定保健用食品（規格基準型） ・特定保健用食品としての実績が十分であり科学的根拠も蓄積され，消費者庁において規格基準への適合性を審査し許可する特定保健用食品． ● 特定保健用食品（疾病リスク低減表示） ・関与成分の疾病リスク低減効果が医学的・栄養学的に確立されているものであり，疾病リスク低減表示が認められる特定保健用食品（2022年2月現在は関与成分としてカルシウムおよび葉酸がある）． （消費者庁許可 特定保健用食品） ● 条件付き特定保健用食品 ・有効性の科学的根拠が特定保健用食品のレベルに届かないものの，一定の有効性が確認された食品に，限定的な科学的根拠であるという表示条件が付けられた特定保健用食品である． （消費者庁許可 条件付き 特定保健用食品）	・生活習慣の乱れや高齢化等により，通常の食生活で1日に必要な栄養成分（ビタミン・ミネラル等）が不足しがちな場合の補給・補完のために利用できる食品． ・すでに科学的根拠が確認された国の定めた栄養成分を一定の基準量含む食品であれば，国への申請や届出なしに事業者の責任において，国の定めた表現で栄養成分の機能を表示することができる． ・ただし，ダイエット食品等は，特定の栄養成分を含んでいても"栄養機能食品"の表示は禁止されている．	・事業者の責任において，科学的根拠に基づいた特定の保健の目的が期待できるという機能性が表示された食品． ・国の定めたルールに基づき，事業者が安全性や機能性に関する科学的根拠等の必要な情報を，販売前に消費者庁へ届出れば機能性を表示できる． ・特定保健用食品とは異なり，消費者庁の個別の審査を受けた食品ではない．	・錠剤・カプセル形態の"いわゆる健康食品"等． ・機能や保健の効果，医薬品的な効果・効能，用法・用量の表示は不可． ・"健康補助食品"，"栄養補助食品"，"栄養強化食品"，"栄養調整食品"，"健康飲料"，"サプリメント"といったものがある．

表 1・2　医薬品の分類と販売および相談応需

医薬品			対応する専門家	販売時の情報提供	相談への対応	特定販売[†3]	販売記録の保存[†5]	おもな製品例
薬局医薬品	医療用医薬品	処方箋医薬品	薬剤師	対面で書面または電子記録での情報提供（義務）	情報を提供し，必要な指導を行わなければならない．[†2]	不 可	義 務[†6]	タミフル，アムロジン
		処方箋医薬品以外						各種ビタミン剤
	薬局製造販売医薬品					可		催眠鎮静薬，かぜ薬
要指導医薬品				対面で書面または電子記録での情報提供（義務）[†1]		不 可	義 務（2年間）	ヒアレイン S，フルナーゼ点鼻薬
一般用医薬品	第一類医薬品			対面で書面または電子記録での情報提供（義務）[†1]	必要な情報を提供しなければならない．[†2]	可[†4]	義 務（2年間）	ガスター 10，ロキソニン S
	指定第二類医薬品		薬剤師または登録販売者	努力義務		可	努力義務（2年間）	ボラギノール，ベンザブロック
	第二類医薬品							キャベジン，ツムラ各種漢方薬
	第三類医薬品			法律上の規定なし				サロンシップ，イソジンうがい薬

†1　要指導医薬品と第一類医薬品の販売時には，年齢，併用薬の使用状況，性別，症状，現病歴，妊娠の有無と妊娠週数，授乳の有無，当該医薬品の購入・使用経験の有無，副作用歴を確認し，情報提供を行うことが義務づけられている．

†2　書面は不要．

†3　特定販売とは，薬局・店舗に貯蔵・陳列されている一般用医薬品または薬局製剤販売医薬品（毒薬および劇薬であるものを除く）をインターネット，カタログ，郵便等により販売することをいう．

†4　薬剤師のメール等での指導が必要で，購入は1個まで．

†5　要指導医薬品および一般用医薬品については，次の事項を記載した書面を作成する．① 品名，② 数量，③ 販売の日時，④ 販売を行った薬剤師の氏名ならびに情報提供および指導を行った薬剤師の氏名，⑤ 医薬品を購入または譲り受けた者が情報提供および指導の内容を理解したことの確認の結果　等

†6　薬局医薬品は，調剤録が5年間，薬歴は3年間（最終記載日からの経過期間）保存する等，要指導医薬品や一般用医薬品とは異なる．

■■■ 1・2　健 康 食 品 と は ■■■

“健康食品”という言葉は，法令等により定められているものでなく，広く，健康の保持増進に資する食品として販売・利用されるもの全般をさし，保健機能食品を含むものであり，“いわゆる健康食品”とは，“健康食品”から保健機能食品を除いたもの

表1・3　要指導医薬品と一般用医薬品の陳列方法

医薬品の種類	陳列方法
要指導医薬品	要指導医薬品陳列区画の内部の陳列設備に陳列すること. ただし, 鍵をかけた陳列設備その他医薬品の購入者等が直接手に触れられない陳列設備に陳列する場合は, この限りではない.
第一類医薬品	第一類医薬品陳列区画の内部の陳列設備に陳列すること. ただし, 鍵をかけた陳列設備その他医薬品の購入者等が直接手に触れられない陳列設備に陳列する場合は, この限りではない.
指定第二類医薬品	情報を提供するための設備から 7 m 以内の範囲に陳列すること. ただし, 鍵をかけた設備, または陳列設備から 1.2 m 以内に購入者等が入ることができない措置がとられている場合は, この限りではない.
第二類医薬品[†]	特段の規制はない.
第三類医薬品	

†　指定第二類医薬品を除く.

の通称である（表1・1）. 本書では, 便宜上この "いわゆる健康食品" を含めて健康食品と表記する.

　"いわゆる健康食品" は, 保健機能食品（§4・1参照）とは異なり, 機能や保健の効果, 医薬品的な効能・効果や用法・用量を表示することはできない. 一般に, "健康補助食品", "栄養補助食品", "栄養強化食品", "栄養調整食品", "健康飲料", "サプリメント" といった分類と名称で使われている. 形状は錠剤, 粉剤, カプセル剤, 液剤等多様であるが, 通常の食品の形状以外のものをさす.

2 医薬品・医薬部外品

われわれの身体に使用される医療関連の製品は，医薬品医療機器等法により規制され，医薬品，医薬部外品，化粧品，医療機器および再生医療等製品（以下，"医薬品等"という）に分類される．2章では，これらのうち，医薬品と医薬部外品について述べる．

2・1 医薬品とは

§1・1参照．

2・2 医薬部外品とは

医薬部外品は，人体に対する作用が緩和なものであって機械器具等でないもの，およびこれらに準ずるもので，厚生労働大臣の指定するものである．表2・1に医薬部外品の分類と代表的な品目を示す．これらは，医薬品のように薬局等の医薬品販売の許可を受けた業態だけでなく，それ以外の場所でも販売できるようになっているが，医薬品医療機器等法に基づき，製品には必ず"医薬部外品"と表示することが義務づけられている．

表2・1 医薬部外品

定義	医薬品医療機器等法 第2条 第2項では，以下の目的のための製品であると定義されている． ・吐き気，その他の不快感，口臭，体臭の防止 ・あせも，ただれ等の防止 ・脱毛の防止，育毛または除毛 ・人や動物の衛生を保つための，ネズミ・ハエ・蚊・ノミ等の駆除または防止	
種類	**医薬部外品**	2009年度の薬事法（現 医薬品医療機器等法）改正以前から，医薬部外品として販売されていた製品．虫歯予防の歯磨き粉や制汗剤，薬用化粧品等．
	指定医薬部外品	もともと医薬品として販売されていたが，規制緩和に伴う2009年度の薬事法（現 医薬品医療機器等法）改正によって医薬部外品として販売されるようになったもの，および規制緩和以降，医薬品から医薬部外品となったもの．新指定医薬部外品や新範囲医薬部外品を総称した呼称．
	防除用医薬部外品	医薬品医療機器等法で定義されている害獣・虫を駆除するための製品．殺虫剤，殺鼠剤，虫除け剤等．
外品（つづく）指定する医薬部厚生労働大臣が	① 胃の不快感を改善することが目的とされているもの ② いびき防止薬 ③ 衛生上の用に供されることが目的とされている綿類（紙綿類を含む） ④ カルシウムを主たる有効成分とする保健薬（⑲ に掲げるものを除く） ⑤ 含嗽薬 ⑥ 健胃薬（① 及び ㉗ に掲げるものを除く）	

（つづく）

表2・1 (つづき)

厚生労働大臣が指定する医薬部外品（つづき）	⑦ 口腔咽喉薬（⑳ に掲げるものを除く） ⑧ コンタクトレンズ装着薬 ⑨ 殺菌消毒薬（⑮ に掲げるものを除く） ⑩ しもやけ・あかぎれ用薬（㉔ に掲げるものを除く） ⑪ 瀉下薬 ⑫ 消化薬（㉗ に掲げるものを除く） ⑬ 滋養強壮，虚弱体質の改善および栄養補給が目的とされているもの ⑭ 生薬を主たる有効成分とする保健薬 ⑮ すり傷，切り傷，さし傷，かき傷，靴ずれ，創傷面等の消毒または保護に使用されることが目的とされているもの ⑯ 整腸薬（㉗ に掲げるものを除く） ⑰ 染毛剤 ⑱ ソフトコンタクトレンズ用消毒薬 ⑲ 肉体疲労時，中高年期等のビタミンまたはカルシウムの補給が目的とされているもの ⑳ のどの不快感を改善することが目的とされているもの ㉑ パーマネント・ウエーブ用剤 ㉒ 鼻づまり改善薬（外用薬剤に限る） ㉓ ビタミンを含有する保健薬（⑬ および ⑲ に掲げるものを除く） ㉔ ひび，あかぎれ，あせも，ただれ，うおのめ，たこ，手足のあれ，かさつき等を改善することが目的とされているもの ㉕ 医薬品医療機器等法 第2条 第3項[†1]に規定する使用目的のほかに，にきび，肌荒れ，かぶれ，しもやけ等の防止または皮膚もしくは口腔の殺菌消毒に使用されることも目的とされているもの ㉖ 浴用剤 ㉗ ⑥，⑫ または ⑯ に掲げる物のうち，いずれか二つ以上に該当するもの 従来の医薬部外品: ③ ⑰ ⑱ ㉑ ㉕ ㉖ 新指定医薬部外品[†2]: ① ⑬ ⑮ ⑲ ⑳ ㉔ 新範囲医薬部外品[†3]: ② ④〜⑫ ⑭ ⑯ ㉒ ㉓ ㉗

[†1]　医薬品医療機器等法 第2条 第3項: この法律で "化粧品" とは，人の身体を清潔にし，美化し，魅力を増し，容貌を変え，又は皮膚若しくは毛髪を健やかに保つために，身体に塗擦，散布その他これらに類似する方法で使用されることが目的とされている物で，人体に対する作用が緩和なものをいう．ただし，これらの使用目的のほかに，第1項第2号又は第3号に規定する用途に使用されることも併せて目的とされている物及び医薬部外品を除く．

　・医薬品医療機器等法 第2条 第1項 第(2)号: 人又は動物の疾病の診断，治療又は予防に使用されることが目的とされている物であって，機械器具等でないもの（医薬部外品及び再生医療等製品を除く．）

　・医薬品医療機器等法 第2条 第1項 第(3)号: 人又は動物の身体の構造又は機能に影響を及ぼすことが目的とされている物であって，機械器具等でないもの（医薬部外品，化粧品及び再生医療等製品を除く．）

[†2]　**新指定医薬部外品**: 1999年3月12日医薬発第280号の厚生労働省医薬安全局長通知により厚生労働大臣が指定したもの．

[†3]　**新範囲医薬部外品**: 2004年の規制緩和措置により，医薬品から医薬部外品へ移行され，2004年7月16日薬食発第0716006号の通知で厚生労働大臣が指定したもの（371の商品群）．

3 要指導・一般用医薬品

　第1章で述べたように，医薬品のうち，消費者が自らの判断で購入できるものが，要指導医薬品と一般用医薬品である．これら二つをまとめて，OTC（over the counter）医薬品という呼称が使われるようになっている．本書でもOTC医薬品という呼称を，この意味で用いる．

3・1　要指導医薬品とは

　要指導医薬品は，消費者が処方箋なしで自ら購入できるものであるが，一般用医薬品とは異なる"医療用医薬品に準じたカテゴリーの医薬品"であり，医療用医薬品から移行して間もなく，薬剤師が対面で情報提供や指導等をすることが義務づけられ，一般用医薬品としてのリスクが確定していない医薬品や劇薬等が該当する．

3・2　一般用医薬品とは

　一般用医薬品は医薬品医療機器等法 第4条の5第4項において，"医薬品のうち，その効能および効果において人体に対する作用が著しくないものであって，薬剤師その他の医療関係者から提供された情報に基づく需要者の選択により使用されることが目的とされているものをいう（要指導医薬品を除く）"と定義されている．いいかえると，"需要者つまり一般の人が薬剤師等から提供された情報に基づいて自らの判断で選択し購入できる比較的作用の穏やかな医薬品"ということになる．

　世界保健機関（WHO）はセルフメディケーションを，"自分自身の健康に責任をもち，軽度な身体の不調は自分で手当てすること"と定義している．このセルフメディケーションの実践において重要な役割を演じるのが一般用医薬品である．すなわち専門的知識のない使用者が自らの判断で使用するものであるため，含まれている成分としては，安全性が十分に保証されているものに限られる．通常は，同じ効能の医療用医薬品よりも有効成分の量を2/3〜1/2ほどに減らして効き目を弱くすることにより，安全性を確保している．また，医薬品を製造販売するためには，医薬品医療機器等法に基づき，品目ごとに製造販売承認および製造販売業の許可を受ける必要がある．おもな薬効群については，薬効ごとに承認基準が作成されており，承認基準の範囲内のものについては，承認権限が都道府県知事に委任されている（§3・5参照）．その際，医療用医薬品のような治験は必要とされていないが，医薬品としての品質，有効性および安全性の確保を図るためには，個別品目の成分・分量，効能・効果，規格等について承認審査を行うことが必要とされている．

　一般用医薬品は，消費者が医師等の診断なしに自覚症状に基づいて自己の判断で使用することを目的として供給される医薬品であるため，その選択に際して，薬剤師等が専門的な知識に基づき適切なアドバイスを行う必要がある．一般用医薬品に関する情報は，おもに添付文書や医薬品集から得られる．これらに書かれている，成分・分量，用法・用量，効能・効果，使用上の注意を正確に理解する必要がある（裏見返し

"添付文書の読み方" 参照).

3・3　一般用医薬品の相談販売において確認する事項

① **病状と治療状況**: 病状とその継続日数，また何らかの治療 (服薬等) を行ったか，それにより改善はあったかを確認し，それに応じて，成分・服用法等から適切な一般用医薬品を選択する. 必要に応じて，医療機関の受診を勧奨をする.

② **服用あるいは使用する人の年齢・状況**: 服用あるいは使用する人の年齢により，選択する成分，用量，剤形が変わる. 特に高齢者や小児においては，成分や用量の判断が難しく，注意が必要である. また，高齢者や小児等の場合，服用の状況に応じて錠剤や丸剤から散剤や液剤への変更等を考慮する必要がある. 錠剤の場合，一般的に円形よりも楕円形の方が，また，裸錠よりも糖衣錠・フィルムコート錠の方が食道通過が容易である.

高齢者では心臓・血管系機能の低下，動脈硬化等による二次的な高血圧，腎・肝機能低下等の生理機能低下が考えられる. それによって薬物の代謝，排泄機能が低下することにより，副作用が発現しやすく，作用が増強される恐れがある. また，(高齢者では) 医療機関へ通院中の人は複数の薬を長期にわたって服用していることがあるので，OTC 医薬品の販売を行うにあたっては特に注意が必要である (下記 ④ 参照).

小児については，成人用の OTC 医薬品の分量を，勝手な判断で少なめにして飲ませることがないように保護者へ注意を促す. また，医薬品は小児の目にふれず手の届かないところに保管することも，保護者に注意喚起する. 製品によっては簡単には容器を開けることができないチャイルドレジスタンス (チャイルドプルーフ) の工夫を施したものもある.

妊婦に対する OTC 医薬品の使用は原則禁忌である. 妊婦または妊娠していると思われる人には医師を受診するように勧める. また，授乳婦は服用しないか，服用するなら授乳を避けるよう指導する成分もあるので注意する.

③ **医薬品や食品等に対するアレルギーの有無**: 過去における医薬品や食品に対するアレルギー歴の確認が必要である.

特に，各成分に過敏症の既往症がある人は再び服用するとアレルギー反応をひき起こす可能性があるため，販売時に必ず過敏症既往歴を確認しなくてはならない. 確認時には，相手が医学知識をあまりもたない消費者であることを認識し，わかりやすい質問方法をとることが重要である. また，本人だけでなく，家族にアレルギー体質の人がいないかについても確認する.

④ **疾病の既往歴**: 相談を受けた疾病以外にも医薬品を服用しているか，同時に他の医療機関からの治療 (処方) を受けているかを含め，疾病の既往歴を確認する必要がある. 特に他の医療機関からの治療を受けている場合，医療用医薬品との相互作用に注意しなければならない.

⑤ **副作用が生じた場合**: 重大な副作用が生じた場合は，その初期症状を把握して，症状が現れたら直ちに使用を中止し，本剤の包装あるいは添付文書を持参しての受診を勧める. 軽微な副作用でも，QOL (生活の質) を低下させたり，長引く場合には服用を中止し，他の医薬品を代替品として勧める. 症状が悪化する場合は受診を勧める.

症状を放置すると，さらに悪化したり，重篤な症状へ移行することも考えられる．また一度体験した副作用を再びひき起こすことにもつながる．

3・4　一般用医薬品の販売制度

　一般用医薬品に含まれる成分は，その副作用等のリスクの程度から3種に分類されている（表1・2参照）．**第一類医薬品**が最もリスクが高く，薬剤師が対面またはインターネットで適切な情報提供に基づいて販売することが義務とされている成分である．主として医療用医薬品を一般用医薬品に転用したいわゆる**スイッチ OTC 医薬品**とよばれる医薬品が中心となる．**第二類医薬品**は第一類よりリスクは低いがやはり注意が必要な成分であり，販売時には薬剤師または登録販売者（p.11参照）による情報提供が努力義務とされている．一般用医薬品の多くの成分が第二類医薬品に分類されている．なお，第二類の中で特に注意を要するとされた**指定第二類医薬品**は第一類医薬品に準じ積極的に情報提供すべきとされたものである．第一類医薬品および指定第二類医薬品の代表的な医薬品を表3・1に示す．**第三類医薬品**は第一類および第二類に分類されない医薬品であり，ビタミンや整腸薬，消化薬等が主に該当する．リスクの程度は比較的低いことから，情報提供は強く求められていない．

　一般用医薬品は単一の成分で構成されているものは少なく，大半は複数の成分が配合されている．そこで先の分類（表1・2参照）で異なる分類に該当する成分が配合さ

表3・1　第一類医薬品および指定第二類医薬品の例（2021年3月末現在）

表3・1A　第一類医薬品の例："告示名"に揚げるもの，その水和物およびそれらの塩類を有効成分として含有する製剤

告示名	告示名
アシクロビル	テストステロンプロピオン酸エステル
アミノフィリン	トラネキサム酸[†3]
イソコナゾール	ニコチン[†4]
オキシコナゾール[†1]	ビダラビン
クロトリマゾール[†1]	ファモチジン
ジエチルスチルベストロール	ミコナゾール[†1]
ジクロルボス[†2]	ミノキシジル
シメチジン	メチルテストステロン
ストリキニーネ	ヨヒンビン
テオフィリン	ロキサチジン酢酸エステル
テストステロン	ロキソプロフェン[†5]

†1　ただし，膣カンジダ治療薬に限る．
†2　ただし，プラスチック板に吸着させた殺虫剤（ジクロルボス5％以下を含有するものを除く）に限る．
†3　ただし，しみ（肝斑に限る）改善薬に限る．
†4　ただし，貼付剤に限る．
†5　ただし，貼付剤は第二類．

表3・1B　第一類医薬品の例

体外診断用医薬品	一般用黄体形成ホルモンキット

表 3・1C　指定第二類医薬品の例

告示名	告示名
アスピリン	ニコチン[†5]
アミノ安息香酸エチル[†1]	ネチコナゾール
アモルフィン	ビタミンA油[†3]
アリルイソプロピルアセチル尿素	ヒドロコルチゾン
安息香酸[†2]	ヒドロコルチゾン酢酸エステル
イブプロフェン	ヒドロコルチゾン酪酸エステル
エストラジオール	ピペリジルアセチルアミノ安息香酸エチル
エストラジオール安息香酸エステル	プソイドエフェドリン
エチニルエストラジオール	ブテナフィン
エテンザミド	フラボキサート
カサントラノール	フルオシノロンアセトニド
ケトプロフェン	プレドニゾロン
コデイン	プレドニゾロン酢酸エステル
コルチゾン酢酸エステル	プレドニゾロン吉草酸エステル
サザピリン	ブロムワレリル尿素
サリチルアミド	プロメタジン
サリチル酸[†1]	ベタネコール
サリチル酸フェニル[†3]	ベタメタゾン吉草酸エステル
ジヒドロコデイン	メチルエフェドリン[†1]
ジフェンヒドラミン[†4]	ラウオルフィアセルペンチナ総アルカロイド
シュウ酸セリウム	ラノコナゾール
センノシド	レチノール[†3]
デキサメタゾン	レチノール酢酸エステル[†3]
デキサメタゾン酢酸エステル	レチノールパルミチン酸エステル[†3]
テルビナフィン	ロペラミド
トリアムシノロンアセトニド	

†1　内服.　†2　吸入.　†3　外用を除く.　†4　睡眠改善薬.　†5　貼付剤を除く.

れている場合には次のように考える. すなわち, 最もリスクの高い成分を優先し, 第一類医薬品が配合されていれば第一類医薬品, 第二類が配合されているが第一類を含まない医薬品は第二類医薬品, 第三類が配合されていて第一類も第二類も含まない医薬品は第三類医薬品とする. 一般用医薬品の販売に際しては, いずれの分類にも相談応需が義務化されている. 一般用医薬品の薬効別分類を表 3・2 (p.12) に示す.

　以上のように, 一般用医薬品販売におけるキーワードは**情報提供**と**相談応需**であり, これらは医薬品医療機器等法 第 36 条の 4(薬局医薬品), 5(要指導医薬品), 10(一般用医薬品) において薬局開設者や店舗販売業者に対して対応を求めるかたちで規定されている (表 1・2 参照).

　登録販売者とは 2009 年 4 月の医薬品販売新制度実施の際に新しく設けられた一般用医薬品を販売する資質をもった専門家である. 都道府県が実施する登録販売者試験に合格した者が認定される. 試験においては, 一般用医薬品の販売に必要な知識として, ① 医薬品に共通する特性と基本的な知識, ② 人体の働きと医薬品, ③ おもな医薬品とその作用, ④ 薬事関連法規・制度, ⑤ 医薬品の適正使用・安全対策の 5 分野について問われる.

表 3・2　一般用医薬品の薬効別分類 (2022 年 2 月現在)[†]

薬効分類	おもな一般用医薬品
精神神経用薬	**かぜ薬**, **解熱鎮痛薬**, 鎮静薬, 催眠鎮静薬, 睡眠改善薬, 眠気防止薬, 内服肩こり薬, その他の精神神経用薬
呼吸器官用薬	**鎮咳去痰薬**, うがい薬
循環器用薬	強心薬, 高コレステロール低下薬, 貧血用薬
消化器官用薬	胃腸薬 (**制酸薬**, **ヒスタミン H_2 受容体拮抗薬**, **健胃薬**, **消化薬**, 複合胃腸薬), **整腸薬**, **止瀉薬** (下痢止め), **胃腸鎮痛鎮痙薬**, 浣腸薬, **瀉下薬** (下剤), 駆虫薬, その他の消化器官用薬
内服アレルギー用薬	**内服アレルギー用薬**
感覚器用薬	**一般点眼薬**, **アレルギー用点眼薬**, **抗菌性点眼薬**, **人口涙液**, **洗眼薬**, コンタクトレンズ装着液, 耳鼻科用薬 (**鼻炎用点鼻薬**, **鼻炎用内服薬**), **鎮暈薬** (乗り物酔い薬), その他の感覚器用薬
歯科口腔用薬	口腔咽喉薬 (口腔内殺菌消毒薬, 口腔内殺菌トローチ), **口内炎用薬** (内服口内炎用薬, 外用口内炎用薬), 歯痛・歯槽膿漏薬 (局所用歯痛薬, 歯槽膿漏薬), その他の歯科口腔用薬 (口臭除去薬, 口唇用薬)
肛門用薬	**痔疾用薬** (痔疾用坐剤, 痔疾用軟膏, 痔疾用内服薬)
外皮用薬	**外用殺菌消毒薬**, **化膿性皮膚疾患用薬** (外用化膿性疾患用薬), にきび治療薬, **外用鎮痛消炎薬** (貼付薬, 塗布薬), 外用湿疹・皮膚炎用薬, かゆみ・虫さされ用薬, しもやけ・あかぎれ用薬, **みずむし・たむし用薬**, 皮膚軟化薬 (乾燥性皮膚用薬), うおのめ・いぼ・たこ用薬, **毛髪用薬**, その他の外皮用薬 (絆創膏, **口唇ヘルペス用薬**, シラミ駆除用薬 等)
女性用薬	女性用保健薬, **膣カンジダ用薬**, その他の女性用薬
滋養強壮保健薬	**ビタミン主薬製剤** (ビタミン A 主薬製剤, ビタミン E 主薬製剤, ビタミン B_1 主薬製剤, ビタミン B_2 主薬製剤, ビタミン B_6 主薬製剤, ビタミン B_{12} 主薬製剤, ビタミン C 主薬製剤, ビタミン AD 主薬製剤, ビタミン B_2B_6 主薬製剤, ビタミン EC 主薬製剤, ビタミン $B_1B_6B_{12}$ 主薬製剤), ビタミン D 含有保健薬 〔液剤, 固形剤, しみ・全身倦怠用薬, しみ (肝斑) 改善薬〕, 生薬主薬保健薬, 薬用酒, カルシウム主薬製剤, その他の滋養強壮保健薬
漢方薬	葛根湯, 甘草湯, 桔梗湯, 牛車腎気丸, 柴胡桂枝湯, 芍薬甘草湯, 小柴胡湯, 清肺湯, 大柴胡湯, 当帰芍薬散, 麦門冬湯, 八味地黄丸, 半夏厚朴湯, 補中益気湯, 麻黄湯, 麻子仁丸 (六味地黄丸), その他
生薬製剤	生薬製剤
禁煙補助薬	**禁煙補助薬**
公衆衛生用薬	殺虫薬, 虫よけ薬
一般用検査薬	妊娠検査薬, 排卵予定日検査薬
その他 (いずれの薬効群にも属さない製剤)	**肝斑改善薬**

[†]　本書で取上げている一般用医薬品は**太字**で示す.

| コラム 1 | セルフメディケーションと OTC 医薬品 |

わが国における急速な高齢化の進展や生活習慣病の増加等による疾病構造の変化，生活の質（QOL）の追求等に伴い，自分の健康に強い関心や不安をもつ人々が増えている．一方，医療保険財政のひっ迫を背景として，専門医療に至る以前での初期自己治療の必要性が重要な政策的選択肢として位置づけられるようになっている．このような背景に基づき，薬局や薬店の薬剤師等による適切なアドバイスの下で，身近にある要指導医薬品および一般用医薬品（OTC 医薬品）を利用するセルフメディケーションの考え方が広がりつつある．

一方，2006 年に国民の健康意識の高まりや医薬分業の進展等の一般用医薬品を取巻く環境の変化等をふまえ，薬事法（現 医薬品医療機器等法）の一部が改正され，一般用医薬品は，その副作用等により健康被害が生ずる恐れのある程度等に応じて，第一類医薬品，第二類医薬品，および第三類医薬品に区分されている．第一類医薬品は薬剤師により販売または授与されなければならなくなり，OTC 医薬品が本当の意味での "over the counter drug" として国民の健康な生活を支える役割がますます重要となっている．

3・5　一般用医薬品の承認申請と要指導医薬品

　一般用医薬品の承認は，厚生労働大臣による品目と，都道府県知事による品目がある．一般用医薬品は，かぜ薬，解熱鎮痛薬，鎮咳去痰薬，胃腸薬，瀉下薬，鎮暈薬，眼科用薬，ビタミン主薬製剤，浣腸薬，駆虫薬，鼻炎用点鼻薬，鼻炎用内服薬，外用痔疾用薬，みずむし・たむし用薬，鎮痒消炎薬および外用鎮痛消炎薬の 16 薬効群に分類され，おのおのについて承認基準が制定されている．申請品目がその基準の範囲内に該当する場合には，承認権限が都道府県知事に委任されている．一方で，基準の範囲から外れた品目については厚生労働大臣が承認を行う．

　さらに，2014 年 6 月から，厚生労働大臣が薬事・食品衛生審議会の意見を聴いて指定する要指導医薬品が導入された．要指導医薬品とは，すでに承認されている下記の ①〜④ までに掲げる医薬品のうち，

　1) その効能および効果において人体に対する作用が著しくないものであって，薬剤師その他の医薬関係者から提供された情報に基づく需要者の選択により使用されることが目的とされているもの

であり，かつ，

　2) その適正な使用のために薬剤師の対面による情報の提供および薬学的知見に基づく指導が行われることが必要なもの

である．

　① 再審査を終えていないダイレクト OTC

　② スイッチ直後品目

　③ 毒薬（医療用医薬品以外）

　④ 劇薬（医療用医薬品以外）

4 保健機能食品・健康食品

第1章で述べたように，"**健康食品**"という言葉は，法令等により定められているものでなく，広く，健康の保持増進に資する食品として販売・利用されるもの全般をさしている．このうち一般食品と医薬品の中間に位置し，一定の機能をもった食品群が保健機能食品と規定されている．さらに，保健機能食品は，その科学的根拠（エビデンス）レベルに基づき，特定保健用食品（通称トクホ），栄養機能食品，機能性表示食品に分類されている．

4・1 保健機能食品とは

保健機能食品（表1・1参照）とは，国が安全性や有効性等を考慮して設定した規格基準等を満たした食品の総称であり，**特定保健用食品**，**栄養機能食品**，**機能性表示食品**の三つに分類される（表4・1）．

① **特定保健用食品**（トクホ）：身体の生理学的機能等に影響を与える保健機能成分を含む食品であって，健康の維持・増進および特定の保健の用途に寄与するものをさす．厚生労働大臣が定める基準に従い，保健に対する有効性や安全性等に対する科学的根拠に基づく審査を受け，許可を受けた表示内容と保持マーク（表1・1参照）を表示して販売することができる．健康の維持増進や特定の保健の用途に寄与する旨の表示は認められているが，医薬品と誤解されるような，疾病の診断・治療・予防等に関

コラム 2　メタボリック症候群対策

2018年8月に厚生労働省から，2013～2022年度の10年間にわたる国民の健康づくり計画"健康日本21"で定めた，肥満や生活習慣に関する数値目標の達成状況の中間評価が発表された．これによると，メタボリック症候群（内臓脂肪症候群）の該当者と予備軍は，計画策定時の約1400万人から約1412万人とやや増加し，体格指数（BMI）が25以上の"肥満"の人の割合も，20～60歳代男性では31.2％から32.4％と微増していた．なお，厚生労働省は腹囲が男性85 cm以上，女性90 cm以上で，高血圧，高脂血，高血糖の二つ以上に当てはまるとメタボリック症候群の該当者，一つの場合は予備軍としている．

このような状況もふまえ，2003年5月施行の健康増進法により自分の健康は自分で守ることが責務となった．さらに2008年4月からは健康保険組合，国民健康保険等に対し，40歳以上の加入者を対象としたメタボリック症候群に着目した健康検査（特定健康検査）および保健指導（特定保健指導）の実施が義務づけられることになり，各企業は社員に対し何らかの対策を講じる必要が生じてきた．このようにますます自分の健康は自分で維持しなくてはならない時代となり，食事，運動をはじめとした生活習慣の改善指導や，保健機能食品，サプリメント等を用いた補助的な栄養補充指導等の重要性がいっそう増してきている．

表 4・1　食品の機能性表示制度および関連する制度[a]

	法的根拠	認証方式	対象となる成分	可能な機能性表示	安全性
いわゆる健康食品	な　し	な　し	ルールなし	不 可 (保健機能食品と紛らわしい名称も含めて不可)	食品衛生法の遵守[†2]が必要
特定保健用食品	・健康増進法第 26 条 ・健康増進法に規定する特別用途表示の許可等に関する内閣府令 ・食品表示法第 4 条第 1 項に基づく食品表示基準	・国による個別許可	・作用機序[†1]が明らかになっている成分	・健康の維持,増進に役立つ,または適する旨を表示(疾病リスクの低減に資する旨を含む) 例: 糖の吸収を穏やかにします.	食品衛生法の遵守[†2]を前提として ・消費者委員会および食品安全委員会において個別に審査
栄養機能食品	・食品表示法第 4 条第 1 項に基づく食品表示基準	・自己認証 (国への届出不要) ・対象成分および含有量の基準は国が作成	・ビタミン 13 種類,ミネラル 6 種類,脂肪酸 1 種類	・栄養成分の機能の表示(成分ごとに国が定める定型文) 例: カルシウムは,骨や歯の形成に必要な栄養素です.	食品衛生法の遵守[†2]を前提として ・含有量の基準を国が策定
機能性表示食品	・食品表示法第 4 条第 1 項に基づく食品表示基準	・事前届出制(販売前に国への届出が必要)	・作用機序[†1]が明らかになっている成分(栄養成分を除く)	・健康の維持および増進に役立つ旨または適する旨(疾病リスクの低減に係る旨を除く) 例: A(機能性関与成分)が含まれ,B の機能があることが報告されています.	食品衛生法の遵守[†2]を前提として ・十分な食経験または試験による安全性確認 ・機能性関与成分と医薬品との相互作用の確認 ・摂取量をふまえた製品規格の設定 ・最終製品の分析 ・情報開示

a) 出典: "機能性表示食品制度の概要と現状(消費者庁食品表示企画課)平成 28 年 1 月 22 日" より一部改変.

†1　作用機序とは,"体の中で成分がどのように働いているか"という仕組み. 例: 難消化性デキストリンは,腸内で糖と結合することで,糖の吸収を抑える.

†2　① 食品等の規格及び基準(食品衛生法 第 11 条),② 有害・有毒物質の混入防止措置等に関する基準(食品衛生法 第 50 条)

係する表現は認められていない．おもな保健用途の表示内容と保健機能成分（関与成分）を表4・2に示す．また，特定保健用食品の中に，特定保健用食品（規格基準型），特定保健用食品（疾病リスク低減表示），条件付き特定保健用食品が定義されている．**特定保健用食品（規格基準型）**は，特定保健用食品としての許可実績が十分である等の科学的根拠が蓄積されている関与成分について規格基準を定めたものである．消費者委員会の個別審査なく，消費者庁において規格基準への適合性を審査し許可する特定保健用食品と定義されている．**特定保健用食品（疾病リスク低減表示）**は，関与成分の疾病リスク低減効果が医学的・栄養学的に確立されている場合に，疾病リスク低減表示を認める特定保健用食品である（2022年2月現在，関与成分としてカルシウムおよび葉酸がある）．**条件付き特定保健用食品**は，有効性の科学的根拠が特定保健用食品のレベルに届かないものの，一定の有効性が確認された食品に，限定的な科学的根拠であるという表示条件が付けられた特定保健用食品である．

②**栄養機能食品**：高齢化や不適切な食生活等により，通常の食生活を行うことが困難な場合等に，不足する栄養成分の補給・補完に寄与する食品をさす．栄養機能食品の表示対象となるおもな栄養成分と規格基準を表4・3に示す．厚生労働大臣が定める規格基準（1日当たりの摂取目安量に含まれる当該栄養成分が上・下限量内にある

表4・2　特定保健用食品のおもな保健用途の表示内容と保健機能成分

表示内容	保健機能成分（関与成分）
おなかの調子を整える食品	フラクトオリゴ糖，ガラクトオリゴ糖，イソマルトオリゴ糖，キシロオリゴ糖，乳果オリゴ糖，ラクチュロース，ポリデキストロース，難消化性デキストリン，グアーガム分解物，サイリウム種皮，ビール酵母由来の食物繊維，寒天由来の食物繊維，小麦ふすま，ビフィズス菌，乳酸菌
血圧が高めの方に適する食品	ラクトトリペプチド，カゼインドデカペプチド，杜仲葉配糖体，サーデンペプチド
コレステロールが高めの方に適する食品	大豆タンパク質，キトサン，低分子化アルギン酸ナトリウム，植物ステロール，植物スタノステロール，サイリウム種皮由来の食物繊維
血糖値が気になる方に適する食品	L-アラビノース，難消化性デキストリン，小麦アルブミン，グァバ葉ポリフェノール
ミネラルの吸収を助ける食品	CCM（クエン酸リンゴ酸カルシウム），CPP（カゼインホスホペプチド），フラクトオリゴ糖，ヘム鉄
食後の血中の中性脂肪を抑える食品	ジアシルグリセロール，グロビンタンパク質分解物
虫歯の原因になりにくい食品	パラチノース，マルチトース，キシリトール，エリスリトール，茶ポリフェノール
歯の健康維持に役立つ食品	キシリトール，還元パラチノース，第二リン酸カルシウム，フクロノリ抽出物（フノラン），CPP-ACP（カゼインホスホペプチド-非結晶リン酸カルシウム複合体）
体脂肪がつきにくい食品	ジアシルグリセロール，β-シトステロール
骨の健康が気になる方に適する食品	大豆イソフラボン，乳塩基性タンパク質

表 4・3　栄養機能食品の栄養機能表示[a]

分類	栄養成分	規格基準		栄養機能表示
		厚生労働省提示の下限量/上限量	1日当たりの摂取目安に含まれる栄養成分の量	
脂肪酸類	n-3系脂肪酸[†]		0.6〜2.0 g	n-3系脂肪酸は，皮膚の健康維持を助ける栄養素です．
ミネラル類	カルシウム	250 mg/600 mg	204〜600 mg	カルシウムは，骨や歯の形成に必要な栄養素です．
	カリウム[†]		840〜2800 mg	カリウムは，正常な血圧を保つのに必要な栄養素です．
	鉄	4 mg/10 mg	2.04〜10 mg	鉄は，赤血球を作るのに必要な栄養素です．
	亜　鉛[†]		2.64〜15 mg	亜鉛は，味覚を正常に保つのに必要な栄養素です． 亜鉛は，皮膚や粘膜の健康維持を助ける栄養素です． 亜鉛は，たんぱく質・核酸の代謝に関与して，健康の維持に役立つ栄養素です．
	銅[†]		0.27〜6.0 mg	銅は，赤血球の形成を助ける栄養素です． 銅は，多くの体内酵素の正常な働きと骨の形成を助ける栄養素です．
	マグネシウム[†]		96〜300 mg	マグネシウムは，骨や歯の形成に必要な栄養素です． マグネシウムは，多くの体内酵素の正常は働きとエネルギー産生を助けるとともに，血液循環を正常に保つのに必要な栄養素です．
ビタミン類（つづく）	ナイアシン	5 mg/15 mg	3.9〜60 mg	ナイアシンは，皮膚や粘膜の健康維持を助ける栄養素です．
	パントテン酸	2 mg/30 mg	1.44〜30 mg	パントテン酸は，皮膚や粘膜の健康維持を助ける栄養素です．
	ビオチン	10 μg/500 μg	15〜500 μg	ビオチンは，皮膚や粘膜の健康維持を助ける栄養素です．
	ビタミンA	180 μg/600 μg	231〜600 μg	ビタミンAは，夜間の視力の維持を助ける栄養素です． ビタミンAは，皮膚や粘膜の健康維持を助ける栄養素です．
	ビタミンB_1	0.3 mg/25 mg	0.36〜25 mg	ビタミンB_1は，炭水化物からのエネルギー産生と皮膚や粘膜の健康維持を助ける栄養素です．
	ビタミンB_2	0.4 mg/12 mg	0.42〜12 mg	ビタミンB_2は，皮膚や粘膜の健康維持を助ける栄養素です．

（つづく）

a）出典: ① 厚生労働省告示第 97 号（厚生労働省ホームページ: https://www.mhlw.go.jp/topics/bukyoku/iyaku/syoku-anzen/hokenkinou/1d-3.html）および ② 日本健康・栄養食品協会ホームページ: http://www.jhnfa.org/eiyou4.html.

†　上記の出典のうち，② にのみ掲載されている．下限量/上限量は不明.

表 4・3（つづき）

分類	栄養成分	厚生労働省提示の下限量/上限量	1日当たりの摂取目安に含まれる栄養成分の量	栄養機能表示
ビタミン類（つづき）	ビタミンB₆	0.5 mg/10 mg	0.39〜10 mg	ビタミンB₆は，たんぱく質からのエネルギー産生と皮膚や粘膜の健康維持を助ける栄養素です．
	ビタミンB₁₂	0.8 μg/60 μg	0.72〜60 μg	ビタミンB₁₂は，赤血球の形成を助ける栄養素です．
	ビタミンC	35 mg/1000 mg	30〜1000 mg	ビタミンCは，皮膚や粘膜の健康維持を助けるとともに，抗酸化作用を持つ栄養素です．
	ビタミンD	0.9 μg/5.0 μg	1.65〜5.0 μg	ビタミンDは，腸管でのカルシウムの吸収を促進し，骨の形成を助ける栄養素です．
	ビタミンE	3 mg/150 mg	1.89〜150 mg	ビタミンEは，抗酸化作用により，体内の脂質を酸化から守り，細胞の健康維持を助ける栄養素です．
	ビタミンK†		45〜150 μg	ビタミンKは，正常な血液凝固能を維持する栄養素です．
	葉　酸	70 μg/200 μg	72〜200 μg	葉酸は，赤血球の形成を助ける栄養素です． 葉酸は，胎児の正常な発育に寄与する栄養素です．

a）出典：① 厚生労働省告示第 97 号（厚生労働省ホームページ：https://www.mhlw.go.jp/topics/bukyoku/iyaku/syoku-anzen/hokenkinou/1d-3.html）および ② 日本健康・栄養食品協会ホームページ：http://www.jhnfa.org/eiyou4.html.
†　上記の出典のうち，② にのみ掲載されている．下限量/上限量は不明．

こと，栄養機能表示だけでなく注意喚起表示等の表示義務）に従う場合，国への許可申請や届出の必要はない．

③ 機能性表示食品：事業者の責任において，科学的根拠に基づいた特定の保健の目的が期待できるという機能性が表示された食品である．機能性表示食品の義務表示事項（食品表示基準），表示禁止事項・表示の方式を表 4・4 に，対象成分となりうる構成成分等を表 4・5 に示す．国の定めたルールに基づき，事業者が安全性や機能性に関する科学的根拠等の必要な情報を，販売前に消費者庁へ届出れば機能性を表示できる．しかし，特定保健用食品とは異なり，消費者庁の個別の審査を受けた食品ではない．

4・2　健康食品とは

健康食品については§1・2参照．

表 4・4　機能性表示食品の表示事項

義務表示事項（食品表示基準 第 3 条 第 2 項，第 18 条 第 2 項）

① 機能性表示食品である旨
② 科学的根拠を有する機能性関与成分及び当該成分又は当該成分を含有する食品が有する機能性
③ 栄養成分の量及び熱量
④ 一日当たりの摂取目安量当たりの機能性関与成分の含有量
⑤ 一日当たりの摂取目安量
⑥ 届出番号
⑦ 食品関連事業者の連絡先
⑧ 機能性及び安全性について，国による評価を受けたものではない旨
⑨ 摂取の方法
⑩ 摂取をする上での注意事項
⑪ バランスのとれた食生活の普及啓発を図る文言
⑫ 調理又は保存の方法に関し特に注意を必要とするものにあっては当該注意事項
⑬ 疾病の診断，治療，予防を目的としたものではない旨
⑭ 疾病に罹患している者，未成年，妊産婦（妊娠を計画している者を含む.）及び授乳婦に対し訴求したものではない旨（生鮮食品を除く）
⑮ 疾病に罹患している者は医師，医薬品を服用している者は医師，薬剤師に相談した上で摂取すべき旨
⑯ 体調に異変を感じた際は速やかに摂取を中止し医師に相談すべき旨

表示禁止事項（食品表示基準 第 9 条 第 1 項 第 7 号，第 23 条 第 1 項 第 6 号）

① 疾病の治療効果又は予防効果を標榜する用語
② 消費者庁長官に届け出た機能性関与成分以外の成分を強調する用語
③ 消費者庁長官の許可又は承認を受けたものと誤認させるような用語
④ 別表第 9 の第 1 欄に掲げる栄養成分（たんぱく質，脂質等）の機能を示す用語

表示の方式（食品表示基準 第 23 条 第 1 項 第 4 号，別表第 20）

① 機能性表示食品である旨は，容器包装の主要面に表示
② 機能性関与成分及び当該成分又は当該成分を含有する食品が有する機能性並びに機能性及び安全性について，国に評価を受けたものではない旨は，容器包装の同一面に表示

表 4・5　機能性表示食品の構成成分等[a]

食事摂取基準に摂取基準が定められている栄養素	構成成分等（例）
タンパク質	各種アミノ酸，各種ペプチド
$n-6$ 系脂肪酸	γ-リノレン酸，アラキドン酸
$n-3$ 系脂肪酸	α-リノレン酸，EPA（エイコサペンタエン酸），DHA（ドコサヘキサエン酸）
糖　質	キシリトール，エリスリトール，フラクトオリゴ糖，キシロオリゴ糖，ガラクトオリゴ糖，乳果オリゴ糖（ラクトスクロース）
糖　類	L-アラビノース，パラチノース，ラクチュロース
食物繊維	難消化性デキストリン，グアーガム分解物
ビタミン A	プロビタミン A カロテノイド（α-カロテン，β-カロテン，β-クリプトキサンチン等）

a）出典：機能性表示食品の届出等に関するガイドライン〔令和 3 年 3 月 22 日改定（消食表第 120 号）〕.

コラム 3　養　生　法

日本では 1712 年に，儒学者 貝原益軒によって，養生して健康的に生活する健康観（いわゆるセルフケア）が説かれた．養生とは，“健康な生活を送るために，経験的知識や方法の中から，自らが健康を保持して寿命を延長する方法を取入れること”である．OTC 医薬品は家伝薬に端を発し，大衆薬として長く国民の健康を支えてきた．そこにはセルフケアの重要性が根底にあり，自らの健康を薬だけでなく，さまざまな手法（運動，休養，睡眠，代替医療法等）で手当てするセルフ・プリベンション（自己判断による予防）によって，より健康的に生きることへつなげていくことが理想とされていた．“責任あるセルフメディケーション”の実践では，自らが治療する症状や病気をよく理解し，その症状（病気）に応じた適切なセルフケア（養生法）を行うことが基本となる．薬剤師は薬使用時の指南役として，生活者に適切かつ専門的なアドバイスにより相談対応する．

セルフケアの一例を紹介すると，① **眠れない人**は，日中日光を浴び，食事も含め生活のリズムを整える．また，眠れないからといって早い時間に床に就かない，寝酒をしない等の睡眠衛生指導を実施する．日光浴は体内時計を正常化し，松果体からの夜間のメラトニンの分泌を高め，深部体温を下がりやすくして睡眠を誘導する．一方，慢性不眠の場合には，認知行動療法も選択肢の一つであるが，専門家の手助けが必要となるため，医療機関の受診が勧奨される．

② **かぜをひいた人**は，人混みを避け，うがいと手洗いを励行し，日頃から免疫力が高まるよう，ストレスをためない規則正しい生活を送ることが望ましい．ワクチン接種も予防につながる．

③ **乗り物酔いしやすい人**は，前日に睡眠を十分とり，当日は空腹あるいは満腹にせず，消化の悪い食物を控える．

④ **腰痛**や**肩こり**等には，ストレッチ等の適度な運動と日頃から正しい姿勢を保つことを心がけ，ストレスを回避する．

⑤ **頭痛の人**は，頭痛の誘因を避けること，休息と十分な睡眠でストレスを排除すること，ストレッチ等の有酸素運動の実施，バランスのとれた食生活を送ることを心掛ける．また，トリプトファン含有の食材（大豆，卵黄，牛乳）やマグネシムやビタミン B_2 を豊富に含む食材等を摂るように工夫し，カフェインを摂りすぎない（600 mg/日以下）よう気を付ける．さらに，頭痛日誌に痛みを記録することで，自身の頭痛を客観視できる．

以上のようにセルフケアは病気の予防に役立てることができる．

5 これからの薬局の役割

　薬剤師法 第 1 条において薬剤師は，"調剤，医薬品の供給その他薬事衛生をつかさどることによって，公衆衛生の向上及び増進に寄与し，もって国民の健康な生活を確保するものとする."と定められ，調剤以外にも地域の衛生や保健のために行うべきことがある．しかしながら，医薬分業の進展の中で処方箋による調剤に偏重した薬局が増えたことが課題とされてきた．厚生労働省では，本来あるべき薬局の姿について検討し，2015 年 9 月に"健康サポート薬局のあり方について"，同年 10 月に"患者のための薬局ビジョン"を公表した．これらにおいて，薬局には処方箋に基づく調剤を業とするだけでなく，要指導・一般用医薬品，サプリメント，衛生材料の供給から健康相談等を通じて地域保健・地域医療への貢献が求められている．

　これらの報告書の中で示されている薬局のかたちとして**かかりつけ薬剤師・薬局**と**健康サポート薬局**の二つがある．その概念図を図 5・1 に示す．

　かかりつけ薬剤師・薬局には，患者の過去から現在に至る服薬情報や副作用情報を管理し，適切な服薬指導とともに日頃から継続的に患者と関わり信頼関係を構築し，薬に関していつでも気軽に相談できることが求められる．このため，かかりつけ薬剤師・薬局の基本的機能として，① 服薬情報の一元的な把握とそれに基づく薬学的管理・指導，② 24 時間対応，在宅対応，③ かかりつけ医をはじめとした医療機関等との連携強化 の三つが必要とされている．

　一方，**健康サポート薬局**は，医薬品医療機器等法施行規則 第 1 条第 2 項において"患者が継続して利用するために必要な機能及び個人の主体的な健康の保持増進への取組を積極的に支援する機能を有する薬局"と定義され，継続的な利用に必要なかかりつけ薬剤師・薬局の基本的機能と，健康の保持増進を支援するための健康サポート機能の両方をもつことが求められている．健康サポート機能には，① 医薬品や健康食品等の安全かつ適正な選択と使用に関する助言，② 地域住民からの健康相談の受付，受診勧奨や関係機関への紹介，③ 地域住民の健康サポートの積極的な実施，地域の薬局への情報発信や取組支援等が含まれる．

　健康サポート機能やかかりつけ機能の一部を担う取組として**検体測定室**が注目されている．検体測定室は，利用者自らが採取した検体について血糖値や中性脂肪等の生化学的検査を行うことができる施設（場所）であって衛生検査所の登録が不要な施設（場所）である．通常，診療のための検体検査を行う施設は衛生検査所の登録を必要とするが，診療とは切離して自己採取による検体の検査を行う場合は衛生検査所の登録は不要となる．したがって，検体測定室で行う検査は，疾患の診断等の診療に供してはならない．そのため，検体測定室で行うことができる測定項目は表 5・1 の 9 項目に限定され，基準値とともに利用者に報告されるが，測定結果に対する診断や健康状態評価は行われない．薬局で検体測定室を設置する場合には，血液検体を扱うため衛生管理や感染管理が必要となる．

参考: 厚生労働省医政局，"検体測定室に関するガイドライン（平成 26 年 4 月）".

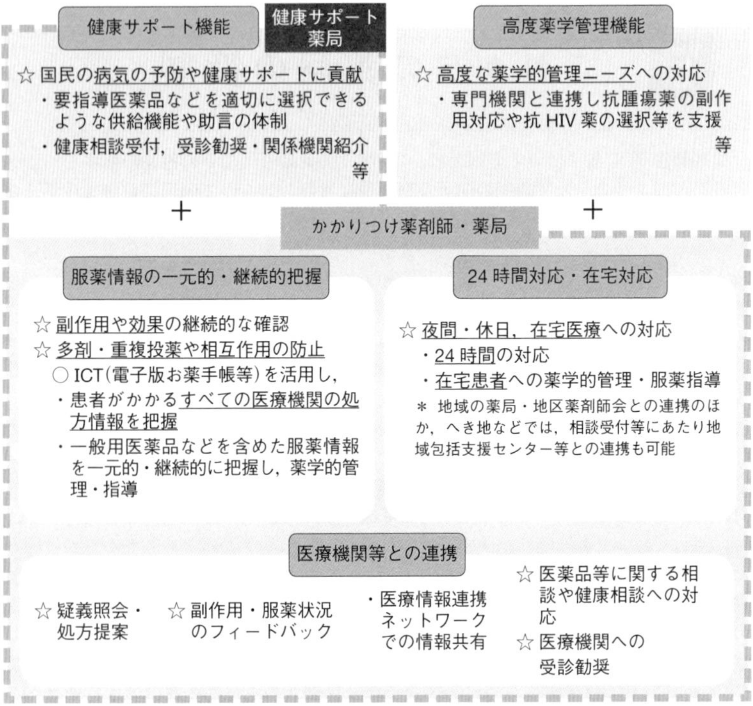

| 健康サポート機能 | 健康サポート薬局 | 高度薬学管理機能 |

☆ 国民の病気の予防や健康サポートに貢献
・要指導医薬品などを適切に選択できるような供給機能や助言の体制
・健康相談受付，受診勧奨・関係機関紹介　等

☆ 高度な薬学的管理ニーズへの対応
・専門機関と連携し抗腫瘍薬の副作用対応や抗 HIV 薬の選択等を支援　等

\+

かかりつけ薬剤師・薬局

\+

服薬情報の一元的・継続的把握

☆ 副作用や効果の継続的な確認
☆ 多剤・重複投与や相互作用の防止
　○ ICT（電子版お薬手帳等）を活用し，
・患者がかかるすべての医療機関の処方情報を把握
・一般用医薬品などを含めた服薬情報を一元的・継続的に把握し，薬学的管理・指導

24 時間対応・在宅対応

☆ 夜間・休日，在宅医療への対応
・24 時間の対応
・在宅患者への薬学的管理・服薬指導
＊ 地域の薬局・地区薬剤師会との連携のほか，へき地などでは，相談受付等にあたり地域包括支援センター等との連携も可能

医療機関等との連携

☆ 疑義照会・処方提案　　☆ 副作用・服薬状況のフィードバック　　・医療情報連携ネットワークでの情報共有

☆ 医薬品等に関する相談や健康相談への対応
☆ 医療機関への受診勧奨

図 5・1　かかりつけ薬剤師・薬局と健康サポート薬局　厚生労働省ホームページより，"患者のための薬局ビジョン概要" より改変．https://www.mhlw.go.jp/file/04-Houdouhappyou-11121000-Iyakushokuhinkyoku-Soumuka/gaiyou_1.pdf

表 5・1　検体測定室で行うことができる測定項目

	測定項目
肝機能検査	アスパラギン酸アミノトランスフェラーゼ（AST）[†1]
	アラニンアミノトランスフェラーゼ（ALT）[†2]
	γ-グルタミルトランスペプチダーゼ（γ-GT, γ-GTP）
血中脂質検査	中性脂肪
	HDL コレステロール（HDL-C）
	LDL コレステロール（LDL-C）
	non-HDL コレステロール（non-HDL-C）
血糖検査	血　糖
	HbA1c

[†1]　グルタミン酸オキサロ酢酸トランスアミナーゼ（GOT）ともいう．
[†2]　グルタミン酸ピルビン酸トランスアミナーゼ（GPT）ともいう．

　また，2019年12月4日に公布された改正医薬品医療機器等法の中で"住み慣れた地域で患者が安心して医薬品を使うことができるようにするための薬剤師・薬局の在り方の見直しに関する事項"が明示された．これにより従来は調剤した薬剤を患者に渡す際に限定されていた服薬状況の把握と服薬指導について，薬剤を渡した後にも必要に応じて薬剤の使用状況を把握し必要な指導をする等のフォローアップが必要となる．

　さらに把握した使用状況を他の医療提供施設の医師等に提供することにも努力するよう求められている．一方，薬局を機能によって**地域連携薬局**と**専門医療機関連携薬局**の二つに分けて認定して名称を名乗らせることも導入される．地域連携薬局は入退院時や在宅医療に他医療提供施設と連携して対応できる薬局，専門医療機関連携薬局はがん等の専門的な薬学管理に他医療提供施設と連携して対応できる薬局である．これにより患者が自分に適した薬局を選定できるようになると考えられている．

　以上のようにこれからの薬局に求められる機能には"かかりつけ機能"，"健康サポート機能"，"地域連携機能"，"専門医療機関連携機能"等がある．すべてを備えた薬局もあれば，一部の機能に特化する薬局も出てくるであろう．いずれにしても患者や地域住民のことを常に考えて医薬品，サプリメント，衛生材料という物の供給だけでなく，服薬指導や健康相談の提供など情報の提供にも力を注いでいく必要がある．

5

これからの薬局の役割

6 医薬品副作用被害救済制度

■ 6・1 制度の概要

　医薬品，医薬部外品，化粧品，医療機器および再生医療等製品（医薬品等）は，病気を治療し健康の保持増進を図るうえで医療上必要不可欠なものである．一方で"有効性"と"副作用"を併せもつ物質であり，その使用にあたって万全の注意を払ってもなお発生する副作用を完全になくすことはできない．

　医薬品等の使用により発生した健康被害について，民法ではその賠償責任を追及することが難しい．また訴訟には多大な時間と労力がかかる．そこで，医薬品等を適正に使用したにもかかわらず発生した副作用による健康被害を受けた人に対して，医療費等の給付を行い，被害を受けた人の迅速な救済を図ることを目的として，1979年に**医薬品副作用被害救済制度**が創設された．

　この制度は，医薬品医療機器総合機構法に基づき**医薬品医療機器総合機構**（PMDA）が運営する，健康被害を受けた方への支援を第一に考えた日本独自の制度である．

■ 6・2 制度創設の経緯

　サリドマイド，スモンといった医薬品による重大な健康被害の発生を教訓として，薬事法（現 医薬品医療機器等法）の医薬品承認制度と安全対策の大幅な見直しが進んだ．

　それと同時に健康被害者の救済を図るため1979年に**医薬品副作用被害救済基金**が設立され，1980年5月1日以降に使用された医薬品の副作用による健康被害に対する救済が開始された．

■ 6・3 給付の対象と種類等

● 給付の対象となる健康被害

　医薬品等（処方薬だけでなく市販薬も含む）を適正に使用したにもかかわらず，その副作用により入院治療が必要になるほど重篤な健康被害を対象とする．法定予防接種や抗腫瘍薬等による健康被害は対象とはならない．

● 給付の種類

　疾病に対しては医療費，医療手当，障害に対しては障害年金，障害児養育年金，死亡に対しては，遺族年金，遺族一時金，葬祭料がある．

● 給付の請求に必要な書類

　給付の請求は健康被害を受けた本人またはその遺族が直接 PMDA に申請する．必要な書類は以下 ①〜④ である．

　① 副作用の治療を行った医師の診断書

② 処方を行った医師の投薬・使用証明書または OTC 医薬品では薬局等での販売証明書，医薬品名，販売年月日等を記載した証明書（インターネット販売でも同様）
③ 請求者が記入した請求書
④ 医療費・医療手当の請求では副作用の治療に要した費用の額を証明する受診証明書

■■ 6・4 薬局開設者等の義務と役割 ■■■■■

医薬品医療機器等法（第 9 条の 4 および第 29 条の 3）および同法施行規則（第 15条の 15，第 147 条の 12）において，薬局開設者，店舗販売業者は "医薬品による健康被害の救済に関する制度に関する解説" を掲示しなければならないことが規定されている．

よって，薬局等の店舗内の消費者が見やすい場所に，本救済制度の内容が一目でわかるようなポスター類を掲示する義務がある．

また医薬品等による副作用と思われる異常を患者，消費者が感じた場合は，薬剤師等に気軽に相談できるよう日常的に積極的な働きかけを行うことが重要である．

■■ 6・5 OTC 医薬品により健康被害が発生した場合 ■■■■

薬局等で販売した OTC 医薬品により副作用が発生し，それによる救済の対象になる健康被害が発生した場合は，消費者に対して以下のような支援を行う．

① その副作用の治療を行った医師に相談し，診断書等の作成を依頼する．
② 薬剤師等が最初にその相談を受け付けたときは，状況をよく確かめ必要に応じてかかりつけ医等を受診して治療してもらうことを勧め，ついで ① の対応を行う．

なお，当該 OTC 医薬品を販売した薬局等では販売証明書を発行することとなる．このため，購入者には購入時のレシートや領収書の保管や購入の記録を勧める．一方，薬局（店舗販売業）では，薬局医薬品，要指導医薬品，第一類医薬品を販売・授与したときは販売授与記録を作成し，書面の記載の日から 2 年間保存する義務がある．第二類医薬品および第三類医薬品の販売授与記録の作成・保存は努力義務であるが，医薬品副作用被害救済制度を有効に活用するには，薬歴やお薬手帳にその患者，購入者が使用している医薬品等を可能な限りすべて記録するのが望ましい．

■■ 6・6 医薬品副作用被害救済制度の仕組み （図 6・1） ■■■

① 健康被害を受けた本人（または遺族）が，請求書，その他請求に必要な書類（診断書等）を PMDA に送付する（給付請求）．
② PMDA は，給付請求があった健康被害について，その健康被害が医薬品等の副作用によるものかどうか，医薬品等が適正に使用されたかどうか等の医学・薬学的な判定の申出を厚生労働大臣に行う．
③ 厚生労働大臣は PMDA からの申出に応じ，薬事・食品衛生審議会（副作用・感染等被害判定部会）に諮問する．

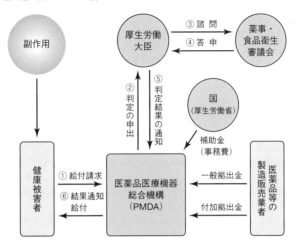

図 6・1　医薬品副作用被害救済制度の仕組み　医薬品医療機器
総合機構ホームページより．https://www.pmda.go.jp/relief-
services/adr-sufferers/0001.html

　④ 厚生労働大臣は薬事・食品衛生審議会からの答申を受けて支給の可否を判定する．

　⑤ 判定結果は厚生労働大臣から PMDA に通知される．

　⑥ PMDA は健康被害者に結果を通知し，決定を受けた場合は給付が開始される．

　なお，決定に対して不服がある請求者は厚生労働大臣に対して審査を申し立てることができる．

　給付に必要な費用は医薬品製造販売業者等からの拠出金でまかなわれている．

6・7　薬害と医薬品の副作用

　医薬品の**副作用**（adverse drug reaction）とは病気の予防，診断もしくは治療，または生理機能を変える目的で投与された医薬品に対する反応のうち，有害で意図しない反応のことをさす．医薬品に対する反応とは，有害事象のうち当該医薬品との因果関係が否定できないものをいう（ICH E2A ガイドラインの定義）．

　一方，**薬害**とは誤った認識に基づく漫然とした医薬品使用，医薬品による副作用・有害反応や製品への不純物混入，偽造医薬品（counterfeit medicine），ニセ薬（falsified medicine）等の存在を知りながらその情報を患者，購入者に伝達することを故意に遅らせたり，必要な情報提供や製品回収等の行為を怠ったために被害を拡大させる，医薬品供給者や規制管理者による人災行為である．

　薬害は副作用と混同されがちだが，人間の努力により根絶が可能な，いわば人災である．

　薬剤師等は，OTC医薬品の販売において過去に経験したスモン病等の薬害における反省に立って，決して加害者になることなく，購入者の安全を第一の関心事として責任ある医薬品販売に従事しなければならない.

第 II 部
薬 効 群 別 解 説

7 解 熱 鎮 痛 薬
Antipyretic Analgesics

7・1 開発の意図と効能

炎症は感染等による組織の刺激や損傷に対する生体の自然防御メカニズムである. 炎症が起こると体内にプロスタグランジン（付録Aの図A-4参照）等の物質が産生され，これが痛みの感覚を過敏にしたり，体温を上昇させる（発熱）.

OTC医薬品における解熱鎮痛薬の開発目的は，日常生活における頭痛，生理痛，筋肉痛等の "痛み"，"発熱" 症状の一時的緩和である. しかも消費者が自己判断で使用することを考慮し，服用量は医療用の同成分製剤の用量より少なく設定して，安全域を広くとってある. 一方，スイッチOTC医薬品は医療用の同成分製剤の用量と同じ設定である.

また複数の解熱鎮痛成分を組合わせて相乗効果をひき出すことをねらった製品，解熱鎮痛成分による胃腸障害を予防するために制酸成分が配合されている製品，解熱鎮痛成分の鎮痛作用を補助する催眠成分やカフェインを加えた製品等，配合剤が多いのもOTC医薬品の特徴である. 対症療法なので連用を避け，使用上の注意で示された回数服用しても症状が改善しない場合は服用を中止し，医師，薬剤師等に相談することを消費者に求めている.

7・2 販売時の対応
A. 解　熱　薬
7・2A・1 あらかじめ知っておかなくてはならないこと

① 体温と発熱

ヒトの体温はホメオスタシスとサーカディアンリズム（概日リズム）によって一定範囲に保たれている. 予測式体温計の電子体温計が普及した現在では，腋窩温を測定することがほとんどで，小児では赤外線センサーを用いて皮膚温や鼓膜温を簡易に測定できる. 健康成人の腋窩温は 36.4〜37.2 ℃（小児はこれよりもやや高め）で，日内変動があり1日のうちでは朝（午前6時頃）が最も低く，夕方（午後4〜6時頃）が最も高くなり，1日の体温差は 0.5 ℃ 前後である. 健康小児の場合，朝，昼，夕，就眠時では，昼食前から夕方にかけての平均体温が高い傾向があり，年齢（乳幼児）や，季節により（冬より夏に）37.0 ℃ を超えることがある. 診療場面では，体温表を渡して1日に3〜4回検温してもらい，37.5 ℃ 以上が続いたときに発熱としている場合が多い.

② 発熱の仕組み

ヒトは視床下部にある体温調節中枢によって，熱の産生と放散のバランスをとって体温を一定に保っている〔体温調節中枢にある温ニューロンと冷ニューロンとの温度情報の拮抗的な動的平衡によって設定値（セットポイント）が決められている〕. この上昇した体温によって，細菌，ウイルス，真菌等の増殖が抑えられ，また免疫担当細

胞から分泌された種々のサイトカインはT細胞やB細胞を介して免疫能を高め，さらに好中球を増加させてその走化性を高めて，これらの病原微生物を貪食して増殖を抑えている．したがって，発熱は一つの生体防御機構の役割を演じているということができる．よって，安易に解熱薬を使用して解熱すると，この生体防御を妨げることになる．

■ **7・2A・2　販売時の対応フローチャート** ■

　解熱薬の第一選択として使用されるのは，アセトアミノフェンとイブプロフェンの2薬になる．これらの薬の使用にあたっては，発熱による生体防御機構（§7・2A・1の ② 参照）をよく説明して（発熱の原因が除かれなければ生体は熱産生をやめないこと），大人の場合には 38 ℃ 以上でつらいときに，子供の場合には，38.5 ℃ 以上で，ぐったりしているとき，水分がとれないとき等に使用するように指導する．また，熱は下がっても 1℃ 前後程度で平熱にはならないこと，あくまでも熱による苦痛を取除くためのものであることを伝えることが重要である．なお，新型コロナウイルス感染症流行時は，37.5 ℃ 以上ある場合は医療機関の受診を勧奨する．

　外因性発熱物質（細菌，ウイルス，真菌等の病原微生物等）に基づく発熱は**能動的発熱**である．一方，**熱中症**は体内に熱がこもって熱の放散が間に合わないために起こる**受動的発熱**であり，この受動的発熱に対して解熱薬は無効であり，水分を摂って強力に体を冷やすことが治療の中心となる（図7・1）.

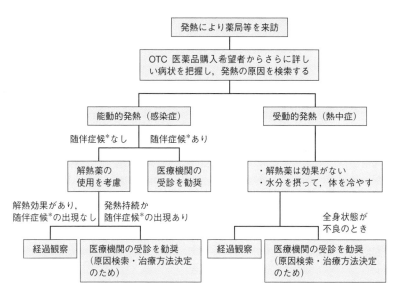

図7・1　**解熱薬販売時の対応フローチャート**　＊: 随伴症候については，§7・2A・3参照.

7・2A・3　受診を勧める目安

随伴症候（頭痛・嘔吐（髄膜炎・脳炎），耳痛（中耳炎），咽頭痛（アデノウイルス，溶連菌感染等），咳嗽（気管支炎，肺炎，気管支喘息等），腹痛（腸炎，虫垂炎等）を伴っていて，症候が重ければ医療機関の受診を勧奨する．

7・2A・4　対応フローチャート以外の注意事項

● 小児について

①3カ月未満の小児については，解熱薬は使用せずに，重症化する可能性があるため小児科を受診するように勧奨する．

②解熱薬の使用は，あくまでも熱を下げて（平熱までは下がらないことが多い），全身状態をよくすることが目的であるので，熱が持続する場合には小児科を受診するように勧奨する．

③“高熱だと脳炎（脳症）になってしまうか”．小児の場合，このように考える親は少なくない．脳炎でなくても，あらゆる部位に感染症による炎症（咽頭炎，気管支炎，肺炎，急性腎炎等）が起こっている限り，熱は出現する．脳炎（脳症）のときは意識がもうろうとし，意識消失等の徴候が出現する．このときは救急対応が必要である．

● 成人（特に高齢者）について

①感染症発症時に熱が出ないことがある（発熱が重篤化の警告にならない場合がある）．

②解熱薬使用の目的と対応は，小児についての②と同様である．

B. 鎮　痛　薬

7・2B・1　あらかじめ知っておかなくてはならないこと

（痛みの種類と発症機序）

ヒトは体に痛みが生じた場合，咽頭痛，歯痛，眼痛，耳痛，頭痛，胸痛，腹痛，四肢痛・関節痛，生理痛等いろいろな痛みを訴える．これらの痛みに対してどのように対応したらよいだろうか．

痛みを含む感覚は，**特殊感覚**（味覚，嗅覚，視覚，聴覚，前庭感覚等）と**非特殊感覚**（体性感覚，内臓感覚）に分類される．非特殊感覚のうち**体性感覚**は，**皮膚感覚**〔痛みを感じる表在痛のほかに，触・圧覚，振動覚，温度覚，（かゆみ）等〕と**深部感覚**（痛みを感じる深部痛のほかに，位置の感覚，動きの感覚，力・重さの感覚等）に分けられる．また，**内臓感覚**のうち痛みに関しては，内臓痛（胸部：心臓，肺等，腹部：消化管，肝臓，脾臓，膵臓，腎臓等からの痛み）がある．

内臓痛は皮膚や関節・筋肉などに比べて知覚神経の分布が少ないために，痛みとして感知されることが少ない．痛みを感じずに外科的切除ができるのはこのためでもある．内臓痛覚は交感神経と共に走行し（食道，気管，直腸，外陰部の痛覚神経は副交感神経と共に走行する），脊髄後根から脊髄に入って体性系痛覚と同様の経路を走行する．この痛みは臓器への侵害刺激や，臓器自体の運動や病的な状態（急激な拡張や攣縮）によって誘発される．したがって，内臓痛に対しては炎症による痛みではないので，鎮痛薬ではなく，鎮痙薬等が用いられる．

頭痛はおもに頭蓋内血管の過度の緊張による強い拍動や，血管周囲の炎症により発

痛物質が浸潤してその周囲の神経終末を刺激することで起こる.

7・2B・2　販売時の対応フローチャート

　OTC 医薬品の成分として使用される鎮痛薬は,アセトアミノフェン,非ステロイド性抗炎症薬(NSAIDs)のアスピリンやイブプロフェン,ロキソプロフェンナトリウム,ピリン系(ピラゾロン系)薬のイソプロピルアンチピリンは内服薬の成分として使用される.一方,NSAIDs のジクロフェナクナトリウム,インドメタシン,ケトプロフェン,フェルビナクは外用薬の成分として使用される(26章参照).図7・2 に従って鎮痛薬の選択を行う.

　① どこの部位の痛みか,いつから,どのようなとき(痛みの発症する時間帯・持続時間の確認)に発症するか,痛みの強さ,随伴症候,既往症等を確認する.

　② 頭痛に対しては,特別な疾患がないにもかかわらず出現する**一次性頭痛**(片頭痛,筋緊張性頭痛,緊張型頭痛,その他の一次性頭痛)が OTC 医薬品の対象で,**二次性頭痛**〔高血圧,頸部または頭頸部の外傷・障害,頭頸部血管障害,頭蓋内疾患(くも膜下出血),感染症,耳鼻科・眼科・歯科関連によるもの〕は OTC 医薬品の対象に含まれない.頭痛に対しては,アセトアミノフェン含有製剤,アスピリン(アセチルサリチル酸)配合製剤,ロキソプロフェン配合製剤,イソプロピルアンチピリン含有製剤等の NSAIDs を選択する.カフェインを含む製剤は血管拡張作用があり,片頭痛で

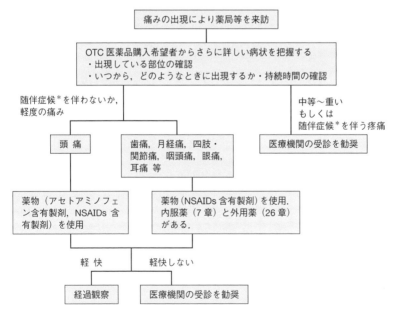

図7・2　**鎮痛薬販売時の対応フローチャート**　*: 随伴症候については,
　§7・2B・3参照.

は避けた方がよい.

③ **歯痛, 月経痛**に対しては, アスピリン含有製剤, イソプロピルアンチピリン含有製剤等を用いる.

④ **四肢・関節痛(腰痛)**に対して, イブプロフェン含有製剤(内服薬)か, ジクロフェナクナトリウム, インドメタシン, ケトプロフェン, フェルビナク(外用薬)等の NSAIDs を考慮する(外用薬は 26 章参照).

⑤ **咽頭痛, 眼痛, 耳痛(炎症性疾患)**等の一時的な痛みの緩和に対して, アスピリン含有製剤が用いられる.

7・2B・3　受診を勧める目安

頭痛に関しては鎮痛薬(アセトアミノフェン)を使用しても効果を発揮しない場合〔頭蓋内の出血, 炎症(脳炎, 髄膜炎)がある場合等〕や, 随伴症候(発熱, 嘔気・嘔吐, 痙攣等)を伴う場合には, 医療機関の受診を勧奨する. また, 耳痛, 咽頭痛, 歯痛, 月経痛, 関節・筋肉痛等でも, 鎮痛薬(NSAIDs またはアセトアミノフェン含有製剤)を使用しても効果がないか, 随伴症候を伴う場合には, 医療機関の受診を勧奨する. その他の疼痛(胸痛, 腹痛等の内臓痛)に関しては発痛物質による炎症反応で出現していないことが多く, 原因検索と同時に原因に基づいた痛みの治療が必要となるので, 医療機関の受診を勧奨する.

7・2B・4　対応フローチャート以外の注意事項

痛みは生体に異常が起こっている警告サインである. 鎮痛薬により苦痛を取除くのはよいが, 疾患の診断を遅らせたり, 疾患を悪化・進行させたりする危険性があることを頭に入れておく必要がある.

7・3　解熱鎮痛薬の選び方・使い方

7・3・1　効能・効果

製造販売承認基準では下記の効能・効果が定められている.

① 頭痛・歯痛・抜歯後の疼痛・咽頭痛(のどの痛み)・耳痛・関節痛・神経痛・腰痛・筋肉痛・肩こり痛・打撲痛・骨折痛・ねんざにともなう痛み(ねんざ痛)・月経痛(生理痛)・外傷後の鎮痛

② 悪寒(発熱によるさむけ)・発熱時の解熱

解説　新規承認薬および再評価が終了したものは, 臨床試験により証明された効能を表示している. しかし古くからある製品は承認基準で認められた効能表示をすべて記載している.

また, 表記の順序に規定はないため製品ごとに効能表示順が違う. さらに, パッケージの表側には購入希望者向けに効能を抜粋して大きな文字で表示している製品もある. たとえば "頭痛・生理痛・発熱に" というように. 購入希望者はこの表記を見て製品選択をする場合がある. この例でいえば歯痛や関節痛の症状には効かないのかという印象をもちやすい.

このような誤解を防ぐためにも, 薬剤師等は含有成分からその製品がどのような効能特性をもっているのかを判断し購入希望者に説明し, 情報を補う必要がある.

これら解熱鎮痛薬は基本的に単一成分あるいは複数の解熱鎮痛成分の配合剤である. かぜ症状のうち発熱や関節痛に対して解熱鎮痛薬をかぜ薬と重ねて服用してしまうと, 解熱鎮痛成分が重複し過剰投与の可能性がある.

■ 7・3・2　用法・用量 ■

● 定められた用量を定められた用法で服用する.

① 解熱鎮痛薬では生後3カ月未満の者を対象とする用法は認められていない.

② 副作用を恐れるあまり決められた用量より少なく服用すると効果が発現しない場合がある. 十分な用量が必要である.

● 服用回数と服用間隔を守る.

解熱鎮痛薬は原則として頓服で使用し, 1日1〜3回までを限度とした基準がある. 1日2回服用の場合は服用間隔を6時間以上おく. 1日3回服用の場合は同様に4時間以上おく. いずれも空腹時を避けて服用する.

● 5〜6回服用しても症状が改善しない場合:

通常は5〜6回の服用により症状が改善するが, 症状が2日以上続いたり症状が反復するようであれば, 他の疾患や合併症も考えられるので服用を中止し, 医療機関の受診を勧める.

■ 7・3・3　薬　効 ■

章末の成分一覧表 (p.40) を参照.

■ 7・3・4　禁　忌 ■

● 次表の疾患に罹患している人

禁　忌[1,2]

疾患名等	対象成分	説　明
重篤な肝疾患	**非ステロイド性抗炎症薬(NSAIDs)**[3], **アセトアミノフェン**	肝機能を悪化させる恐れがある. 特にアセトアミノフェンを長期大量服用した場合やアルコール常飲者では肝毒性をひき起こすことがある.
重篤な心機能不全, 重篤な高血圧症, 重篤な腎障害		腎のプロスタグランジン産生抑制作用により, 浮腫, 循環体液量の増加が起こり, 症状をさらに悪化させる恐れがある.
胃・十二指腸潰瘍	**NSAIDs**	胃のプロスタグランジン産生抑制作用により, 胃の血流量減少が起こり, 症状をさらに悪化させる恐れがある.
	アセトアミノフェン	胃のプロスタグランジン産生抑制作用は弱く, 症状を悪化させる程度は低いが注意が必要.
透析治療を受けている人	**アルミニウム制酸成分を含有する製剤**	長期使用によりアルミニウム脳症, アルミニウム骨症を発症する恐れがある.

(つづく)

†1　このほかに, その成分によってアレルギーを起こしたことのある人は禁忌である.

†2　医療用医薬品の添付文書も参考にしたので, OTC医薬品の添付文書には記載されていない禁忌も含まれている.

†3　ライ症候群は水痘, インフルエンザ等のウイルス性疾患が先行し, その後激しい嘔吐, 意識障害, 痙攣, 肝機能値の急激な上昇等が短時間に発現し高い死亡率を示す疾患. 水痘, インフルエンザに罹患した15歳未満の患者でNSAIDsによるライ症候群の発生の可能性が示唆されている. 関連薬物にも注意が必要.

禁　忌[†1,2] (つづき)

疾患名等	対象成分	説　明
妊娠後期（出産予定日 12 週以内）の妊婦	NSAIDs	胎児の動脈管収縮，胎児循環持続症が報告されている．
15 歳未満の小児		ライ症候群[†3] との関連性を完全に否定できない．
アスピリン喘息の既往	NSAIDs，アセトアミノフェン	NSAIDs により気管支喘息発作が誘発される．

†1　このほかに，その成分によってアレルギーを起こしたことのある人は禁忌である．
†2　医療用医薬品の添付文書も参考にしたので，OTC 医薬品の添付文書には記載されていない禁忌も含まれている．

● 対象成分あるいは対象製品または他の解熱鎮痛薬，かぜ薬を服用して喘息を起こしたことがある人．

　非ステロイド性抗炎症薬（NSAIDs）による気管支喘息発作（アスピリン喘息）の誘発を防ぐため．気管支喘息患者の約 10 ％がアスピリン喘息をひき起こす．

　NSAIDs で喘息を起こしたことのある人はもちろん，薬剤誘発性の喘息ではない人についても，喘息の既往歴をもつ人が痛み，発熱で解熱鎮痛薬を買い求めて来た場合には，医療機関の受診を勧める．

● 妊娠後期（出産予定日の 12 週以内）の妊婦には服用させない．

　妊娠期間の延長，動脈管の早期閉鎖，子宮収縮の抑制，分娩時出血の増加につながる恐れがある．

■ 7・3・5　注意すべき病態等 ■

● 次表の疾患に罹患している人．

注意すべき病態等[†]

疾患名等	対象成分	説　明
高血圧，循環器系疾患，腎疾患	グリチルリチン酸等を 1 日最大配合量がグリチルリチン酸として 40 mg 以上またはカンゾウとして 1g 以上（エキス剤では原生薬に換算して 1 g 以上）含む製剤	大量に服用することでナトリウム貯留やカリウム排泄促進が起こり，浮腫，高血圧，四肢麻痺，低カリウム血症等の症状が現れ，症状を悪化させる恐れがある．
授乳婦	NSAIDs，中枢神経興奮成分	母乳に移行する．本剤投与中は授乳を避ける．
血栓のある人	トラネキサム酸	血栓を安定化させる恐れがある．
妊婦または妊娠の可能性	ブロモバレリル尿素	胎児障害の可能性がある．

†　このほかに，医薬品や食品等に対するアレルギーの有無について注意する（§3・3参照）．

■ 7・3・6　副 作 用 ■

● 重大な副作用

　その初期症状を把握して，症状が現れたら直ちに服用を中止し，本剤の包装あるいは添付文書を持参しての受診を勧める．

副作用[†]	起因成分
ショック，アナフィラキシー様症状	NSAIDs，アセトアミノフェン
皮膚粘膜眼症候群（スティーヴンス・ジョンソン症候群），中毒性表皮壊死症（ライエル症候群）	NSAIDs，アセトアミノフェン
肝機能障害	
急性腎障害	イブプロフェン，ロキソプロフェンナトリウム
間質性肺炎	アセトアミノフェン
偽アルドステロン症	グリチルリチン酸等を 1 日最大配合量がグリチルリチン酸として 40 mg 以上またはカンゾウとして 1 g 以上（エキス剤では原生薬に換算して 1 g 以上）含む製剤
喘　息	NSAIDs，アセトアミノフェン
胃・十二指腸潰瘍	NSAIDs
血液障害（詳細は表 7・1 参照），出血	
依存症	アリルイソプロピルアセチル尿素，ブロモバレリル尿素

†　医療用医薬品の添付文書も参考にしたので，OTC 医薬品の添付文書には記載されていない副作用も含まれている．

【解説】　解熱鎮痛薬によるアナフィラキシーショック，スティーヴンス・ジョンソン症候群，肝機能障害，喘息重積発作等の重篤な副作用は，2007〜2011 年に厚生労働省に報告されただけでも 250 例を超えている．死亡 4 例や後遺症を残す症例 2 例も報告されている．現在の医療技術ではアナフィラキシーショック，スティーヴンス・ジョンソン症候群などを発症するかどうか事前に個別判定することはできない．したがって発症したときの症状を解熱鎮痛薬購入希望者に理解してもらい，上記症状がみられたら直ちに受診するように指導する．

気管支喘息の患者のうちで，NSAIDs の服用により喘息発作が誘発される患者があることが知られている．ほかにもアセトアミノフェンで同様に発作が誘発されるとの報告がある．したがって本人がアスピリン喘息または気管支喘息の既往歴がある場合は服用させない．過去にそのような診断，治療を受けたことのない人に対しても，呼吸困難等の症状が現れたら直ちに服用をやめ，医療機関を受診するように助言する．

● その他の副作用

関係部位	症　状
皮　膚	発疹，発赤，かゆみ
消化器	悪心，嘔吐，食欲不振
精神神経系	めまい

■7・3・7　相互作用■

● 服用中は併用すべきでない医薬品を以下に示す：

　他の解熱鎮痛薬，かぜ薬，鎮静薬

　これらの医薬品とは薬理作用が重複する成分があるため，作用が増強されたり，副作用が発現する可能性が高まる．

7

解熱鎮痛薬

● 併用により有害作用が起こる可能性が高い医療用医薬品とOTC医薬品の組合わせを次表に示す.

相互作用[†1]

組合わせ		臨床症状
医療用医薬品等	OTC医薬品およびその成分	
抗凝固薬（ワルファリン等）	サリチル酸系・プロピオン酸系解熱鎮痛成分	ワルファリンの抗凝血作用を増強し，出血傾向が増強されることがある．特にアスピリンの場合は，血小板機能抑制，消化管刺激作用が出血の危険性をより増大させる．
	アセトアミノフェン	血漿タンパク質結合部位において競合することで，抗凝固薬を遊離させ，抗凝固作用を増強させる．
血小板凝集抑制作用をもつ薬	サリチル酸系・プロピオン酸系解熱鎮痛成分	出血作用が増強されることがある．
インスリン製剤[†2]		サリチル酸系成分がインスリン製剤の血糖降下作用を増強し，低血糖症状をひき起こすことがある．
スルホニル尿素製剤		サリチル酸系成分がスルホニル尿素製剤の血糖降下作用を増強し，低血糖症状をひき起こすことがある．
チアジド系利尿薬		腎のプロスタグランジン産生抑制作用により，利尿作用を減弱させる．
フロセミド	サリチル酸系解熱鎮痛成分	腎の排泄部位にて競合することでサリチル酸系成分の副作用を増強する．
バルプロ酸ナトリウム		バルプロ酸ナトリウムを血漿タンパク質に結合したナトリウムと置換し，バルプロ酸ナトリウムを遊離させる．バルプロ酸ナトリウムの作用が増強される．
フェニトイン		血漿タンパク質に結合したフェニトインと置換し，フェニトインを遊離させる．遊離型フェニトインの割合は増える．
トロンビン，ヘモコアグラーゼ	トラネキサム酸	血栓形成傾向が増大する恐れがある．
ニューキノロン系抗菌薬	プロピオン酸系解熱鎮痛成分	併用で，中枢神経系におけるGABA受容体阻害作用が増強され，ニューキノロン系抗菌薬の痙攣誘発作用が増強されることがある．
抗生物質，抗菌薬	アセトアミノフェン	併用で，過度の体温下降を起こす頻度が高くなることから，併用する場合には観察を十分に行い，慎重に使用すること．
アルコール	サリチル酸系解熱鎮痛成分	胃粘膜障害が増強されることがある．
	アセトアミノフェン	アルコール常飲者において，アセトアミノフェンから肝毒性を有する代謝物の産生が促進される．
	アリルイソプロピルアセチル尿素，ブロモバレリル尿素	両剤の中枢神経抑制作用を増強させる．

†1　医療用医薬品の添付文書も参考にしたので，OTC医薬品の添付文書には記載されていない相互作用も含まれている．
†2　インスリン製剤とロキソプロフェンナトリウムの間には相互作用は生じない．

■ 7・3・8　高齢者における注意事項 ■

● 高齢者では，生理機能が低下していることが多いので，副作用が発現しやすい．

　解熱鎮痛薬においては，過量服用の症状が現れる可能性がある．たとえば，アセトアミノフェンであれば悪心，嘔吐，食欲不振，肝機能障害等がある．

　また高齢者は何らかの疾病をもち，医療機関に通院しながら薬を服用している場合が多いので，併用禁忌等相互作用を事前に確認する必要性は高い．§7・3・7（相互作用）に加え，適宜医療用医薬品の添付文書を参照してOTC医薬品との併用の是非を検討する．

■ 7・3・9　妊婦，授乳婦における注意事項 ■

● 妊婦に対するOTC医薬品の使用は原則禁忌である．

　妊婦または妊娠していると思われる人には医療機関を受診するように勧める．

● 妊娠中は服用しないことが望ましい成分：

　ブロモバレリル尿素

● 妊娠時期によって，注意が必要な成分がある．

　NSAIDsを妊娠後期に服用すると，胎児に弱い動脈管収縮がみられたとの報告がある．また妊娠後期のアスピリン服用で患者，新生児での出血異常が報告されている．

● 授乳中の人は服用しないか，服用する場合には授乳を避けるよう指導する成分：

　NSAIDs，中枢神経興奮成分（カフェイン水和物，無水カフェイン，安息香酸ナトリウムカフェインを，カフェインとして1回分量100 mg以上含有する製剤）

　解説　上記成分は母乳に移行することが知られている．乳児への具体的な有害反応は不明．

■ 7・3・10　小児における注意事項 ■

● 15歳未満の小児にはNSAIDsを服用させない．

　小児において，水痘，インフルエンザ等のウイルス性疾患の先行後，激しい嘔吐，意識障害，痙攣等が発現することが報告されている．

● 小児には小児用の用法・用量がある医薬品のみを選定する．

　服用中は保護者の指導監督のもと，保護者が必要時に必要量を計数管理したうえで服用させる．

● 2歳未満の乳児には医師の診療を受けさせることを優先する．

　OTC医薬品の使用は夜間で医師の診療が難しい場合等，やむをえない場合のみにとどめる．その場合であっても，1歳未満の乳児には使用しないこと．

● 小児用の解熱鎮痛薬には無水カフェインが1日量として25〜120 mg含有されているものもある．

　小児はカフェインに対する感受性が高いため，ココアやコーラとの併用に注意する．

■ 7・4　市販されている剤形 ■

　錠剤，カプセル剤，顆粒剤，細粒剤，散剤，ドライシロップ剤，シロップ剤，液剤，坐剤

■ 7・5　おもな製品名 ■

　ナロンエースT（大正製薬），こどもパブロン坐薬（大正製薬），イブA錠（エスエス

7

解熱鎮痛薬

製薬），ロキソニン S（第一三共ヘルスケア），コルゲンコーワ鎮痛解熱 LXα（興和），
リングルアイビー（佐藤製薬），小児用バファリン CII（ライオン）フェリア（アリナ

表 7・1　解熱鎮痛薬の

種類		成分名（リスク分類） 最大: 1 日最大量〔mg〕†2,3 医: 医療用成分最大量〔mg〕†3	薬　効	禁　忌 †4,5
非ピリン系解熱鎮痛成分（つづく）	サリチル酸系	アスピリン†8（2*） 最大 1500，医 4500 	中枢の体温上昇に関与する プロスタグランジン（PG） や末梢の炎症・発痛に関与 する PG の生成を抑制する ことで，解熱・鎮痛・抗炎 症作用を発揮する.	［共通］ ・重篤な肝疾患 ・重篤な心機能不全 ・重篤な高血圧症 ・重篤な腎障害 ・胃・十二指腸潰瘍 ・15 歳未満の小児 ・アスピリン喘息の既往 ・妊婦〔特に妊娠後期（出産予定日 12 週以内）の妊婦〕
		アスピリンアルミニウム†8（2） 最大 2000，医 —	血小板凝集抑制作用を併せもつ.	
		エテンザミド†8（2*） 最大 1500，医 —		
	プロピオン酸系	イブプロフェン†8（2*） スイッチ OTC 最大 450，医 600 	［共通］ 中枢の体温上昇に関与する プロスタグランジン（PG） や末梢の炎症・発痛に関与 する PG の生成を抑制する ことで，解熱・鎮痛・抗炎 症作用を発揮する. 血小板凝集抑制作用を併せもつ. ［ロキソプロフェンナトリウム］ プロドラッグ製剤である.	［共通］ ・重篤な肝疾患 ・重篤な心機能不全 ・重篤な高血圧症 ・重篤な腎障害 ・胃・十二指腸潰瘍 ［イブプロフェン，アルミノプロフェン，ロキソプロフェンナトリウム］ ・アスピリン喘息の既往 ・15 歳未満の小児 ・妊婦〔特に妊娠後期（出産予定日 12 週以内）の妊婦〕
		アルミノプロフェン†8（2*） スイッチ OTC 最大 —，医 — 		
		ロキソプロフェンナトリウム†8（1）スイッチ OTC 最大 —，医 180 		

†1　このほかに，**制酸成分**（11 章参照），**ビタミン類**（30 章参照），**生薬成分**（ジリュウ，カン
†2　製造販売承認基準〔平成 27 年（2015 年）3 月 25 日付薬食発 0325 第 30 号〕に示された 1 日
†3　1 日最大量が—と表示された成分（アルミノプロフェン，ロキソプロフェンナトリウム）
†4　医療用医薬品の添付文書も参考にしたので，OTC 医薬品の添付文書には記載されていな
†5　このほかに，その成分によってアレルギーを起こしたことのある人は禁忌である.
†6　このほかに，医薬品や食品等に対するアレルギーの有無について注意する（§3・3 参照）.
†7　高齢者については§7・3・8，妊婦・授乳婦については§7・3・9，小児については§7・3・
†8　これらは NSAIDs に分類される.

ミン製薬），タイレノール A（ジョンソン・エンド・ジョンソン）（2022 年 2 月現在）

代表的な成分一覧表[†1]

おもな副作用[†4] （太字は重大な副作用）	相互作用[†4,6] （医療用医薬品等ごとの臨床症状は 本文 p.38 の表参照）	注意事項[†7]
・**ショック，アナフィラキシー様症状** ・**皮膚粘膜眼症候群(スティーヴンス・ジョンソン症候群)，中毒性表皮壊死症（ライエル症候群）** ・**肝機能障害** ・**喘　息** ・**胃・十二指腸潰瘍** ・**再生不良性貧血，血小板減少，白血球減少，出血傾向** ・皮膚（発疹・発赤，かゆみ） ・消化器(悪心・嘔吐，食欲不振)	［アスピリン，アスピリンアルミニウム］ ・他の解熱鎮痛薬，かぜ薬，鎮静薬 ・抗凝固薬 ・血小板凝集抑制作用をもつ薬剤 ・インスリン製剤，スルホニル尿素製剤 ・チアジド系利尿薬 ・フロセミド ・バルプロ酸ナトリウム ・フェニトイン ・アルコール ［エテンザミド］ ・他の解熱鎮痛薬，かぜ薬，鎮静薬 ・抗凝固薬	［共　通］ ・高齢者　副作用が出やすい． ・授乳婦
［共　通］ ・**ショック，アナフィラキシー様症状** ・**皮膚粘膜眼症候群(スティーヴンス・ジョンソン症候群)，中毒性表皮壊死症（ライエル症候群）** ・**肝機能障害** ・**喘　息** ・**胃・十二指腸潰瘍** ・**再生不良性貧血，血小板減少，白血球減少，出血傾向** ・皮膚（発疹・発赤，かゆみ） ・消化器(悪心・嘔吐，食欲不振) ［イブプロフェン，ロキソプロフェンナトリウム］ ・**急性腎障害** ［イブプロフェン］ ・**無顆粒球症**	［共　通］ ・他の解熱鎮痛薬，かぜ薬，鎮静薬，鎮暈薬 ・抗凝固薬 ・血小板凝集抑制作用をもつ薬剤 ・スルホニル尿素製剤 ・チアジド系利尿薬 ・ニューキノロン系抗菌薬 ［イブプロフェン，アルミノプロフェン］ ・インスリン製剤	［共　通］ ・高齢者　副作用が出やすい． ・授乳婦

（つづく）

ゾウ，ショウキョウ，ケイヒ，シャクヤク等）が配合される場合がある．
最大分量を示す．
は製造販売承認基準に含まれていない．あるいは医療用成分最大量が示されていない．
い禁忌・副作用・相互作用も含まれている．

10 参照．

表7・1　解熱鎮痛薬の代

種類	成分名（リスク分類） 最大：1日最大量〔mg〕†2,3 医：医療用成分最大量〔mg〕†3	薬　効	禁　忌†4,5
非ピリン系解熱鎮痛成分（つづき） アニリン系	**アセトアミノフェン**（2） 最大 900，医 4000 	中枢の体温上昇に関与するプロスタグランジンの生成を抑制することで，解熱・鎮痛作用を発揮する．抗炎症作用を弱いながらも併せもつ． NSAIDs に分類されない．	・重篤な肝疾患 ・重篤な心機能不全 ・重篤な高血圧症 ・重篤な腎障害 ・胃・十二指腸潰瘍 ・アスピリン喘息の既往
解熱鎮痛成分 ピリン系	**イソプロピルアンチピリン**†8 （2） 最大 450，医 — 	中枢性に解熱，鎮痛作用を示す．現在 OTC 医薬品として市販されている唯一のピリン系製剤である．	・特記事項なし
抗炎症成分	**トラネキサム酸**（3） 最大 750，医 — 構造式は p.308 参照	抗プラスミン作用により炎症を抑える．	・トロンビンを投与中
催眠鎮静成分	**アリルイソプロピルアセチル尿素**（2*） 最大 180，医 — **ブロモバレリル尿素**（2*） 最大 600，医 — 	中枢に作用し催眠・鎮静作用を発揮する．穏やかな鎮静薬で，痛みに伴う不安，不快感，恐怖心等の疼痛反応を除去することにより疼痛を緩和すると共に，鎮痛薬の作用を増強する．	・特記事項なし

†1　このほかに，制酸成分（11 章参照），ビタミン類（30 章参照），生薬成分（ジリュウ，カン
　　製造販売承認基準〔平成 27 年（2015 年）3 月 25 日付薬食発 0325 第 30 号〕に示された 1 日
†2　1 日最大量が—と表示された成分（アルミノプロフェン，ロキソプロフェンナトリウム）
†3　医療用医薬品の添付文書も参考にしたので，OTC 医薬品の添付文書には記載されていな
†4　このほかに，その成分によってアレルギーを起こしたことのある人は禁忌である．
†5　このほかに，医薬品や食品等に対するアレルギーの有無について注意する（§3・3 参照）．
†6　高齢者については§7・3・8，妊婦・授乳婦については§7・3・9，小児については§7・3・
†7　これらは NSAIDs に分類される．
†8

表的な成分一覧表†1 (つづき)

おもな副作用†4 （太字は重大な副作用）	相互作用†4,6 （医療用医薬品等ごとの臨床症状は 本文 p.38 の表参照）	注意事項†7
・ショック，アナフィラキシー様症状 ・皮膚粘膜眼症候群（スティーヴンス・ジョンソン症候群），中毒性表皮壊死症（ライエル症候群） ・肝機能障害 ・喘　息 ・間質性肺炎	・他の解熱鎮痛薬，かぜ薬，鎮静薬 ・抗凝固薬 ・アルコール ・抗生物質，抗菌薬	・高齢者　副作用が出やすい． ・妊婦 ・アルコール常飲者では肝障害が現れることがある（§8・3・7参照）．
・ショック，アナフィラキシー様症状 ・皮膚粘膜眼症候群（スティーヴンス・ジョンソン症候群），中毒性表皮壊死症（ライエル症候群） ・肝機能障害 ・再生不良性貧血，無顆粒球症	・特記事項なし	・高齢者 ・妊婦 ・授乳婦
・消化器（悪心・嘔吐，食欲不振，胸やけ，下痢） ・皮膚（発疹，発赤，かゆみ）	・トロンビン ・ヘモコアグラーゼ	・血栓のある人
・依存症 ・精神神経系（めまい，ふらつき等の中枢神経作用）	・アルコール	［共　通］ ・小児　慎重に判断 ・高齢者　慎重に判断 ・長期連用　依存症が現れる恐れがある． ［ブロモバレリル尿素］ ・妊婦　服用しないことが望ましい．

ゾウ，ショウキョウ，ケイヒ，シャクヤク等）が配合される場合がある．
最大分量を示す．
は製造販売承認基準に含まれていない．あるいは医療用成分最大量が示されていない．
い禁忌・副作用・相互作用も含まれている．

10 参照.

8 かぜ薬
Cold Remedies

8・1 開発の意図と効能

かぜは普通感冒と，インフルエンザ等のウイルスあるいは細菌による感染性の流行性感冒に大別される．

普通感冒ではくしゃみ・鼻づまり（鼻閉）・のどの痛み等の症状が最初に現れ，ついで悪寒・発熱等が現れる．比較的症状は軽く，数日から1週間程度で治癒し，気管支炎や肺炎等の合併症を起こすことは少ない．

一方，流行性感冒は，ウイルスや細菌が炎症を起こした上気道に感染したときに激しいかぜの症状として発現する．発症が急激で悪寒・発熱，倦怠感のような全身症状に始まり，関節痛や筋肉痛を伴い，肺炎等を併発することもある．

OTC医薬品におけるかぜ薬（内用）の開発目的は，普通感冒の諸症状の一時的緩和である．

発熱・鼻水・咳等複数の症状に対応できるよう解熱鎮痛成分，抗ヒスタミン成分，鎮咳去痰成分等が配合されている．

そのため，解熱鎮痛薬や鼻炎薬，鎮咳薬等個別の製品を組合わせて服用する手間が省けるので便利である．反面，発熱がないのに特別必要のない解熱鎮痛成分も一緒に服用してしまう等，症状に合わせた服用ができにくいという欠点ももっている．

"かぜ薬をください"と言ってきたOTC医薬品購入希望者に対してそのままかぜ薬を販売するのではなく，薬剤師等は実際に発現している症状を聞き出すことが大切である．

そしてOTC医薬品購入希望者の症状がかぜ薬の効能にほとんど該当する場合にはかぜ薬を販売する．それ以外の場合は個別のOTC医薬品，すなわち鼻炎症状が主であれば鼻炎用薬（19章参照）を，咳と痰が主症状であれば鎮咳去痰薬（9章参照）を販売するのが適切である．

また自分が罹患しているのが普通感冒なのか流行性感冒なのか自己判断は難しい．そこで2日程度服用しても効果がみられない場合や発熱が継続する場合等は服用を中止し，医師，薬剤師等に相談することを購入者に求めている．

8・2 販売時の対応

8・2・1 あらかじめ知っておかなくてはならないこと

かぜとは，どんな症状（症候）を伴っている状態をいうのか．以下①，②の知識が必要になる．

① かぜ（感冒）とは

鼻腔から咽頭・喉頭までの気道を上気道といい，この部位に急性炎症が起こると，鼻症状〔鼻水（鼻汁），鼻づまり（鼻閉）〕，咽頭症状（咽頭痛），喉頭症状（嗄声，クループ〔犬吠〕様咳）等が出現する．この急性炎症が下気道（気管，気管支，肺）ま

で波及すると，下気道症状（咳，痰）が出現する．下気道症状は感染性微生物〔ウイルス，細菌（溶血性連鎖球菌，肺炎球菌等），マイコプラズマ，真菌等〕の感染によって出現し，発熱，頭痛，全身倦怠感等を伴うこともある．したがって，諸種の症候（症状，徴候）が出現するので，かぜ症候群（普通感冒）ともよばれる．

② かぜ薬の購入希望者の症候を知る

かぜ薬の購入希望者は，上記 ① の症候をもって来店（または来局）する．また，かぜ症候群の一部の症候とそれ以外の症候をもって来店する場合があるので，そのとき

コラム 4 　インフルエンザ感染予防策

インフルエンザは，例年 11 月頃から患者が増え始め，年が明けて 1 月下旬〜2 月上旬に流行がピークに達する．3 月末〜4 月になると収束する．

インフルエンザウイルスによる急性の感染症は，38 ℃ 以上の発熱，頭痛，関節痛，筋肉痛，全身倦怠感等の症状が比較的急速に現れるのが特徴である．併せて普通のかぜと同じように，のどの痛み，鼻水，咳等の症状もみられる．しっかりと滋養することで自然治癒される．しかし，高齢者や子供，基礎疾患のある人等の抵抗力が低下している人は，重症化することがある．

インフルエンザに感染しないための予防策を実施することが大切である．

まずできることは感染しにくい健康な体をもつことである．バランスのよい食生活と十分な睡眠をとることで，ウイルスに負けない体力を保ち抵抗力を維持できる．

次に，ウイルスと接触しにくい環境をつくることである．ウイルスは低温・乾燥した環境を好み，冬場に増殖する．乾燥した空気中では長時間漂っているので，冬場は加湿器などを利用して室内の湿度を適度に保つ．人混みへの立入りを避ける．のどの乾燥を防ぎ，ウイルスとの接触を避けるという点で，これらの予防策はとても大切である．そして帰宅時等には手洗いを徹底する．

もう一つの予防方法としてワクチン接種がある．13 歳以上は 1 回，13 歳未満は 2 回接種で免疫が得られる．任意接種ではあるが，高齢者や子供，基礎疾患のあ

る人等はかかりつけの医師と相談のうえ接種することを勧める．インフルエンザにかかるときは，ウイルスが口，鼻，眼の粘膜から体内に入り，細胞に進入して増殖する．この状態を感染というが，ワクチンはこれを完全に抑える働きはない．発病をある程度抑え，特に重症化を予防することで大きな効果が得られる．ワクチン接種は流行の始まる前の 12 月中旬までに終えることが望ましい．また，インフルエンザは第 2 種学校感染症として，出席停止期間は，"発病後 5 日を経過し，かつ，解熱後 2 日を経過するまで" となっている．

インフルエンザとかぜは，冬場の流行，症状など重なるところがある．かぜであれば OTC 医薬品で対応できる．しかし，少しでもインフルエンザが疑われる場合には，医療機関での迅速診断を受けることを勧める．インフルエンザ治療薬は，内服薬のタミフル（オセルタミビルリン酸塩）やゾフルーザ（バロキサビル マルボキシル），吸入薬のリレンザ（ザナミビル水和物）やイナビル（ラニナミビルオクタン酸エステル水和物）等，多種多様で，1 回使用すればよいものもある．また，発症から 48 時間以内に使用開始することで，発熱期間を短縮できるのが特徴である．治療薬の服用中は，経過観察を怠らないようにし，特に子供には十分注意しなければならない．

流行拡大の抑制という意味でも，しっかりと予防し，ワクチン接種を考慮し，罹患した場合には早期治療が必要である．

にはかぜ症候群以外の疾患も考慮しておく必要がある.

■ 8・2・2　販売時の対応フローチャート ■

　かぜ薬の購入希望者が示す症候は, 感染性微生物 (ウイルス, 細菌, 真菌, マイコプラズマ等) を排泄しようとするもの (咳・痰, 鼻水, 下痢等) であることと, 身体で起こっている警告サイン (発熱, 頭痛) であることに注意する. したがって, OTC医薬品を使用することによって, この感染性微生物に対する排泄作用と身体の警告サインを消してしまうことがあるため, 受診が必要な疾患を見落とすことにつながる. このため, ある程度の時間を使って面談をすることによって, 購入希望者のもつ症候を聞取る必要がある. 図8・1にかぜ薬販売時の対応フローチャートを示す.

■ 8・2・3　受診を勧める目安 ■

　受診を勧める目安を図8・1の ①～⑨ に示す. ①～⑨ の症状がある場合には, 的確な感染予防対策, 場合によっては診断のための検査が必要となり, これによって的確な治療が決まるので, 医療機関の受診が必要となる. また, 翌日に症候に変化がないか確認し, 悪化した場合には, 同様に医療機関の受診が必要となる.

　さらに, 熱があって (熱がない場合もある), 図8・1の ⑧ に示す症候を伴う場合は図中括弧内の疾患を考慮する必要があるので, 早期に診断をして予防対策や適切な治療をするために, 医療機関の受診が必要になる. また, 小児 (15歳以下) の場合には, 図8・1の ①～⑧ は大人と共通だが, 特に生後3カ月以下の小児の発熱は重篤になる可能性が高いため, 医療機関の受診を勧める.

■ 8・2・4　対応フローチャート以外の注意事項 ■

① 薬歴・副作用
・現在, 服用している薬はないか.
・かぜ薬に含まれる成分の副作用 (§8・3・6) と注意すべき病態等 (§8・3・5) を確認する.
・以前に薬 (かぜ薬を含む) で過敏症を起したことがないか.
・熱の程度 (何度か) を聞く (解熱薬使用時の目安となる).
② 症候の程度と留意点
・ステロイドを内服していると, 発熱が認められなくなることがあるので注意を要する.
・呼吸苦がある場合は, 可能であれば, パルスオキシメーターで血液酸素飽和度 (SpO_2, コラム5参照) を測定するとよい. パルスオキシメーターで心拍数も測定できる. SpO_2 が95%以下のときは, 呼吸不全がある (気管支喘息発作の程度も把握できる).
・咳・呼吸の仕方によって, ある程度, 感染部位・原因が特定できる場合がある. 犬吠様咳 (喉頭炎を起こしている: 仮性クループ等), 乾性咳 (痰を伴わない咳: ACE阻害薬の内服時), 呼気性呼吸困難 (気管支喘息発作時) 等
・頭痛・めまい, 立ちくらみ等の症状がある場合には, 可能であれば, 血圧を測定する (高血圧, 低血圧が把握できる).

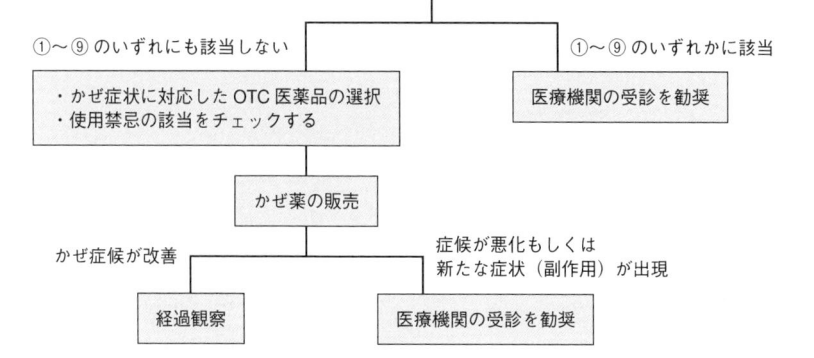

以下のいずれかの普通感冒症候により薬局等を来訪
鼻症状（鼻水，鼻づまり），咽頭症状（咽頭痛），喉頭症状〔嗄声，
クループ（犬吠）様咳等〕，下気道症状（咳，痰），悪寒，発熱

OTC 医薬品購入希望者からさらに詳しい病状を把握する

① 初期症状ではなく，症候が 2〜3 日続いて悪化してきている．
② 周囲に感染力が強く・重篤になるもしくは経過観察が必要な感染症（インフルエンザ，麻疹，風疹，溶血性連鎖球菌，マイコプラズマ等）の発症がある．
③ 発疹を伴っている．
④ 発熱が続いて水分摂取ができない
⑤ 食物摂取ができない
⑥ 咳嗽がひどい，呼吸苦を訴えている
⑦ 激しい頭痛がある，頭痛が持続している
⑧ 熱があって（熱がない場合もある），次のような症候を伴う場合
・耳痛（中耳炎）
・強い腹痛，頻回の下痢（血便）がある〔腸管出血性大腸菌感染症，細菌性腸炎（食中毒），ノロウイルスによる腸炎〕
・黄疸がある（急性肝炎，胆嚢炎，胆管炎等）
・頻尿・血尿がある（尿路感染症）
・胸痛が持続している（胸膜炎）
・痙攣を起こしている（熱性痙攣，てんかん）
・嘔気・嘔吐が持続している（髄膜炎）
⑨ 小児（15 歳以下）の場合：
・生後 3 カ月以下の小児の発熱
・上記の①〜⑧に該当
・翌日に症候が悪化した場合

①〜⑨ のいずれにも該当しない　　　　　　　　①〜⑨ のいずれかに該当

・かぜ症状に対応した OTC 医薬品の選択　　　　医療機関の受診を勧奨
・使用禁忌の該当をチェックする

かぜ薬の販売

かぜ症候が改善　　　　　症候が悪化もしくは
　　　　　　　　　　　　新たな症状（副作用）が出現

経過観察　　　　　　　　医療機関の受診を勧奨

図 8・1　かぜ薬販売時の対応フローチャート

8
か
ぜ
薬

コラム 5　パルスオキシメーターを用いた血液酸素飽和度(SpO₂)の測定

（エスピーオーツー）

動脈血酸素分圧（PaO₂）は肺における血液酸素化能力を示し，呼吸不全を判断するよい指標となるが，動脈血の採取が必要である．

パルスオキシメーター（図1）を用いると，非観血的に血液酸素飽和度〔SpO₂は S: saturation（飽和度），P: pulse（脈拍），O₂: oxygen（酸素）の略〕の測定ができる．SpO₂とは酸素と結合したヘモグロビンの百分率（％）を表している．

実際の SpO₂ の測定方法は図1の説明どおり．これらの測定が必要となる場面は，以下の①〜④等が考えられる．
① 脈拍数を知りたい場合（頻脈，徐脈の判定）
② 何らかの原因で呼吸苦を訴える場合
③ 気管支喘息発作時における呼吸困難の程度把握
④ 酸素療法中（COPD 治療等）の酸素飽和度の測定（投与酸素量の調整）

1) **パルスオキシメーター測定に関して** 2005 年の厚生労働省通達により，体温測定，血圧測定等と共にパルスオキシメーターの装着も原則医療行為ではない 16 項目に含まれている．したがって，上記の①〜④が考えられるときには，積極的に SpO₂ と脈拍を測定する必要がある．
2) **血液酸素飽和度（SpO₂）と動脈血酸素分圧（PaO₂）との関係** PaO₂ の正常範囲は 90〜100 mmHg で，このときの SpO₂ は 96 ％以上でこの範囲にあれば組織に酸素を十分に渡すことができる（図2）．しかし，SpO₂ が 95 ％以下になると（SpO₂ が 95 ％で PaO₂ は 76 mmHg，SpO₂ が 90 ％で PaO₂ は 59 mmHg），組織に十分な酸素を渡せなくなる（図2）．SpO₂ が 80 ％以下になるとチアノーゼが出現する．また，PaO₂ は血液ガス分析（観血的検査）でないと測定できないため，非観血的検査で SpO₂ が測定できるパルスオキシメーターが使われることになる．

(a) 測定準備　　　　(b) 測定値の表示

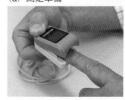

図 1　パルスオキシメーターの測定方法　洗濯バサミのような形で，内側のプローブ部分に人差し指を挿入して光が爪の付け根を通過するようにする（図1a）．血液酸素飽和度（SpO₂）：98 ％と1分間の脈拍数：72 回/分が表示される（図1b）．

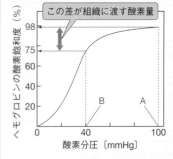

この差が組織に渡す酸素量

ヘモグロビンの酸素飽和度（％）

酸素分圧〔mmHg〕

図 2　ヘモグロビンの酸素解離曲線　酸素分圧（PaO₂）とヘモグロビンの酸素飽和度（SpO₂）との関係を示す．健常な人の動脈血の酸素分圧は約 100 mmHg（図中の A），静脈血の酸素分圧は約 40 mmHg で（図中の B），このときのそれぞれのヘモグロビンの酸素飽和度は 98 ％と 75 ％となる．この差の 23 ％が末梢組織に渡される酸素量に相当する．

■ 8・3　かぜ薬の選び方・使い方 ■

■ 8・3・1　効能・効果 ■

　製造販売承認基準では下記の効能・効果が定められている.

　かぜの諸症状（鼻水，鼻づまり，くしゃみ，のどの痛み，咳，痰，悪寒（発熱によるさむけ），発熱，頭痛，関節の痛み，筋肉の痛み）の緩和

　解説　規定された有効成分が配合されていない場合は，効能・効果をうたうことはできない. たとえば抗ヒスタミン成分が配合されていない製品では "鼻水，鼻づまり，くしゃみ" という効能・効果をうたえないので注意が必要.

　また表記の順序に規定はないため製品ごとに効能表示順が違う. さらにパッケージの表側には OTC 医薬品購入希望者向けに効能を抜粋して大きな文字で表示している製品もある. たとえば "のどの痛み・せき・鼻みずに" というように.

　購入希望者はこの表記を見て製品選択をする場合がある. この例でいえば頭痛，発熱の症状には効かないのかという印象をもちやすい. あるいは自分の症状が頭痛と咳でありのどの痛みはないから別の製品の方がいいと短絡的に考えやすい.

　このような誤解を防ぐためにも，薬剤師等は含有成分からその製品がどのような効能特性をもっているのかを判断して購入希望者に説明し，情報を補う必要がある.

　さらにこれらかぜ薬は基本的に複数の薬効薬剤の配合剤であるため，症状によっては必要のない成分も含まれている場合がある. 購入希望者の訴えをよく聞き，たとえば鼻炎症状（感染性急性鼻炎・いわゆる鼻かぜ）が主で咳や痰，発熱がなければ鼻炎用（一部アレルギー症状を抑える薬等）を勧める等の適切な対応が求められる.

■ 8・3・2　用法・用量 ■

● 定められた用量を定められた用法で服用する.

　① かぜ薬では生後 3 カ月未満の者を対象とする用法は認められていない.

　② 副作用を恐れるあまり決められた用量より少なく服用すると，効果が発現しない場合がある. 十分な用量が必要である.

● 服用回数と服用間隔を守る.

　製品によって 1 日 2 回，1 日 1 回等，さまざまであるので，製品ごとの用法・用量に従って服用する. 1 日 3 回の場合は毎食後なるべく 30 分以内に服用する. ただし小児用シロップ剤に関しては毎食後および必要な場合には就寝前に服用する. やむを得ない場合，1 日最大 6 回までの服用が認められているが，その場合は原則として服用間隔を約 4 時間おく. 1 日 2 回服用の持続性タイプの場合は朝・夕食後に服用する. 1 回服用したら次の服用まで 10〜12 時間の間隔をおく. また，症状が出たときに服用する頓服では，1 回服用して症状が改善されない場合は，次の服用まで規定の時間をおくこと.

● 2 日程度服用しても症状が改善しない場合，頓服では 2〜3 回服用しても症状が改善しない場合:

　普通感冒であれば 2 日程度の服用により症状が改善するが，発熱が 3 日以上続いたり発熱が反復するようであれば，他の疾患や合併症も考えられるので服用を中止し，医療機関の受診を勧める.

■ 8・3・3　薬　効 ■

　章末の成分一覧表（p.58）を参照.

8

かぜ薬

▓ 8・3・4　禁　忌 ▓

● 次表の疾患に罹患している人.

禁　忌 †1.2

疾患名等	対象成分	説　明
重篤な肝疾患	非ステロイド性抗炎症薬（NSAIDs），アセトアミノフェン	肝機能を悪化させる恐れがある. 特にアセトアミノフェンを長期大量服用した場合やアルコール常飲者では肝毒性をひき起こす危険性がある.
	小柴胡湯を含有する製剤	含有されるサイコ（柴胡），オウゴン（黄芩），カンゾウ（甘草）等が原因生薬とされている.
重篤な心機能不全，重篤な高血圧症，重篤な腎障害	NSAIDs†3，アセトアミノフェン	腎のプロスタグランジン産生抑制作用により，浮腫，循環体液量の増加が起こり，症状をさらに悪化させる恐れがある.
胃・十二指腸潰瘍	NSAIDs	胃のプロスタグランジン産生抑制作用により，胃の血流量の減少が起こり，症状をさらに悪化させる恐れがある.
	アセトアミノフェン	胃におけるプロスタグランジン産生抑制作用は弱く，症状を悪化させる程度は低いが注意が必要.
緑内障，前立腺肥大等による下部尿路の閉塞または排尿障害	抗ヒスタミン薬（第一世代，メキタジン）	閉塞隅角緑内障の人では，抗コリン作用により房水流出路（房水通路）が狭くなり眼圧が上昇し，緑内障を悪化させる恐れがある.前立腺肥大等の下部尿路に閉塞性疾患のある人では，抗コリン作用により症状を悪化させ，排尿困難等を助長する恐れがある.
気管支喘息発作中	コデインリン酸塩水和物，ジヒドロコデインリン酸塩	気道分泌を妨げる.
慢性肺疾患に続発する心不全		呼吸抑制や循環不全を増強する.
出血性大腸炎，細菌性下痢		症状を悪化させ，治療を遅らせることがある.
妊娠後期（出産予定日12週以内）の妊婦	NSAIDs	胎児の動脈管収縮，胎児循環持続症が報告されている.
15歳未満の小児		ライ症候群†4との関連性を完全に否定できない.
アスピリン喘息の既往	NSAIDs，アセトアミノフェン	NSAIDsにより気管支喘息発作が誘発される.
12歳未満の小児	コデインリン酸塩水和物，ジヒドロコデインリン酸塩	呼吸抑制の感受性が高い.

（つづく）

†1　このほかに，その成分によってアレルギーを起こしたことのある人は禁忌である.
†2　医療用医薬品の添付文書も参考にしたので，OTC医薬品の添付文書には記載されていない禁忌も含まれている.
†3　ライ症候群は水痘・インフルエンザ等のウイルス性疾患が先行し，その後激しい嘔吐，意識障害，痙攣，肝機能値の急激な上昇等が短期間に発現し高い死亡率を示す疾患. 水痘，インフルエンザに罹患した15歳未満の患者でNSAIDsによるライ症候群の発生の可能性が示唆されている. 関連薬物にも注意が必要.

禁　忌†1.2 (つづき)

疾患名等	対象成分	説　明
低出生体重児，新生児	クロルフェニラミンマレイン酸塩	抗コリン作用に対する感受性が高く，痙攣等の重篤な反応が現れる恐れがある．

■ 8・3・5　注意すべき病態等 ■

8

か

ぜ

薬

● 次表の疾患に罹患している人．

注意すべき病態等†

疾患名等	対象成分	説　明
高血圧，循環器系疾患，腎疾患	グリチルリチン酸等を1日最大配合量がグリチルリチン酸として40 mg 以上またはカンゾウとして1 g 以上（エキス剤では原生薬に換算して1 g 以上）含む製剤	大量に服用することでナトリウム貯留やカリウム排泄促進が起こり，浮腫，高血圧，四肢麻痺，低カリウム血症等の症状が現れ，左記の症状を悪化させる恐れがある．
甲状腺機能障害，糖尿病，循環器系疾患，高血圧	トリメトキノール塩酸塩水和物，メチルエフェドリン塩酸塩，メチルエフェドリンサッカリン塩，マオウ	交感神経刺激作用により血圧や心臓に影響を与え，また血糖を上昇せ，病状を悪化させる恐れがある．
てんかん	ジプロフィリン	中枢刺激作用によって発作を起こす恐れがある．
甲状腺機能亢進症		甲状腺機能亢進に伴う代謝亢進，カテコールアミンの作用を増強する恐れがある．
急性腎炎		腎臓に対する負荷を高める恐れがある．
授乳婦	NSAIDs，ジフェンヒドラミン塩酸塩，ジフェンヒドラミンサリチル酸塩，ジフェンヒドラミンタンニン酸塩，コデインリン酸塩水和物，ジヒドロコデインリン酸塩，アンブロキソール塩酸塩，カフェイン水和物，無水カフェイン，安息香酸ナトリウムカフェイン	母乳に移行する．
血栓のある人	トラネキサム酸	血栓を安定化させる恐れがある．
妊婦または妊娠の可能性	ブロモバレリル尿素	胎児障害の可能性がある．

†　このほかに，医薬品や食品等に対するアレルギーの有無について注意する（§3・3参照）．

● 自動車の運転，危険な作業に従事しないよう注意すべき成分として，抗ヒスタミン成分や中枢性鎮咳成分がある．

■ 8・3・6　副 作 用 ■

● 重大な副作用

　その初期症状を把握して，初期症状が現れたら直ちに服用を中止し，本剤の包装あるいは添付文書を持参しての受診を勧める．

副作用[†1]	起因成分
ショック，アナフィラキシー様症状	NSAIDs，アセトアミノフェン，クロルフェニラミンマレイン酸塩，メキタジン，チペピジンヒベンズ酸塩，ブロムヘキシン塩酸塩，L-カルボシステイン，デキストロメトルファン臭化水素酸塩水和物，アンブロキソール塩酸塩，ジプロフィリン，テオフィリン
皮膚粘膜眼症候群（スティーヴンス・ジョンソン症候群），中毒性表皮壊死症（ライエル症候群）	NSAIDs，アセトアミノフェン，L-カルボシステイン，アンブロキソール塩酸塩
肝機能障害	NSAIDs，アセトアミノフェン，メキタジン，クレマスチンフマル酸塩，L-カルボシステイン，テオフィリン
急性腎障害	イブプロフェン，ロキソプロフェンナトリウム
間質性肺炎	サイコ含有製剤，アセトアミノフェン
偽アルドステロン症	グリチルリチン酸等を 1 日最大配合量がグリチルリチン酸として 40 mg 以上またはカンゾウとして 1 g 以上（エキス剤については原生薬に換算して 1 g 以上）含有する製剤
喘　息	NSAIDs，アセトアミノフェン
胃・十二指腸潰瘍	NSAIDs
血液障害（詳細は表 8・1 参照），出血	
依存症	アリルイソプロピルアセチル尿素，ブロモバレリル尿素
麻痺性イレウス	コデインリン酸塩水和物，ジヒドロコデインリン酸塩
再生不良性貧血，無顆粒球症	クロルフェニラミンマレイン酸塩
動　悸	ジプロフィリン
痙攣，意識障害	テオフィリン
痙攣，興奮	クレマスチンフマル酸塩
横紋筋融解症	テオフィリン
血小板減少	メキタジン
依存症・呼吸抑制	コデインリン酸塩水和物，ジヒドロコデインリン酸塩
呼吸抑制	デキストロメトルファン臭化水素酸塩水和物

†　医療用医薬品の添付文書も参考にしたので，OTC 医薬品の添付文書には記載されていない副作用も含まれている．

解説　気管支喘息の患者のうちで，NSAIDs の服用により喘息発作が誘発される患者があることが知られている．ほかにもアセトアミノフェンで同様に発作が誘発されるとの報告がある．したがって本人がアスピリン喘息または気管支喘息の既往歴がある場合は服用させない．過去にそのような診断，治療を受けたことのない人の場合に対しても，呼吸困難等の症状が現れたら直ちに服用を止め，医療機関を受診するように助言する．

● その他の副作用

関係部位	症　状
皮　膚	発疹・発赤，かゆみ
消化器	悪心・嘔吐，食欲不振，便秘，口渇
精神神経系	眠気，めまい，頭痛
その他	排尿困難（抗ヒスタミン薬含有製剤），頻尿・排尿痛・血尿・残尿感（小柴胡湯または柴胡桂枝湯を含有する製剤），動悸（ジプロフィリン，テオフィリンを含有する製剤，メチルエフェドリン塩酸塩），眠気，頭痛（ノスカピン塩酸塩水和物）

■ 8・3・7　相互作用 ■

● 服用中は併用すべきでない医薬品を以下に示す：

　他のかぜ薬，解熱鎮痛薬，鎮静薬，鎮咳去痰薬，抗ヒスタミン薬を含有する内服薬（鼻炎用内服薬，乗り物酔い薬，アレルギー用薬）

　これらの医薬品とは薬理作用が重複する成分があるため，作用が増強されたり，副作用が発現する可能性が高まる．

● 併用により有害作用が起こる可能性が高い医療用医薬品とOTC医薬品の組合わせを次表に示す．

相互作用[†1]

組合わせ		臨床症状
医療用医薬品等	OTC医薬品およびその成分	
抗凝固薬（ワルファリン等）	サリチル酸系・プロピオン酸系解熱鎮痛成分	ワルファリンの抗凝血作用を増強し，出血傾向が増強されることがある．特にアスピリンの場合は，血小板機能抑制，消化管刺激作用が出血の危険性をより増大させる．
	アセトアミノフェン	血漿タンパク質結合部位において競合することで，抗凝固薬を遊離させ，抗凝固作用を増強させる．
	コデインリン酸塩水和物，ジヒドロコデインリン酸塩	ワルファリンの抗凝血作用を増強し，出血傾向が増強されることがある．
血小板凝集抑制作用をもつ薬	サリチル酸系・プロピオン酸系解熱鎮痛成分	出血作用が増強されることがある．
インスリン製剤[†2]		サリチル酸系成分がインスリン製剤の血糖降下作用を増強し，低血糖症状をひき起こすことがある．
スルホニル尿素製剤		サリチル酸系成分がスルホニル尿素製剤の血糖降下作用を増強し，低血糖症状をひき起こすことがある．
チアジド系利尿薬		腎のプロスタグランジン産生抑制作用により，利尿作用を減弱させる．

(つづく)

†1　医療用医薬品の添付文書も参考にしたので，OTC医薬品の添付文書には記載されていない相互作用も含まれている．
†2　インスリン製剤とロキソプロフェンナトリウムの間には相互作用は生じない．

相互作用†1 (つづき)

組合わせ		臨床症状
医療用医薬品等	OTC医薬品 およびその成分	
フロセミド	サリチル酸系解熱 鎮痛成分	腎の排泄部位にて競合することでサリチル酸の副作用が増強する.
バルプロ酸ナトリウム		バルプロ酸ナトリウムを血漿タンパク質に結合したナトリウムと置換し, バルプロ酸ナトリウムを遊離させる. バルプロ酸ナトリウムの作用が増強される.
フェニトイン		血漿タンパク質に結合したフェニトインと置換し, フェニトインを遊離させる. 遊離型フェニトインの割合は増える.
ニューキノロン系抗菌薬	プロピオン酸系解熱鎮痛成分	併用で, 中枢神経系におけるGABA受容体阻害作用が増強され, ニューキノロン系抗菌薬の痙攣誘発作用が増強されることがある.
抗生物質, 抗菌薬	アセトアミノフェン	併用で, 過度の体温下降を起こす頻度が高くなることから, 併用する場合には観察を十分に行い, 慎重に使用すること.
MAO阻害薬	デキストロメトルファン臭化水素塩水和物	併用により, 中枢のセロトニン濃度をさらに上昇させ, セロトニン症候群 (痙攣, 異常高熱, 昏睡等) を発現させる恐れがある.
トロンビン, ヘモコアグラーゼ	トラネキサム酸	血栓形成傾向が増大する恐れがある.
アロプリノール, エリスロマイシン, チクロピジン塩酸塩, シメチジン, ニューキノロン系抗菌薬	キサンチン系製剤 (ジプロフィリン, テオフィリン)	医療用医薬品の成分がキサンチン系成分の作用を増強し, 中毒症状 (消化器障害, 頭痛, 不整脈, 痙攣等) が発現することがある.
アドレナリンβ刺激薬		低カリウム血症, 心・血管症状 (頻脈, 不整脈等) のアドレナリンβ刺激薬の副作用を増強させることがある.
キサンチン系薬剤	メチルエフェドリン塩酸塩, メチルエフェドリンサッカリン塩	相加的に血清カリウム値の低下作用を増強する.
	ジプロフィリン	相加的に中枢神経刺激作用を増強する.
他のキサンチン系薬剤	キサンチン系製剤	併用により中枢神経刺激作用が増強される.
カテコールアミン製剤	メチルエフェドリン塩酸塩, メチルエフェドリンサッカリン塩	相加的に交感神経刺激作用を増強し, 不整脈等を起こすことがある.
抗コリン薬, 抗うつ薬 (つづく)	抗ヒスタミン成分	抗コリン作用が増強され, 口渇, 排尿困難等が現れることがある.

(つづく)

†1　医療用医薬品の添付文書も参考にしたので, OTC医薬品の添付文書には記載されていない相互作用も含まれている.

8

かぜ薬

相互作用[†1] (つづき)

組合わせ		臨床症状
医療用医薬品等	OTC 医薬品 およびその成分	
抗コリン薬，抗うつ 薬 (つづき)	**コデインリン酸塩 水和物，ジヒドロ コデインリン酸塩**	腸管等の過度の収縮をひき起こし，重篤な便秘， 尿滞留を起こすことがある．
中枢神経抑制薬 (バ ルビツール酸誘導 体，麻酔薬，麻酔性 鎮痛薬)	**抗ヒスタミン成分， コデインリン酸塩 水和物，ジヒドロ コデインリン酸塩**	中枢神経抑制作用により作用が増強され，眠気等 が現れることがある．
炭酸リチウム，バル ビツール酸誘導体, フェニトイン，リ ファンピシン	**キサンチン系製剤**	医療用医薬品の成分がキサンチン系製剤の作用 を減弱することがある．
アルコール	**サリチル酸系解熱 鎮痛成分**	胃粘膜障害が増強されることがある．
	アセトアミノフェ ン	アルコール常飲者において，アセトアミノフェン から肝毒性を有する代謝物の産生が促進される．
	アリルイソプロピ ルアセチル尿素, ブロモバレリル尿 素	両剤の中枢神経抑制作用を増強させる．
	抗ヒスタミン成分	抗ヒスタミン成分の中枢神経抑制作用を増強す ることがある．

■ 8・3・8　高齢者における注意事項 ■

● 高齢者では，生理機能が低下していることが多いので，副作用が発現しやすい．

解熱鎮痛成分においては過量服用の症状が現れる可能性がある．たとえばアセトアミノフェンであれば悪心，嘔吐，食欲不振，肝機能障害等がある．

メチルエフェドリン類やマオウでは心悸亢進や血圧上昇，グリチルリチン類であればむくみ，さらに抗ヒスタミン薬であれば排尿困難や眼圧の上昇等がある．

また高齢者は何らかの疾病をもち，医療機関に通院しながら薬を服用している場合が多いので，併用禁忌等相互作用を事前に確認する必要性は高い．§8・3・7（相互作用）に加え，適宜医療用医薬品の添付文書を参照して OTC 医薬品との併用の是非を検討する．

■ 8・3・9　妊婦，授乳婦における注意事項 ■

● 妊婦に対する OTC 医薬品の使用は原則禁忌である．

妊婦または妊娠していると思われる人には医療機関を受診するように勧める．

● 妊娠中は服用しないことが望ましい成分：

ブロモバレリル尿素

● 妊娠時期によって，注意が必要な成分がある．

NSAIDs を妊娠後期に服用すると，胎児に弱い動脈管収縮がみられたとの報告がある．また妊娠後期のアスピリン服用で患者，新生児での出血異常が報告されている．

● 授乳中の人は服用しないか，服用するなら授乳を避けるよう指導する成分：

NSAIDs，ジフェンヒドラミン塩酸塩，ジフェンヒドラミンサリチル酸塩，ジフェンヒドラミンタンニン酸塩，コデインリン酸塩水和物，ジヒドロコデインリン酸塩水和物，アンブロキソール塩酸塩，カフェイン水和物，無水カフェイン，安息香酸ナトリウムカフェイン

解説　上記成分は母乳に移行することが知られている．危険性を回避するためには授乳後の服用を勧める．授乳回数が多く母親が医薬品を服用する間隔が十分とれない場合は，服薬中に限り粉ミルク等の人工栄養を摂取させるよう助言する．

● アセトアミノフェン：

オーストラリア医薬品評価委員会先天性異常部会による評価はカテゴリー 1（胎児に対する有害作用が確認されていない薬剤）に属する．

● カフェイン：

胎児への影響は確定していないが，世界保健機関（WHO）では妊婦に対してコーヒーを 1 日 3〜4 杯まで（カフェイン 400 mg まで）にするよう呼びかけている．また英国食品基準庁ではその半分の 200 mg までとしている．

■ 8・3・10　小児における注意事項 ■

● 生後 3 カ月未満の乳児の発熱には用いないこと．

● 12 歳未満の小児にはコデインリン酸塩水和物またはジヒドロコデインリン酸塩を含有する製剤は服用させない.

● 15 歳未満の小児には NSAIDs を服用させない.

● 低出生体重児, 新生児にはクロルフェニラミンマレイン酸塩含有製剤を服用させない.

● 小児には小児用の用法・用量がある医薬品のみを選定する.

　服用中は保護者の指導監督のもと, 保護者が必要時に必要量を計数管理したうえで服用させる.

● 2 歳未満の乳児には, 医師の診療を受けさせることを優先する.

　OTC 医薬品の使用は夜間で医師の診療が難しい場合等, やむをえない場合のみにとどめること.

■8・4　市販されている剤形

錠剤, カプセル剤, 顆粒剤, 細粒剤, 散剤, ドライシロップ剤, シロップ剤, 液剤

■8・5　おもな製品名

パブロンエース Pro 錠 (大正製薬), エスタック総合感冒 (エスエス製薬), 新ルル A ゴールド DX (第一三共ヘルスケア), コルゲンコーワ IB2 (興和), ストナアイビージェル S (佐藤製薬), ベンザブロック IP (アリナミン製薬), 新コンタックかぜ EX 持続性(グラクソ・スミスクライン), 宇津こどもかぜシロップ A (宇津救命丸), キッズバファリンかぜシロップ S (ライオン)　　　　　　　　(2022 年 2 月現在)

表8・1　かぜ薬の代

種類		成分名（リスク分類） 最大：1日最大量〔mg〕†2,3 医：医療用成分最大量〔mg〕	薬　効	禁　忌†4,5
非ピリン系解熱鎮痛成分	サリチル酸系	**アスピリン**†8（2＊） 最大 1500，医 4500 構造式は p.40 参照	中枢の体温上昇に関与するプロスタグランジン（PG）や末梢の炎症・発痛に関与する PG の生成を抑制することで，解熱・鎮痛・抗炎症作用を発揮する． 血小板凝集抑制作用を併せもつ．	[共　通] ・重篤な肝疾患 ・重篤な心機能不全 ・重篤な高血圧症 ・重篤な腎障害 ・胃・十二指腸潰瘍 ・15歳未満の小児 ・アスピリン喘息の既往 ・妊　婦〔特に妊娠後期（出産予定日 12 週以内）の妊婦〕
		アスピリンアルミニウム†8（2） 最大 2000，医—		
		エテンザミド†8（2＊） 最大 1500，医—		
	プロピオン酸系	**イブプロフェン**†8（2＊） スイッチOTC 最大 450，医 600 構造式は p.40 参照	[共　通] 中枢の体温上昇に関与するプロスタグランジン（PG）や末梢の炎症・発痛に関与する PG の生成を抑制することで，解熱・鎮痛・抗炎症作用を発揮する． 血小板凝集抑制作用を併せもつ． [ロキソプロフェンナトリウム] プロドラッグ製剤である	[共　通] ・重篤な肝疾患 ・重篤な心機能不全 ・重篤な高血圧症 ・重篤な腎障害 ・胃・十二指腸潰瘍 ・アスピリン喘息の既往 [イブプロフェン，アルミノプロフェン，ロキソプロフェンナトリウム] ・15歳未満の小児 ・妊　婦〔特に妊娠後期（出産予定日 12 週以内）の妊婦〕
		アルミノプロフェン†8（2＊） スイッチOTC 最大—，医— 構造式は p.40 参照		
		ロキソプロフェンナトリウム†7（1）スイッチOTC 最大—，医 180 構造式は p.40 参照		
	アニリン系	**アセトアミノフェン**（2） 最大 900，医 4000 構造式は p.42 参照	中枢の体温上昇に関与するプロスタグランジンの生成を抑制することで，解熱・鎮痛作用を発揮する．抗炎症作用を弱いながらも併せもつ． NSAIDs に分類されない．	

†1　このほかに，**制酸成分**（11 章参照），**ビタミン類**（30 章参照），**生薬成分**（マオウ，カンゾ

†2　製造販売承認基準〔平成 27 年（2015 年）3 月 25 日付薬食発 0325 第 28 号〕に示された 1 日

†3　1 日最大量が—と表示された成分（アルミノプロフェン，ロキソプロフェンナトリウム，ア
　　ジニウム塩酸塩，アリルイソプロピルアセチル尿素，ブロモバレリル尿素）は製造販売承認基

†4　医療用医薬品の添付文書も参考にしたので，一般用医薬品の添付文書には記載されていな

†5　このほかに，その成分によってアレルギーを起こしたことのある人は禁忌である．

†6　このほかに，医薬品や食品等に対するアレルギーの有無について注意する（§3・3 参照）．

†7　高齢者については§8・3・8，妊婦・授乳婦については§8・3・9，小児については§8・3・

†8　これらは NSAIDs に分類される．

8　か　ぜ　薬

表的な成分一覧表[†1]

おもな副作用[†4] （太字は重大な副作用）	相互作用[†4,6] （医療用医薬品等ごとの臨床症状は本文 p.53 の表参照）	注意事項[†7]
・ショック, アナフィラキシー様症状 ・皮膚粘膜眼症候群（スティーヴンス・ジョンソン症候群）, 中毒性表皮壊死症（ライエル症候群） ・肝機能障害 ・喘 息 ・胃・十二指腸潰瘍 ・再生不良性貧血, 血小板減少, 白血球減少, 出血傾向 ・皮膚（発疹・発赤, かゆみ） ・消化器（悪心・嘔吐, 食欲不振） ［アセトアミノフェン］ ・間質性肺炎	［アスピリン, アスピリンアルミニウム］ ・他の解熱鎮痛薬, かぜ薬, 鎮静薬 ・抗凝固薬 ・血小板凝集抑制作用をもつ薬剤 ・インスリン製剤, スルホニル尿素製剤 ・チアジド系利尿薬 ・フロセミド ・バルプロ酸ナトリウム ・フェニトイン ・アルコール ［エテンザミド］ ・他の解熱鎮痛薬, かぜ薬, 鎮静薬 ・抗凝固薬	［共 通］ ・**高齢者** 副作用が出やすい. ・**授乳婦**
［共 通］ ・ショック, アナフィラキシー様症状 ・皮膚粘膜眼症候群（スティーヴンス・ジョンソン症候群）, 中毒性表皮壊死症（ライエル症候群） ・肝機能障害 ・喘 息 ［イブプロフェン, アルミノプロフェン, ロキソプロフェンナトリウム］ ・胃・十二指腸潰瘍 ・再生不良性貧血, 血小板減少, 白血球減少, 出血傾向 ・皮膚（発疹・発赤, かゆみ） ・消化器（悪心・嘔吐, 食欲不振） ［イブプロフェン, ロキソプロフェンナトリウム］ ・急性腎障害 ［イブプロフェン］ ・無顆粒球症 ［アセトアミノフェン］ ・間質性肺炎	［共 通］ ・他の解熱鎮痛薬, かぜ薬, 鎮静薬, 鎮暈薬 ・抗凝固薬 ・血小板凝集抑制作用をもつ薬剤 ・スルホニル尿素製剤 ・チアジド系利尿薬 ・ニューキノロン系抗菌薬 ［イブプロフェン, アルミノプロフェン］ ・インスリン製剤	［共 通］ ・**高齢者** 副作用が出やすい. ・**授乳婦**
	［アセトアミノフェン］ ・他の解熱鎮痛薬, かぜ薬, 鎮静薬 ・抗凝固薬 ・アルコール ・抗生物質, 抗菌薬	［アセトアミノフェン］ ・**高齢者** 副作用が出やすい. ・**妊婦** ・アルコール常飲者では肝障害が現れることがある（§8・3・7参照）.

(つづく)

ウ, ショウキョウ, ケイヒ, キキョウ, チンピ等）が配合される場合がある.
最大分量を示す.
ンブロキソール塩酸塩, トリメトキノール塩酸塩, ジプロフィリン, テオフィリン, セチルピリ
準に含まれていない. あるいは医療用成分最大量が示されていない.
い禁忌・副作用・相互作用も含まれている.

10 参照.

表 8・1　かぜ薬の代表

8

かぜ薬

種類	成分名（リスク分類） 最大：1 日最大量〔mg〕†2,3 医：医療用成分最大量〔mg〕	薬　効	禁　忌†4,5
解熱鎮痛成分 ピリン系	**イソプロピルアンチピリン**†8 （2） 最大 300，医 — 構造式は p.42 参照	中枢性に解熱，鎮痛作用を示す．現在 OTC 医薬品として市販されている唯一のピリン系製剤である．	・特記事項なし
抗ヒスタミン成分（第一世代）	**ジフェンヒドラミン塩酸塩** （2） 最大 75，医 150 構造式は p.60 参照	ヒスタミン H$_1$ 受容体部位でヒスタミンと競合的に拮抗し，その作用を特異的に遮断する． 鼻水・くしゃみ等の作用を緩和する．	・緑内障 ・前立腺肥大等による下部尿路の閉塞または排尿障害
	クロルフェニラミンマレイン酸塩（2） 最大 7.5 mg（*dl* 体），3.5 mg（*d* 体），医 — 構造式は p.60 参照		
	クレマスチンフマル酸塩（2） 最大 1，医 2		
抗ヒスタミン成分（第二世代）	**メキタジン**（2） 最大 4，医 12 構造式は p.168 参照		

†1　このほかに，**制酸成分**（11 章参照），**ビタミン類**（30 章参照），**生薬成分**（マオウ，カンゾ
†2　製造販売承認基準〔平成 27 年（2015 年）3 月 25 日付薬食発 0325 第 28 号〕に示された 1 日
†3　1 日最大量が — と表示された成分（アルミノプロフェン，ロキソプロフェンナトリウム，ア
　　ジニウム塩酸塩，アリルイソプロピルアセチル尿素，ブロモバレリル尿素）は製造販売承認基
†4　医療用医薬品の添付文書も参考にしたので，OTC 医薬品の添付文書には記載されていな
†5　このほかに，その成分によってアレルギーを起こしたことのある人は禁忌である．
†6　このほかに，医薬品や食品等に対するアレルギーの有無について注意する（§3・3 参照）．
†7　高齢者については§8・3・8，妊婦・授乳婦については§8・3・9，小児については§8・3・
†8　これらは NSAIDs に分類される．

的な成分一覧表[†1] (つづき)

おもな副作用[†4] (太字は重大な副作用)	相互作用[†4,6] (医療用医薬品等ごとの臨床症状は本文 p.53 の表参照)	注意事項[†7]
・ショック，アナフィラキシー様症状 ・皮膚粘膜眼症候群（スティーヴンス・ジョンソン症候群），中毒性表皮壊死症（ライエル症候群） ・肝機能障害 ・再生不良性貧血，無顆粒球症	・特記事項なし	・高齢者 ・妊婦 ・授乳婦
[共 通] ・皮膚（発疹，発赤，かゆみ） ・消化器（口渇，悪心，嘔吐，食欲不振） ・その他（眼圧上昇，排尿困難，眠気，倦怠感，ふらふら感） [クロルフェニラミンマレイン酸塩] ・再生不良性貧血，無顆粒球症 ・ショック，アナフィラキシー様症状 [クレマスチンフマル酸塩] ・肝機能障害 ・痙攣，興奮 [メキタジン] ・ショック，アナフィラキシー様症状 ・肝機能障害 ・血小板減少症	・抗コリン薬 ・抗うつ薬 ・中枢神経抑制薬	・低出生体重児，新生児 クロルフェニラミンマレイン酸を服用させない．ジフェンヒドラミン塩酸塩，メキタジンは慎重に判断． ・授乳婦 ジフェンヒドラミンサリチル酸塩は，母乳に移行することが知られている． ・高齢者 抗ヒスタミン作用による精神症状，鎮静等の精神症状，および抗コリン作用が現れやすいので注意を要する．過量服用で排尿困難や眼圧の上昇が起こる恐れがある． ・自動車の運転等 眠気を生じる恐れがある．

(つづく)

ウ，ショウキョウ，ケイヒ，キキョウ，チンピ等）が配合される場合がある．
最大分量を示す．
ンブロキソール塩酸塩，トリメトキノール塩酸塩，ジプロフィリン，テオフィリン，セチルピリ
準に含まれていない．あるいは医療用成分最大量が示されていない．
い禁忌・副作用・相互作用も含まれている．

10 参照．

8

か

ぜ

薬

8

か
ぜ
薬

種類	成分名（リスク分類） 最大：1 日最大量〔mg〕†2,3 医：医療用成分最大量〔mg〕	薬　効	禁　忌†4,5
鎮咳成分	コデインリン酸塩水和物(2＊) 最大 48, 医 60 構造式は p.78 参照	脳の咳中枢に働いて鎮咳作用を現す.	・気管支喘息発作中 ・慢性肺疾患に続発する心不全の患者 ・出血性大腸炎，細菌性下痢 ・12 歳未満の小児
	ジヒドロコデインリン酸塩(2＊) 最大 24, 医 30 構造式は p.78 参照		
	デキストロメトルファン臭化水素酸塩水和物 (2) 最大 48, 医 120 構造式は p.80 参照		［デキストロメトルファン臭化水素酸塩水和物］ ・ショック，アナフィラキシー様症状
	チペピジンヒベンズ酸塩 (2) 最大 75, 医 —		
	ノスカピン塩酸塩水和物 (3) 最大 48, 医 120		
去痰成分	グアヤコールスルホン酸カリウム (2) 最大 250, 医 —	気道分泌液を増加させ痰を出しやすくする.	・特記事項なし
	グアイフェネシン (3) 最大 250, 医 —		
	ブロムヘキシン塩酸塩 (2) 最大 12, 医 — 構造式は p.80 参照	痰の粘度を低下させ，痰を出しやすくする.	
	L-カルボシステイン (2) スイッチOTC 最大 750, 医 — 構造式は p.80 参照		
	アンブロキソール塩酸塩 最大 —, 医 —	気道線毛運動を亢進させ，痰を出しやすくする.	

†1　このほかに, **制酸成分**（11 章参照），**ビタミン類**（30 章参照），**生薬成分**（マオウ，カンゾ
†2　製造販売承認基準〔平成 27 年（2015 年）3 月 25 日付薬食発 0325 第 28 号〕に示された 1 日
†3　1 日最大量が—と表示された成分（アルミノプロフェン，ロキソプロフェンナトリウム，ア
　　ジニウム塩酸塩，アリルイソプロピルアセチル尿素，ブロモバレリル尿素）は製造販売承認基
†4　医療用医薬品の添付文書も参考にしたので，OTC 医薬品の添付文書には記載されていな
†5　このほかに，その成分によってアレルギーを起こしたことのある人は禁忌である.
†6　このほかに，医薬品や食品等に対するアレルギーの有無について注意する（§3・3 参照）.
†7　高齢者については§8・3・8, 妊婦・授乳婦については§8・3・9, 小児については§8・3・

的な成分一覧表[†1] (つづき)

おもな副作用[†4] (太字は重大な副作用)	相互作用[†4,6] (医療用医薬品等ごとの臨床症 状は本文 p.53 の表参照)	注意事項[†7]
・麻痺性イレウス ・呼吸抑制 ・依存症 ・消化器（悪心・嘔吐，食欲不振， 　便秘） ・皮膚（発疹，発赤，かゆみ）	・抗凝固薬（ワルファリン等） ・抗コリン薬 ・抗うつ薬	・授乳婦 母乳に移行す ることが知られている. ・長期連用 依存性が 発現する恐れがある（麻 薬性鎮咳薬）. ・自動車の運転等 眠 気・めまいを生じる恐れ がある.
[共　通] ・消化器（悪心・嘔吐，食欲不振） ・皮膚（発疹，発赤，かゆみ） [デキストロメトルファン臭化水 　素酸塩水和物] ・ショック，アナフィラキシー様症状 [チペピジンヒベンズ酸塩] ・ショック，アナフィラキシー様症状 [ノスカピン塩酸塩水和物] ・精神神経系（眠気，頭痛）	[デキストロメトルファン臭 化水素酸塩水和物] ・MAO 阻害薬	・特記事項なし
[共　通] ・消化器（悪心・嘔吐，食欲不振） ・皮膚（発疹，発赤，かゆみ） [ブロムヘキシン塩酸塩，L-カルボ 　システイン，アンブロキソール塩 　酸塩] ・ショック，アナフィラキシー様症状 [L-カルボシステイン，アンブロキ 　ソール塩酸塩] ・皮膚粘膜眼症候群（スティーヴ ンス・ジョンソン症候群），中毒性 表皮壊死症（ライエル症候群） [L-カルボシステイン] ・肝機能障害	・特記事項なし	・特記事項なし ・授乳婦 授乳中の人 は本剤服用中は授乳を避 ける（ラットで母乳中に 移行することが報告され ている）.

（つづく）

ウ，ショウキョウ，ケイヒ，キキョウ，チンピ等）が配合される場合がある.
最大分量を示す.
ンブロキソール塩酸塩，トリメトキノール塩酸塩，ジプロフィリン，テオフィリン，セチルピリ
準に含まれていない．あるいは医療用成分最大量が示されていない.
い禁忌・副作用・相互作用も含まれている.

10 参照.

表 8・1　かぜ薬の代表

8
かぜ薬

種類	成分名（リスク分類） 最大：1 日最大量〔mg〕†2,3 医：医療用成分最大量〔mg〕	薬　効	禁　忌†4,5
気管支拡張成分	*dl*-メチルエフェドリン塩酸塩（2*） 最大 60，医 150 	交感神経興奮用薬物．アドレナリン β_2 受容体刺激による気管支拡張作用により呼吸を楽にする．	・特記事項なし
	トリメトキノール塩酸塩（2） 最大―，医―	交感神経興奮用薬物．アドレナリン β_2 受容体刺激による気管支拡張作用により呼吸を楽にする．	・特記事項なし
	ジプロフィリン（2） 最大―，医―	気道粘膜線毛運動を亢進，気管支拡張作用により呼吸を楽にする．	・特記事項なし
	テオフィリン（2） 最大―，医― 		
抗炎症成分	グリチルリチン酸二カリウム（3） 最大 39（グリチルリチン酸として） 構造式は p.198 参照	抗炎症作用をもつ．	・高齢者
	トラネキサム酸（3） 最大 750，医― 構造式は p.308 参照	抗プラスミン作用により炎症を抑える．	・特記事項なし
消毒殺菌成分	セチルピリジニウム塩酸塩（3） 最大―，医―	のどの炎症を抑える．	・特記事項なし

†1　このほかに，**制酸成分**（11 章参照），**ビタミン類**（30 章参照），**生薬成分**（マオウ，カンゾ
†2　製造販売承認基準〔平成 27 年（2015 年）3 月 25 日付薬食発 0325 第 28 号〕に示された 1 日
†3　1 日最大量が―と表示された成分（アルミノプロフェン，ロキソプロフェンナトリウム，ア
　　ジニウム塩酸塩，アリルイソプロピルアセチル尿素，ブロモバレリル尿素）は製造販売承認基
†4　医療用医薬品の添付文書も参考にしたので，OTC 医薬品の添付文書には記載されていな
†5　このほかに，その成分によってアレルギーを起こしたことのある人は禁忌である．
†6　このほかに，医薬品や食品等に対するアレルギーの有無について注意する（§3・3 参照）．
†7　高齢者については§8・3・8，妊婦・授乳婦については§8・3・9，小児については§8・3・

的な成分一覧表 [1] (つづき)

おもな副作用 [4] （太字は重大な副作用）	相互作用 [4,6] （医療用医薬品等ごとの臨床症状は本文 p.53 の表参照）	注意事項 [7]
・消化器（悪心・嘔吐，食欲不振） ・皮膚（発疹，発赤，かゆみ） ・その他（動悸）	・キサンチン系薬剤 ・カテコールアミン製剤	・**高齢者**　心悸亢進，血圧上昇の発現が増強される恐れがある． ・**授乳婦**　服用してはならない，あるいは服用するなら授乳を避ける． ・甲状腺機能障害，糖尿病，循環器系疾患，高血圧に罹患している人は慎重に判断．
・消化器（悪心・嘔吐，食欲不振） ・皮膚（発疹，発赤，かゆみ） ・その他（心悸亢進，頭痛）	・特記事項なし	・**高齢者**　心悸亢進，血圧上昇，糖代謝促進の発現が増強される恐れがある． ・甲状腺機能障害，糖尿病，循環器系疾患，高血圧に罹患している人は慎重に判断．
［共　通］ ・**ショック，アナフィラキシー様症状** ・その他（動悸） ［テオフィリン］ ・**痙攣，意識障害** ・**肝機能障害** ・**横紋筋融解症**	・他のキサンチン系薬剤 ・アロプリノール，エリスロマイシン，チクロピジン塩酸塩，シメチジン，ニューキノロン系抗菌薬 ・アドレナリン β 遮断薬 ・炭酸リチウム，バルビツール酸誘導体，フェニトイン，リファンピシン	・てんかん ・甲状腺機能亢進症 ・急性腎炎 ・**授乳婦**　服用してはならない，あるいは服用するなら授乳を避ける．
・**偽アルドステロン症**	・特記事項なし	・**高齢者**　低カリウム血症等の発現率が高い．
・消化器（悪心・嘔吐，食欲不振，胸やけ，下痢） ・皮膚（発疹，発赤，かゆみ）	・トロンビン ・ヘモコアグラーゼ	・血栓のある人
・特記事項なし	・特記事項なし	・特記事項なし

（つづく）

ウ，ショウキョウ，ケイヒ，キキョウ，チンピ等）が配合される場合がある．
最大分量を示す．
ンブロキソール塩酸塩，トリメトキノール塩酸塩，ジプロフィリン，テオフィリン，セチルピリ
準に含まれていない．あるいは医療用成分最大量が示されていない．
い禁忌・副作用・相互作用も含まれている．

10 参照．

表 8・1　かぜ薬の代表

種類	成分名（リスク分類） 最大：1 日最大量〔mg〕[†2,3] 医：医療用成分最大量〔mg〕	薬　効	禁　忌[†4,5]
催眠鎮静成分	**アリルイソプロピルアセチル尿素**（2＊） 最大―，医― 構造式は p.42 参照 **ブロモバレリル尿素**（2＊） 最大―，医― 構造式は p.42 参照	中枢に作用し催眠・鎮静作用を発揮する．穏和な鎮静薬で，痛みに伴う不安，不快感，恐怖心等の疼痛反応を除去することにより疼痛を緩和すると共に，鎮痛薬の作用を増強する．	・特記事項なし
カフェイン成分	**安息香酸ナトリウムカフェイン**（3） 最大 300，医 1800 **無水カフェイン**（3） 最大 150 医 900	カフェインの中枢神経興奮作用は神経機能を活発にして，不快感等の疼痛反応を除去することにより疼痛を緩和する．さらに血管性頭痛に対しては脳血管を収縮して鎮痛作用を示す．	・特記事項なし

†1　このほかに，**制酸成分**（11 章参照），**ビタミン類**（30 章参照），**生薬成分**（マオウ，カンゾ
†2　製造販売承認基準〔平成 27 年（2015 年）3 月 25 日付薬食発 0325 第 28 号〕に示された 1 日
†3　1 日最大量が―と表示された成分（アルミノプロフェン，ロキソプロフェンナトリウム，ア
　　 ジニウム塩酸塩，アリルイソプロピルアセチル尿素，ブロモバレリル尿素）は製造販売承認基
†4　医療用医薬品の添付文書も参考にしたので，OTC 医薬品の添付文書には記載されていな
†5　このほかに，その成分によってアレルギーを起こしたことのある人は禁忌である．
†6　このほかに，医薬品や食品等に対するアレルギーの有無について注意する（§3・3 参照）．
†7　高齢者については§8・3・8，妊婦・授乳婦については§8・3・9，小児については§8・3・

的な成分一覧表[1] (つづき)

おもな副作用[4] (太字は重大な副作用)	相互作用[4,6] (医療用医薬品等ごとの臨床症状は本文 p.53 の表参照)	注意事項[7]
・中枢神経（めまい，ふらつき等）	・アルコール	[共通] ・ 小児 慎重に判断. ・ 高齢者 慎重に判断. ・ 長期連用 依存症が現れる恐れがある. [ブロモバレリル尿素] ・ 妊婦 服用しないことが望ましい.
・特記事項なし	・特記事項なし	・ 授乳婦 母乳に移行することが知られている（カフェインとして1回分量 100 mg 以上含有する製剤）.

ウ，ショウキョウ，ケイヒ，キキョウ，チンピ等）が配合される場合がある.
最大分量を示す.
ンブロキソール塩酸塩，トリメトキノール塩酸塩，ジプロフィリン，テオフィリン，セチルピリ
準に含まれていない．あるいは医療用成分最大量が示されていない.
い禁忌・副作用・相互作用も含まれている.

10 参照.

9 鎮 咳 去 痰 薬
Antitussives and Expectorants

■ 9・1　開発の意図と効能

　咳は，のどや気道内の分泌物や外界から侵入した異物を排出するための生体防御反応である．咽頭，気管分岐部，気管支粘膜に存在する受容体の刺激が咳中枢に伝達され，咳が出現する．咳発生の原因は，① 気道粘膜の炎症，② 分泌物，異物，寒冷等の刺激，③ 気管支圧迫，④ アレルギー性のもの，⑤ 細菌・ウイルス性のもの，⑥ 肺疾患・循環器系疾患や心因性のもの，⑦ 薬剤によるもの等がある．

　咳は粘液や分泌物等の喀出に役立つ生体防御反応であるが，一方でひどくなると苦痛になり睡眠を妨げ体力を消耗させる．また循環器に過度の負担をかけたり，肋骨骨折の原因になることもある．

　痰は気管および気管支粘膜からの分泌物を主とし，これに気道粘膜から剝離した細胞等が混じっている．多量の痰が喀出されるのは気道の炎症等で過剰に産生される場合であり，その場合には生理的な分泌物成分に加えて，血液，炎症性滲出物，剝離細胞等が混じっている．また感染症に起因する場合は病原微生物が含まれている．

　OTC医薬品の鎮咳去痰薬には，咳中枢の興奮を鎮め，気管支を拡張して咳を鎮める鎮咳成分と，痰の粘度を下げたり，のどの粘液分泌を促進して痰を排出しやすくする去痰成分が共に配合されている．

　痰を伴う咳の場合に，咳を鎮咳薬で止めてしまうと痰の排出が抑制され，かえって状態を悪化させることになりかねない．そのような場合を想定して，去痰薬のみ配合された製品が開発されている．

■ 9・2　販売時の対応

■ 9・2・1　あらかじめ知っておかなくてはならないこと
〔咳（咳嗽）・痰（喀痰・血痰）を来す疾患について〕■

a. 咳を来す疾患

　咳が出現している場合，以下 ①〜③ の面談をして原因検索をすることが重要である．

① いつから・どんなときに・どのくらい続いているか

　長期間続いていれば，気管支喘息，アレルギー性（ハウスダスト，動物の毛・羽・皮屑等による）の咳，結核，百日咳，肺癌（扁平上皮癌，小細胞癌）・食道癌，薬剤による間質性肺炎等による咳が考えられる．

② アレルギー歴はないか

　喘息，アレルギー性の咳が考えられる．

③ 服用している薬（外用薬を含めて）はないか

　アンギオテンシン変換酵素阻害薬（ACE）阻害薬，アンギオテンシンⅡ受容体拮抗薬（ARB），非ステロイド性抗炎症薬（NSAIDs，湿布薬を含む），アドレナリン β 受容体拮抗薬等によって，咳が出現することがある．

　また, 間質性肺炎出現による咳である可能性も考慮する. これは薬剤師にとって考慮すべき重要な原因の一つである. (原因薬剤としては, 小分子の分子標的薬であるゲフィチニブ, アファチニブマレイン酸塩, オシメルチニブメシル酸塩, ラパチニブトシル酸塩, スニチニブリンゴ酸塩, セリチニブや, 抗腫瘍薬であるブレオマイシンがある.)

④ 随伴症候 (発熱, 喘鳴, 痰) はないか
- ・発熱がある場合: 気管支炎・肺炎, 細気管支炎(RS ウイルスによる), 仮性クループ, インフルエンザ等が原因である.
- ・喘鳴がある場合: 気管支喘息, 細気管支炎 (小児)
- ・痰 (性状を含め): §9・2・1b 参照.

⑤ 咳の性状
乾性の咳 (痰を伴わない咳) の場合
- ・薬剤による場合 (上記 ③ に記載)
- ・気道異物による場合
- ・気管支の圧迫・浸潤 (大動脈瘤・縦隔リンパ節腫脹, 食道癌の気管内浸潤等)
- ・胸膜刺激による場合 (癌性胸膜炎, 結核性胸膜炎等)
- ・炎症性のもの. 仮性クループ (犬吠) 様咳が出現する.
- ・心因性のもの

湿性の咳 (痰を伴う咳) の場合
- ・気道・肺疾患による場合〔急性・慢性気管支炎, 気管支拡張症, 気管支喘息, 肺門型肺癌 (小細胞癌, 扁平上皮癌), 急性肺炎, 肺化膿症, 肺気腫, 肺結核等〕
- ・肺の循環障害〔うっ血性心不全 (肺うっ血), 肺水腫等〕

b. 痰 (喀痰・血痰) を来す疾患

　痰が出る疾患について原因検索をする場合, 痰の性状を聞くと疾患の鑑別に役立つ.
- ・**粘液性の痰**: 急性・慢性上気道炎, 急性気管支炎, 肺気腫, 気管支喘息等
- ・**膿性痰**: 肺化膿症, 肺拡張症等
- ・**漿液性痰**: うっ血性心不全 (肺うっ血による)
- ・**泡沫状痰**: うっ血性心不全, 肺水腫等
- ・**血性痰 (血痰)**: 肺門型肺癌 (小細胞癌, 扁平上皮癌), 肺結核, 肺化膿症, 気道損傷等)

解説　血痰とは痰に血液が混じること. 喀血は気道 (肺または気管支) からの出血で, 喀血関連の血管として下行大動脈の分枝であることが多く, 鎖骨下動脈や腋下動脈の分枝であることもある (肺癌, 肺結核等により喀血が起こることがある).

c. 咳・痰の機序とその対応

　咳は気道内 (咽頭, 喉頭, 鼻腔, 気管支, 肺等) の異物〔粒子 (ほこり, 化学物質等), 細菌, ウイルス等の病原微生物〕を, 肺の空気を使って排出する生体防御作用の一つと考えることができる. 気道にある咳受容体が刺激されると, 求心性神経を介して延髄の咳中枢に伝えられ, 遠心性神経によって声門の閉鎖や呼吸筋群の収縮により咳が出る. また, 気管支収縮によっても咳が出る. 痰は異物気道壁の表面に分布する線毛による線毛運動によって, その表面に分泌される粘液で異物を覆って, 胃や口腔

内に排出される（口腔内に排出されれば痰となる）.

　咳・痰に対する対応は，§9・2・1a の①〜⑤を聞き取って，ある程度の原因を把握する. 呼吸困難の程度はパルスオキシメーター（コラム5参照）を使用して血液酸素飽和度（SpO_2）の測定を行えば，緊急度の程度の把握に役立つ.

■ 9・2・2　販売時の対応フローチャート ■

　咳・痰に対する治療薬の選択の仕方を下記および図9・1に示す.

　① 咳がひどいときや即効性を求める場合: 咳中枢の求心性神経への刺激閾値を上昇させる中枢性麻薬性鎮咳成分（コデインリン酸塩水和物，ジヒドロコデインリン酸塩等）含有のものか，中枢性非麻薬性鎮咳成分（デキストロメトルファン臭化水素酸塩水和物，チペピジンヒベンズ酸塩等）含有のものを選択する.

　② 気管支拡張作用を期待する場合: キサンチン系成分（テオフィリン，ジプロフィン等）含有のものや，アドレナリン β 受容体刺激作用のあるメチルエフェドリン塩酸塩，トリメトキノール塩酸塩水和物含有のものを選択する.

9 鎮咳去痰薬

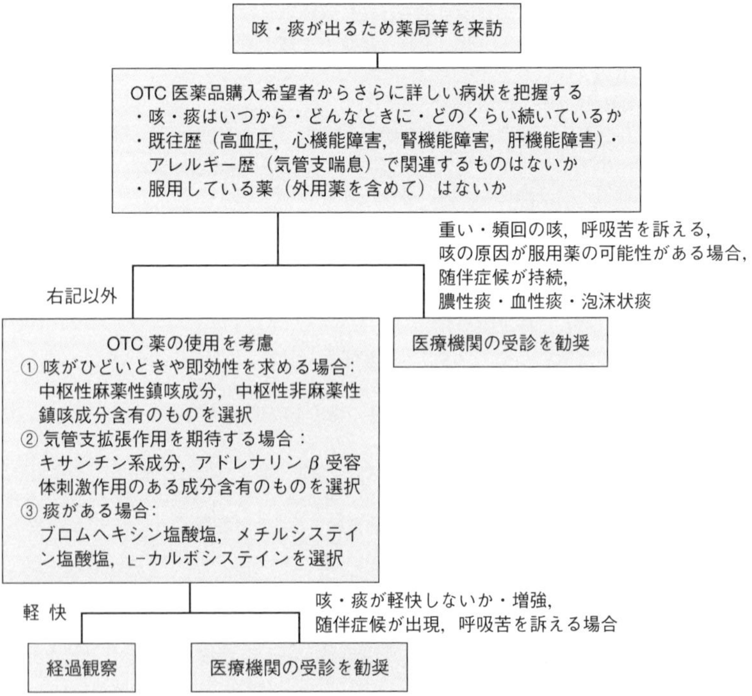

図9・1　鎮咳去痰薬販売時の対応フローチャート

③ **去痰作用を期待する場合**： ブロムヘキシン塩酸塩，メチルシステイン塩酸塩，L-カルボシステイン含有のものを選択する.

■ 9・2・3　受診を勧める目安 ■

　重い頻回の咳，呼吸苦を訴える場合や咳の原因が服用薬の可能性がある場合，随伴症候（発熱，喘鳴，痰）が持続したり，膿性痰・血性痰・泡沫状痰を伴う場合には，医療機関の受診を勧奨する（原因検索・治療方針決定のため）. また，OTC 医薬品を使用しても咳・痰が軽快しないか増強したり，上記の随伴症候が出現または悪化して呼吸苦を訴える場合にも，医療機関の受診を勧奨する.

■ 9・2・4　対応フローチャート以外の注意事項 ■

　本来，咳，痰は病原微生物を外に排出しようとする生体防御作用の一つと考えられる. 強い鎮咳去痰薬（コデインリン酸塩水和物，ジヒドロコデインリン酸塩含有のもの等）は，この効果をなくしてしまう可能性がある. したがって，鎮咳去痰薬の選択は，病態に応じて選択する必要がある. また，咳や痰は病原微生物を飛散させ，飛沫感染や空気感染の原因ともなる. 咳や痰が出ているときには，マスクの着用，手洗い・うがいの施行等，感染予防の指導も重要である.

■ 9・3　鎮咳去痰薬の選び方・使い方 ■

■ 9・3・1　効能・効果 ■

　製造販売承認基準では下記の効能・効果が定められている.

① 咳，喘鳴（ゼーゼー，ひゅーひゅー）を伴う咳または痰

② のどの炎症による声がれ・のどのあれ・のどの不快感・のどの痛み・のどのはれ

③ のどの痛みを伴う咳・痰

④ 痰，痰のからむ咳

　解説　鎮咳去痰薬は鎮咳去痰の目的に用いるため調整された内服用薬剤で，錠剤，顆粒剤等の固形剤のほか，トローチ剤，ドロップ剤，経口液剤およびシロップ剤も含まれる.

　"喘息" という表現には注意が必要である. 医師による治療が必要な気管支喘息は OTC 医薬品の適応外である. OTC 医薬品購入希望者は "連続する激しい咳" のことを "喘息" と表現することがよくある. 本来医療機関を受診すべき気管支喘息の人が繰返し OTC 医薬品を使用して症状を悪化させないよう，その人が気管支痙攣による呼吸困難を起こすような症状であれば受診を勧める.

　薬剤師等は含有成分からその製品がどのような効能特性をもっているのかを判断して購入希望者に説明し，情報を補う必要がある.

　これら鎮咳去痰薬を服用し，かぜ症状のうち咳やのどの痛みでかぜ薬を重ねて服用してしまうと，鎮咳去痰成分が重複し過剰投与の可能性がある. 購入希望者の訴えをよく聞き適切な対応が求められる.

■ 9・3・2　用法・用量 ■

● 定められた用量を定められた用法で服用する.

① 鎮咳去痰薬では生後 3 カ月未満の者を対象とする用法は認められていない.

② 副作用を恐れるあまり，決められた用量より少なく服用すると，効果が発現しな

い場合がある．十分な用量が必要である．

　③ コデインリン酸塩水和物またはジヒドロコデインリン酸塩を含有する製剤については 12 歳未満の者を対象とする用法は認められていない．

● 服用回数と服用間隔を守る．

　1 日 3～4 回服用する．ただし，トローチ剤，ドロップ剤，内用液剤に関しては 1 日最大 6 回までの服用が認められている．その場合は原則として服用間隔をトローチ剤およびドロップ剤では 2 時間以上，内用液剤にあっては約 4 時間あけることとする．

● 小児には小児用の用法・用量がある医薬品のみを指定の用法・用量で服用させる．

● 5～6 回服用しても症状が改善しない場合：

　通常は 5～6 回の服用により症状が改善するが，症状が長引いたり症状が反復するようであれば，他の疾患や合併症も考えられるので服用を中止し，医療機関の受診を勧める．

■ 9・3・3　薬　効 ■

章末の成分一覧表（p. 78）を参照．

■ 9・3・4　禁　忌 ■

● 次表の疾患に罹患している人．

禁　忌[1,2]

疾患名等	対象成分	説　明
緑内障による下部尿路の閉塞または排尿障害	ジフェンヒドラミン塩酸塩，クロルフェニラミンマレイン酸塩，ジフェニルピラリン塩酸塩，クレマスチンフマル酸塩，メキタジン	閉塞隅角緑内障の人では，抗コリン作用により房水流出路（房水通路）が狭くなり眼圧が上昇し，緑内障を悪化させる恐れがある．前立腺肥大等の下部尿路に閉塞性疾患のある人では，抗コリン作用により症状を悪化させ，排尿困難等を助長する恐れがある．
てんかん，痙攣，甲状腺機能亢進症	テオフィリン	中枢神経刺激作用によりてんかん発作の閾値を下げ，発作を起こしやすくする恐れがある．また，甲状腺機能亢進に伴う代謝を亢進させる恐れがある．
気管支喘息発作中	コデインリン酸塩水和物，ジヒドロコデインリン酸塩	気道分泌を妨げる．
慢性肺疾患に続発する心不全		呼吸抑制や循環不全を増強する．
出血性大腸炎，細菌性下痢		症状を悪化させ，治療を遅らせることがある．
15 歳未満の小児	プロメタジン塩酸塩，プロメタジンメチレンジサリチル酸塩	
12 歳未満の小児	コデインリン酸塩，ジヒドロコデインリン酸塩水和物	呼吸抑制の感受性が高い．

†1　このほかに，その成分によってアレルギーを起こしたことのある人は禁忌である．
†2　医療用医薬品の添付文書も参考にしたので，OTC 医薬品の添付文書には記載されていない禁忌も含まれている．

▓ 9・3・5　注意すべき病態 ▓

● 次表の疾患に罹患している人

注意すべき病態[†]

疾患名等	対象成分	説　明
高血圧，循環器系疾患，腎疾患	グリチルリチン酸等を1日最大配合量として40 mg以上またはカンゾウとして1 g以上（エキス剤では原生薬に換算して1 g以上）含む製剤	大量に服用することでナトリウム貯留やカリウム排泄促進が起こり，浮腫，高血圧，四肢麻痺，低カリウム血症等の症状が現れ，左記の症状を悪化させる恐れがある.
甲状腺機能障害，糖尿病，循環器系疾患，高血圧	トリメトキノール塩酸塩水和物，メチルエフェドリン塩酸塩，マオウ	交感神経刺激作用により血圧や心臓に影響を与え，また血糖を上昇させ，症状を悪化させる恐れがある.
てんかん	ジプロフィリン	中枢刺激作用によって発作を起こす恐れがある.
甲状腺機能亢進症		甲状腺機能亢進に伴う代謝亢進，カテコールアミンの作用を増強する恐れがある.
急性腎炎		腎臓に対する負荷を高める恐れがある.
授乳婦	ジフェンヒドラミン塩酸塩，ジフェンヒドラミンタンニン酸塩，コデインリン酸塩水和物，ジヒドロコデインリン酸塩，アンブロキソール塩酸塩，メチルエフェドリン塩酸塩，テオフィリン，カフェイン水和物，無水カフェイン，安息香酸ナトリウムカフェイン	母乳に移行する.
血栓のある人	トラネキサム酸	血栓を安定化させる恐れがある.

† このほかに，医薬品や食品等に対するアレルギーの有無について注意する（§3・3参照）.

● 自動車の運転，危険な作業に従事しないよう注意すべき成分として，抗ヒスタミン成分や中枢性鎮咳成分がある.

解説 ジフェンヒドラミン塩酸塩等の抗ヒスタミン成分やデキストロメトルファン臭化水素酸塩，ジヒドロコデインリン酸塩等の中枢性鎮咳成分を含有する製剤ではその副作用として眠気が生じることがある.

▓ 9・3・6　副 作 用 ▓

● 重大な副作用

　その初期症状を把握して，症状が現れたら直ちに服用を中止し，本剤の包装あるいは添付文書を持参しての受診を勧める.

9

鎮咳去痰薬

副作用[†1]	起因成分
ショック，アナフィラキシー様症状[†2]	クロルフェニラミンマレイン酸塩，デキストロメトルファン臭化水素塩酸水和物，ブロムヘキシン塩酸塩，L-カルボシステイン，ジプロフィリン，テオフィリン
皮膚粘膜眼症候群（スティーヴンス・ジョンソン症候群）[†2]，中毒性表皮壊死症(ライエル症候群)[†2]	L-カルボシステイン
偽アルドステロン症	グリチルリチン酸等を1日最大配合量として40 mg以上またはカンゾウとして1 g以上（エキス剤では原生薬に換算して1 g以上）含む製剤
麻痺性イレウス[†3]	コデインリン酸塩水和物，ジヒドロコデインリン酸塩
肝機能障害	クレマスチンフマル酸，L-カルボシステイン，テオフィリン
呼吸抑制	デキストロメトルファン臭化水素酸水和物，コデインリン酸塩，ジヒドロコデインリン酸塩
依存症	コデインリン酸塩水和物，ジヒドロコデインリン酸塩
再生不良性貧血，無顆粒球症	クロルフェニラミンマレイン酸塩
痙攣，意識障害，横紋筋融解症	テオフィリン
痙攣，興奮	クレマスチンフマル酸塩

　†1　医療用医薬品の添付文書も参考にしたので，OTC医薬品の添付文書には記載されていない副作用も含まれている．
　†2　鎮咳去痰成分によるアナフィラキシーショック，スティーヴンス・ジョンソン症候群等を発症するかどうか事前に個別判定することはできない．したがって発症したときの症状を鎮咳去痰薬購入希望者に理解してもらい，上記症状がみられたら直ちに受診するように指導する．
　†3　麻痺性イレウスはコデインリン酸塩水和物またはジヒドロコデインリン酸塩の胃腸平滑筋攣縮で起こる副作用である．直ちに受診するように指導する．

● その他の副作用

関係部位	症　状
皮　膚	発疹，発赤，かゆみ
消化器	悪心，嘔吐，食欲不振，便秘[†]，口渇[†]（抗コリン作用による）
精神神経系	めまい
その他	排尿困難（抗ヒスタミン成分含有製剤），動悸（ジプロフィリン，テオフィリンを含有する製剤，メチルエフェドリン塩酸塩），眠気，頭痛（ノスカピン塩酸塩水和物）

　†　便秘はコデインリン酸塩水和物またはジヒドロコデインリン酸塩の胃腸平滑筋攣縮で，口渇は抗ヒスタミン薬の抗コリン作用で起こる副作用である．このような症状が継続したり増強した場合には服用を中止し，医師，薬剤師等に相談するよう指導する．

■ 9・3・7　相互作用 ■

● 服用中は併用すべきでない医薬品を以下に示す．

　他の鎮咳去痰薬，かぜ薬，抗ヒスタミン成分を含有する内服薬（鼻炎用内服薬，乗り物酔い薬，アレルギー用薬），鎮静薬

解説　これらの医薬品とは薬理作用が重複するため，作用が増強されたり，副作用が発現する可能性が高まる．
● 併用により有害作用が起こる可能性が高い医療用医薬品とOTC医薬品の組合わせを次表に示す．

相互作用[†]

組合わせ		臨床症状
医療用医薬品等	OTC医薬品	
抗凝固薬（ワルファリン等）	**コデインリン酸塩水和物，ジヒドロコデインリン酸塩**	ワルファリンの抗凝血作用を増強し，出血傾向が増強されることがある．
アロプリノール，エリスロマイシン，チクロピジン塩酸塩，シメチジン，ニューキノロン系抗菌薬	**キサンチン系薬剤（ジプロフィリン，テオフィリン）**	医療用医薬品の成分がキサンチン系成分の作用を増強し，中毒症状（消化器障害，頭痛，不整脈，痙攣等）が発現することがある．
アドレナリンβ刺激薬		低カリウム血症，心・血管症状（頻脈，不整脈等）のアドレナリンβ刺激薬の副作用を増強させることがある．
キサンチン系薬剤	**メチルエフェドリン塩酸塩**	相加的に血清カリウム値の低下作用を増強する．
	ジプロフィリン	相加的に中枢神経刺激作用を増強する．
他のキサンチン系薬剤	**キサンチン系薬剤**	併用により中枢神経刺激作用が増強される．
カテコールアミン製剤	**メチルエフェドリン塩酸塩**	相加的に交感神経刺激作用を増強し，不整脈等を起こすことがある．
MAO阻害薬	**デキストロメトルファン臭化水素酸塩水和物**	併用により中枢のセロトニン濃度をさらに上昇させ，セロトニン症候群（痙攣，異常高熱，昏睡等）を発現する恐れがある．
トロンビン，ヘモコアグラーゼ	**トラネキサム酸**	血栓形成傾向が増大する恐れがある．
抗コリン薬，抗うつ薬	**抗ヒスタミン成分**	抗コリン作用が増強され，口渇，排尿困難等が現れることがある．
	コデインリン酸塩水和物，ジヒドロコデインリン酸塩	腸管等の過度の収縮をひき起こし，重篤な便秘，尿滞留を起こすことがある．
中枢神経抑制薬（バルビツール酸誘導体，麻酔薬，麻薬性鎮痛薬）	**抗ヒスタミン成分，コデインリン酸塩水和物，ジヒドロコデインリン酸塩**	中枢神経抑制作用により作用が増強され，眠気等が現れることがある．
炭酸リチウム，バルビツール酸誘導体，フェニトイン，リファンピシン	**キサンチン系薬剤**	医療用医薬品の成分がキサンチン系薬剤の作用を減弱することがある．
アルコール	**抗ヒスタミン成分**	抗ヒスタミン成分の中枢神経抑制作用を増強することがある．

†　医療用医薬品の添付文書も参考にしたので，OTC医薬品の添付文書には記載されていない相互作用も含まれている．

■ 9・3・8　高齢者における注意事項 ■

● 高齢者では，生理機能が低下していることが多いので，副作用が発現しやすい.

　鎮咳去痰薬においてはトリメトキノール塩酸塩水和物による心悸亢進，血圧上昇，糖代謝促進が，またメチルエフェドリン類やマオウでは心悸亢進や血圧上昇，抗ヒスタミン成分であれば排尿困難や眼圧の上昇，カンゾウであれば浮腫等である.

　抗ヒスタミン作用によるめまい，鎮静等の精神症状，および抗コリン作用による口渇，排尿困難，便秘等が現れやすいので注意を要する．過量服用で排尿困難や眼圧の上昇が起こる恐れもある.

● 高齢者は何らかの疾病をもち，医療機関に通院しながら薬を服用している場合が多いので，併用禁忌等相互作用を事前に確認する必要性は高い.

　§9・3・7（相互作用）に加え，適宜医療用医薬品の添付文書を参照して OTC 医薬品との併用の是非を検討する.

■ 9・3・9　妊婦，授乳婦における注意事項 ■

● 妊婦に対する OTC 医薬品の使用は原則禁忌である.

　妊婦または妊娠していると思われる人には医師を受診するように勧める.

● 授乳中の人は服用しないか，服用する場合は授乳を避けるよう指導する成分:

　ジフェンヒドラミン塩酸塩，ジフェンヒドラミンサリチル酸塩，ジフェンヒドラミンタンニン酸塩，コデインリン酸塩水和物，ジヒドロコデインリン酸塩，メチルエフェドリン塩酸塩，テオフィリン，カフェイン水和物，無水カフェイン，安息香酸ナトリウムカフェイン

　解説　上記成分は母乳に移行することが知られている．危険性を回避するためには授乳後の服用を勧める．授乳回数が多く母親が医薬品を服用する間隔が十分とれない場合は，服薬中に限り粉ミルク等の人工栄養を摂取させるよう助言する.

9

鎮咳去痰薬

■ 9・3・10　小児における注意事項 ■

● 15 歳未満の小児にはプロメタジン塩酸塩，プロメタジンメチレンジサリチル酸塩を含有する製剤は服用させない．

● 12 歳未満の小児にはコデインリン酸塩水和物またはジヒドロコデインリン酸塩を含有する製剤は服用させない．

● 低出生体重児，新生児には下記の成分に注意する．

　クロルフェニラミンマレイン酸塩含有製剤で中枢性の抗コリン作用により痙攣等が発現する可能性がある．ジフェンヒドラミン，メキタジンは慎重に判断する．

● 小児には小児用の用法・用量がある医薬品のみを選定する．

　服用中は保護者の指導監督のもと，保護者が必要時に必要量を計数管理したうえで服用させる．

● 2 歳未満の乳児には，医師の診療を受けさせることを優先する．

　OTC 医薬品の使用は夜間で医師の診療が難しい場合等，やむをえない場合にのみにとどめること．

■ 9・4　市販されている剤形 ■

　錠剤，カプセル剤，顆粒剤，細粒剤，散剤，ドライシロップ剤，シロップ剤，液剤，トローチ剤，ドロップ剤

■ 9・5　おもな製品名 ■

　新コルゲン咳止め透明カプセル（興和），プレコール持続性せき止めカプセル（第一三共ヘルスケア），ベンザブロック咳止め錠（アリナミン製薬），新コンタックせき止めダブル持続性（グラクソ・スミスクライン），ベンザブロックトローチ（アリナミン製薬），宇津こどもせき止めシロップ A（宇津救命丸），キッズバファリンせき止めシロップ S（ライオン）

(2022 年 2 月現在)

9

鎮咳去痰薬

表 9・1　鎮咳去痰薬の

成分名（リスク分類） 最大: 1 日最大量[†2][mg] 医: 医療用成分最大量[mg]		薬 効	禁 忌[†3,4]
抗ヒスタミン成分	**ジフェンヒドラミン塩酸塩** (2) 最大 90，医 150 構造式は p.60 参照	ヒスタミン H_1 受容体部位でヒスタミンと競合的に拮抗し，その作用を特異的に遮断する. 鼻水・くしゃみ等の症状を緩和する.	・緑内障 ・前立腺肥大等による下部尿路の閉塞または排尿障害
	クロルフェニラミンマレイン酸塩 (2) 最大 12 mg (*dl* 体)，6 mg (*d* 体)，医— 構造式は p.60 参照		
	クレマスチンフマル酸塩 (2) 最大 1（クレマスチンとして），医 2 構造式は p.60 参照		
鎮咳成分（つづく） ／ **中枢性・麻薬性**	**コデインリン酸塩水和物** (2*) 最大 60，医 60 ・H_3PO_4・½ H_2O	脳の咳中枢に働いて鎮咳作用を現す.	・気管支喘息発作中 ・慢性肺疾患に続発する心不全の患者 ・出血性大腸炎，細菌性下痢 ・12 歳未満の小児
	ジヒドロコデインリン酸塩 (2*) 最大 30，医 30 ・H_3PO_4		

†1　このほかに，生薬成分（マオウ，カンゾウ，セネガ，トコン，ケイヒ，キキョウ，キョウニ
†2　製造販売承認基準〔平成 28 年（2016 年）3 月 28 日付薬生発 0328 第 10 号〕に示された 1 日
†3　医療用医薬品の添付文書も参考にしたので，OTC 医薬品の添付文書には記載されていな
†4　このほかに，その成分によってアレルギーを起こしたことのある人は禁忌である.
†5　このほかに，医薬品や食品等に対するアレルギーの有無について注意する（§3・3 参照）.
†6　高齢者については §9・3・8，妊婦・授乳婦については §9・3・9，小児については §9・3・

代表的な成分一覧表[†1]

おもな副作用[†3] （太字は重大な副作用）	相互作用[†3,5] （医療用医薬品等ごとの臨床症状は本文p.75の表参照）	注意事項[†6]
［共通］ ・皮膚（発疹，発赤，かゆみ） ・消化器（口渇，悪心，嘔吐，食欲不振） ・その他（眼圧上昇，排尿困難，眠気，倦怠感，ふらふら感） ［クロルフェニラミンマレイン酸塩］ ・**再生不良性貧血，無顆粒球症** ・**ショック，アナフィラキシー様症状** ［クレマスチンフマル酸塩］ ・**肝機能障害** ・**痙攣，興奮**	・抗コリン薬 ・抗うつ薬 ・中枢神経抑制薬	・低出生体重児，新生児　クロルフェニラミンマレイン酸塩を服用させない．ジフェンヒドラミン塩酸塩，クレマスチンフマル酸塩，メキタジンは慎重に判断． ・授乳婦　ジフェンヒドラミン塩酸塩は母乳に移行することが知られている． ・高齢者　抗ヒスタミン作用による精神症状（鎮静等），抗コリン作用が現れやすいので注意を要する．過量服用で排尿困難や眼圧の上昇が起こる恐れがある． ・自動車の運転　眠気を生じる恐れがある．
・**麻痺性イレウス** ・**呼吸抑制** ・**依存症** ・消化器（悪心・嘔吐，食欲不振，便秘） ・皮膚（発疹，発赤，かゆみ）	・抗凝固薬（ワルファリン等） ・抗コリン薬 ・抗うつ薬	・授乳婦　母乳に移行することが知られている． ・長期連用　依存症が発現する恐れがある（麻薬性鎮咳薬）． ・自動車の運転　眠気・めまいを生じる恐れがある．

（つづく）

ン等）が配合される場合がある．
最大分量を示す．
い禁忌・副作用・相互作用も含まれている．

10参照．

表9・1　鎮咳去痰薬の代

	成分名（リスク分類） 最大：1日最大量†2〔mg〕 医：医療用成分最大量〔mg〕	薬効	禁忌†3,4
鎮咳成分（つづき）	**中枢性・非麻薬性** デキストロメトルファン臭化水素酸水和物（2） 最大 60，医 120 	脳の咳中枢に働いて鎮咳作用を現す.	・特記事項なし
	チペピジンヒベンズ酸塩（2） 最大 75，医—		
	ノスカピン塩酸塩水和物（3） 最大 60，医 120		
去痰成分	ブロムヘキシン塩酸塩（2） 最大 12，医— 	痰の粘度を低下させ，痰を出しやすくする.	・特記事項なし
	L-カルボシステイン（2）　スイッチOTC 最大 750，医— 		
気管支拡張成分（つづき）	l-メチルエフェドリン塩酸塩（2*） 最大 75，医 150 	交感神経興奮用薬物.アドレナリン β_2 受容体刺激による気管支拡張作用により呼吸を楽にする.	・特記事項なし
	トリメトキノール塩酸塩水和物（2） 最大 6，医—	交感神経興奮用薬物.アドレナリン β_2 受容体刺激による気管支拡張作用により呼吸を楽にする.	・特記事項なし

†1　このほかに，生薬成分（マオウ，カンゾウ，セネガ，トコン，ケイヒ，キキョウ，キョウニ
†2　製造販売承認基準〔平成28年（2016年）3月28日付薬生発0328第10号〕に示された1日
†3　医療用医薬品の添付文書も参考にしたので，OTC医薬品の添付文書には記載されていな
†4　このほかに，その成分によってアレルギーを起こしたことのある人は禁忌である.
†5　このほかに，医薬品や食品等に対するアレルギーの有無について注意する（§3・3参照）.
†6　高齢者については§9・3・8，妊婦・授乳婦については§9・3・9，小児については§9・3・

表的な成分一覧表[†1]（つづき）

おもな副作用[†3] （**太字は重大な副作用**）	相互作用[†3,5] （医療用医薬品等ごとの臨床症状は本文 p.75 の表参照）	注意事項[†6]
［共　通］ ・消化器（悪心・嘔吐，食欲不振） ・皮膚（発疹，発赤，かゆみ） ［デキストロメトルファン臭化水素酸塩水和物］ **・呼吸抑制** ［チペピジンヒベンズ酸塩］ **・ショック，アナフィラキシー様症状** ［ノスカピン塩酸塩水和物］ ・精神神経系（眠気，頭痛）	［デキストロメトルファン臭化水素塩水和物］ ・MAO 阻害薬	・特記事項なし
［共　通］ **・ショック，アナフィラキシー様症状** ・消化器（悪心・嘔吐，食欲不振） ・皮膚（発疹，発赤，かゆみ） ［L-カルボシステイン］ **・皮膚粘膜眼症候群（スティーブンス・ジョンソン症候群），中毒性表皮壊死症（ライエル症候群）** **・肝機能障害**	・特記事項なし	・特記事項なし
・消化器（悪心・嘔吐，食欲不振） ・皮膚（発疹，発赤，かゆみ） ・その他（動悸）	［メチルエフェドリン塩酸塩］ ・キサンチン系薬剤 ・カテコールアミン製剤	・ **高齢者** 心悸亢進，血圧上昇の発現が増強される恐れがある. ・ **授乳婦** 服用してはならない，あるいは服用するなら授乳を避ける. ・甲状腺機能障害，糖尿病，循環器系疾患，高血圧に罹患している人は慎重に判断.
・消化器（悪心・嘔吐，食欲不振） ・皮膚（発疹） ・その他（心悸亢進，頭痛）	・特記事項なし	・ **高齢者** 心悸亢進，血圧上昇，糖代謝促進の発現が増強される恐れがある. ・甲状腺機能障害，糖尿病，循環器系疾患，高血圧に罹患している人は慎重に判断.

（つづく）

ン等）が配合される場合がある.
最大分量を示す.
い禁忌・副作用・相互作用も含まれている.

10 参照.

表 9・1　鎮咳去痰薬の代

	成分名（リスク分類） 最大：1日最大量[†2][mg] 医：医療用成分最大量[mg]	薬　効	禁　忌[†3,4]
気管支拡張成分（つづき）	**ジプロフィリン**（2） 最大 300，医—	気道粘膜線毛運動を亢進，気管支拡張作用により呼吸を楽にする．	・てんかん，痙攣 ・甲状腺機能亢進症
	テオフィリン（2） 最大 600，医—		
抗炎症成分	**トラネキサム酸**（3） 最大 750，医— 構造式は p.308 参照	抗プラスミン作用により炎症を抑える．	・特記事項なし
殺菌・消毒成分	**セチルピリジニウム塩化物水和物**（3） 最大—，医—	のどの炎症を抑える．おもにトローチ剤，ドロップ剤に配合される．	・特記事項なし
カフェイン成分	**安息香酸ナトリウムカフェイン**（3） 最大 300，医 1800	カフェインの中枢神経興奮作用は神経機能を活発にして，眠気を抑える．	・特記事項なし
	無水カフェイン（3） 最大 300，医 900 構造式は p.66 参照		

†1　このほかに，生薬成分（マオウ，カンゾウ，セネガ，トコン，ケイヒ，キキョウ，キョウニ
†2　製造販売承認基準〔平成 28 年（2016 年）3 月 28 日付薬生発 0328 第 10 号〕に示された 1 日
†3　医療用医薬品の添付文書も参考にしたので，OTC 医薬品の添付文書には記載されていな
†4　このほかに，その成分によってアレルギーを起こしたことのある人は禁忌である．
†5　このほかに，医薬品や食品等に対するアレルギーの有無について注意する（§3・3参照）．
†6　高齢者については§9・3・8，妊婦・授乳婦については§9・3・9，小児については§9・3・

表的な成分一覧表[†1] (つづき)

おもな副作用[†3] (太字は重大な副作用)	相互作用[†3,5] (医療用医薬品等ごとの臨床症状は本文 p.75 の表参照)	注意事項[†6]
［共通］ ・ショック，アナフィラキシー様症状 ・動悸 ［テオフィリン］ ・痙攣，意識障害 ・肝機能障害 ・横紋筋融解症	・他のキサンチン系薬剤 ・アロプリノール，エリスロマイシン，チクロピジン塩酸塩，シメチジン，ニューキノロン系抗菌薬 ・アドレナリンβ遮断薬 ・炭酸リチウム，バルビツール酸誘導体，フェニトイン，リファンピシン	［ジプロフィリン］ ・てんかん ・甲状腺機能亢進症 ・急性腎炎 ［テオフィリン］ 授乳婦 服用してはならない，あるいは服用するなら授乳を避ける．
・消化器（悪心・嘔吐，食欲不振，胸やけ，下痢） ・皮膚（発疹，発赤，かゆみ）	・トロンビン ・ヘモコアグラーゼ	・血栓のある人
・特記事項なし	・特記事項なし	・特記事項なし
・特記事項なし	・特記事項なし	・ 授乳婦 母乳に移行することが知られている．

ン等）が配合される場合がある．
最大分量を示す．
い禁忌・副作用・相互作用も含まれている．

10 参照.

10 消化器官用薬（総論）
Gastrointestinal Remedies

10・1　消化器官用薬の概要

　消化器官用薬には，胃腸薬（制酸薬，ヒスタミン H_2 受容体拮抗薬（胃酸の分泌を抑える薬），健胃薬，消化薬，複合胃腸薬（制酸・健胃・消化等の複数の作用をもつ胃腸薬），整腸薬，止瀉薬（下痢止め），胃腸鎮痛鎮痙薬，浣腸薬，瀉下薬（便秘薬），駆虫薬，その他の消化器官用薬が含まれる．

　胃腸障害の症状には，胃部刺激感，胸やけ，胃部不快感，胃もたれ，むかつき，吐き気等がある．原因はさまざまであるが，おのおのの症状に対し，胃酸過多を抑制する制酸成分，ヒスタミンに拮抗して胃液の分泌を抑制するヒスタミン H_2 受容体拮抗薬，胃腸の働きを活発にする健胃薬成分，消化を助ける消化薬成分が用いられている（表 10・1）．これらの各種成分が販売目的とするおもな効能・効果に最も適切な組合わせと分量になるように配合され，制酸薬，ヒスタミン H_2 受容体拮抗薬，健胃薬，消化薬，整腸薬，止瀉薬，胃腸鎮痛鎮痙薬として販売されている（表 10・2）．しかし，いずれも対症療法であるため，連用を避け，使用上の注意で示された用法用量を守り，一定期間服用しても症状が改善されない場合は服用を中止し，医師，薬剤師に相談することが必要である．また，重症の場合は胃潰瘍等に進行する場合もあるため，十分な注意が必要である．

コラム 6　二 日 酔 い

　アルコールは胃から小腸を経て肝臓で分解処理される．飲酒量が肝臓での処理能力を超えると，アルコール分解過程の中間産物であるアセトアルデヒドが血中に貯留する．このアセトアルデヒドは毒性の高い物質であり，頭痛や吐き気，食欲不振等の不快な症状をひき起こす原因物質となっている．アセトアルデヒドの体内からの排泄には約 12 時間が必要である．したがって，二日酔いで苦しいときには，十分に水分を補給して老廃物を速やかに排泄することが大切である．

　その際，対症療法として，黄連解毒湯，制酸薬，胃粘膜保護薬，健胃生薬等を配合した複合胃腸薬は，二日酔い・悪酔いのむかつきや胃部不快感，胃酸過多，消化不良等に効果的である．一方で，頭痛薬の使用には肝臓と胃腸に過度の負担をかける恐れもあるため，注意を要する．やむをえない場合には，胃腸薬と共に服用することが勧められる．カフェインを含むコーヒー等の飲料の摂取も，頭痛の軽減に役立つ．また民間療法ではあるが，柿に含まれるフルクトース（果糖）がアルコールの分解を助け，二日酔い症状の原因の一つとなる低血糖を改善させる効果があると言われている．同様にビタミンを豊富に含むハチミツも効果があると言われている．

表 10・1　消化器官用薬に使用されるおもな成分

種　類		おもな成分名[†1]
制酸薬	制酸成分	炭酸水素ナトリウム[3], 炭酸マグネシウム[3], 酸化マグネシウム[3], ケイ酸アルミン酸マグネシウム[2], 水酸化アルミニウムゲル[2], 水酸化マグネシウム[3], 沈降炭酸カルシウム[3], 合成ヒドロタルサイト[2], ジヒドロキシアルミニウムアミノアセテート[2], メタケイ酸アルミン酸マグネシウム[2], スクラルファート水和物[2], アルジオキサ[2], 銅クロロフィリンカリウム[2]
	副交感神経遮断成分	ロートエキス[2,*]
	胃酸分泌抑制成分	ピレンゼピン塩酸塩水和物[2]（ムスカリン M_1 受容体拮抗作用）
ヒスタミン H_2 受容体拮抗薬		シメチジン[1], ファモチジン[1], ニザチジン[1], ロキサチジン酢酸エステル塩酸塩[1]
健胃薬	生薬成分	ウイキョウ[3], ウコン[3], オウゴン[2,*], オウバク[2,*], オウレン[2,*], ガジュツ[2], ケイヒ[3], ゲンチアナ[3], コウボク[2,*], ショウキョウ[3], センブリ[3], ソウジュツ[2,*], チョウジ[3], チンピ[3], ニンジン[3]
	胃腸機能調整成分	カルニチン塩化物[3], トリメブチンマレイン酸塩[2,*]
	胃粘膜病変改善成分	テプレノン[2]
	酵　母	乾燥酵母[3]
消化薬		でんぷん消化: ジアスターゼ[3], ジアスメン[3] たん白質消化: プロザイム[3], ニューラーゼ[3] 脂肪消化: リパーゼ[3], ポリパーゼ[3] 繊維素消化: セルラーゼ[3], セルロシン[3] 複合消化: タカヂアスターゼ[3], パンクレアチン[3], ビオヂアスターゼ[3], ビタミラーゼ[3] 胆汁関連物質: ウルソデオキシコール酸[3], 胆汁末[3], デヒドロコール酸[3]
粘膜修復成分		アズレンスルホン酸ナトリウム水和物[3], アルジオキサ[2,*], L-グルタミン[3], ゲファルナート[3], スクラルファート水和物[2], セトラキサート塩酸塩[3], ソファルコン[2], テプレノン[2], 銅クロロフィリンナトリウム[3], 銅クロロフィリンカリウム[2], メチルメチオニンスルホニウムクロライド[3], アカメガシワ[3], エンゴサク[2,*], カンゾウ（甘草）[2,*], トロキシピド[2]
消泡成分		ジメチルポリシロキサン[3]
整腸薬		乳酸菌成分: 有胞子性乳酸菌[3], ラクトミン[3]（アシドフィルス菌, ファッカリス菌, ガッセリ菌）, ビフィズス菌[3] 酪酸菌成分: 宮入菌[3], 酪酸菌[3] その他の生菌成分: 納豆菌[3] 生薬成分: アカメガシワ[3]
胆汁関連物質		ウルソデオキシコール酸[3], デヒドロマール酸[3]
止瀉薬（下痢止め） （つづく）		腸内殺菌成分: アクリノール水和物[2,*], タンニン酸ベルベリン[2,*], ベルベリン塩化物水和物[2,*] 収れん成分: 次硝酸ビスマス[2,*], 次没食子酸ビスマス[2,*], タンニン酸アルブミン[2]

（つづく）

†1　各成分名の右肩に表示されている 1〜3 および指 2 はリスク分類.
　　1: 第一類医薬品, 2: 第二類医薬品, 指 2: 指定第二類医薬品, 3: 第三類医薬品.
†2　＊は投与経路・含有量等により区分が異なる成分.

表 10・1　消化器官用薬に使用されるおもな成分 (つづき)

種　類	おもな成分名[†1]
止瀉薬（下痢止め） （つづき）	吸着成分: カオリン[3], 天然ケイ酸アルミニウム[2,*], ヒドロキシナフト工酸アルミニウム[2] 鎮痛鎮痙成分: ロートエキス[2,*] 生薬成分: アセンヤク[3], オウバク[2,*], カンゾウ[2,*], ゲンノショウコ[3], 木クレオソート[2] ビタミン成分: チアミン硝化物（ビタミン B_1）[3], リボフラビン（ビタミン B_2）[3] その他の止瀉成分: ロペラミド塩酸塩[指2]
胃腸鎮痛鎮痙薬	副交感神経遮断成分: 塩酸オキシフェンサイクリミン[2], ジサイクロミン塩酸塩[2], チキジウム臭化物[2], ブチルスコポラミン臭化物[2], メチルオクタトロピン臭化物[2], ロートエキス[2,*] 鎮痙成分: パパベリン塩酸塩[2] 局所麻酔成分: アミノ安息香酸エチル[指2,*], オキセサゼイン[2] 生薬成分: エンゴサク[2,*], カンゾウ[2,*], シャクヤク[3,*]
浣腸薬	直腸大腸刺激成分: グリセリン[2,*], D-ソルビトール[3], ビサコジル[2,*] 炭酸ガス発生成分: 炭酸水素ナトリウム[3], 無水リン酸二水素ナトリウム[3] その他の成分: クエン酸ナトリウム水和物[3]
瀉下薬（便秘薬）	刺激性下剤成分: 小腸性下剤(ヒマシ油[2,*]), 大腸性下剤(アロエ[2,*], センナ[指2], センノシド[指2], ダイオウ[2,*], ピコスルファートナトリウム水和物[2], ケンゴシ[2]), 直腸性下剤（ビサコジル[2]） 膨張性下剤成分: カルメロースナトリウム（CMC-Na）[3], プランタゴ・オバタ[3] 塩類下剤成分: 酸化マグネシウム[3], 硫酸マグネシウム水和物[3] 浸潤性下剤成分: ジオクチルソジウムスルホサクシネート（DSS）[2] その他の成分: カンゾウ[2]

†1　各成分名の右肩に表示されている1〜3および指2はリスク分類.
　　1: 第一類医薬品, 2: 第二類医薬品, 指2: 指定第二類医薬品, 3: 第三類医薬品.
†2　＊は投与経路・含有量等により区分が異なる成分.

表 10・2　消化器官用薬の分類と有効な症状 (一覧)

症　状 ＼ 分　類	制酸薬	H_2受容体拮抗薬	健胃薬	消化薬	整腸薬	止瀉薬	胃腸鎮痛鎮痙薬
腹　痛[†1]							◯
さしこみ〔疝痛, 癪（しゃく）〕							◯
胃酸過多	◯						◯

(つづく)

†1　**腹痛**: 発生機序と症状により**内臓痛**〔消化管の伸展, 攣縮, 化学的刺激により内臓神経（自律神経）を介して起こるものであり, おもに正中線上に感じる部位感の乏しい鈍痛〕, **体性痛**〔壁側腹膜, 腸間膜, 小網, 横隔膜等に分布する知覚神経（体性神経）が刺激されて起こるものであり, キリキリと感じる鋭い限局性の痛み〕, **関連痛**（放散痛, 圧痛点などであり, 限局性の明確な痛み）に分けられる.
†2　**胃痛**: 胃・十二指腸潰瘍, 胃炎, 胃癌等が原因となり起こるものであり, 心窩部に限局する痛みである. 食事との関連, 鈍痛か激痛か, 急激な症症か否か等の違いが原因の特定と治療薬選択の参考となる.
†3　ロートエキスが含まれる場合のみ.

表 10・2　消化器官用薬の分類と有効な症状 （一覧） （つづき）

症　状 ＼ 分　類	制酸薬	H₂受容体拮抗薬	健胃薬	消化薬	整腸薬	止瀉薬	胃腸鎮痛鎮痙薬
胃部不快感	○						
胃部膨満感	○						
胃　重	○						
ゲップ （おくび）	○						
胃　痛†2	○	○					○
胸やけ	○	○					○
胃もたれ	○	○	○	○			
胸のつかえ	○	○		○			
胃部むかつき		○					
嘔　吐	○		○				
吐き気 （むかつき，胃のむかつき，二日酔い・悪酔いによるむかつき，嘔気，悪心）	○		○				
飲み過ぎ （過食）	○		○				
胃部・腹部膨満感			○				
胃　弱			○				
食欲不振 （食欲減退）			○	○			
消化不良			○	○			
食べ過ぎ （過食）			○	○			
消化促進				○			
消化不良による胃部・腹部膨満感				○			
整腸 （便通を整える）					○		
腹部膨満感					○		
便　秘					○		
軟　便					○	○	
下　痢						○	
消化不良による下痢						○	
食あたり						○	
吐き下し						○	
水あたり						○	
くだり腹						○	
腹痛を伴う下痢†3						○	

10
消化器官用薬 （総論）

▰ 10・2　販 売 時 の 対 応 ▰

§10・2は，第11章（制酸薬），第12章（ヒスタミン H₂ 受容体拮抗薬含有薬），第13章（健胃薬・消化薬），第14章（整腸薬・止瀉薬），第15章（胃腸鎮痛鎮痙薬），第16章〔瀉下（下剤）薬〕・第20章〔鎮暈薬（乗り物酔い薬）〕に対応する．

■ 10・2・1　あらかじめ知っておかなくてはならないこと
（消化器官用薬が必要となる症候と疾患について）■

　消化器官に異常が起こって出現する症候には，腹痛，胸痛（胃食道逆流症），嘔気・嘔吐，下痢，便秘，腹部膨満（腹水），腹部腫瘤，嚥下困難，吐血・下血，黄疸等がある．薬局等を訪れる患者の訴えの多くは以下の a〜c の症候（腹痛，嘔気・嘔吐，下痢，便秘）であり，それに対して考えるべき疾患は次のようになる．

a. 腹　痛

　医療の現場では，痛みに対してその痛みがいつから始まり（持続痛か，強さはどうか），どこの部位か，随伴症候はないか等の問診が重要となる．腹部の臓器のどこに異常が生じるかによって，腹部に出現する痛みの部位（図 10・1）がある程度決まってくる．また，それによって原因疾患も以下 ①〜⑦ のように想定される．

　① **心窩部**に痛みがある場合：消化性潰瘍，食道炎（胃食道逆流症）・食道潰瘍，食道裂孔ヘルニア，胃炎，胃癌，狭心症・心筋梗塞等

　② **右季肋部**（右上腹部）に痛みがある場合：十二指腸潰瘍，胆石症，胆嚢炎，急性・慢性肝炎，肝膿瘍，右腎結石，大腸炎，大腸癌（横行結腸部）等

　③ **左季肋部**（左上腹部）に痛みがある場合：急性・慢性膵炎，膵癌，胃潰瘍，左腎結石，大腸炎，大腸癌（横行結腸部）等

　④ **右下腹部**に痛みがある場合：虫垂炎，大腸炎，S状結腸捻転，大腸憩室炎，クローン病，潰瘍性大腸炎，大腸癌（上行結腸部），尿路結石，子宮外妊娠破裂，卵嚢嚢腫捻転，腸重積症（おもに小児：イチゴゼリー状の便，機嫌が悪い等が出現する）等

　⑤ **左下腹部**に痛みがある場合：大腸炎，大腸憩室炎，クローン病，潰瘍性大腸炎，大腸癌（下行結腸部）尿路結石，子宮外妊娠破裂，卵嚢嚢腫捻転等

　⑥ **下腹部**に痛みがある場合：膀胱炎，尿管結石，子宮内膜症，前立腺炎等

　⑦ **腹部全体**に痛みがある場合：急性腹膜炎，イレウス，消化管穿孔，解離性大動脈瘤（破裂），アレルギー性紫斑病等

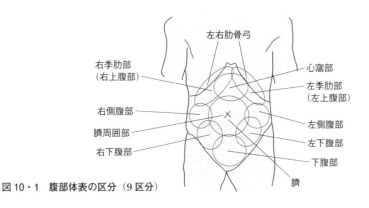

図 10・1　腹部体表の区分（9 区分）

b. 嘔気・嘔吐

嘔気・嘔吐は患者がよく訴える症候（主訴）であり，以下のようにさまざまな疾患で出現する．医療の現場では十分に問診をして，随伴症候を考慮しながら原因を想定している．

① **消化器管**に何らかの原因がある場合
①-1　消化管の狭窄・通過障害によるもの
  ・食道疾患（食道癌，アカラシア，食道憩室，食道裂孔ヘルニア等）
  ・胃疾患（胃癌，胃潰瘍等）
  ・小腸疾患（十二指腸潰瘍，小腸腫瘍，メッケル憩室等）
  ・大腸疾患〔大腸癌，イレウス，腸重積症（小児），慢性便秘等〕
①-2　消化器管の刺激・腹膜刺激によるもの
  ・急性胃炎，急性腸炎，消化性潰瘍，マロリー・ワイス症候群（アルコールの過剰摂取による），腹膜炎，虫垂炎，急性膵炎，急性肝炎，胆嚢炎，尿路結石等
② **神経因性**によるもの
  ・ヒステリー，神経症，拒食症等
  ・ストレス，恐怖，抑うつ等が強いとき
  ・乗り物酔い
③ **自律神経**の失調によるもの
  ・起立性調節障害
④ **内耳・前庭器官**の刺激によるもの
  ・メニエール病
  ・乗り物酔い
⑤ **眼圧上昇**によるもの
  ・緑内障
⑥ **化学受容器引き金帯**（chemoreceptor trigger zone，CTZ）の刺激を介するもの
  ・薬物によるもの（抗腫瘍薬による化学療法，テオフィリン，ジゴキシン等），中毒（アルコール，食中毒等）に伴って出現するもの
  ・尿毒症，糖尿病性ケトアシドーシス，低酸素状態等
  ・妊　娠
⑦ **頭蓋内圧亢進**によるもの
  ・くも膜下出血，髄膜炎・脳炎，脳腫瘍等
⑧ **小児特有の嘔吐**
  ・自家中毒（周期性嘔吐症，ケトン性低血糖症）
  ・器質的なもの（先天性食道閉鎖症，腸重積症，肥厚性幽門狭窄症，先天性小腸閉鎖，ヒルシュスプルング病等）

c. 下痢，便秘

① 下痢への対応

下痢も患者がよく訴える症候（主訴）で，医療の現場では以下のことに注意を払って問診をして，便の観察も行っている（小児の場合には便を見ることも必要である）．
  ・下痢の回数・量と性状に対する問診（写真に撮ってくることがある）

・下痢以外の随伴症候・薬歴・食事に対する問診

② 便秘への対応

　便秘も患者（小児を含め）がよく訴える症状である．習慣性便秘のことが多く，以下のように薬剤性のものや器質的疾患も含まれるので注意を要する．OTC 医薬品では，明らかに 3 日以上排便がなければグリセリン浣腸の使用を伝える．

■ 10・2・2　販売時の対応フローチャート（図 10・2）■

　各症候に合った OTC 医薬品の選び方を下記に示す．

a. 腹痛に対する薬剤の選択

　§10・2・2a は，第 11 章（**制酸薬**），第 12 章（**ヒスタミン H$_2$ 受容体拮抗薬含有薬**），第 13 章（**健胃薬・消化薬**），第 15 章（**胃腸鎮痛鎮痙薬**）に対応する．

　§10・2・1a で述べたように腹痛を来す疾患は多数あり，それを鑑別して推測し，的確な治療に結び付ける必要がある．腹痛が強いときや持続しているときには安易に薬を投与することは避けて（診断を遅らせてしまうため），医療機関の受診を勧奨する．また，§7・2B・1（解熱鎮痛薬）で記述したように，内臓は皮膚や関節・筋肉等に比べて知覚神経の分布が少ないため，内臓痛は痛みとして感知されることが少ない．痛みの原因は臓器への侵害刺激や，臓器自体の運動や病的な状態（急激な拡張や攣縮）によって誘発される．たとえば，消化管の激しい痛み（疝痛発作）は急激な平滑筋収縮によるものが多いので，アセトアミノフェンや非ステロイド性抗炎症薬（NSAIDs）は効果がなく，平滑筋運動を抑制して消化管運動を抑制する第四級アンモニウム塩合成抗コリン薬（ブチルスコポラミン臭化物等）が使用される．

a-1. 胃の痛みに対する対応

　① 健胃薬（胃腸機能調整成分）（胃腸運動調律作用により）: トリメブチンマレイン酸塩

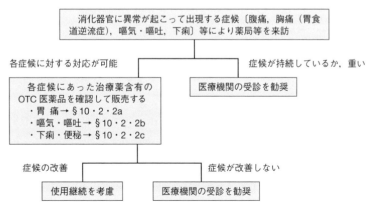

図 10・2　消化器官用薬販売時の対応フローチャート

② **制酸薬**（胃酸分泌抑制成分：ムスカリン M_1 受容体拮抗作用）：消化管平滑筋の痙攣性収縮を抑制

③ **胃腸鎮痛鎮痙薬**（胃粘膜局所麻酔作用）：オキセサゼイン

a-2. 胃の不快感・ゲップ・胸やけ・むかつき，胃酸過多に対する対応

（胃酸分泌に対抗・胃酸分泌抑制）

① **制酸薬**：酸を中和するアルカリ化薬
② **制酸薬**（胃酸分泌抑制成分：ムスカリン M_1 受容体拮抗作用）
③ **ヒスタミン H_2 受容体拮抗薬**：ヒスタミン H_2 受容体拮抗作用により胃酸の分泌を抑制する．胃酸分泌抑制作用は，シメチジン：ファモチジン＝1：20〜40．
④ **粘膜修復成分**：胃粘膜保護作用による．
⑤ **消化薬**：食欲不振，消化不良，食べ過ぎに対して用いる．

b. 嘔気・嘔吐に対する薬剤の選択

§10・2・2b は，第 20 章〔鎮暈薬（乗り物酔い薬）〕に対応する．

OTC 医薬品としては，乗り物酔いによる吐き気止めとしてジフェンヒドラミン〔抗ヒスタミン薬．嘔吐中枢や内耳への刺激伝達（迷路反応）を抑制〕とジプロフィリン（平衡感覚の乱れによるめまいを軽減）配合のもの，クロルフェニラミンマレイン酸塩（抗ヒスタミン成分）とスコポラミン臭化水素酸塩水和物（副交感神経遮断成分）配合のもの，塩酸メクリジン（抗ヒスタミン成分．作用時間が長い）とスコポラミン臭化水素酸塩水和物配合のものがある．また，食べ過ぎや胃炎等によるものには，制酸薬，健胃薬を選び，下痢（嘔吐下痢症）によるものには整腸薬・止瀉薬の使用，便秘によるものは瀉下薬（下剤）の使用を考慮する．

c. 下痢，便秘に対する薬剤の選択

§10・2・2c は，第 14 章〔整腸薬・止瀉薬〕，第 16 章〔瀉下薬（下剤）〕に対応する．

c-1. 下痢に対する薬剤の選択

下痢はウイルス，細菌等の病原微生物を体外に排泄する一つの生体防御作用であるといえる．腸管の運動を強く抑制する成分含有（ロペラミド塩酸塩，トリメブチンマレイン酸塩等）のものを安易に用いると感染性腸炎を長引かせるだけでなく，ベロトキシンを産生する細菌では溶血性尿毒症症候群（HUS）を悪化させることにもつながる．そのことを十分配慮して，薬物使用を考慮する．

① **薬物治療** 整腸薬，止瀉薬（下痢止め）の使用を考慮する．
② **輸液療法** 下痢によって脱水がひどいときには，一時的に飲食を控え，水分補給として輸液を行う．大腸炎のときは腸粘膜の炎症によって消化・吸収が悪くなっているため，一時的に飲食を控え，お腹を休める．

c-2. 便秘に対する薬剤の選択（おもに機能的便秘に対して）

① **機械的下剤**：水分を吸収して便を軟らかくして排便を促す．
② **刺激性下剤**：大腸もしくは小腸を刺激して排便を促す．
 　・大腸刺激性下剤
 　・小腸刺激性下剤
③ **浣　腸**
 　・グリセリン浣腸

■ 10・2・3　受診を勧める目安 ■

　腹痛については，胃自身の痛みや胃酸過多による痛み，他の消化管（特に大腸）では急激な拡張や攣縮による軽度の痛みに対してはOTC医薬品で対応できるが，前述（§10・2・2）のように，腹痛はさまざまな臓器への侵害刺激や，臓器自体の運動や病的な状態（急激な拡張や攣縮）によって誘発される．痛みが強い場合には，原因の検索とそれに対応した治療の選択のために医療機関の受診を勧奨する．

　嘔気・嘔吐をひき起こす疾患は前述のように多数あり，それを鑑別して診断して的確な治療に結び付ける必要がある．乗り物酔いによる嘔吐に対してはOTC医薬品（鎮うん薬）で対応できるが，嘔気・嘔吐が強いときは安易に薬を投与するのは避けて（診断を遅らせてしまう），医療機関の受診を勧奨する．

　下痢については，下痢の回数が少なく（1日4〜5回位まで），随伴症候（発熱，嘔吐，血便等）を伴っていなければOTC医薬品で対応できる．下痢や随伴症候が長引くときには，感染性腸炎から細菌が産生するベロ毒素による溶血性尿毒症症候群（HUS）を悪化させることがあるため，医療機関の受診を勧奨する．便秘については，OTC医薬品使用によって排便があればよいが，便秘が長引いたり（器質性便秘を考える必要がある），随伴症候（腹痛，発熱，嘔吐等）が強くなるようなら，医療機関の受診を勧奨する．

■ 10・2・4　対応フローチャート以外の注意事項 ■

　腹痛，嘔気・嘔吐，下痢，便秘以外に，消化器官に異常が起こって出現する症候には，腹部膨満（腹水），腹部腫瘤，嚥下困難，吐血・下血，黄疸等がある．これらの症候に対してはOTC医薬品では対応できないため，医療機関の受診を勧奨する必要がある．

10
消化器官用薬（総論）

11 制　酸　薬
Antacids

■ 11・1　開発の意図と効能 ■

　制酸薬は，胃腸薬の一種で，胃酸を中和する医薬品である．胃は胃酸やペプシンを分泌して食物の消化を促進すると同時に，粘液を分泌し胃酸等により自分の胃を傷つけることを防いでいる．この相反する作用のバランスの上に成り立っている胃だが，食べ過ぎや飲み過ぎが原因で胃酸が過剰に分泌されたり，過度のストレスが原因で粘液の分泌低下や粘膜血流量の減少が生じるとバランスが崩れることがある．それにより，胸やけやむかつき，胃部不快感等の症状が現れることがある．

　そこで過剰に分泌された胃酸を中和し上部消化管（胃，十二指腸）内の pH を上昇させ，またペプシン活性を低下させて胃粘膜を保護するために開発されたのが制酸薬である．制酸薬としては，胃酸中和により胸やけ，むかつきの改善を目的とした制酸成分，抗コリン作用による胃酸の分泌抑制を目的とした副交感神経遮断成分，胃の粘膜を保護し，血流量を増やすことを目的とした粘膜修復成分，胃酸の分泌そのものを抑制し症状を改善する胃酸分泌抑制成分等がある．

　実際の OTC 医薬品としてはこれらの各種成分を配合した複合薬が製品として多く開発されている．比較的安価で症状の緩和に役立つ．

■ 11・2　販売時の対応 ■

　§ 10・2（p.87）参照．

■ 11・3　制酸薬の選び方・使い方 ■

■ 11・3・1　効能・効果 ■

　製造販売承認基準では下記の効能・効果が定められている．

　胃酸過多，胸やけ，胃部不快感，胃部膨満感，もたれ（胃もたれ），胃重，胸つかえ，げっぷ（おくび），吐き気（むかつき，胃のむかつき，二日酔い・悪酔いのむかつき，嘔気，悪心），嘔吐，飲み過ぎ（過飲），胃痛

　解説　制酸薬という分類ではあるが，多くの製品で配合剤となっているため，制酸効果のみならず，消化促進，胃粘膜保護の効果を併せもつことに注意．

　効能中の"吐き気"は OTC 医薬品購入希望者に誤解されやすい．該当するのはあくまでも軽微な胃のむかつき，二日酔い・悪酔いのむかつき，嘔気である．状態確認により急性胃炎や胃潰瘍・十二指腸潰瘍，腸閉塞等の消化器疾患や耳の異常から起こるメニエール病や突発性難聴に伴う吐き気等が強く疑われる場合は医療機関の受診を勧める．

　また商品パッケージには購入希望者向けに大きな文字で"胸やけ，胃もたれ"等開発した製薬企業が主としてアピールしたい効能が表記されている製品も多いので，販売時には実際の配合成分を確認し，適切な製品選択と服用上の助言を行うことが大切である．

　なお，胃酸分泌過多によるものと推測される"胃痛，胸やけ，もたれ，むかつき"には，十分な状態確認をしたうえで，薬剤師等の判断でヒスタミン H_2 受容体拮抗薬を勧めた方が，迅速に症状が改善することもある．

■ 11・3・2 用法・用量 ■

● 定められた用量を定められた用法で服用する.

一般的に食前, 食間 (食後 2〜3 時間) および就寝前の用法が多い. 空腹時に分泌された消化液が胃粘膜を刺激することで起こる症状を改善するための用法である. 食後服用の制酸薬, あるいはチュアブル錠に 1 日の服用回数だけが定められ, 服用時点の指定がない, いわゆる頓用のものもある.

● 服用回数と服用間隔を守る.

1 日 3 回という回数が多い. 服用間隔は 4 時間以上あける.

● 2 週間位服用しても症状がよくならない場合:

他の疾患が考えられるので服用を中止し, 医療機関の受診を勧める. なお, グリチルリチン酸等を 1 日最大配合量がグリチルリチン酸として 40 mg 以上, またはカンゾウとして 1 g 以上 (エキス剤については原生薬に換算して 1 g 以上) 含有する製剤の場合は 5〜6 日間を限度とする.

■ 11・3・3 薬 効 ■

章末の成分一覧表 (p. 98) を参照.

■ 11・3・4 禁 忌 ■

● 次表の疾患に罹患している人.

禁 忌[1,2]

疾患名等	対象成分	説 明
甲状腺機能障害	**沈降炭酸カルシウム**	甲状腺機能が低下している人はカルシトニンの作用が低下するため, 高カルシウム血症になりやすい.
透析治療を受けている人	**アルミニウム, マグネシウム, アルジオキサ, スクラルファート水和物**	アルミニウム含有製剤等で異常蓄積による合併症 (アルミニウム脳症, アルミニウム骨症) が起こる場合がある.
ナトリウム摂取の制限を必要とする人	**炭酸水素ナトリウム**	ナトリウムの貯留増加により症状が悪化する恐れがあり, 高血圧症や腎疾患の悪化をひき起こす場合がある.
重篤な循環器系疾患	**ロートエキス**	脈拍が上がったり, 心臓がどきどきしたりする可能性がある. (重篤な場合のみ禁忌. それ以外は注意)
緑内障	**ピレンゼピン塩酸塩水和物, ロートエキス**	眼圧を上昇させ, 緑内障の症状 (たとえば目の痛み, 目のかすみ等) が悪化したりすることがある.
前立腺肥大等による下部尿路の閉塞または排尿障害		排尿障害のある人はさらに尿が出にくくなることがある.
麻痺性イレウス	**ロートエキス**	抗コリン作用により, 消化管運動を抑制するため, 症状を悪化させる恐れがある.
妊婦または妊娠の可能性	**ロートエキス**	妊婦または妊娠している可能性のある人への安全性は確立していない.

[1] このほかに, その成分によってアレルギーを起こしたことのある人は禁忌である.
[2] 医療用医薬品の添付文書も参考にしたので, OTC 医薬品の添付文書には記載されていない禁忌も含まれている.

11
制
酸
薬

▌11・3・5　注意すべき病態等 ▌

● 次表の疾患に罹患している人.

注意すべき病態等[†]

疾患名等	対象成分	説　明
循環器系疾患	**グリチルリチン酸**等を1日最大配合量として 40 mg 以上またはカンゾウとして 1 g 以上（エキス剤では原生薬に換算して 1 g 以上）含む製剤	大量に服用することでナトリウム貯留やカリウム排泄促進が起こり，浮腫，高血圧，四肢麻痺，低カリウム血症等の症状が現れ，左記の病状を悪化させる恐れがある.
腎疾患	**制酸薬全般**	制酸薬にはナトリウム，マグネシウム，カルシウムを含む製品が多く，腎機能に障害があると排泄が遅れたり，イオン貯留により悪心・嘔吐・浮腫等の症状が現れたりすることがある.
血栓症のある人	**セトラキサート塩酸塩**	代謝されてトラネキサム酸を生じるので，血栓を安定化する恐れがある.
授乳婦	**ロートエキス**	母乳に移行することが認められている．ロートエキスは胎児または新生児に頻脈等を起こすことがあるので授乳中の女性は服用しない．また，乳汁分泌が抑制されることがある.
妊婦または妊娠の可能性	**ピレンゼピン塩酸塩水和物**	妊娠中の安全性は確立していない.

　[†]　このほかに，医薬品や食品等に対するアレルギーの有無について注意する（§3・3参照）.

▌11・3・6　副　作　用 ▌

● 重大な副作用

　その初期症状を把握して，症状が現れたら直ちに服用を中止し，本剤の包装あるいは添付文書を持参しての受診を勧める.

副作用[†]	起因成分
アナフィラキシー様症状	**ピレンゼピン塩酸塩水和物**
無顆粒球症	
偽アルドステロン症	**グリチルリチン酸**等を1日最大配合量として 40 mg 以上またはカンゾウとして 1 g 以上（エキス剤では原生薬に換算して 1 g 以上）含む製剤
肝機能障害，黄疸	**ソファルコン**
高マグネシウム血症	**マグネシウム含有製剤**
高カルシウム血症	**カルシウム含有製剤**
腎結石・尿路結石	

　[†]　医療用医薬品の添付文書も参考にしたので，OTC 医薬品の添付文書には記載されていない副作用も含まれている.

● その他の副作用

関係部位	症　状
代謝系	浮　腫

(つづく)

11

制
酸
薬

(つづき)

関係部位	症　状
消化器	口渇，胃部膨満，胃部不快感，膨満感，悪心・嘔吐，腹痛，便秘，軟便，下痢，食欲不振
泌尿器	排尿障害，排尿困難
精神神経系	頭痛，頭重感，めまい
循環器	血圧上昇
眼	散　瞳
皮　膚	発赤，発疹，かゆみ

■ 11・3・7　相互作用 ■

● 服用中は併用すべきでない医療用医薬品を次表に示す.

　これらの医療用医薬品とは薬理作用が重複するため，作用が増強されたり副作用が発現する可能性が高まる. また，胃腸薬全般に類似の成分が配合されていることがあるので，注意して確認する.

相互作用[†]

組合わせ		臨床症状
医療用医薬品等	OTC医薬品およびその成分	
クエン酸製剤	スクラルファート水和物	キレートを形成し，アルミニウムの吸収が促進され血中アルミニウム濃度が上昇する.
血清カリウム抑制イオン交換樹脂		血清カリウム抑制イオン交換樹脂の効果が減弱する恐れがある.
ニューキノロン系抗菌薬		併用薬剤の吸収を遅延または阻害する恐れがある.
ジギタリス製剤		
甲状腺ホルモン剤		
胆汁酸製剤		
テオフィリン徐放製剤		テオフィリン徐放製剤の吸収を阻害するとの報告がある.
胃腸鎮痛鎮痙薬	ロートエキス	薬理作用が重複するので作用が増強され，副作用が発現しやすくなる可能性が高まる.
テトラサイクリン系抗生物質，ニューキノロン系抗菌薬，ビスホスホネート系製剤	マグネシウム，カルシウム，アルミニウム含有製剤	キレートを形成し，該当する医療用医薬品の吸収を阻害することがある. 同時に服用させず，2時間程度間隔をあける.

† 　医療用医薬品の添付文書も参考にしたので，OTC医薬品の添付文書には記載されていない相互作用も含まれている.

● ナトリウム，マグネシウム，カルシウム含有製剤を服用中は注意すべきもの:
　大量の牛乳，カルシウム製剤

　[解説]　ミルクアルカリ症候群（milk-alkali syndrome；高カルシウム血症，高窒素血症，アルカローシス等）が現れる恐れがある.

11

制
酸
薬

■ 11・3・8　高齢者における注意事項 ■

● 高齢者では，生理機能が低下していることが多いので，副作用が発現しやすい．

医療機関へ通院中の人は複数の薬を長期にわたって服用していることがあるので，OTC医薬品の販売を行うにあたっては特に注意が必要である．

● 高齢者の中でもむくみや排尿困難のある人は以下に注意する．

グリチルリチン酸等を1日最大配合量として40 mg以上またはカンゾウとして1 g以上（エキス剤では原生薬に換算して1 g以上）を含有する製剤において，ナトリウム貯留やカリウム排出促進が起こり，むくみを悪化させる恐れがある．

■ 11・3・9　妊婦，授乳婦における注意事項 ■

● 妊婦に対するOTC医薬品の使用は原則禁忌である．

妊婦または妊娠していると思われる人には医師を受診するように勧める．

OTC医薬品においてはピレンゼピン塩酸塩水和物が妊婦には注意すべき成分となっている．

● 授乳中の人は服用しないか，服用する場合は授乳を避けるよう指導する成分：

ロートエキス含有製剤（母乳に移行して乳児の脈が速くなることがある），ピレンゼピン塩酸塩水和物・ソファルコン（動物で乳汁への移行が認められている）

表11・1　制酸薬の

種類	成分名（リスク分類） 最大：1日最大量〔g〕[†1,2] 医：医療用成分最大量〔g〕[†2]	薬効	禁忌[†3,4]
制酸成分（つづく）	炭酸水素ナトリウム（3） 最大5，医5	胃酸を中和し，pHを調整して胸やけや，胃痛等を緩和する．	・ナトリウム摂取の制限を必要とする人（高ナトリウム血症，浮腫，妊娠中毒症等）
	炭酸マグネシウム（3） 最大2，医2		・特記事項なし
	酸化マグネシウム（3） 最大1，医1		
	沈降炭酸カルシウム（3） 最大3，医3		・甲状腺機能障害のある人

†1　製造販売承認基準〔令和元年（2019年）5月30日付薬生発0530第7号〕に示された1日最

†2　1日最大量が—と表示された成分（スクラルファート水和物，ソファルコン，セトラキサー成分最大量が示されていない．

†3　医療用医薬品の添付文書も参考にしたので，OTC医薬品の添付文書には記載されていな

†4　このほかに，その成分によってアレルギーを起こしたことのある人は禁忌である．

†5　このほかに，医薬品や食品等に対するアレルギーの有無について注意する（§3・3参照）．

†6　高齢者については§11・3・8，妊婦・授乳婦については§11・3・9，小児については§11・

■ 11・3・10　小児における注意事項 ■

● 下記の成分を含有する制酸薬は，安全性が確立していないので小児には服用させない．

ソファルコン，ピレンゼピン塩酸塩水和物

● 小児には小児用の用法・用量がある医薬品のみを選定する．

制酸薬には安全性の観点から 15 歳未満の小児は服用できない製品も少なくない．販売前に使用者の年齢確認が必要である．また，成人用の OTC 医薬品の分量を，勝手判断で少なめにして飲ませることのないように保護者へ注意を促す．

■ 11・4　市販されている剤形 ■

錠剤，顆粒剤，細粒剤，散剤

■ 11・5　おもな製品名 ■

大正胃腸薬^G（大正製薬），ワクナガ胃腸薬 U（湧永製薬），太田胃散チュアブル NEO（太田胃散），サクロン（エーザイ），ストマクール A 細粒（ゼリア新薬工業），パンシロン AZ（ロート製薬），スクラート胃腸薬（ライオン），ガストール錠（エスエス製薬）

（2022 年 2 月現在）

代表的な成分一覧表

おもな副作用[3] （太字は重大な副作用）	相互作用[3] （医療用医薬品等ごとの臨床 症状は本文 p.97 の表参照）	注意事項[5,6]
・代謝系（浮腫） ・消化器（胃部膨満）	［炭酸マグネシウム，酸化マグネシウム，沈降炭酸カルシウム］ ・テトラサイクリン系抗生物質 ・ニューキノロン系抗菌薬 ・ビスホスホネート系薬剤	・ 高齢者 　生理機能が低下していることがあるので過量服用に注意．
・高マグネシウム血症 ・消化器（下痢）		
・高カルシウム血症 ［長期・大量］ ・腎結石・尿路結石		

（つづく）

大分量を示す．
ト塩酸塩，ピレンゼピン塩酸塩水和物）は製造販売承認基準に含まれていない．あるいは医療用

い禁忌・副作用・相互作用も含まれている．

3・10 参照．腎疾患のある人は制酸薬全般について，使用時に注意する（詳細は §11・3・5 参照）．

表 11・1　制酸薬の代表

種類	成分名（リスク分類） 最大：1日最大量〔g〕[1,2] 医：医療用成分最大量〔g〕[2]	薬効	禁忌[3,4]
制酸成分（つづき）	ボレイ（牡蠣）(3) 最大 3，医 —	炭酸カルシウムが成分の 80〜95％ を占め，その他リン酸カルシウム，酸化第二鉄，ケイ酸塩等を含み制酸，鎮静，収れん作用をもつ．	・特記事項なし
	ケイ酸アルミン酸マグネシウム(2) 最大 4，医 —	胃酸を中和する．また胃内でゲル状となり，胃粘膜に対し被覆保護・吸着作用を現す．さらに粘液分泌もひき起こし，粘膜抵抗性を高める．	・透析治療を受けている人
	水酸化マグネシウム(3) 最大 2.4，医 2.4		
	乾燥水酸化アルミニウムゲル(2) 最大 3，医 3		
副交感神経遮断成分	ロートエキス(2) 最大 0.03，医 0.09	抗コリン作用により胃酸の分泌を抑え，胃痛を緩和する．	・妊婦
粘膜修復成分（つづき）	アズレンスルホン酸ナトリウム水和物(3) 最大 0.006，医 0.006	胃の粘膜を保護し，胃の血流量を増加させることにより胃粘膜の保護・修復作用を発揮する．	・特記事項なし
	アルジオキサ(2) 最大 0.3，医 1.6		・透析治療を受けている人
	銅クロロフィリンカリウム(3) 最大 0.2，医 —	胃の粘膜を保護し，胃の血流量を増加させることにより胃粘膜の保護・修復作用を発揮する．	・特記事項なし
	銅クロロフィリンナトリウム(3) 最大 0.2，医 4		
	グリチルリチン酸およびその塩類ならびにカンゾウ抽出物(3) （グリチルリチン酸として）最大 0.2，医 0.225		・特記事項なし

[1]　製造販売承認基準〔令和元年（2019 年）5 月 30 日付薬生発 0530 第 7 号〕に示された 1 日最
[2]　1 日最大量が — と表示された成分（スクラルファート水和物，ソファルコン，セトラキサー
　　成分最大量が示されていない．
[3]　医療用医薬品の添付文書も参考にしたので，OTC 医薬品の添付文書には記載されていない
[4]　このほかに，その成分によってアレルギーを起こしたことのある人は禁忌である．
[5]　このほかに，医薬品や食品等に対するアレルギーの有無について注意する（§3・3 参照）．
[6]　高齢者については§11・3・8，妊婦・授乳婦については§11・3・9，小児については§11・

的な成分一覧表 (つづき)

おもな副作用[3] (太字は重大な副作用)	相互作用[3] (医療用医薬品等ごとの臨床 症状は本文 p.97 の表参照)	注意事項[5,6]
・特記事項なし	・特記事項なし	・[高齢者]　生理機能が低下して いることがあるので過量服用に注 意.
[共通] ・消化器 (悪心・嘔吐, 下痢) [ケイ酸アルミン酸マ グネシウム] ・**高マグネシウム血症**	[共通] ・テトラサイクリン系抗生物質 ・ニューキノロン系抗菌薬 [ケイ酸アルミン酸マグネシウ ム, 水酸化マグネシウム] ・大量の牛乳, カルシウム製剤 ・ビスホスホネート系薬 ・鉄剤	
・消化器 (口渇, 悪心・ 嘔吐, 便秘等) ・眼 (散瞳) ・精神神経系 (頭痛, 頭 重感, めまい) ・泌尿器 (排尿障害)	・特記事項なし	・[授乳婦] ・[高齢者]　生理機能が低下して いることがあるので注意. ・閉塞隅角緑内障, 前立腺肥大等 排尿障害, 麻痺性イレウス, 重篤 な循環器系疾患のある人は症状を 悪化させる恐れがあるので注意.
・消化器 (下痢, 便秘, 膨満感, 腹痛, 悪心・ 嘔吐等)	・特記事項なし	・特記事項なし
・消化器 (便秘)	・テトラサイクリン系抗生物質 ・ニューキノロン系抗菌薬	・[高齢者]　生理機能が低下して いることがあるので過量服用に注 意.
・消化器 (口渇, 便秘, 下痢) ・泌尿器 (排尿障害)	・胃腸鎮痛鎮痙薬	・特記事項なし
・**偽アルドステロン症** ・循環器 (血圧上昇) ・その他 (腹痛, 頭痛)	・特記事項なし	・[高齢者]　過量服用に注意. ・高血圧症, 循環器系疾患の人は 大量服用で症状が悪化する恐れが あるので注意.

(つづく)

大分量を示す.
ト塩酸塩, ピレンゼピン塩酸塩水和物) は製造販売承認基準に含まれていない. あるいは医療用

禁忌・副作用・相互作用も含まれている.

3・10 参照. 腎疾患のある人は制酸薬全般について, 使用時に注意する (詳細は§11・3・5参照).

11

制

酸

薬

表 11・1　制酸薬の代表

種類	成分名（リスク分類） 最大：1日最大量〔g〕[†1,2] 医：医療用成分最大量〔g〕[†2]	薬　効	禁　忌[†3,4]
粘膜修復成分（つづき）	**スクラルファート水和物**（2） 最大—， 医 3.6 • x Al(OH)$_3$ y H$_2$O R=SO$_3$Al(OH)$_2$	胃粘膜を保護・修復する．制酸作用も併せもつ．	・透析治療を受けている人
	ソファルコン（2）　スイッチOTC 最大—， 医 0.3 	胃の粘液を増やし，胃粘膜の血流を高め胃の粘膜を保護する．	・小児
	セトラキサート塩酸塩（3）　スイッチOTC 最大—，医 0.8 	胃粘膜の血流を改善し，荒れた胃粘膜を修復する．	・特記事項なし
消泡成分	**ジメチルポリシロキサン**（3） 最大 0.18, 医 0.24 	消泡効果によりガスだまりを駆除し，胃や腸の膨満感を改善する．	・特記事項なし
胃酸分泌抑制成分	**ピレンゼピン塩酸塩水和物**（2） スイッチOTC 最大—， 医 0.1 • 2HCl • H$_2$O	過剰な胃酸分泌を抑制し，胃痛や胸やけなどの症状を緩和する．	・小児

†1　製造販売承認基準〔令和元年（2019年）5月30日付薬生発 0530 第7号〕に示された1日最
†2　1日最大量が—と表示された成分（スクラルファート水和物，ソファルコン，セトラキサー
　　成分最大量が示されていない．
†3　医療用医薬品の添付文書も参考にしたので，OTC医薬品の添付文書には記載されていな
†4　このほかに，その成分によってアレルギーを起こしたことのある人は禁忌である．
†5　このほかに，医薬品や食品等に対するアレルギーの有無について注意する（§3・3参照）．
†6　高齢者については§11・3・8，妊婦・授乳婦については§11・3・9，小児については§11・

的な成分一覧表 (つづき)

おもな副作用[†3] (太字は重大な副作用)	相互作用[†3] (医療用医薬品等ごとの臨床 症状は本文 p.97 の表参照)	注意事項[†5,6]
・消化器（便秘, 口渇, 悪心） ・皮膚（発疹, じんま 疹等）	・クエン酸製剤 ・血清カリウム抑制イオン交換 樹脂 ・ニューキノロン系抗菌薬 ・ジギタリス製剤 ・甲状腺ホルモン剤 ・胆汁酸製剤 ・テオフィリン徐放製剤	・特記事項なし
・**肝機能障害, 黄疸** ・消化器（便秘, 口渇, 胸やけ）	・特記事項なし	・ 授乳婦
・消化器（口渇, 悪心・ 嘔吐, 下痢, 便秘, 胃 部不快感・膨満感） ・皮膚（発疹, 搔痒感）	・特記事項なし	・血栓症のある人
・消化器（軟便, 胃部 不快感, 下痢, 腹痛, 嘔 吐, 嘔気, 食欲不振, 胃 部重圧感）	・特記事項なし	・特記事項なし
・**アナフィラキシー様** **症状, 無顆粒球症** ・消化器（口渇, 便秘, 下痢, 悪心・嘔吐） ・泌尿器（排尿困難, 残 尿感）	・特記事項なし	・ 妊 婦 授乳婦 ・緑内障, 前立腺肥大等の排尿障 害のある人は症状を悪化させる恐 れがあるので注意.

11

制
酸
薬

大分量を示す.
ト塩酸塩, ピレンゼピン塩酸塩水和物）は製造販売承認基準に含まれていない. あるいは医療用
い禁忌・副作用・相互作用も含まれている.

3・10 参照. 腎疾患のある人は制酸薬全般について, 使用時に注意する（詳細は§11・3・5 参照）.

12 ヒスタミン H₂ 受容体拮抗薬含有薬
H₂-receptor Antagonists

■ 12・1 開発の意図と効能 ■

　胃痛, 胸やけ, もたれ, むかつきは, 日常生活でしばしば経験する症状である. 従来, 制酸薬がその症状緩和に用いられてきたが, これら不快症状を速やかに取除く医薬品成分の登場が望まれていた.

　ヒスタミン H₂ 受容体拮抗薬は, 1990 年代のセルフメディケーションへの期待の高まりの中, 医療用医薬品からの転用で OTC 医薬品として開発された成分である.

　従来の制酸薬は過剰な胃酸を中和する対症療法であったのに対し, ヒスタミン H₂ 受容体拮抗薬はヒスタミン H₂ 受容体に拮抗することにより情報伝達を遮断し, 胃酸の分泌そのものを抑制するのが特徴である.

　医療用医薬品は, 胃潰瘍や十二指腸潰瘍, 逆流性食道炎等の疾病の治療に用いられるのに対し, OTC 医薬品としての効能は, "胃痛, 胸やけ, もたれ, むかつき" の 4 症状の改善である. 販売に際しては, 第一類医薬品として薬剤師の指導が必要である.

■ 12・2 販売時の対応 ■

　§10・2 (p.87) 参照.

■ 12・3 ヒスタミン H₂ 受容体拮抗薬含有薬の選び方・使い方 ■

■ 12・3・1 効能・効果 ■

　胃痛, 胸やけ, もたれ, むかつき

　解説　OTC 医薬品としてのヒスタミン H₂ 受容体拮抗薬含有薬の効能・効果は上記の 4 症状のみである. しかも症状が現れたときに服用する使用方法に限定されている.

　医療用医薬品としてのそれとは効能・効果, 用法・用量ならびに使用上の注意が大きく違う点に注意が必要である.

　通院中の医療機関から同じ成分の薬剤を処方されている人が, 次の受診予定まで薬が足りない, あるいは以前と同じ症状だからと購入を求めて来る場合がある. しかし対象が違うので安易に販売せず, 医療機関の受診を勧める等, 薬剤師トリアージがことさら求められるカテゴリーの OTC 医薬品である.

■ 12・3・2 用法・用量 ■

● 定められた用量を定められた用法で服用する.

　成人 (15 歳以上, 80 歳未満) は, 胃痛, 胸やけ, もたれ, むかつきの症状が現れたときに, 1 回分を服用する.

　15 歳未満, 80 歳以上の人は服用してはならない. したがって販売時には必ず使用する人の年齢を確認する.

● 服用回数と服用間隔を守る.

ファモチジン製剤とニザチジン製剤の最大服用回数は, 間隔を 8 時間以上あけて 1 日 2 回までである.

ロキサチジン製剤は, 1 日 1 回, 1 回 1 カプセルを限度とする.

いずれの場合も, 症状が治まった場合は服用を止めるよう指導する.

● 3 日間服用しても症状がよくならない場合:

他の疾患が考えられるので服用を中止し, 医療機関の受診を勧める.

OTC 医薬品のヒスタミン H_2 受容体拮抗薬は, 症状が発現したときの頓服的な使用方法のみが認められている. 通常は 1〜2 日服用すれば効果が現れる.

● 効果があっても 2 週間を超えて服用しない.

症状が重篤なのかもしれないし, 他の疾患の可能性もあるので, 医療機関の受診を勧める. そもそも胃酸には食物の消化および殺菌作用による胃に侵入する細菌から身を守る大事な働きがある. セルフメディケーションにおいては, 長期にわたり安易に本成分を含む OTC 医薬品を服用することは望ましくない.

▓ 12・3・3　薬　効 ▓

章末の成分一覧表 (p.108) を参照.

▓ 12・3・4　禁　忌 ▓

● 次表の疾患に罹患している人.

禁　忌[1,2]

疾患名等	対象成分	説　明
血液疾患	ファモチジン, ロキサチジン, ニザチジン	白血球減少, 血小板減少等を起こすことがある.
腎・肝疾患		薬の排泄が遅れて作用が強く現れることがある.
循環器系疾患		心筋梗塞・弁膜症・心筋症等の心臓の病気を治療中の人は, 心電図異常を伴う脈の乱れが現れることがある.
気管支喘息, 関節リウマチ等の治療中の人		ヒスタミン H_2 受容体拮抗薬を服用し, 白血球減少, 血小板減少等の血液障害等の副作用を起こした例がある.
ステロイド, 抗生物質, 抗腫瘍薬の投与を受けている人		
貧血や血液の異常の指摘を受けたことのある人		白血球減少, 血小板減少等を起こすことがある.
15 歳未満, 80 歳以上の人		安全性が確立していない.
妊婦または妊娠の可能性		

†1　このほかに, その成分によってアレルギーを起こしたことのある人は禁忌である.
†2　医療用医薬品の添付文書も参考にしたので, OTC 医薬品の添付文書には記載されていない禁忌も含まれている.

12

H_2 受容体拮抗薬

■ 12・3・5　注意すべき病態等 ■

● 次表の疾患に罹患している人.

注意すべき病態等†

疾患名等	対象成分	説　明
授乳婦	ファモチジン，ロキサチジン酢酸エステル塩酸塩，ニザチジン	母乳中へ移行する.
のどの痛み，咳および高熱がある人		重篤な感染症の疑いがあり，血球数減少等の血液異常が認められることがある.
原因不明の体重減少，持続性の腹痛		腫瘍等，他の病気が原因である可能性がある.

　† このほかに，医薬品や食品等に対するアレルギーの有無について注意する（§3・3参照）.

■ 12・3・6　副 作 用 ■

● 重大な副作用

　その初期症状を把握して，症状が現れたら直ちに服用を中止し，本剤の包装あるいは添付文書を持参しての受診を勧める.

副作用†	起因成分
ショック	ファモチジン，ロキサチジン酢酸エステル塩酸塩，ニザチジン
アナフィラキシー様症状	ファモチジン，ニザチジン
皮膚粘膜眼症候群（スティーブンス・ジョンソン症候群），中毒性表皮壊死症（ライエル症候群）	ファモチジン，ロキサチジン酢酸エステル塩酸塩，ニザチジン
再生不良性貧血，汎血球減少，無顆粒球症，血小板減少症	ファモチジン，ロキサチジン酢酸エステル塩酸塩，ニザチジン
肝機能異常，黄疸	
横紋筋融解症	ファモチジン，ロキサチジン酢酸エステル塩酸塩
間質性腎炎，急性腎障害，間質性肺炎，QT延長	ファモチジン

　† 医療用医薬品の添付文書も参考にしたので，OTC医薬品の添付文書には記載されていない副作用も含まれている.

● その他の副作用

関係部位	症　状
皮　膚	発疹，じんま疹（紅斑）
消化器	便秘，下痢，軟便，口渇，吐き気
精神神経系	全身倦怠感，無気力感，頭痛，眠気，不眠，めまい，しびれ
その他	女性化乳房

■ 12・3・7　相 互 作 用 ■

● 併用による有害作用が発現する可能性が高い次表の医療用医薬品との組合わせに注意する.

12

H₂受容体拮抗薬

相互作用†

組合わせ		臨床症状
医療用医薬品等	OTC 医薬品 およびその成分	
アゾール系抗真菌薬 (イトラコナゾール)	ファモチジン, ロ キサチジン酢酸エ ステル塩酸塩, ニ ザチジン	胃酸分泌抑制作用がアゾール系抗真菌薬の経口 吸収を低下させ, 効果を減弱することがある.
ゲフィチニブ, ブル リフロキサシン, ア タザナビル硫酸塩		これらの薬剤の溶解性が pH に依存することか ら, 胃内 pH が持続的に上昇した条件下におい て, これらの薬剤の吸収が低下し, 作用が減弱す る恐れがある.

† 医療用医薬品の添付文書も参考にしたので, OTC 医薬品の添付文書には記載されていな
い相互作用も含まれている.

12・3・8 高齢者における注意事項

● 高齢者(65 歳以上)では, 一般的に腎機能等の生理機能が低下している場合があるので, 血中濃度の持続により副作用が発現しやすく, 作用が増強されることがある.

本剤は 80 歳以上の人には禁忌であるが, それ以下の高齢者にも注意が必要である.

● ヒスタミン H₂ 受容体拮抗薬は認知機能を低下させ, せん妄を誘発しやすい薬剤として, 複数の医学系学会が高齢者への使用を可能な限り抑えるよう勧めている.

服用中の薬剤の有無や既往歴を詳しく聞き出し, 使用の可否を判断することが必要である.

参考

・日本老年医学会, "高齢者の安全な薬物療法ガイドライン 2015".
・日本神経学会, "認知症疾患診療ガイドライン 2017".

12・3・9 妊婦, 授乳婦における注意事項

● 妊婦に対する OTC 医薬品の使用は原則禁忌である.

妊婦または妊娠していると思われる人には医師を受診するように勧める.

● 授乳中の人は服用しないか, 服用する場合は授乳を避ける.

ファモチジン, ロキサチジン酢酸エステル塩酸塩, ニザチジンは, 母乳中への移行が報告されている.

12・3・10 小児における注意事項

● 15 歳未満の小児に対する安全性は確立していないので, 販売しない.

12・4 市販されている剤形

錠剤, 口中崩壊錠, 散剤, カプセル剤

12・5 おもな製品名

アシノン Z (ゼリア新薬工業), イノセアワンブロック (佐藤製薬), ガスター 10
(第一三共ヘルスケア)　　　　　　　　　　　　　　　　　　(2022 年 2 月現在)

12

H₂ 受容体拮抗薬

表 12・1 ヒスタミン H_2 受容体拮

種類	成分名（リスク分類） 医: 医療用成分最大量〔mg〕	薬 効	禁 忌[†2,3]
ヒスタミン H_2 受容体拮抗薬	ファモチジン（1） スイッチOTC 医 40 ロキサチジン酢酸エステル塩酸塩（1） スイッチOTC 医 150 ニザチジン（1） スイッチOTC 医 300	おもにヒスタミン H_2 受容体に拮抗的に作用し，胃酸分泌を抑える作用を表す．	・血液疾患 ・腎・肝疾患 ・循環器系疾患 ・気管支喘息，リウマチ等の治療中の人 ・ステロイド，抗生物質，抗腫瘍薬の投与を受けている人 ・貧血や血液の異常の指摘を受けたことのある人 ・15 歳未満の小児 ・80 歳以上の人 ・妊 婦

†1 2022 年 2 月現在，ヒスタミン H_2 受容体拮抗薬は製造販売承認基準が制定されていない.
†2 医療用医薬品の添付文書も参考にしたので，OTC 医薬品の添付文書には記載されていな
†3 このほかに，その成分によってアレルギーを起こしたことのある人は禁忌である.
†4 このほかに，医薬品や食品等に対するアレルギーの有無について注意する（§3・3 参照）.
†5 高齢者については§12・3・8，妊婦・授乳婦については§12・3・9，小児については§12・

抗薬含有薬の代表的な成分一覧表[†1]

おもな副作用[†2] （太字は重大な副作用）	相互作用[†2] （医療用医薬品等ごとの 臨床症状は本文 p.107 の 表参照）	注意事項[†4,5]
［共　通］ ・ショック ・再生不良性貧血，汎血球減少，無顆粒球症，血小板減少症 ・皮膚粘膜眼症候群（スティーヴンス・ジョンソン症候群），中毒性表皮壊死症（ライエル症候群） ・肝機能異常，黄疸 ・皮膚〔発疹・皮疹，じんま疹（紅斑）〕 ・消化器（便秘，下痢，軟便，口渇，吐き気） ・精神神経系（全身倦怠感，無気力感，頭痛，眠気，不眠，めまい，しびれ） ・その他（女性化乳房） ［ファモチジン，ニザチジン］ ・アナフィラキシー様症状 ［ファモチジン，ロキサチジン］ ・横紋筋融解症 ［ファモチジン］ ・間質性腎炎，急性腎障害 ・間質性肺炎 ・QT 延長	・アゾール系抗真菌薬（イトラコナゾール） ・ゲフィチニブ ・ブルリフロキサシン ・アタザナビル硫酸塩	・ 高齢者 　80 歳未満でも 65 歳以上の高齢者では副作用発現に注意する． ・ 授乳婦 ・のどの痛み，咳および高熱のある人 ・原因不明の体重減少，持続性の腹痛

い禁忌・副作用・相互作用も含まれている．

3・10 参照．

13 健胃薬・消化薬
Stomachics and Digestants

13・1 開発の意図と効能

　生命を維持するために欠かせない食物を摂取した後に，腸で栄養分を吸収する前段階として食物を消化する役割を担っているのが胃である．

　しかし，食べ過ぎや飲み過ぎ等の生活習慣の乱れが続く等して胃の働きに異常が生じると，胃液やペプシンの分泌が低下したり，胃の運動が低下して，胸やけや胃のもたれ，消化不良，食欲不振等の症状が現れることがある．消化が不十分だと胃の内容物の処理が追いつかず，吐き気や腹部の不快感をもたらすこともある．

　健胃薬は，低下した胃の働きを高めることを目的として開発された医薬品である．生薬成分は，味覚や嗅覚への刺激を介して唾液や胃液の分泌を促進して胃の働きを活発化させる．効能は，食欲不振，胃もたれ，胃部・腹部の膨満感等の症状改善である．

　一方，消化薬は，食物成分の分解に働く酵素を補う等して，胃の内容物の消化を助ける成分として開発された医薬品である．効能は食べ過ぎ，消化不良，食欲不振等の症状改善である．

　制酸，胃粘膜保護，健胃，消化，鎮痙等の幅広い症状を改善する目的で開発された総合胃腸薬もある．

13・2 販売時の対応

　§10・2 (p.87) 参照．

13・3 健胃薬・消化薬の選び方・使い方
13・3・1 効能・効果

　製造販売承認基準では下記の効能・効果が定められている．

　健胃薬: 食欲不振（食欲減退），胃部・腹部膨満感，消化不良，胃弱，食べ過ぎ（過食），飲み過ぎ（過飲），胸やけ，もたれ（胃もたれ），胸つかえ，吐き気（むかつき，胃のむかつき，二日酔い・悪酔いのむかつき，嘔気，悪心），嘔吐

　消化薬: 消化促進，消化不良，食欲不振（食欲減退），食べ過ぎ（過食），もたれ（胃もたれ），胸つかえ，消化不良による胃部・腹部膨満感

　解説　かぜ薬と同様に，家庭の常備薬として置かれていることの多いのが健胃薬と消化薬である．生薬を主体とした健胃薬，消化酵素を主体とした消化薬，そしてこれらを含めて整腸薬や鎮痛鎮痙薬等の有効成分を配合した，いわゆる複合胃腸薬も存在する．これらには胃腸薬製造販売承認基準で配合ルールが決まっている．

　また，平胃散や半夏瀉心湯のような漢方処方に基づくOTC医薬品は，その成分，用法等が特殊なため上記の承認基準から除外されている．

　OTC医薬品購入希望者の感覚では胃薬を一つのカテゴリーと認識することが多い．気になるのはおもに消化液が過剰なための症状なのか，逆に消化が不十分で起こっている症状なのかを十分に聞き出したうえで，適切な製品を紹介することが大切である．

　また消化薬には消化酵素としてタンパク質由来の成分が配合されている製品が多いため，ウシおよびブタタンパク質等によるアレルギー情報を購入希望者から聞き出すことも求められる.

● **規制緩和された製品**：医薬品販売の規制緩和策として，薬局やドラッグストア以外でも販売可能な製品として規定された新指定医薬部外品の "健胃清涼剤" が存在する. 生薬成分が配合され，効能または効果は "食べ過ぎ（過食）または飲み過ぎ（過飲）による胃部不快感および吐き気（むかつき，胃のむかつき，二日酔い・悪酔いのむかつき，嘔気，悪心）" である.

　さらに OTC 医薬品から医薬部外品に移行した新範囲医薬部外品が存在する. そのうち，"健胃薬"（新指定部外品の健胃清涼剤に該当するものを除く）は "胃のもたれ，食欲不振，食べ過ぎ，飲み過ぎ等の諸症状を改善することが目的とされているものであって，内用剤であるもの" が区分の範囲である. 同様に "消化薬" は "消化管内の食物等消化を促進することが目的とされているものであって，内用剤であるもの" と規定されている.

　解説　いずれも OTC 医薬品の指定ではないので薬剤師や登録販売者以外でも販売することができる. しかし表示を医薬品と明確に区別しているといっても，包装には強調したい効能を大きく "食べ過ぎ，飲み過ぎに" 等と記載しているものもあり，購入希望者は医薬品との違いに戸惑うことが考えられる.

　効能効果と，購入希望者から聞き出した症状が適合するかどうか等，薬剤師等には適切な判断と助言が求められる.

13・3・2　用法・用量

● 定められた用量を定められた用法で服用する.
　① 健胃薬は一般的に食間または食後に服用する. 食前服用という製品もある.
　② 消化薬は一般的に食後に服用する.
● 服用回数と服用間隔を守る.
　健胃薬の場合，通常，1 日 3 回服用する. 生薬製剤では，食前または食間服用で 1日 3 回という用法や，1 日 4 回食後および就寝前服用で 1 日 5〜6 回服用可能なものもあるが，その場合は服用間隔を 4 時間以上あける.
　消化薬の場合は，通常 1 日 3 回服用するものが多い（ウルソデオキシコール酸のみを成分とする製品で 1 日 1 回夕食前または夕食後服用というものもある）.
● 2 週間位服用しても症状がよくならない場合：
　他の疾患が考えられるので服用を中止し，医療機関の受診を勧める.
　健胃薬，消化薬の効果は，遅くとも 1〜2 週間で現れる. しかしいったん改善しても再発を繰返すことで長期間服用しがちなケースも少なくない. したがって 2 週間位服用しても症状が改善しない場合は，他の原因も考えられるので受診を勧める.

13・3・3　薬　効

　章末の成分一覧表（p.114）を参照.

13・3・4　禁　忌

● 次表の疾患に罹患している人.

禁　忌 [†1,2]

疾患名等	対象成分	説　明
完全胆道閉塞劇症肝炎	ウルソデオキシコール酸，デヒドロコール酸	利胆作用があるため，症状が増悪する恐れがある．
急性期の肝・胆道疾患または重篤な肝障害	デヒドロコール酸	
急性膵炎または慢性膵炎	カルニチン塩化物	膵液分泌を亢進し症状を悪化させる恐れがある．
妊婦または妊娠の可能性	トリメブチンマレイン酸塩，カルニチン塩化物，ウルソデオキシコール酸，デヒドロコール酸	妊婦または妊娠している可能性のある人への安全性は確立していない．
15歳未満の小児	トリメブチンマレイン酸塩，テプレノン	安全性が確立していない．

†1　このほかに，その成分によってアレルギーを起こしたことのある人は禁忌である．
†2　医療用医薬品の添付文書も参考にしたので，OTC医薬品の添付文書には記載されていない禁忌も含まれている．

■ 13・3・5　注意すべき病態等 ■
● 次表に該当する人．

注意すべき病態等 [†]

疾患名等	対象成分	説　明
授乳婦	トリメブチンマレイン酸塩	非臨床試験で乳汁に移行することが認められている．

†　このほかに，医薬品や食品等に対するアレルギーの有無について注意する（§3・3参照）．

■ 13・3・6　副　作　用 ■
● 重大な副作用
　その初期症状を把握して，症状が現れたら直ちに服用を中止し，本剤の包装あるいは添付文書を持参しての受診を勧める．

副作用 [†]	起因成分
肝機能障害，黄疸	テプレノン，トリメブチンマレイン酸塩
間質性肺炎	ウルソデオキシコール酸，オウゴン
ショック	デヒドロコール酸

†　医療用医薬品の添付文書も参考にしたので，OTC医薬品の添付文書には記載されていない副作用も含まれている．

● その他の副作用

関係部位	症　状
消化器	下痢，悪心，食欲不振，嘔気，嘔吐，胸やけ，便秘，軟便，腹鳴，腹痛，腹部膨満感，口渇，口内しびれ感，胃不快感

（つづく）

（つづき）

関係部位	症　状
精神神経系	眠気，めまい，倦怠感，頭痛
皮　膚	発疹，発赤，搔痒，じんま疹
泌尿器	排尿障害，尿閉

13・3・7　相互作用

● 服用中は併用すべきではない医薬品を以下に示す．

他の健胃薬・消化薬，副交感神経刺激薬を含有する内服薬．

これらの医薬品とは薬理作用が重複するため，作用が増強されたり副作用が発現したりする可能性が高くなる．

● 併用による有害作用が起こる可能性が高い次表の医療用医薬品との OTC 医薬品の組合わせに注意する．

相 互 作 用

組合わせ		臨床症状
医療用医薬品等	OTC 医薬品およびその成分	
スルホニル尿素受容体作動薬	**ウルソデオキシコール酸**	血糖降下作用を増強する恐れがある．
乾燥水酸化アルミニウムゲルの制酸薬		吸収を阻害し，OTC 医薬品成分の作用を減弱させる恐れがある．
クロフィブラート		クロフィブラートは胆汁中へのコレステロール分泌を促進するため，コレステロール胆石形成が促進される恐れがある．

† 　医療用医薬品の添付文書も参考にしたので，OTC 医薬品の添付文書には記載されていない相互作用も含まれている．

13・3・8　高齢者における注意事項

● 高齢者では，生理機能が低下していることが多いので，副作用が発現しやすい．

医療機関へ通院中の人は複数の薬を長期にわたって服用していることがあるので，OTC 医薬品販売を行うにあたっては特に注意が必要である．

13・3・9　妊婦，授乳婦における注意事項

● 妊婦に対する OTC 医薬品の使用は原則禁忌である．

妊婦または妊娠していると思われる人には医師を受診するように勧める．

● 授乳中の人は服用しないか，服用する場合には授乳を避けるよう指導する成分：

トリメブチンマレイン酸塩を含む製品

13・3・10　小児における注意事項

● トリメブチンマレイン酸塩およびテプレノンを含有する製品は，安全性が確立し

ていないので15歳未満の小児には服用させない.

● 小児には小児の用法・用量がある医薬品のみを選定する.
保護者の指導監督のもと服用させる.

13・4　市販されている剤形

錠剤, 丸剤, 顆粒剤, 散剤, 細粒剤, 液剤

表13・1　健胃薬の

種類	成分名（リスク分類） 最大: 1日最大量〔g〕[1,2] 医: 医療用成分最大量〔g〕	薬　効	禁　忌[3,4]
生薬	**ウイキョウ**（茴香）(3) 最大3(エキス), 最大1(粉末)	健　胃	・特記事項なし
	オウゴン（黄芩）(2) 最大6(エキス), 最大3(粉末)	緩　下	
	オウレン（黄連）(2) 最大3(エキス), 最大1.5(粉末)	鎮痙, 利胆, 健胃	
	ガジュツ（莪朮）(2) 最大3(エキス), 最大3(粉末)	健　胃	
	ケイヒ（桂皮）(3) 最大5(エキス), 最大1(粉末)	発　汗	
	ゲンチアナ(3) 最大1.5(エキス), 最大0.5(粉末)	苦味健胃	
	コウボク（厚朴）(2) 最大5(エキス), 最大1.5(粉末)	鎮　痙	
	ショウキョウ（生姜）(3) 最大3(エキス), 最大1(粉末)	矯味, 健胃	
	センブリ（千振）(3) 最大1.5(エキス), 最大0.05(粉末)	健胃, 胃液分泌促進	
	ソウジュツ（蒼朮）(2) 最大5(エキス), 最大2(粉末)	利尿, 整腸, 健胃	
	チョウジ（丁子）(3) 最大2(エキス), 最大0.5	局所麻酔	
	チンピ（陳皮）(3) 最大5(エキス), 最大3(粉末)	苦味健胃	
	ウコン（鬱金）(3) 最大6(エキス), 最大2(粉末)	利　胆	
	ニンジン（人参）(3) 最大6(エキス), 最大3(粉末)	滋養強壮	

[1]　製造販売承認基準〔令和元年（2019年）5月30日付薬生発0530第7号〕に示された1日最
[2]　1日最大量が—と表示された成分（トリメブチンマレイン酸塩, テプレノン）は製造販売承
[3]　医療用医薬品の添付文書も参考にしたので, OTC医薬品の添付文書には記載されていな
[4]　このほかに, その成分によってアレルギーを起こしたことのある人は禁忌である.
[5]　このほかに, 医薬品や食品等に対するアレルギーの有無について注意する（§3・3参照）.
[6]　高齢者については§13・3・8, 妊婦・授乳婦については§13・3・9, 小児については§13・

13・5　おもな製品名

新セルベール整胃錠（エーザイ），ゼリア健胃内服液（ゼリア新薬工業），大正漢方胃腸薬"爽和"（大正製薬），パンシロンソフトベール（ロート製薬），恵命我神散（恵命堂），タナベ胃腸薬〈調律〉（田辺三菱製薬），ハイウルソ顆粒（佐藤製薬）

（2022年2月現在）

代表的な成分一覧表

おもな副作用[3] （太字は重大な副作用）	相互作用[3] （医療用医薬品等ごとの臨床 症状は本文 p.113 の表参照）	注意事項[5,6]
・特記事項なし	・特記事項なし	・OTC 医薬品における生薬製剤は，一般的に副作用等の発現はきわめて少ないものの，大量あるいは重複服用により作用が発現しやすくなる場合があるので，併用薬や服用量に注意する．
間質性肺炎 ・皮膚（発疹・発赤・掻痒）		
・特記事項なし		
・皮膚（発疹・発赤・掻痒）		
・特記事項なし		

（つづく）

大分量を示す．
認基準に含まれていない．あるいは医療用成分最大量が示されていない．
い禁忌・副作用・相互作用も含まれている．

3・10 参照.

表 13・1　健胃薬の代表

種類	成分名（リスク分類） 最大：1日最大量〔g〕[†1,2] 医：医療用成分最大量〔g〕	薬　効	禁　忌[†3,4]
酵母	**乾燥酵母** (3) 最大 10，医 10	ビタミン B 群やタンパク質等の栄養を補給をすることで，食欲増進，整腸作用を発揮する．	・特記事項なし
胃腸機能調整成分	**カルニチン塩化物** (3) 最大 0.6，医 — 	消化管のアセチルコリン受容体に作用し，消化管液の分泌を促進させ，さらに胃・腸管運動を促進させる．	・急性膵炎または慢性膵炎 ・妊　婦
胃腸機能調整成分	**トリメブチンマレイン酸塩** (2) スイッチ OTC 最大 —，医 0.6 	消化管平滑筋に直接作用して，胃腸運動を正常にする．	・小　児 ・妊　婦
胃粘膜病変改善作用	**テプレノン** (2)　スイッチ OTC 最大 —，医 0.45 	胃粘膜の血流をよくし，胃粘膜と粘液を正常に保つ働きをする物質の分泌を促進する．	・小　児

†1　製造販売承認基準〔令和元年（2019 年）5 月 30 日付薬生発 0530 第 7 号〕に示された 1 日最
†2　1 日最大量が—と表示された成分（トリメブチンマレイン酸塩，テプレノン）は製造販売承
†3　医療用医薬品の添付文書も参考にしたので，OTC 医薬品の添付文書には記載されていな
†4　このほかに，その成分によってアレルギーを起こしたことのある人は禁忌である．
†5　このほかに，医薬品や食品等に対するアレルギーの有無について注意する（§3・3 参照）.
†6　高齢者については§13・3・8，妊婦・授乳婦については§13・3・9，小児については§13・

的な成分一覧表 (つづき)

おもな副作用[3] (**太字**は重大な副作用)	相互作用[3] (医療用医薬品等ごとの臨床症状は本文 p.113 の表参照)	注意事項[5,6]
・大量服用で下痢	・特記事項なし	・特記事項なし
・消化器（胸やけ，嘔気）	・特記事項なし	・特記事項なし
・**肝機能障害，黄疸** ・消化器（便秘，下痢，腹鳴，口渇，口内しびれ感，悪心，嘔吐） ・皮膚（発疹，じんま疹） ・精神神経系（眠気，めまい，倦怠感，頭痛） ・泌尿器（排尿障害，尿閉）	・特記事項なし	・ 授乳婦
・**肝機能障害，黄疸** ・消化器（便秘，下痢，嘔気，口渇，腹痛，腹部膨満感） ・皮膚（発疹，掻痒）	・特記事項なし	・特記事項なし

大分量を示す.
認基準に含まれていない．あるいは医療用成分最大量が示されていない.
い禁忌・副作用・相互作用も含まれている.

3・10 参照.

表 13・2　消化薬の

種類	成分名（リスク分類） 最大：1日最大量〔g〕[1] 医：医療用成分最大量〔g〕	薬　効	禁　忌[2,3]
消化酵素	でんぷん消化酵素	でんぷんを加水分解し消化を助ける.	・特記事項なし
	タンパク消化酵素	タンパク質を分解し消化を助ける.	
	脂肪消化酵素	脂肪の消化・吸収を促進する.	
	繊維素消化酵素	繊維成分の分解を助ける.	
胆汁関連物質	ウルソデオキシコール酸（3） 最大 0.06, 医 0.6 	胆汁酸の分泌を促進・維持する. また，胃腸にも作用し，総合的に消化機能を高める.	・完全胆道閉塞 ・劇症肝炎 ・妊　婦
	デヒドロコール酸（3） 最大 0.5, 医 1 	胆汁分泌を促進する.	・完全胆道閉塞 ・劇症肝炎 ・急性期の肝・胆道疾患または重篤な肝障害 ・妊　婦

†1　製造販売承認基準〔令和元年（2019 年）5 月 30 日付薬生発 0530 第 7 号〕に示された 1 日最
†2　医療用医薬品の添付文書も参考にしたので，OTC 医薬品の添付文書には記載されていな
†3　このほかに，その成分によってアレルギーを起こしたことのある人は禁忌である.
†4　このほかに，医薬品や食品等に対するアレルギーの有無について注意する（§3・3 参照）.
†5　高齢者については §13・3・8, 妊婦・授乳婦については §13・3・9, 小児については §13・

代表的な成分一覧表

おもな副作用†2 （太字は重大な副作用）	相互作用†2 （医療用医薬品等ごとの臨床 症状は本文 p.113 の表参照）	注意事項†4,5
・過敏症（発疹等）	・特記事項なし	・特記事項なし
・間質性肺炎 ・消化器（下痢，悪心，食欲不振，便秘，胸やけ，胃不快感，腹痛，腹部膨満等） ・皮膚（搔痒，発疹）	・スルホニル尿素受容体作動薬 ・乾燥水酸化アルミニウムゲルの制酸薬 ・クロフィブラート	
・ショック ・皮膚（発赤，全身搔痒感等） ・消化器（悪心，嘔吐，軟便，下痢等）	・特記事項なし	

大分量を示す.
い禁忌・副作用・相互作用も含まれている.

3・10 参照.

14 整腸薬・止瀉薬
Intestinal Regulators and Antidiarrheal Drugs

14・1 開発の意図と効能

　整腸薬は腸内細菌に抗菌作用をもち、腸内細菌叢の正常化を図る効果がある。アシドフィルス菌、ビフィズス菌、ラクボン、ラクトミン等の乳酸菌成分を中心として、腸内で乳酸を産生させて腸内の大腸菌や病原菌の発育を抑え、同時に腸の運動を促進させて便秘、軟便、腹部膨満感といった症状を改善させる。また、胃腸管内のガス気泡を破裂させて体外へ排泄しやすくする作用をもつジメチルポリシロキサン（ジメチコン）も使用される。

　下痢とは、水分や栄養を吸収する小腸や大腸で水分がうまく吸収されなかった場合等に、液状または液状に近い糞便を排出する状態である。食べ過ぎ、飲み過ぎ、腹の冷え等による胃腸機能の低下をはじめ、下痢の原因として次のものがある。① 腸内容物の刺激：不消化物の摂取やアルコール、アレルギー物質等の化学的物質によって、腸運動および腸分泌が亢進した場合。② 胃腸機能の低下。③ 腸粘膜の病変：腸粘膜の細菌、ウイルス感染等による炎症。④ 自律神経の不均衡：特に副交感神経の過敏、または異常興奮により、腸運動や腸分泌の亢進が起こる。⑤ 腸粘膜の循環障害：重症感染症において、細菌の代謝産物が血液を介して腸壁を刺激する。下痢になると体内の水分等を失う傾向にあり、さらに持続性の下痢の場合には栄養障害をひき起こすこともあるため、水分や栄養分の適切な補給にも留意が必要である。

　止瀉薬はこれらの原因を改善し、胃腸機能を正常化させ下痢を止めることを目的とする。そのため止瀉薬の成分としては、腸内殺菌成分、腸の粘膜をひき締める収れん成分、腸内で発生した有毒物を吸着し排泄する成分等が配合されている。なお、下痢にはむやみに止めてはいけないものもあるので、症状の激しい下痢や腹痛、血便、吐き気や発熱がある場合は医師を受診するよう勧める。

14・2 販売時の対応

　§10・2（p.87）参照。

14・3 整腸薬・止瀉薬の選び方・使い方
14・3・1 効能・効果

　製造販売承認基準では下記の効能・効果が定められている。

　整腸薬: 整腸（便通を整える）、腹部膨満感、軟便、便秘

　止瀉薬: 下痢、消化不良による下痢、食あたり、吐き下し、水あたり、くだり腹、軟便、腹痛を伴う下痢

　解説　整腸薬、止瀉薬共に、多くの製品ではそれぞれのすべての効能を表示している。また、止瀉薬の場合には、パッケージの表側に消費者向けに効能を抜粋して大きな文字でたとえば"下痢、食あたりに"というように表記されていることが多い。しかしながら、細菌

性の下痢のようにその原因によっては症状の悪化や治療期間の延長をきたすことがあるため，安易に使用するべきではない．したがって，薬剤師等は症状や経過を OTC 医薬品購入希望者から詳しく聞き出し，的確な判断を行い購入希望者に説明し，情報を補う必要がある．

■ 14・3・2　用法・用量 ■
● 定められた用量を定められた用法で服用する．
● 服用回数と服用間隔を守る．
　整腸薬は 1 日 3 回，食後に服用する．
　止瀉薬は 1 日 2〜3 回を限度とし，2 回以上の服用の場合には服用間隔は 4 時間以上あけること．
● 一定期間以上服用しても症状が改善されない場合（整腸薬では 1 週間，ビスマス塩類を含有する止瀉薬では 5〜6 日間，ロペラミド塩酸塩を含有する止瀉薬では 2 日間）：
　服用を中止し，医師，薬剤師等に相談すること．
　解説　整腸薬の効果は，早ければ 1〜2 日，遅くとも 1 週間で現れるのが普通である．したがって，1 週間位服用しても改善がみられない場合は，ほかに原因があることも考えられるので，服用を中止し，医師，薬剤師等に相談すること．
　通常は止瀉薬の効果は早く，遅くとも 1〜2 日で現れるのが普通である．したがって，3 日間位服用しても改善がみられない場合は，ほかに原因があることも考えられるので，服用を中止し，医師，薬剤師等に相談すること．
● その他の指導事項：
　① ロペラミド塩酸塩は作用が強く，下痢が止まれば，便秘にならないように服薬を中止する．
　② ビスマス塩類を含有する止瀉薬は症状の改善があった場合でも 1 週間以上継続して服用してはならない．
　③ ビスマス塩類を含有する止瀉薬を服用前後は飲酒を避ける．
　解説　アルコールによりビスマスやロペラミドの吸収が促進され，作用が増強されることがある．

■ 14・3・3　薬　効 ■
　章末の成分一覧表（p.126）を参照．

■ 14・3・4　禁　忌 ■
● 次表の疾患に罹患している人

禁忌（止瀉薬）[1,2]

疾患名等	対象成分	説　明
循環器系疾患（重篤な場合のみ禁忌，それ以外は注意）	ロートエキス	副交感神経を遮断することにより心臓の運動を促進するため，症状を悪化させる恐れがある．

(つづく)

†1　このほかに，その成分によってアレルギーを起こしたことのある人は禁忌である．
†2　医療用医薬品の添付文書も参考にしたので，OTC 医薬品の添付文書には記載されていない禁忌も含まれている．

禁忌（止瀉薬）[1,2] (つづき)

疾患名等	対象成分	説　明
緑内障	ロートエキス	緑内障の種類によって，薬剤による眼圧の上昇が起こり，また散瞳，毛様体弛緩による調節障害も起こる場合がある．
麻痺性イレウス		抗コリン作用により，消化管運動を抑制するため，症状を悪化させる恐れがある．
排尿困難		抗コリン作用により，排尿困難を助長する恐れがある．
妊　婦	ロートエキス，ロペラミド，ベタネコール塩化物	胎児または新生児に頻脈等を起こすことがある．また，母乳に移行して乳児の脈が速くなることがある．
高血圧	グリチルリチン酸	ナトリウム貯留，カルシウム排泄促進が起こり，高血圧を悪化させる恐れがある．
喘息，てんかん，循環器系疾患	ベタネコール塩化物	コリン作用により症状を悪化させる恐れがある．
甲状腺機能障害	沈降炭酸カルシウム，ベタネコール塩化物	甲状腺機能障害を悪化させる恐れがある．
胃・十二指腸潰瘍	ベタネコール塩化物，ビスマス塩類	ベタネコール塩化物が胃腸平滑筋を収縮させ胃酸分泌を亢進する恐れがある．消化管に潰瘍があると，ビスマス塩の吸収が高まり，血中濃度が上がり，精神神経系障害等が発現する恐れがある．
出血性大腸炎，細菌性下痢	ベルベリン塩化物水和物，タンニン酸ベルベリン，ロペラミド塩酸塩，ビスマス塩類，タンニン酸アルブミン	腸管出血性大腸菌（O157）や赤痢菌等による重篤な細菌性下痢の症状を悪化，治療期間の延長を起こす恐れがある．
潰瘍性大腸炎	ロペラミド塩酸塩	症状の悪化，治療期間の延期を起こす恐れがある．
偽膜性大腸炎		抗生物質の投与に伴う偽膜性大腸炎を悪化，治療期間の延長を起こす恐れがある．
15歳未満の小児		小児等に対する安全性は確立していないため．外国で，乳幼児（特に2歳未満）に過量投与した場合，中枢神経系障害，呼吸抑制，腸管壊死に至る麻痺性イレウスを起こしたとの報告がある．
透析を受けている人	乾燥水酸化アルミニウムゲル等，アルミニウムを含有する成分	アルミニウムを含有する胃腸薬を長期服用した場合にアルミニウム脳症およびアルミニウム骨症を発現したという報告がある．
牛乳に対して過敏症の既往のある人	タンニン酸アルブミン	牛乳アレルギーの場合はタンニン酸アルブミンでショック，アナフィラキシー様症状を起こす可能性がある．

†1　このほかに，その成分によってアレルギーを起こしたことのある人は禁忌である．
†2　医療用医薬品の添付文書も参考にしたので，OTC医薬品の添付文書には記載されていない禁忌も含まれている．

14

整腸薬・止瀉薬

● 短期間の服用に留め，連用しないこと．
　グリチルリチン酸等の長期・大量服用により，偽アルドステロン症を発症するとの報告がある．
● 止瀉薬は1週間以上服用しないこと．
　ビスマス塩類を含有する医薬品の長期服用により，精神神経系の副作用が現れたことが海外で報告されている．
● 整腸薬・止瀉薬とも長期連用しないこと．
　解説　乾燥水酸化アルミニウムゲル等のアルミニウムを含有する製剤を長期服用すると，アルミニウム脳症，アルミニウム骨症が現れる恐れがある．
● 下記の症状のある人は服用しない．
　① 急性の激しい下痢または腹痛・腹部膨満感・吐き気等の症状を伴う下痢
　② 発熱を伴う下痢のある人，血便のある人または粘液便の続く人
　解説　収れん剤を主体とする止瀉薬では無理に下痢を止めることにより病状を悪化させる恐れがある．
● 止瀉薬服用時に従事しないよう注意すべきこと：
　乗り物の運転，機械類の操作（ロペラミド塩酸塩，ロートエキス含有製剤）
　解説　ロペラミド塩酸塩を含む製剤の場合，眠気，めまいが現れることがある．また，ロートエキスを含有する製剤では目の調節障害を起こすことがある．

■ 14・3・5　注意すべき病態等 ■

● 次表の疾患に罹患している人

注意すべき病態等[†]

疾患名等	対象成分	説　明
腎障害	沈降炭酸カルシウム，乳酸カルシウム水和物	腎障害があるとカルシウム・リン代謝の異常をもたらし，症状を悪化させる恐れがある．
心障害，肺機能障害		臓器内石灰化し，肺，心臓等に沈着し，肺では咳，心臓では不整脈が生じやすくなり，症状を悪化させる恐れがある．
高カルシウム血症		副作用が現れやすくなる．
肝障害	ロペラミド塩酸塩	本剤の代謝および排泄が遅延する恐れがある．
便秘を避けなければならない肛門疾患等		便秘が発現することがある．
高齢者	ロートエキス	高齢者では，抗コリン作用により排尿困難，便秘等が現れやすい．
授乳婦	ロートエキス	乳汁分泌が抑制されることがある．
	ロペラミド塩酸塩	母乳中に移行することが報告されている．

† このほかに，医薬品や食品等に対するアレルギーの有無について注意する（§3・3参照）．

■ 14・3・6　副作用 ■

● 重大な副作用
　その初期症状を把握して，症状が出たら直ちに服用を中止し，本剤の包装あるいは添付文書を持参しての受診を勧める．

副作用	起因成分
皮膚粘膜眼症候群（SJS）	ロペラミド塩酸塩
中毒性表皮壊死症（TEN）	
イレウス	
アナフィラキシーショック	タンニン酸アルブミン
息苦しさ	ベタネコール塩化物
偽アルドステロン症	グリチルリチン酸
ミオパチー	
横紋筋融解症	

● その他の副作用

関係部位	症　状	起因成分
皮　膚	発疹・発赤，かゆみ	ロートエキス，でんぷん消化酵素，タンパク消化酵素，脂肪消化酵素，繊維素消化酵素
消化器	腹痛，下痢，食欲不振，胃部不快感	ベタネコール塩化物，グアヤコール，木クレオソート
	便秘，下痢	制酸成分のうち，マグネシウム塩は下痢，軟便の傾向を示し，カルシウム塩，マグネシウム塩は便秘の傾向を示す．
	口　渇	ロートエキス，ロペラミド塩酸塩
泌尿器	排尿困難	ロートエキス
その他	顔のほてり，異常なまぶしさ	ロートエキス
	目のかすみ	
	発汗，唾液の増加	ベタネコール塩化物

● OTC医薬品の添付文書への記載義務はないが，医療用医薬品では下記の副作用が認められているため，注意が必要である．

　　タンニン酸アルブミン：ショック，アナフィラキシー

　　ロペラミド塩酸塩：精神神経系（めまい），皮膚（発疹，発赤，かゆみ），消化器（便秘，腹部膨満感，腹部不快感，吐き気，腹痛，嘔吐，食欲不振）

　　沈降炭酸カルシウム，乳酸カルシウム：大量の牛乳の飲用で高カルシウム血症，高窒素血症，アルカローシス等が現れることがある．

14・3・7　相互作用

● 服用中は併用すべきでないOTC医薬品：

　　他の整腸薬，止瀉薬，ロートエキスを含有する胃腸鎮痛鎮痙薬

　　解説　薬理作用が重複するため，作用が増強されたり，副作用が発現する可能性が高まる．

● 服用中は併用すべきでない医療用医薬品等を次表に示す．

　　カルシウム含有製剤では，テトラサイクリンやニューキノロンの同時使用により吸収が阻害されることがあるため，併用を避ける．

相互作用

組合わせ		臨床症状
医療用医薬品	OTC 医薬品	
テトラサイクリン系抗生物質（テトラサイクリン，ミノサイクリン等） ニューキノロン系抗菌薬（シプロフロキサシン，トスフロキサシン等） エチドロン酸二ナトリウム	沈降炭酸カルシウム，乳酸カルシウム水和物	これらの医療用医薬品の吸収を阻害（難溶性のキレートを形成）することがあるので，同時に服用させない．2時間程度間隔をあける．

● OTC 医薬品の添付文書への記載義務はないが，医療用医薬品では下記の相互作用が認められているため，注意が必要である．

タンニン酸アルブミン：
・経口鉄剤　　解説　鉄と結合し，タンニン酸鉄となり，タンニン酸による収れん作用が減弱する．
・ロペラミド塩酸塩　　解説　タンニン酸アルブミンがロペラミド塩酸塩を吸着し，その効果を減弱する恐れがあるので，投与間隔をあける等，併用に注意すること．

ロートエキス：
・三環系抗うつ薬，フェノチアジン系薬剤，MAO 阻害薬，抗ヒスタミン薬，イソニアジド　　解説　ロートエキスの作用が増強されることがある．

ロペラミド塩酸塩：
・ケイ酸アルミニウム，タンニン酸アルブミン　　解説　これらの薬剤により本剤が吸着され，ロペラミド塩酸塩の効果が減弱する恐れがある．
・リトナビル，キニジン　　解説　これらの薬剤が P 糖タンパク質を阻害してロペラミド塩酸塩の排出を妨げ，ロペラミド塩酸塩の血中濃度が上昇することがある．
・イトラコナゾール　　解説　イトラコナゾールが CYP3A4 および P 糖タンパク質を阻害することにより，ロペラミド塩酸塩の代謝および排出を阻害し，本剤の血中濃度が上昇することがある．
・デスモプレシン　　解説　ロペラミド塩酸塩の消化管運動抑制作用により，デスモプレシンの消化管吸収が増加し，デスモプレシンの血中濃度が上昇することがある．
・タンニン酸アルブミン　　解説　タンニン酸アルブミンがロペラミド塩酸塩を吸着し，その効果を減弱する恐れがあるので，投与間隔をあける等，併用に注意すること．

ベタネコール塩化物：
・コリン作動薬，コリンエステラーゼ阻害薬　　解説　ベタネコール塩化物のコリン性作用（発汗等）を増強させる恐れがある．

14・3・8　高齢者における注意事項

● 高齢者は生理機能が低下していることが多いので，副作用が発現しやすい．

解説　ロートエキスは，高齢者では，心臓・血管系の機能低下，動脈硬化等による二次的な高血圧，腎・肝機能の低下等，生理機能の低下が考えられ，ロートエキスの作用が強く現れることがある．また，ロートエキスにより，口渇，排尿困難，便秘が現れることがある．

■ 14・3・9　妊婦，授乳婦における注意事項 ■

● 妊婦または妊娠していると思われる人に次の成分を含む止瀉薬を販売する場合には，医療機関を受診するよう勧める．

　ロートエキス，ロペラミド塩酸塩，デヒドロコール酸，ベタネコール塩化物，ウルソデオキシコール酸，ビスマス塩類を含有する製剤

　[解説]　ウルソデオキシコール酸は，動物実験で胎児毒性（胎児吸収）が報告されている．ロートエキスは，胎児または新生児に頻脈等が現れることがある．

■ 14・3・10　小児における注意事項 ■

● 小児の用法・用量がある場合:

　① 保護者の指導監督のもとに服用させる．

　ただし，ロペラミド塩酸塩を含む製剤は小児に対する安全性が確立されていないため，15歳未満の小児には服用させない．また，ビスマス塩製剤も小児に対する安全性は確立されていないので，服用量，服用期間等に注意して服用するように指導する．

　[解説]　ロペラミド塩酸塩を含む製剤は，低出生体重児，新生児および6カ月未満の乳児，6カ月以上2歳未満の幼児に呼吸抑制，全身性痙攣，昏睡等の重篤な副作用をひき起こすことが報告されているため，使用してはならない．

　② 3歳以上の幼児に服用させる場合には，薬剤（発泡剤を除く）や丸剤がのどにつかえることのないよう注意する．

　③ 1歳未満の乳児には，医師の診察を受けさせることを優先する．

表 14・1　整腸薬の代

種類	成分名（リスク分類） 1日最小量[†2,3] 医: 医療用成分最大量〔g〕	薬　効	禁　忌[†4]
乳酸菌成分	アシドフィルス菌末 (3) 最大 1×10^6 個, 医—	腸内で繁殖し，乳酸を産生して腸内の大腸菌や病原菌（悪玉菌）の発育を抑え腸内菌のバランスを正常に戻し，整腸作用を示す．	・特記事項なし
	ビフィズス菌末 (3) 最大 1×10^6 個, 医—		
	ラクボン (3) 最大 1×10^6 個, 医—		
	ラクトミン（アシドフィルス菌・フェーカリス菌）(3) 最大 1×10^6 個, 医—		
酪酸菌成分	宮入菌末 (3) 最大 1×10^6 個, 医—	腸内で繁殖し，腸内の有益菌（ビフィズス菌・乳酸菌）の発育を助長する．また，腸管出血性大腸菌（O157）による毒素の産生を抑制する．	
生薬成分	プランタゴ・オバタ種子 (2) 最大—, 医—	食物繊維の膨潤作用により腸の機能を整える．	

†1　本表に掲載の成分については，相互作用について特記事項なし．
†2　製造販売承認基準〔令和元年5月30日付薬生発 0530 第7号〕に示された1日最小分量を示
†3　1日最大量が—と示された成分（プランタゴ・オバタ種子）は製造販売承認基準に含ま
†4　このほかに，その成分によってアレルギーを起こしたことのある人は禁忌である．
†5　このほかに，医薬品や食品等に対するアレルギーの有無について注意する（§3・3参照）．

OTC医薬品の使用は夜間で医師の診療が難しい場合等, やむをえない場合にのみとどめること.

④ 一部製剤 (ストッパ下痢止め EX 等) は 15 歳未満の服用が不可のため, 添付文書の確認が必要である.

14・4　市販されている剤形

カプセル剤, 錠剤, 丸剤, 顆粒, 細粒, 散剤, 液剤

解説　水なしで飲めるチュアブル錠や, 口中溶解錠も市販されている.

14・5　おもな製品名

整腸薬: パンラクミンプラス (第一三共ヘルスケア), 太田胃散整腸薬 (太田胃散), ガスピタン a(小林製薬), ザ・ガードコーワ整腸剤 α^3＋ (興和), 新ミヤリサンアイジ整腸薬 (ミヤリサン製薬), ポポン VL 整腸薬 (シオノギヘルスケア), フェルカルミンゴールド錠 (エバースジャパン)

止瀉薬: イノック下痢止め (湧永製薬), エクトール赤玉 (第一三共ヘルスケア), 新ワカ末プラスA錠 (クラシエ薬品), ストッパ下痢止め EX(ライオン), セイドーA (アラクス), 正露丸クイック C(大幸製薬), ピタリット (大正製薬), ロペラマックサット (佐藤製薬)　　　　　　　　　　　　　　　　　　　(2022 年 2 月現在)

表的な成分一覧表[†1]

おもな副作用	注意事項[†5]
・特記事項なし	・特記事項なし

す.
れていない. あるいは医療用成分最大量が示されていない.

表 14・2　止瀉薬の

種類	成分名（リスク分類） 最大：1日最大量〔g〕[†1,2] 医：医療用成分最大量〔g〕	薬　効	禁　忌 [†3,4]
腸内殺菌成分	アクリノール水和物（2） 最大 0.3，医—	アクリニジウムイオンとなり細菌細胞の呼吸を阻害することにより，腸内菌に対する殺菌作用をもつ．殺菌的というより静菌的作用である．グラム陰性菌，グラム陽性菌共に有効である．	・特記事項なし
	ベルベリン塩化物水和物（2） 最大 0.3，医 0.3	大腸菌，チフス菌，コレラ菌に対して殺菌作用があり，グラム陽性菌，陰性菌および淋菌に対して抗菌作用が強く，腸内細菌叢を正常に保持することで腸管内の病原菌の増殖を抑え，止瀉作用を示す．グラム陰性菌，グラム陽性菌共に有効である．	・出血性大腸炎 ・細菌性下痢
	木クレオソート（2） 最大 0.5，医—	腸内の細菌を殺菌する作用がある．	・特記事項なし
	タンニン酸ベルベリン（2） 最大 0.3，医—	腸内でタンニン酸とベルベリンに分解され収れん，抗菌，防腐作用を現す．ベルベリン塩化物水和物とは違い苦くないので飲みやすい．	・出血性大腸炎 ・細菌性下痢
収れん成分	次硝酸ビスマス（2） 最大 2，医 6	収れん作用，すなわち胃腸粘膜の分泌タンパク質と結合して不溶性の沈殿物を形成し，これが被膜をつくり胃腸の粘膜を保護して炎症を抑える．また，腸内の異常発酵で生じた硫化水素と結合することで，ガスによる消化器壁への刺激を抑えて腸運動を抑制し，下痢止めの作用を示す．	・出血性大腸炎 ・細菌性下痢 ・胃・十二指腸潰瘍 ・妊　婦
	タンニン酸アルブミン（2） 最大 4，医 16	収れん作用により胃腸の粘膜を保護し炎症を抑える．また，腸内の腐敗を抑え，下痢を止める．	・出血性大腸炎 ・細菌性下痢
吸着成分 （つづく）	カオリン（3） 最大 10，医—	ケイ酸塩製剤であり，腸管粘膜に局所的に作用して物理的に炎症性滲出物や，細菌の有害代謝産物を吸収することにより，粘膜を保護する．	・特記事項なし

†1　製造販売承認基準〔令和元年 5 月 30 日付薬生発 0530 第 7 号〕に示された 1 日最大分量を
†2　1 日最大分量が—と表示された成分（ロペラミド塩酸塩）は製造販売承認基準に含まれて
†3　医療用医薬品の添付文書も参考にしたので，OTC 医薬品の添付文書には記載されていな
†4　このほかに，その成分によってアレルギーを起こしたことのある人は禁忌である．
†5　このほかに，医薬品や食品等に対するアレルギーの有無について注意する（§3・3参照）．

14

整腸薬・止瀉薬

代表的な成分一覧表

おもな副作用†3 （**太字**は重大な副作用）	相互作用†3 （医療用医薬品等ごとの臨床症状は p.124 参照）	注意事項†5
・特記事項なし	・特記事項なし	・特記事項なし
・消化器（腹痛，下痢， 食欲不振，胃部不快感）		
・特記事項なし	・特記事項なし	・5〜6 日間服用しても改善 がみられない場合は，他に原 因がある可能性があるので医 師に相談する． ・服用前後は飲酒を避ける．
ショック，アナフィラ キシー	・経口鉄剤 ・ロペラミド塩酸塩	・特記事項なし
・特記事項なし	・特記事項なし	・特記事項なし

（つづく）

示す．
いない．あるいは医療用成分最大量が示されていない．
い禁忌・副作用・相互作用も含まれている．

14

整腸薬・止瀉薬

表 14・2　止瀉薬の代表

14

整腸薬・止瀉薬

種類	成分名（リスク分類） 最大: 1 日最大量〔g〕[1,2] 医: 医療用成分最大量〔g〕	薬　効	禁　忌[3,4]
吸着成分（つづき）	**沈降炭酸カルシウム**（3） 最大 3, 医 12	不溶性であり，吸着作用により腸内で発生した有害物質を吸着する．	・甲状腺機能障害
副交感神経遮断成分	**ロートエキス**（2） 最大 0.06, 医 0.09	抗コリン作用により胃酸の分泌を抑え，胃痛を緩和する．	・循環器系疾患 ・緑内障 ・麻痺性イレウス ・排尿障害のある人 ・妊　婦
その他の止瀉薬	**ロペラミド塩酸塩**（2） 最大―, 医 0.04	腸のオピオイド受容体に作用し蠕動運動を抑え，電解質の分泌を抑制すると同時に，腸内容物の移送を遅らせ腸組織から水分の吸収を促進して止瀉作用を現す．	・出血性大腸炎 ・細菌性下痢 ・潰瘍性大腸炎 ・偽膜性大腸炎 ・15 歳未満の小児 ・妊　婦
	ベタネコール塩化物 最大 0.045, 医―	副交感神経系を刺激し，消化管の働きを高める作用がある．	・喘　息 ・てんかん ・循環器系疾患 ・甲状腺機能障害 ・胃・十二指腸潰瘍 ・妊　婦

†1　製造販売承認基準〔令和元年 5 月 30 日付薬生発 0530 第 7 号〕に示された 1 日最大分量を
†2　1 日最大分量が―と表示された成分（ロペラミド塩酸塩）は製造販売承認基準に含まれて
†3　医療用医薬品の添付文書も参考にしたので，OTC 医薬品の添付文書には記載されていな
†4　このほかに，その成分によってアレルギーを起こしたことのある人は禁忌である．
†5　このほかに，医薬品や食品等に対するアレルギーの有無について注意する（§3・3 参照）．
†6　高齢者については§14・3・8，妊婦・授乳婦については§14・3・9，小児については§14・

的な成分一覧表 (つづき)

おもな副作用[†3] (太字は重大な副作用)	相互作用[†3] (医療用医薬品等ごとの臨床症状は p.124 参照)	注意事項[†5,6]
・特記事項なし	・テトラサイクリン系抗生物質 (テトラサイクリン, ミノサイクリン等) ・ニューキノロン系抗菌薬 (シプロフロキサシン, トスフロキサシン等) ・エチドロン酸二ナトリウム	・腎障害, 心障害, 肺機能障害, 高カルシウム血症のある人は注意. ・大量の牛乳の飲用で, 高カルシウム血症, 高窒素血症, アルカローシス等が現れることがある.
・消化器 (口渇, 悪心・嘔吐, 便秘等), ・泌尿器 (排尿障害) ・皮膚 (発疹・発赤, かゆみ) ・その他 (顔のほてり, 異常なまぶしさ)	・胃腸鎮痛鎮痙薬 ・三環系抗うつ薬 ・フェノチアジン系薬剤 ・MAO 阻害薬 ・抗ヒスタミン薬 ・イソニアジド	・授乳婦 ・高齢者 ・循環器系疾患, 緑内障, 前立腺肥大等の排尿障害のある人は症状を悪化させる恐があるので注意. 特に高齢者は生理機能が低下していることがあるので注意. ・自動車の運転等
・皮膚粘膜眼症候群 ・中毒性表皮壊死症 ・イレウス ・精神神経系 (めまい) ・皮膚 (発疹, 発赤, かゆみ) ・消化器 (便秘, 腹部膨満感, 腹部不快感, 吐き気, 腹痛, 嘔吐, 食欲不振)	・ケイ酸アルミニウム ・リトナビル, キニジン ・イトラコナゾール ・デスモプレシン ・タンニン酸アルブミン	・小児　服用させない. ・授乳婦　服用させない. または受診を勧める. ・肝障害のある人は本剤の代謝および排泄が遅延する恐れがある. ・便秘を避けなければならない肛門疾患等のある人は便秘を発現することがある. ・自動車の運転等
・息苦しさ ・消化器 (腹痛, 下痢, 食欲不振, 胃部不快感) ・その他 (発汗, 唾液の増加)	・コリン作動薬 ・コリンエステラーゼ阻害薬	・授乳婦　服用させない. または受診を勧める.

示す.
いない. あるいは医療用成分最大量が示されていない.
い禁忌・副作用・相互作用も含まれている.

3・10 参照.

15 胃腸鎮痛鎮痙薬
Analgestic Antispasmodics

15・1　開発の意図と効能

　胃腸鎮痛鎮痙薬は胃腸の異常な運動を抑え，痛みを和らげる作用をもつ．胃痛，腹痛，胃酸過多，胸やけに効果がある．成分は，ロートエキスをはじめとする副交感神経遮断作用をもつ各種成分や，胃腸の筋肉を弛緩させて痛みを抑えるパパベリン塩酸塩等であり，頭痛や歯痛等に用いられる鎮痛薬とは本質的に異なるものである．痛みが激しいときや，熱を伴ったときには原因が異なる場合もあるため，専門医への受診を勧めることが大切である．

15・2　販売時の対応

　§10・2（p.87）参照．

15・3　胃腸鎮痛鎮痙薬の選び方・使い方

15・3・1　効能・効果

　製造販売承認基準では下記の効能・効果が定められている．
胃痛，腹痛，さしこみ（疝痛，癪），胃酸過多，胸やけ

　解説　腹部の痛みの原因はさまざまであり，薬剤師や登録販売者は OTC 医薬品購入希望者から痛む部位，痛む時期，痛みの継続時間等の詳細な情報を聴き取り，適切な判断と説明を行う必要がある．特に購入希望者はその他の胃腸薬との併用による同効成分の重複等が判断できないため，安易な併用や連用をすることがあり，購入希望者に対して情報を補う必要がある．

15・3・2　用法・用量

● 定められた用量を定められた用法で服用する．
　1日1～3回の範囲内で食後または食間に服用する．1日2回以上の服用の場合には，服用間隔は4時間以上あけること．
● グリチルリチン酸等を含む場合は，1日最大配合量がグリチルリチン酸として40 mg 以上またはカンゾウとして1g以上（エキス剤については原生薬に換算して1g以上）を含有する製剤については長期連用しないこと．
● 透析を受けている人は服用しない．
　解説　アルミニウムを含有する胃腸薬を長期服用した場合に，アルミニウム脳症およびアルミニウム骨症を発現したという報告がある．
● 5～6回服用しても症状が改善されない場合は服用を中止し，医師，薬剤師等に相談すること．
　解説　胃腸鎮痛鎮痙薬は本来必要のつど，頓服的に服用すべきものである．したがって5～6回服用しても症状の改善が認められない場合は，ほかに原因があることも考えられる．
● 長期連用する場合は，医師，薬剤師等に相談する．

■ **15・3・3　薬　効** ■

章末の成分一覧表（p.138）を参照.

■ **15・3・4　禁　忌** ■

● 透析療法を受けている人

乾燥水酸化アルミニウムゲル, 水酸化アルミニウムゲル等, アルミニウムを含有する製剤は服用してはならない.

[解説] 透析療法を受けている人がアルミニウム含有胃腸鎮痛鎮痙薬を長期間服用することで, アルミニウム脳症, アルミニウム骨症が発症したとの報告がある.

● 副交感神経遮断成分を含有する製剤の服用後は, 乗物または機械類の運転操作をしないこと.

[解説] 眠気や視覚異常（目のかすみや異常なまぶしさ）の症状が現れることがある. ただし, スコポラミン臭化水素酸塩水和物またはメチルオクタトロピン臭化物を含有しない製剤については, "眠気"は該当しない.

● OTC医薬品の添付文書への記載義務はないが, 医療用医薬品では下記の禁忌が認められているため, 注意が必要である.

臭化メチルスコポラミン, ブチルスコポラミン臭化物, ヨウ化イソプロパミド, チキジウム臭化物, ロートエキス：

・閉塞隅角緑内障の患者　[解説]　抗コリン作用により眼圧が上昇し, 症状を悪化させることがある.

・前立腺肥大による下部尿路の閉塞または排尿障害　[解説]　排尿筋を弛緩, 膀胱括約筋を収縮させるため, さらに排尿が困難となり, 症状が悪化する恐れがある.

・重篤な循環器系疾患のある患者　[解説]　心拍数の増加をきたし, また末梢血管の収縮も起こるため, 心臓の仕事量が増加し, 症状が悪化する恐れがある.

・麻痺性イレウスの患者　[解説]　消化管運動を低下させるため症状が悪化する恐れがある.

パパベリン：

・房室ブロックのある患者

ベタネコール塩化物：

・循環器系疾患　[解説]　冠動脈血流量を減少させ, 循環器系疾患を悪化させる恐れがある.

・喘息　[解説]　コリン作用により気管支筋の緊張, 気管支分泌物の増加等により, 気管支喘息の症状を悪化させる恐れがある.

・甲状腺機能亢進症　[解説]　副交感神経刺激作用により, 心房細動の危険性を増加させる恐れがある.

・胃・十二指腸潰瘍　[解説]　胃腸平滑筋を収縮させ胃酸分泌を亢進する恐れがある.

・てんかん　[解説]　コリン作用により, てんかん発作の恐れがある.

沈降炭酸カルシウム：

・甲状腺機能低下症　[解説]　血中カルシウム濃度の上昇により, 甲状腺機能低下症を悪化させる恐れがある.

15

胃腸鎮痛鎮痙薬

● 長期連用をしない.

① グリチルリチン酸等を含む場合は，1日最大配合量がグリチルリチン酸として40 mg以上またはカンゾウとして1g以上（エキス剤については原生薬に換算して1g以上）を含む製剤を長期連用すると，偽アルドステロン症を発症するとの報告がある.

② 乾燥水酸化アルミニウムゲル等，アルミニウムを含有する製剤を長期服用すると，アルミニウム脳症，アルミニウム骨症が現れる恐れがある.

● 対象成分あるいは対象製品により過敏症を起こしたことがある人

解説 再び同様の薬剤を服用することで過敏症（かゆみ，発疹，ショック等）が起こるのを防ぐため，アレルギーを起こしたことのある具体的な薬品名がわかった場合にはお薬手帳等に記録し，医療機関への受診時や薬局・薬店でのOTC医薬品購入時に活用することを勧めると再発の防止に役立つ.

15・3・5　注意すべき病態等

● 次表の疾患に罹患している人.

注意すべき病態等[†1]

疾患名等	対象成分[†2]	説　明
循環器系疾患	**グリチルリチン酸等**を含む場合は，1日最大配合量がグリチルリチン酸として40 mg以上またはカンゾウとして1g以上（エキス剤については原生薬に換算して1g以上）を含有する製剤	副交感神経遮断成分を含む製剤は重篤な循環器系疾患のある人に心悸亢進等の症状をひき起こす可能性があるため，服用は原則避ける.
	副交感神経遮断成分（章末の成分一覧表参照）	副交感神経遮断作用により，心臓に負担をかけ，循環器系疾患を悪化させる恐れがある.
高血圧	**グリチルリチン酸等**を含む場合は，1日最大配合量がグリチルリチン酸として40 mg以上またはカンゾウとして1g以上（エキス剤については原生薬に換算して1g以上）を含有する製剤	大量に使用するとナトリウム貯留，カリウム排泄促進が起こり，浮腫，高血圧，四肢麻痺，低カリウム血症等の症状が現れ，高血圧を悪化させる恐れがある.
腎疾患	**グリチルリチン酸等**を含む製剤，アルミニウム塩やマグネシウム塩	腎機能に障害があると排泄が遅れたり，過剰のイオンの体内貯留による悪心・嘔吐・食欲不振・浮腫・倦怠感等の症状が現れることがある.
	乾燥水酸化アルミニウムゲル等，アルミニウムを含有する成分	腎臓に障害があると，乾燥水酸化アルミニウムゲル等のアルミニウム塩は，服用量が多かったり，長期連用の場合には，過剰のイオンが体内に貯留し，アルミニウム脳症，アルミニウム骨症等が現れる恐れがある.
甲状腺機能障害	**水酸化アルミニウム・炭酸マグネシウム・炭酸カルシウム共沈生成物等**	血中のカルシウム濃度の上昇により，甲状腺機能低下症または服甲状腺機能亢進症の病態に悪影響を及ぼす恐れがある.

（つづく）

†1　このほかに，医薬品や食品等に対するアレルギーの有無について注意する（§3・3参照）.
†2　アルミニウム塩，マグネシウム塩，カルシウム塩は主成分ではない.

注意すべき病態等†1 (つづき)

疾患名等	対象成分†2	説　明
緑内障	パパベリン塩酸塩	眼圧上昇作用により症状を悪化させる恐れがある.
	副交感神経遮断成分	副交感神経遮断作用により, 房水流出路が狭くなって眼圧が上昇し, 緑内障を悪化させる恐れがある.
授乳婦	副交感神経遮断成分, ロートエキス	母乳に移行し, 乳児に頻脈等が現れることがある.
妊婦または妊娠の可能性	副交感神経遮断成分, パパベリン塩酸塩, アミノ安息香酸エチル, オキセサゼイン	胎盤を通過して胎児に悪影響を与える恐れがある.
15歳未満	ブチルスコポラミン臭化物, パパベリン塩酸塩, オキセサゼイン	作用が強く現れることがある.
6歳未満	アミノ安息香酸エチル	メトヘモグロビン血症が報告されている.

15
胃腸鎮痛鎮痙薬

● 高齢者（§15・3・8参照）

● むくみのある人

解説　グリチルリチン酸等を含む場合は, 1日最大配合量がグリチルリチン酸として40 mg以上またはカンゾウとして1g以上（エキス剤については原生薬に換算して1g以上）を含有する製剤において, 体液の貯留により症状を悪化させる恐れがある.

● 排尿困難

解説　副交感神経遮断成分を含む製剤では, 膀胱平滑筋の弛緩と膀胱括約筋の緊張が起こり, 尿がさらに出にくくなる恐れがある. また, 前立腺肥大がある場合は, 尿閉を起こす恐れがある.

15・3・6　副 作 用

● 重大な副作用

その初期症状を把握して, 症状が現れたら直ちに使用を中止し, 本剤の包装あるいは添付文書を持参しての受診を勧める.

副作用	起因成分
偽アルドステロン症	グリチルリチン酸
ミオパチー	
アナフィラキシーショック	タンニン酸アルブミン
肝機能障害（発熱, かゆみ, 発疹, 黄疸, 褐色尿, 全身のだるさ, 食欲不振等）	チキジウム臭化物
息苦しさ	ベタネコール塩化物

● その他の副作用

関係部位	症　状	起因成分
皮　膚	発疹・発赤, かゆみ	全製品, 特に副交感神経遮断成分（章末の成分一覧表参照）, パパベリン塩酸塩, アミノ安息香酸エチル, オキセサゼイン

（つづく）

(つづき)

関係部位	症　状	起因成分
精神神経系	頭　痛	**副交感神経遮断成分**
消化器	腹痛，下痢，便秘，口渇等	**ベタネコール塩化物，オキセサゼイン，アミノ安息香酸エチル**
	便秘，下痢	**制酸成分**のうち，**マグネシウム塩**は下痢，軟便の傾向を示し，**カルシウム塩，マグネシウム塩**は便秘の傾向を示す.
	口　渇	**ロートエキス**
泌尿器	排尿困難	**副交感神経遮断成分**
その他	顔のほてり，異常なまぶしさ	**副交感神経遮断成分**
	発汗，唾液の増加	**ベタネコール塩化物**
	目のかすみ，眠気	**ロートエキス**

● OTC 医薬品の添付文書への記載義務はないが，医療用医薬品では下記の副作用が認められているため，注意が必要である.
　チキジウム臭化物：ショック，アナフィラキシー，肝機能障害，黄疸
　パパベリン：呼吸抑制

■ 15・3・7　相互作用 ■

● 服用中は併用すべきでない医薬品：
　他の胃腸薬，胃腸鎮痛鎮痙薬，鎮暈薬
　[解説]　薬理作用が重複するため，作用が増強されたり，副作用が発現する可能性が高まる. 他の胃腸薬ではロートエキスが，乗り物酔い薬では副交感神経遮断成分が配合されていることがある.
● 服用中は併用すべきでない医療用医薬品等を次表に示す.

相互作用

組合わせ		臨床症状
医療用医薬品	OTC 医薬品	
三環系抗うつ薬，フェノチアジン系薬，MAO 阻害薬	**副交感神経遮断成分**（章末の成分一覧表参照）	抗コリン作用の増強により，散瞳，排尿障害，心悸亢進，頻尿，便秘，口内乾燥等をひき起こすことがある.
レボドパ	**パパベリン塩酸塩**	レボドパの作用が減弱する恐れがある. 機序は不明であるが，パパベリン塩酸塩によるドーパミン受容体の阻害が考えられている.

● OTC 医薬品の添付文書への記載義務はないが，医療用医薬品では下記の相互作用が認められているため，注意が必要である.
　ロートエキス：
　・三環系抗うつ薬，フェノチアジン系薬剤，MAO 阻害薬，抗ヒスタミン薬，イソニアジド　[解説]　ロートエキスの作用が増強されることがある.

ベタネコール塩化物:
・コリン作動薬，コリンエステラーゼ阻害薬　**解説**　ロートエキスのコリン性作用（発汗等）を増強させる恐れがある．

15・3・8　高齢者における注意事項

● 高齢者は，生理機能が低下していることが多いので，副作用が発現しやすい．

解説　一般に高齢者では生理機能が低下しているため，副交感神経遮断成分，パパベリン塩酸塩，アミノ安息香酸エチル，オキセサゼインを含有する製剤では注意が必要である．また，グリチルリチン酸等を含む場合は，1日最大配合量がグリチルリチン酸として40 mg以上またはカンゾウとして1 g以上（エキス剤については原生薬に換算して1 g以上）を含有する製剤は注意が必要である．

また，副交感神経遮断成分を含有する製剤およびグリチルリチン酸等を含む製剤〔1日最大配合量がグリチルリチン酸として40 mg以上またはカンゾウとして1 g以上（エキス剤については原生薬に換算して1 g以上）を含有する〕については，高齢者の使用に注意を要する．

15・3・9　妊婦，授乳婦における注意事項

● 妊婦または妊娠していると思われる人に次の成分を含む製剤を販売する場合には医師を受診するよう勧める:
　副交感神経遮断成分，パパベリン塩酸塩，アミノ安息香酸エチル，オキセサゼイン
解説　妊娠中の服用については安全性が十分に確立されていないため，医師の受診を勧める．
● 授乳中の人は服用してはならない成分，あるいは服用するなら授乳を避ける成分:
　ロートエキス，副交感神経遮断成分
解説　母乳に移行する可能性があるので服用中は授乳を避ける．ロートエキスでは母乳に移行して乳児の脈が速くなったり，母乳が出にくくなることがある．

15・3・10　小児における注意事項

● 生後3カ月未満の乳幼児には用法は認められていない．
● 小児の用法・用量がある場合は保護者の指導監督のもとに服用させる．
　解説　副交感神経遮断成分を含む製剤は，低出生体重児，新生児，乳児，幼児または小児に対する安全性が確立されていない．
● アミノ安息香酸エチルを含む製剤は6歳未満の小児に服用させてはならない．
　解説　メトヘモグロビン血症が報告されている．
● ブチルスコポラミン臭化物，パパベリン塩酸塩，オキセサゼインを含む製剤は，15歳未満には使用してはならない．

15・4　市販されている剤形

錠剤，丸剤，顆粒，細粒，散剤

15・5　おもな製品名

ブスコパンA錠（エスエス製薬），ブチスコミン（佐藤製薬），イノキュアS（小林薬品工業），コランチルA顆粒（シオノギヘルスケア），サクロンQ（エーザイ），ロミノン三宝OZ（三宝製薬），ストパン（大正製薬）　　　　　　　　（2022年2月現在）

15

胃腸鎮痛鎮痙薬

表 15・1　胃腸鎮痛鎮痙

種類	成分名（リスク分類） 最大: 1 日最大量〔mg〕†1 医: 医療用成分最大量〔mg〕†2	薬　効	禁　忌†3.4
副交感神経遮断成分	ジサイクロミン塩酸塩 (2) 最大 30，医 40 臭化メチルスコポラミン (2) 最大 4.8，医 ― スコポラミン臭化水素酸塩水和物 (2) 最大 0.3，医 0.5 ブチルスコポラミン臭化物 (2) スイッチ OTC 最大 ―，医 0.1 ヨウ化イソプロパミド (2) 最大 7.5，医 ― チキジウム臭化物 (2) スイッチ OTC 最大 ―，医 30 ロートエキス (2) 最大 60，医 90	抗コリン作用により，胃や腸の平滑筋の緊張を抑制して胃腸の運動を緩やかにし，胃腸の痛みや痙攣を鎮める．また，胃液の分泌抑制作用ももつ．	〔臭化メチルスコポラミン，ブチルスコポラミン臭化物，ヨウ化イソプロパミド，チキジウム臭化物，ロートエキス〕 ・閉塞隅角緑内障の患者 ・前立腺肥大による排尿障害のある患者 ・重篤な循環器系疾患のある患者 ・麻痺性イレウスの患者

†1　製造販売承認基準〔令和元年 5 月 30 日付薬生発 0530 第 7 号〕に示された 1 日最大分量を
†2　1 日最大分量が―と表示された成分（ブチルスコポラミン臭化物，チキジウム臭化物，オキ
†3　医療用医薬品の添付文書も参考にしたので，OTC 医薬品の添付文書には記載されていな
†4　このほかに，その成分によってアレルギーを起こしたことのある人は禁忌である．
†5　このほかに，医薬品や食品等に対するアレルギーの有無について注意する（§3・3参照）．
†6　高齢者については§15・3・8，妊婦・授乳婦については§15・3・9，小児については§15・

薬の代表的な成分一覧表

おもな副作用[†3] （太字は重大な副作用）	相互作用[†3] （医療用医薬品等ごとの 臨床症状は本文 p.136 の表参照）	注意事項[†5,6]
［ジサイクロミン塩酸塩以外］ ・皮膚（発疹・発赤，かゆみ） ・精神神経系（頭痛） ・泌尿器系（排尿困難） ・その他（顔のほてり，異常なまぶしさ） ［チキジウム臭化物］ ・ショック，アナフィラキシー ・肝機能障害，黄疸	［共　通］ ・三環系抗うつ薬 ・フェノチアジン系薬 ・MAO 阻害薬 ［ロートエキス］ ・イソニアジド ・抗ヒスタミン成分	［共　通］ ・高齢者 過量服用に注意. ・妊婦，授乳婦 服用させない，または受診を勧める. ・緑内障，循環器系疾患，排尿困難の人は注意. ［スコポラミン臭化水素酸塩水和物，ブチルスコポラミン臭化物，ヨウ化イソプロパミド］ ・自動車の運転等 ［ブチルスコポラミン臭化物］ ・小児 15 歳未満には服用させない.

（つづく）

15

胃腸鎮痛鎮痙薬

示す.
セサゼイン）は製造販売承認基準に含まれていない．あるいは医療用成分最大量が示されていない．
い禁忌・副作用・相互作用も含まれている．

3・10 参照.

表 15・1　胃腸鎮痛鎮痙薬の

種類	成分名（リスク分類） 最大：1 日最大量〔mg〕[†1] 医：医療用成分最大量〔mg〕[†2]	薬　効	禁　忌[†3.4]
鎮痙成分	パパベリン塩酸塩 (2) 最大 90，医 200 （構造式：H_3CO，H_3CO イソキノリン環，OCH_3，OCH_3・HCl）	ホスホジエステラーゼを阻害してサイクリック AMP の分解を阻止し，平滑筋細胞内のサイクリック AMP 量を増やして血管平滑筋を弛緩させる．胃腸の痙攣性の痛みを鎮める．	・房室ブロックのある患者
局所麻酔成分	アミノ安息香酸エチル (2) 最大 600，医 1000 （構造式：H_2N ベンゼン環 $COOC_2H_5$，CH_3）	神経末端に作用して，知覚神経を麻痺させて痛みや嘔吐を抑制する作用がある．	・特記事項なし
局所麻酔成分	オキセサゼイン (2) スイッチOTC 最大—，医 0.04 （構造式：HO…N…CH_3，CH_3…）		
副交感神経刺激成分	ベタネコール塩化物 (2) 最大 45，医 200 （構造式：H_2N，O，CH_3，N^+，H_3C，CH_3，Cl^-）	副交感神経系を刺激し，消化管の働きを高める作用がある．	・循環器系疾患 ・喘　息 ・てんかん ・甲状腺機能亢進症 ・胃・十二指腸潰瘍 ・妊　婦

†1　製造販売承認基準〔令和元年 5 月 30 日付薬生発 0530 第 7 号〕に示された 1 日最大分量を
†2　1 日最大分量が—と表示された成分（ブチルスコポラミン臭化物，チキジウム臭化物，オキ
†3　医療用医薬品の添付文書も参考にしたので，OTC 医薬品の添付文書には記載されていな
†4　このほかに，その成分によってアレルギーを起こしたことのある人は禁忌である．
†5　このほかに，医薬品や食品等に対するアレルギーの有無について注意する（§3・3 参照）．
†6　高齢者については§15・3・8，妊婦・授乳婦については§15・3・9，小児については§15・

代表的な成分一覧表 (つづき)

おもな副作用[†3] (太字は重大な副作用)	相互作用[†3] (医療用医薬品等ごとの 臨床症状は本文 p.136 の表参照)	注意事項[†5,6]
・**呼吸抑制** ・皮膚 (発疹・発赤, かゆみ)	・レボドパ	・妊婦 服用させない, または受診を勧める. ・小児 15歳未満には服用させない. ・緑内障の人は注意. ・高齢者 服用注意 ・自動車の運転等
・皮膚 (発疹・発赤, かゆみ) ・消化器 (便秘, 下痢, 口渇)	・特記事項なし	[共　通] ・妊婦 服用させない, または受診を勧める. ・高齢者 服用注意 [アミノ安息香酸エチル] ・小児 6歳未満には服用させない. [オキセサゼイン] ・小児 15歳未満には服用させない.
・**息苦しさ** ・消化器 (胸やけ, 腹痛, 下痢, 悪心) ・その他 (発汗, 唾液の増加)	・コリン作動薬 ・コリンエステラーゼ阻害薬	・授乳婦 服用させない. 受診を勧める.

(つづく)

示す.
セサゼイン)は製造販売承認基準に含まれていない. あるいは医療用成分最大量が示されていない.
い禁忌・副作用・相互作用も含まれている.

3・10 参照.

15

胃腸鎮痛鎮痙薬

表 15・1　胃腸鎮痛鎮痙薬の

種類	成分名（リスク分類） 最大：1 日最大量〔mg〕[†1] 医：医療用成分最大量〔mg〕[†2] 生薬の単位は〔g〕	薬　効	禁　忌[†3.4]
生薬成分	エンゴサク（延胡索）(2) 最大 5 g(エキス)，1.5 g(粉末)，医—	鎮痛鎮痙作用のほか，胃液の分泌を抑制する働きがある．	・特記事項なし
	カンゾウ（甘草）(2) 最大 5 g(エキス)，1.5 g(粉末)，医—	胃液の分泌を抑制するほか，胃壁の修復を促す働きがある．また，主成分であるグリチルリチン酸は抗炎症作用を示す．	
	シャクヤク（芍薬）(2) 最大 5 g(エキス)，2 g(粉末)，医—	収れん作用と鎮痛鎮痙作用をもつ．	

†1　製造販売承認基準〔令和元年 5 月 30 日付薬生発 0530 第 7 号〕に示された 1 日最大分量を
†2　1 日最大分量が—と表示された成分（ブチルスコポラミン臭化物，チキジウム臭化物，オキ
†3　医療用医薬品の添付文書も参考にしたので，OTC 医薬品の添付文書には記載されていな
†4　このほかに，その成分によってアレルギーを起こしたことのある人は禁忌である．
†5　このほかに，医薬品や食品等に対するアレルギーの有無について注意する（§3・3 参照）．
†6　高齢者については§15・3・8，妊婦・授乳婦については§15・3・9，小児については§15・

代表的な成分一覧表 (つづき)

おもな副作用[†3] （太字は重大な副作用）	相互作用[†3] （医療用医薬品等ごとの 臨床症状は本文 p.136 の表参照）	注意事項[†5.6]
・特記事項なし	・特記事項なし	・特記事項なし
・偽アルドステロン症		・ 高齢者　過量服用に注意. ・ 循環器系疾患，高血圧，腎 臓疾患の人は注意.
・特記事項なし		・特記事項なし

示す.
セサゼイン）は製造販売承認基準に含まれていない. あるいは医療用成分最大量が示されていない.
い禁忌・副作用・相互作用も含まれている.

3・10 参照.

15

胃腸鎮痛鎮痙薬

16 瀉下薬（下剤）
Laxatives

■ 16・1　開発の意図と効能

　健康人では，食事を摂取してから 72〜78 時間くらい後に糞便として排泄されるのが普通である．それが長時間腸管内に停滞し，さらに硬化して排便に困難を伴う状態を便秘という．一般に，排便回数には個人差があり，便通回数のみから便秘ということはできない．

　直腸および内肛門括約筋は自律神経によって支配されており，交感神経は直腸壁を弛緩し，内肛門括約筋を緊張収縮させる．一方，副交感神経は交感神経と逆の作用を司っている．この両神経は常にバランスをとり，直腸壁や内肛門括約筋の緊張を保っている．排便反射が起こると交感神経の緊張が除かれ，同時に副交感神経の興奮が高まり，直腸の蠕動，内肛門括約筋の弛緩が起こり，肛門より便が排泄される仕組みになっている．便秘の原因は，① 大腸の過緊張により生じる痙攣性便秘，② 腸管壁の低緊張や弛緩により生じる弛緩性便秘，③ 直腸の排便機能障害による便秘（以上三つは機能性便秘として分類される），および ④ 大腸の器質的疾患により生じる器質性便秘等が考えられる．

　器質性便秘では，原因疾患の治療が最も重要になる．一方，痙攣性便秘，弛緩性便秘等の機能性便秘では，排便習慣や食事療法等の生活指導が重要である．しかし，それでも改善されない場合，腹部の張り等により極度の不快感を伴う場合には，瀉下薬（下剤）の使用が必要となる．瀉下薬には糞便を軟らかくする浸潤性瀉下成分，腸管内の浸透圧を上昇させて水分の再吸収を妨げて腸内容物を流動化させる塩類瀉下成分，腸内容を増加させることにより腸管を刺激する膨張性瀉下成分，腸管運動を亢進させる刺激性瀉下成分等が含まれる．弛緩性便秘にはこれら成分を含む瀉下薬が用いられるが，一般に作用の弱い薬を少量から用いる．痙攣性便秘に対しては，腸運動を刺激する瀉下薬が効果の少ないことがある．また，痙攣性便秘では心理的な要因が大きな原因となることも多い．便秘の原因はさまざまであり，安易に瀉下薬に頼り頻繁に使用することなく，排便習慣や食事等の生活習慣の改善が重要である．

■ 16・2　販売時の対応

　§ 10・2（p.87）参照．

■ 16・3　瀉下薬（下剤）の選び方・使い方

■ 16・3・1　効能・効果 ■

　製造販売承認基準では下記の効能・効果が定められている．
　・便　秘

・便秘に伴う次の症状の緩和：腹部膨満感，食欲不振（食欲減退），痔，肌あれ，吹出物，腸内異常発酵，頭重，のぼせ

解説　多くの製品ではこれらすべての効能を表示するかあるいは便秘とのみ表示されている．便秘の原因はさまざまであり，薬剤師等は薬効（成分一覧表，p.153 参照）を十分に理解し，OTC 医薬品購入希望者からその原因や使用状況（希望）を聞き出し，適宜即効型と遅延型の使い分けの判断と説明を行う必要がある．また，安易に瀉下薬に頼り頻繁に使用することなく，排便習慣や食事等の生活習慣の改善を勧めることも薬剤師等の重要な役割の一つである．

▓ 16・3・2　用法・用量 ▓

● 定められた用量を定められた用法で服用する．

　① 原則として1日1〜3回の範囲内で服用する．1日2回以上服用する場合の服用間隔は，4時間以上あけること．ただし，ヒマシ油を主体とした製剤については，1日1回を限度とし，必要時頓用する．

　② 効果発現までの時間が成分によって異なるので，便通の時間帯を考慮し服用時間には留意すること．

　③ マルツエキスの1回最大分量は，1歳以上3歳未満で15 g，6カ月以上1歳未満で9 g，6カ月未満で6 gであり，いずれも1日3回まで．

● 便秘の程度，状態には個人差があるため，初回は最小量を用い，便通の具合や状態をみながら，少しずつ増量または減量するように指導すること．

● ビサコジル含有製剤は牛乳等と一緒に服用しない．

解説　牛乳等と一緒に服用すると胃酸が中和され，本来は腸で溶けるはずのビサコジルが胃で溶解し，効果がなくなる．

● 1週間程度服用しても症状が改善されない場合は服用を中止し，医師，薬剤師等に相談する必要がある．

解説　瀉下薬の場合は1回または遅くとも1週間程度の服用で症状が改善されるのが普通である．したがって，症状の改善が認められない場合は，ほかに原因があることも考えられる．

● ヒマシ油は即効性があるので，就寝前の服用は避けること．

● 長期連用をしない．

解説　グリチルリチン酸等を含む場合は，1日最大配合量がグリチルリチン酸として40 mg 以上またはカンゾウとして1 g 以上（エキス剤については原生薬に換算して1 g 以上）を含む製剤を長期連用してはならない．

▓ 16・3・3　薬　効 ▓

章末の成分一覧表（p.153）を参照．

▓ 16・3・4　禁　忌 ▓

a. ヒマシ油とマルツエキスを除く製剤

● 瀉下薬の併用はしない．

● 次表の症状のある人

16

瀉下薬

禁 忌 †

症 状	対象成分	説 明
激しい腹痛	すべての成分	激しい腹痛の場合は，急性腹症（腸管の狭窄，閉塞，腹腔内器官の炎症等）の可能性があるので注意が必要である．
吐き気・嘔吐	すべての成分	便秘時に吐き気・嘔吐がある場合には，急性腹症（腸管の狭窄，閉塞，腹腔内器官の炎症等）が疑われるため，医療機関（消化器科）に相談する必要がある．
むくみ	グリチルリチン酸	グリチルリチン酸等を大量に服用すると，ナトリウム貯留，カリウム排泄促進が起こり，浮腫，高血圧，四肢麻痺，低カリウム血症等の症状が現れ，これらは偽アルドステロン症として報告されている．これらの症状は，いずれも服用を中止することにより緩解するが，血圧の高い人，高齢者，心臓または腎臓に障害のある人，むくみのある人は特に注意が必要である．

† このほかに，その成分によってアレルギーを起こしたことのある人は禁忌である（特にセンノシド，センナ，ダイオウ）

● OTC 医薬品の添付文書への記載義務はないが，医療用医薬品では下記の禁忌が認められているため，注意が必要である．

センナ，ダイオウ，センノシド A・B:
・急性腹症が疑われる患者，痙攣性便秘の患者　解説　蠕動運動亢進作用により腹痛等の症状を増悪する恐れがある．
・重症の硬結便のある患者　解説　下剤の経口投与では十分な効果が得られず，腹痛等の症状を増悪する恐れがある．
・電解質失調（特に低カリウム血症）のある患者には大量投与を避けること．
解説　下痢が起こると電解質を喪失し，状態を悪化させる恐れがある．

ピコスルファートナトリウム水和物:
・急性腹症が疑われる患者　解説　腸管蠕動運動の亢進により，症状が増悪する恐れがある．
・腸管に閉塞のある患者またはその疑いのある患者　解説　腸管蠕動運動の亢進により腸管の閉塞による症状が増悪し，腸管穿孔に至る恐れがある．

ビサコジル:
・急性腹症が疑われる患者　解説　腸管蠕動運動の亢進により，症状が増悪する恐れがある．
・重症の硬結便のある患者　解説　腸管蠕動運動の促進および排便反射の刺激作用により，症状を悪化させる恐れがある．
・肛門裂傷，潰瘍性痔核のある患者　解説　坐剤挿入に伴う物理的，機械的な刺激を避けるため．

ヒマシ油:
・急性腹症，痙攣性便秘，重症硬結便，脂溶性駆虫剤服用中の患者　解説　抗コリン作用により眼圧が上昇し，症状を悪化させることがある．

16

瀉
下
薬

カルメロースナトリウム，ジオクチルソジウムスルホサクシネート：
・急性腹症が疑われる患者　**解説**　腸管蠕動運動の亢進により，症状が増悪する恐れがある．
・重症の硬結便のある患者　**解説**　腸管蠕動運動の促進および排便反射の刺激作用により，症状を悪化させる恐れがある．

ジオクチルソジウムスルホサクシネート：
・急性腹症が疑われる患者，重症の硬結便のある患者，痙攣性便秘の患者
　解説　症状を悪化させる恐れがある．

● 腹部手術後の人
　解説　腸管蠕動運動の亢進により症状を悪化させる恐れがある．

● 長期連用をしない．
　① グリチルリチン酸等を含む場合は，1日最大配合量がグリチルリチン酸として40 mg 以上またはカンゾウとして1 g 以上（エキス剤については原生薬に換算して1 g 以上）を含む製剤を長期連用すると，偽アルドステロン症を発症するとの報告がある．
　② 乾燥水酸化アルミニウムゲル，水酸化アルミニウムゲル，ケイ酸アルミン酸マグネシウム，天然ケイ酸アルミニウム等，アルミニウムを含有する製剤を長期服用すると，アルミニウム脳症，アルミニウム骨症が現れる恐れがある．
　③ 刺激性下剤，マグネシウムを含む製剤の長期服用は効果を減弱させる．また，マグネシウムを含む製剤は長期・大量服用で結石を生じさせることがある．

● ビスマス塩類を含有する製剤を1週間以上継続して服用しない．
　解説　ビスマス塩類を含有する医薬品の長期大量服用により，精神神経系の副作用が現れたとの外国での報告がある．

b. ヒマシ油

● 次の①，② に該当する人は服用しない．
　① 激しい腹痛または吐き気・嘔吐のある人
　解説　"激しい腹痛または吐き気・嘔吐"は急性腹症（腸管の狭窄，閉塞，腹腔内器官の炎症等）が疑われるため．
　② 防虫剤（ナフタリン等），殺鼠剤（猫イラズ等）等の薬剤を誤って服用した人
　解説　防虫剤（ナフタリン等），殺鼠剤（猫イラズ等）等は脂溶性のため，ヒマシ油を服用すると，ナフタリン，リン等が溶けてさらに吸収され，中毒が増強される危険であることから，直ちに医師の治療を受けること．

● 本剤を服用している間は，駆虫薬，他の瀉下薬（下剤）を服用しないこと．
　解説　併用することにより，本剤または併用薬の薬理作業が増強され，副作用が強く現れる恐れがある．また，駆虫薬では駆虫薬の吸収が促進され，中毒を起こす恐れがある．

● 連用しないこと．
　解説　ヒマシ油は峻下剤であり，頓用で使うものであるので，連用はしない．

16・3・5　注意すべき病態等

● 次表の疾患のある人．

16
瀉
下
薬

注意すべき病態等[†]

疾　患	対象成分	説　明
高血圧, 循環器系疾患	**グリチルリチン酸等**を含む場合は, 1日最大配合量がグリチルリチン酸として40 mg以上またはカンゾウとして1 g以上(エキス剤については原生薬に換算して1 g以上)を含有する製剤	グリチルリチン酸等を大量に服用すると, ナトリウム貯留, カリウム排泄促進が起こり, 浮腫, 高血圧, 四肢麻痺, 低カリウム血症等の症状が現れ, 高血圧, 循環器系疾患, 腎臓疾患を悪化させる恐れがある.
循環器系疾患	**硫酸ナトリウム**	硫酸ナトリウムを長期・大量服用すると, 電解質のバランスが損なわれ, 腎臓疾患, 心機能障害時の副作用が現れることがある.
腎疾患	**グリチルリチン酸, 硫酸ナトリウム**	上記の高血圧, 循環器系疾患の項目を参照.
	マグネシウム塩	マグネシウム塩はイオン化して消化管より体内に吸収される. 腎臓に障害がある人は排泄が遅れ, 服用量が多かったり長期連用すると, 塩類平衡が崩れて副作用が現れることがある.
高齢者	**酸化マグネシウム**	高マグネシウム血症(低血圧, 呼吸抑制, 心停止等)が現れることがある.
妊婦または妊娠の可能性	**センノシド, センナ, ダイオウ, カサンスラノール**	子宮に過度の刺激を与え, 流産・早産をまねく恐れがある.
授乳婦	**センノシド, センナ, ダイオウ, カサンスラノール**	母乳に移行し, 乳児に下痢等が現れることが報告されている.

[†] このほかに, 医薬品や食品等に対するアレルギーの有無について注意する(§3・3参照).

▉ 16・3・6　副作用 ▉

● 重大な副作用

　その初期症状を把握して, 症状が現れたら直ちに使用を中止し, 本剤の包装あるいは添付文書を持参しての受診を勧める.

関係部位	症　状	起因成分
精神神経系	強い眠気, 意識が薄れる	**酸化マグネシウム**[†]
循環器	立ちくらみ, 脈が遅くなる	
呼吸器	息苦しさ	

[†] 酸化マグネシウムの服用と因果関係が否定できない高マグネシウム血症の症例が報告されていることから, 注意が必要である. 該当する症状が現れた場合には, 直ちに服用を中止し, 医療機関(消化器科)に相談する必要がある.

● まれに偽アルドステロン症の重篤な症状が起こることがある.

　その場合には, 直ちに医師の診断を受けること.

● 坐剤における副作用: 下記の場合は直ちに使用を中止し, 医師または薬剤師等に相談するよう指導する.

　① 消化器: 下痢, 残便感

　② ショック: 使用後すぐに胸苦しさ等と共に, 顔色が青白くなり, 手足が冷たくなり, 冷や汗, 息苦しさ等が現れる.

16

瀉
下
薬

● その他の副作用

関係部位	症　状
消化器	激しい腹痛，悪心・嘔吐，下痢
皮　膚	発疹・発赤，かゆみ
その他	筋力の低下，口渇

● OTC 医薬品の添付文書への記載義務はないが，医療用医薬品では下記の副作用が認められているため，注意が必要である．

ピコスルファートナトリウム水和物：腸閉塞，腸管穿孔，虚血性大腸炎

ヒマシ油：消化器（悪心，嘔吐，腹痛），過敏症状

■ 16・3・7　相互作用 ■

● 服用中は併用すべきでない医薬品：

他の瀉下薬

[解説] 薬理作用が重複するため，作用が増強されたり，副作用が発現する可能性が高まる．

● 服用中は併用すべきでない医療用医薬品等を次表に示す．

相互作用

組合わせ		臨床症状
医療用医薬品	OTC 医薬品	
テトラサイクリン系抗生物質（テトラサイクリン，ミノサイクリン等），ニューキノロン系抗菌薬（シプロフロキサシン，トスフロキサシン等），エチドロン酸二ナトリウム	酸化マグネシウム，硫酸マグネシウム水和物を含む製剤	難溶性のキレートを形成し，これらの薬剤の吸収を阻害することがあるので，同時に服用させない．2 時間程度間隔をあける．
セフジニル		セフジニルの吸収を阻害することがあるので，同時に服用させない．（機序不明）
活性型ビタミン D_3 製剤（アルファカルシドール，カルシトリオール）		高マグネシウム血症をひき起こす恐れがある．（マグネシウムの消化管吸収および腎尿細管からの再吸収が促進されるためと考えられる）
ジギタリス製剤（ジゴキシン，ジギトキシン等），鉄剤		これらの薬剤の吸収・排泄に影響を与えることがあるので，服用間隔をあける等注意する．（本剤中のマグネシウムの吸着作用または消化管内・体液の pH 上昇によると考えられる）

● OTC 医薬品の添付文書への記載義務はないが，医療用医薬品では下記の相互作用が認められているため，注意が必要である．

ヒマシ油：

・ヘノポジ油，脂溶性駆虫剤，リン，ナフタレン，脂溶性物質による中毒時

[解説] ヒマシ油がこれらの吸収を促進して中毒状態を悪化させる恐れがある．

16

瀉下薬

■ 16・3・8　高齢者における注意事項 ■

● 高齢者は，生理機能が低下していることが多いので，副作用が発現しやすい．

　　解説　高齢者では，心臓・血管系の機能低下，動脈硬化等による二次的な高血圧，腎・肝機能の低下等，生理機能の低下が考えられ，薬剤の作用が強く現れることがある．また，グリチルリチン酸により偽アルドステロン症が，酸化マグネシウムにより高マグネシウム血症が現れることがある．

■ 16・3・9　妊婦，授乳婦における注意事項 ■

a. ヒマシ油とマルツエキスを除く製剤

● 妊婦または妊娠していると思われる人に下記の成分を含有する瀉下薬を販売する場合には，医師を受診するよう勧める．

　　膨潤性下剤以外の下剤

　　解説　胎児が脱糞し羊水が汚染される恐れがある．またセンナ，センノシドを含む製剤は，妊婦または妊娠している可能性のある人が大量に服用すると子宮収縮を誘発して流早産の危険性があるので，服用してはならない．

　　解説　妊娠中の服用については安全性が十分に確立されていないため，医師を受診するよう勧める．

● 授乳中の人は，瀉下薬（下剤）を服用しないか，服用する場合は授乳を避けること．

　　解説　センノシド，センナ，ダイオウ，カサンスラノールが，母乳に移行し乳児に一時的な下痢等が現れることが報告されている．

b. ヒ マ シ 油

● 妊婦または妊娠していると思われる人

　　解説　妊婦が服用すると，子宮収縮を誘発して，流早産する危険性がある．

■ 16・3・10　小児における注意事項 ■

a. ヒマシ油とマルツエキスを除く製剤

● 小児の用法・用量がある場合：

　　① 保護者の指導監督のもとに服用させる．

　　② 3歳以上の幼児に服用させる場合には，錠剤や丸剤がのどにつかえることのないよう注意する．

　　③ 1歳未満の乳児には，医師の診察を受けさせることを優先し，やむをえない場合にのみ服用させ，坐剤は12歳未満の小児，乳幼児には使用しない．

16

瀉
下
薬

b. ヒマシ油

● 3歳未満の乳幼児は服用してはならない.

解説　ヒマシ油は峻下剤（直ぐに効く下剤）であり，3歳未満の乳幼児への服用は認められていない.

c. マルツエキス

● 他の瀉下薬を服用しているときには，本剤を服用してはならない.

● 次の人は服用前に医師，薬剤師等に相談すること.

① 医師の治療を受けている乳幼児

② 1カ月未満の新生児：身体が未熟であり，素人判断で使用すると脱水の恐れがある.

③ 激しい腹痛，嘔吐のある乳幼児：激しい腹痛の場合は，急性腹症（腸管の狭窄，閉塞，腹腔内期間の炎症等）の可能性もあるので注意が必要である.マルツエキスは乳幼児に適用されるが，嘔吐がある場合には，医師の診断を受けること.

● 次の場合には，医師，薬剤師等に相談すること.

① 服用後，下痢が現れたとき

② 1週間位服用しても症状がよくならないとき

③ 便通不足：母乳不足または調整乳希釈方法の誤りにより起こることがある.

■ 16・3・11　その他の注意事項 ■

● 制酸薬や牛乳を飲んでから1時間以内の服用は避ける.

解説　成分が制酸薬や牛乳によって胃内で溶解し，期待された効果を発揮できないことがある.

● 坐剤についての注意事項：

肛門部の刺激感，腹痛，腹部不快感が現れることがある.これらの症状が重度でなければそのまま坐薬を使用しても問題ない.

■ 16・4　市販されている剤形 ■

カプセル剤，錠剤，丸剤，顆粒，細粒，散剤，坐剤

■ 16・5　おもな製品名 ■

コーラック（大正製薬），スルーラックS（エスエス製薬），新サラリン（大塚製薬），スラーリア便秘薬（ロート），サトラックス（佐藤製薬），ウエストンサラ（小林薬品工業），大正漢方便秘薬（大正製薬），タケダ漢方便秘薬（アリナミン製薬），複方毒掃丸（山崎帝國堂）

（2022年2月現在）

16

瀉
下
薬

表 16・1 瀉下薬の

種類	成分名（リスク分類） 最大：1 日最大量〔g〕[1,2] 医：医療用成分最大量〔g〕	薬 効	禁 忌[3,4]
大腸刺激性下剤（つづく） 刺激性下剤（つづく）	アロエ (3) 最大 0.75(エキス)，0.75(粉末)，医 — センナ (2) 最大 6(エキス)，1.5(粉末)，医 — ダイオウ（大黄）(2) 最大 4(エキス)，3(粉末)，医 — センノシド A・B (3) 最大 0.048，医 0.048 	センノシド A・B およびアントラキノン誘導体を含み，大腸の細菌により活性化されアントラキノンとなり，大腸の蠕動運動を亢進させる．効果の発現は 15 時間後であり，就寝前の服用が効果的である．	・特記事項なし ・急性腹症が疑われる患者，痙攣性便秘の患者 ・重症の硬結便のある患者 ・電解質失調（特に低カリウム血症）のある患者には大量投与を避けること
	ピコスルファートナトリウム水和物 (2) スイッチOTC 最大 —，医 — 	胃，小腸では分解されず，大腸において初めて大腸細菌叢由来のアリルスルファターゼによって加水分解され，ジフェノール体（ビサコジル）となり，大腸の蠕動運動を亢進する．さらに大腸での水分吸収抑制作用を示し，大便を軟化させる作用をもつ．アントラキノン系よりも効果は緩和である．効果の発現は 15 時間後であり，就寝前の服用が効果的である．	・急性腹症が疑われる患者 ・腸管に閉塞のある患者またはその疑いのある患者

†1 製造販売承認基準（昭和 57 年 5 月 17 日付薬発第 463 号）に示された 1 日最大分量を示す．
†2 1 日最大量が —と表示された成分（ピコスルファナートナトリウム水和物，炭酸水素ナ
†3 医療用医薬品の添付文書も参考にしたので，OTC 医薬品の添付文書には記載されていな
†4 このほかに，その成分によってアレルギーを起こしたことのある人は禁忌である．
†5 このほかに，医薬品や食品等に対するアレルギーの有無について注意する（§3・3 参照）．
†6 高齢者については§16・3・8，妊婦・授乳婦については§16・3・9，小児については§16・

代表的な成分一覧表

おもな副作用[3] （**太字**は重大な副作用）	相互作用[3] （医療用医薬品等ごとの臨床症状は 本文 p.149 の表参照	注意事項[5,6]
・特記事項なし	・特記事項なし	・特記事項なし
・皮膚（発疹・発赤，かゆみ） ・消化器（激しい腹痛，悪心・嘔吐，下痢）		・ 授乳婦 　服用させない，または授乳を中止させる. ・ 妊婦 　服用させない，または受診を勧める.
・腸閉塞，腸管穿孔 ・虚血性大腸炎	・特記事項なし	・特記事項なし

16

瀉
下
薬

（つづく）

リウム）は製造販売承認基準に含まれていない．あるいは医療用成分最大量が示されていない.
い禁忌・副作用・相互作用も含まれている.

3・10 参照.

表 16・1　瀉下薬の代表

種類		成分名（リスク分類） 最大：1 日最大量〔g〕[1,2] 医：医療用成分最大量〔g〕	薬　効	禁　忌[3,4]
刺激性下剤（つづき）	大腸刺激性下剤（つづき）	ビサコジル（2） 最大 0.02，医 0.02 	結腸粘膜を刺激し，大腸の蠕動運動を亢進させる．効果の発現は 15 時間後であり，就寝前の服用が効果的である．	・急性腹症が疑われる患者 ・重症の硬結便のある患者 ・肛門裂創，潰瘍性痔核のある患者
		ヒマシ油（2） 1 回最大分量 20 mL，医—	小腸を刺激し，腸の運動を活発にして排便を促す．効果の発現は 24 時間後であり，即効性がある．	・急性腹症，痙攣性便秘，重症硬結便 ・脂溶性駆虫剤投与中の患者
機械的下剤	膨張性下剤	カルメロースナトリウム（2） 最大 6，医 6	腸管内で水分を吸収して膨脹し内容物を増大させ，大腸に刺激を与えて排便を起こさせる．直腸性便秘，弛緩性便秘，痔疾患患者に使われる．習慣性がないため，長期間の使用ができる．12～24 時間以内に効果が現れ，2～3 日服用すると最も効果的である．	・急性腹症が疑われる患者 ・重症の硬結便のある患者
		プランタゴ・オバタ種子（3） 最大 10.5，医—		・特記事項なし
	湿潤性下剤	ジオクチルソジウムスルホサクシネート（2） 最大 0.2，医 0.2 	界面活性作用により，便の表面張力を低下させ水分を浸潤しやすくし，便を軟らかくする．直腸性便秘，弛緩性便秘，痔疾患患者に使われる．効果の発現は 6～15 時間後であり，就寝前に大量の水と共に服用すると翌朝には無理なく排便できる．	・急性腹症が疑われる患者 ・重症の硬結便のある患者 ・痙攣性便秘の患者

†1　製造販売承認基準（昭和 57 年 5 月 17 日付薬発第 463 号）に示された 1 日最大分量を示す.
†2　1 日最大量が—と表示された成分（ピコスルファートナトリウム水和物，炭酸水素ナト
†3　医療用医薬品の添付文書も参考にしたので，OTC 医薬品の添付文書には記載されていな
†4　このほかに，その成分によってアレルギーを起こしたことのある人は禁忌である.
†5　このほかに，医薬品や食品等に対するアレルギーの有無について注意する（§3・3 参照）.
†6　高齢者については§16・3・8，妊婦・授乳婦については§16・3・9，小児については§16・

16
瀉下薬

的な成分一覧表 (つづき)

おもな副作用[3] （太字は重大な副作用）	相互作用[3] （医療用医薬品等ごとの臨床症状は 本文 p.149 の表参照）	注意事項[5,6]
・特記事項なし	・特記事項なし	・ 高齢者 　副作用が発現しやすいので慎重に服用する. ・牛乳と一緒に服用しない.
・消化器（激しい腹痛,悪心・嘔吐, 下痢）	・ヘノポジ油, 脂溶性駆虫剤, リン,ナフタレン, 脂溶性物質による中毒時	・ 妊婦 　服用させない,または受診を勧める. ・ 小児 　3歳未満には服用させない.
・特記事項なし	・特記事項なし	・特記事項なし
・特記事項なし	・特記事項なし	・特記事項なし
・特記事項なし	・特記事項なし	・特記事項なし

（つづき）

リウム）は製造販売承認基準に含まれていない. あるいは医療用成分最大量が示されていない.
い禁忌・副作用・相互作用も含まれている.

3・10 参照.

表 16・1　瀉下薬の代表

種類	成分名（リスク分類） 最大：1日最大量〔g〕[†1,2] 医：医療用成分最大量〔g〕	薬　効	禁　忌[†3,4]
刺激性下剤 塩類下剤	酸化マグネシウム（2） 最大 2，医—	水溶性無機塩類は腸管から吸収されにくく，浸透圧作用により腸管の水分を吸収・保留し，腸内内容物を液状にすると共に腸の蠕動を促進する．大量の水と共に服用すると効果的である．	・特記事項なし
	硫酸マグネシウム水和物（3） 最大 15，医 15		
その他	マルツエキス（3） 1回最大量： ・1歳以上3歳未満　15 g ・6カ月以上1歳未満　9 g ・6カ月未満　6 g いずれも1日3回まで 医—	乳児の便秘薬としておもに用いられ，マルトース（麦芽糖）のゆるやかな発酵作用が腸の蠕動を亢進し，おだやかな排便を促す．	・特記事項なし
	炭酸水素ナトリウム（3） 最大—，医—	坐剤として使用し，直腸内で発生した炭酸ガスが排便を促す．炭酸ガスの発生を補助するために無水リン酸二水素ナトリウムが配合されることが多い．	・特記事項なし

†1　製造販売承認基準（昭和57年5月17日付薬発第463号）に示された1日最大分量を示す．
†2　1日最大量が—と表示された成分（ピコスルファナートナトリウム水和物，炭酸水素ナト
†3　医療用医薬品の添付文書も参考にしたので，OTC医薬品の添付文書には記載されていな
†4　このほかに，その成分によってアレルギーを起こしたことのある人は禁忌である．
†5　このほかに，医薬品や食品等に対するアレルギーの有無について注意する（§3・3参照）．
†6　高齢者については§16・3・8，妊婦・授乳婦については§16・3・9，小児については§16・

的な成分一覧表 (つづき)

おもな副作用[†3] (太字は重大な副作用)	相互作用[†3] (医療用医薬品等ごとの臨床症状は 本文 p.149 の表参照)	注意事項[†5,6]
・精神神経系(**強い眠気,** **意識が薄れる**) ・呼吸器(**息苦しさ**) ・循環器(**立ちくらみ,** **脈が遅くなる**) ・その他（筋力の低下, 口渇） ・特記事項なし	・テトラサイクリン系抗生物質（テト ラサイクリン, ミノサイクリン等） ・ニューキノロン系抗菌薬（シプロフ ロキサシン, トスフロキサシン等） ・エチドロン酸二ナトリウム ・セフジニル ・活性型ビタミン D_3 製剤（アルファ カルシドール, カルシトリオール） ・ジギタリス製剤（ジゴキシン, ジギ トキシン等） ・鉄 剤	・腎疾患をもつ人は服用 に注意. ・ 高齢者 高マグネシウ ム血症（低血圧, 呼吸抑 制, 心停止）が現れるこ とがある.
・特記事項なし	・特記事項なし	・激しい腹痛, 嘔吐のあ る乳幼児 ・1 カ月未満の新生児
・特記事項なし	・特記事項なし	・特記事項なし

リウム）は製造販売承認基準に含まれていない. あるいは医療用成分最大量が示されていない.
い禁忌・副作用・相互作用も含まれている.

3・10 参照.

17 アレルギー用薬（抗ヒスタミン薬主薬製剤）
Antiallergics

17・1　開発の意図と効能

アレルギーによる症状はじんま疹や湿疹・かぶれ等の皮膚症状，くしゃみ・鼻水（鼻汁）・鼻づまり（鼻閉）等の鼻炎症状がおもなものである．これらのアレルギー症状を緩和あるいは予防するものが抗ヒスタミン薬主薬製剤（アレルギー用薬）である．

アレルギー疾患の病因は薬剤や食物，吸入抗原，感染等さまざまである．これらの原因物質が抗原となり，肥満細胞（マスト細胞）からヒスタミン（p.366，図 A-5 参照）を中心とする化学伝達物質（ケミカルメディエーター）を放出させる．また，肥満細胞からの遊離を刺激する因子としては，抗原抗体反応に基づくアレルギー機序によるものだけでなく，温度変化等の非アレルギー機序によるものも多いとされる．ヒスタミン以外の化学伝達物質としては，プロスタグランジン D_2，ロイコトリエン B_4，ロイコトリエン C_4，血小板活性化因子（PAF）（p.365，図 A-4 参照）等が知られている．これらのうち，ロイコトリエン B_4 は好酸球，好中球，マクロファージを強く遊走させる．

皮膚症状の場合，真皮の肥満細胞から放出される化学伝達物質により毛細血管の透過性が亢進して浮腫が生じ，じんま疹や湿疹・かぶれといった症状を呈する．じんま疹は，食物が原因の食事性じんま疹や薬剤性じんま疹のほか，ストレスが原因の心因性じんま疹等があり，原因はさまざまである．

一方，鼻炎症状の場合には，花粉（コラム 9 参照）やハウスダスト等の抗原が鼻粘膜に存在する肥満細胞に対して抗原抗体反応をひき起こし，各種化学伝達物質を放出させることにより一連の症状が現れる．まず，肥満細胞より遊離されたヒスタミンは，三叉神経，迷走神経を介してくしゃみを誘発する．さらに副交感神経を介して鼻水分泌が促進され水様性鼻漏をひき起こす．またヒスタミンと同時に遊離されるロイコトリエンも直接鼻汁分泌腺に働き分泌を促す．ヒスタミン，ロイコトリエン，PAF 等は血管透過性亢進作用や血管収縮作用をもち，鼻粘膜上皮下静脈に作用しうっ血および血管透過性の亢進による浮腫をもたらし，鼻閉をひき起こす．

上記のように，アレルギーによる疾患ではそれぞれの症状の原因となる化学伝達物質や介する神経系が異なるため，多くのアレルギー用薬ではそれぞれの症状を抑える成分が組合わされて配合されている．たとえば，抗ヒスタミン成分はおもにかゆみ，くしゃみ，鼻水等のアレルギー症状を鎮めるために用いられ，ビタミン成分は皮膚の代謝を活性化させるために用いられる．

17・2　販売時の対応

17・2・1　あらかじめ知っておかなくてはならないこと

a. アレルゲン

アレルギー発症の原因となるアレルゲンには，通年性のものと季節性のものがあ

る. 季節性のものは, 症候が出現・悪化する前の予防投与が必要になってくる.

① **通年性**: ダニ (コナヒョウヒダニ, ヤケヒョウヒダニ), 真菌 (アスペルギルス, カンジダ), ハウスダスト, 食物 (卵白, 卵黄, ミルク, ソバ, 米, 大豆, カニ, エビ, サバ, 牛肉等), 動物〔ネコ皮屑 (ふけ), イヌ皮屑, ハトの糞, ニワトリ羽毛等〕

② **季節性**: 春はスギ, ヒノキ, ハンノキ, シラカバ
夏はカモガヤ
夏〜秋はブタクサ, ヨモギ
1, 11, 12 月は比較的花粉の飛散が少ない.

b.　OTC 医薬品が対象となるアレルギー性疾患

　対象となるおもなアレルギー性疾患には, アレルギー性鼻炎, アレルギー性結膜炎, アトピー性皮膚炎の3種類がある. これらのいずれについても, 以下のようなアレルギーの確認・検査が重要である.

● **アレルギーの確認・検査**:

① 家族歴, 職業歴, 住居環境, アレルゲンの心当たり (季節性・食物性・ペット等), 医療機関でアレルゲン検査を受けていればその結果を聞き取る.

② 以下は医療機関で施行されているので, その結果について聞いておく.

・血液検査: RIST 検査〔radioimmunosorbent test: 非特異的抗体 (IgE) 定量〕と RAST 検査〔radioallergosorbent test: 特異的抗体 (IgE) 定量〕の2種類がある.

・皮内テスト: 低濃度に薄めたアレルゲンを皮内に注射または塗布して原因物質の検索を行う.

・確認検査: 除去試験 (原因となるものを除去して, 症状の改善が認められるか調べる)

・末梢血中の好酸球数, 喀痰・鼻汁中の好酸球数の測定 (アレルギー疾患では好酸球数が増加する)

● **アレルギー性鼻炎**:

　Ⅰ型アレルギー反応によって起こる. 花粉症 (季節性) によって起こることが多く, くしゃみ, 鼻水, 鼻づまりを3大症状 (症候) とする. 抗原刺激によって, 化学伝達物質が放出されると鼻粘膜の血管透過性が亢進し, 鼻粘膜の浮腫が生じて鼻閉が現れる. また, 化学伝達物質により三叉神経が刺激されてくしゃみが誘発される. 日本では 70 万人近い人が, アレルギー性鼻炎で悩んでいるといわれている.

● **アレルギー性結膜炎**:

　Ⅰ型アレルギー反応によって起こり, 病態の主病変が眼に起こる場合をいう. 花粉症 (季節性) によって起こることが多い. 臨床症候は, 結膜充血, 流涙, 結膜の掻痒感である.

　アレルギー性結膜炎の検査: 前述の "アレルギーの確認・検査" 参照. その他に, 結膜分泌 (めやに) 中の好酸球の検出, 眼誘発試験等もある.

● **アトピー性皮膚炎**:

　アトピー素因を背景として, その他環境因子の影響を受けて慢性の経過をとる皮膚

炎である．遺伝的素因をもって家族内で生じやすい．環境因子としては，ハウスダスト，花粉，食物（卵白，卵黄，ミルク，肉類，魚類）等があり，これらに対して，皮膚・粘膜が過敏な反応を示して症状が出現する．同様の機序（I 型アレルギー反応）で出現するアレルギー性鼻炎や気管支喘息と合併しやすい．

アトピー性皮膚炎の臨床症状
　・新生児期〜乳児期：頭部から顔面にかけて湿潤性湿疹の形をとり，掻痒感が強い．
　・幼児期〜学童期：湿潤性から乾燥性の湿疹に変わり，皮膚は乾燥して粃糠様落屑がみられる．病変は四肢屈側に生ずることが多い．
　・思春期以降：皮膚は一層乾燥して，肥厚した苔癬化局面となる．

アトピー性皮膚炎の臨床経過：増悪，軽快，再燃を繰返し，冬に悪化することが多い．学童期までに約半数が治癒するが，思春期以降も持続することもある．

■ 17・2・2　販売時の対応フローチャート ■

図 17・1 に，アレルギー疾患ごとの薬局での対応を示す．

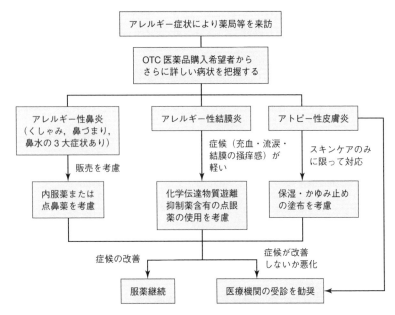

図 17・1　アレルギー用薬販売時の対応フローチャート

● アレルギー性鼻炎
　アレルギー性鼻炎の予防・治療：
　① 抗原の除去（生活指導）：マスクの着用，鼻洗浄

② **内服薬**

③ **点鼻薬**: 点鼻の仕方および代表的な成分については, 19 章 (鼻炎用薬) 参照.

　　・鼻づまりは鼻粘膜のうっ血や浮腫等により起こるため, 鼻づまりに対しては血管収縮薬 (アドレナリン α 受容体刺激薬) が用いられる:

● **アレルギー性結膜炎**

アレルギー性結膜炎の予防・治療:

① 抗原の除去 (花粉防御めがねの使用, 目の洗浄等)

② 予防 (季節性が明らかなものに対して)

③ 点眼薬: 点眼の仕方および成分一覧表については, 18 章 (点眼薬) 参照.

● **アトピー性皮膚炎**

OTC 医薬品はアトピー性皮膚炎には適応外のため, 医療機関の受診を勧めるが, 治療薬として角質層の水分保持のために尿素やヘパリン類似物質含有のものを使用する. かゆみのあるときは, さらにリドカイン (局所麻酔作用) やジフェンヒドラミン塩酸塩 (抗ヒスタミン作用) 含有の製品, ステロイド外用剤を用いる.

■ 17・2・3　受診を勧める目安 ■

● **アレルギー性鼻炎:**

　くしゃみ, 鼻づまり, 鼻水の症候が改善しないか, 悪化する場合や, 随伴症候〔青っぱな (感染が関与), 発熱 (感染が関与), 鼻出血の持続等〕を伴うような場合には, 医療機関の受診を勧奨する.

● **アレルギー性結膜炎:**

　結膜充血, 流涙, 結膜の掻痒感の症候が改善しないか, 悪化〔結膜充血の悪化 (感染 (アデノウイルス, 細菌感染) が関与)〕する場合や, 随伴症候〔黄色の眼脂 (感染が関与), 発熱 (感染が関与) 等〕を伴うような場合には, 医療機関の受診を勧奨する.

● **アトピー性皮膚炎:**

　保湿やかゆみ止めの塗布程度にとどめる. アトピー性皮膚炎の皮膚面が広がってくる場合や, 掻痒感が増強する場合は, 医療機関の受診を勧奨する.

■ 17・3　アレルギー用薬の選び方・使い方 ■

■ 17・3・1　効能・効果 ■

じんま疹, 湿疹, かぶれ, かゆみ, 鼻炎

解説　薬剤師等は OTC 医薬品購入希望者から熱や関節の痛みの有無等, かぜとの違いを明確にできる情報を収集し, 適切な判断と選択を行う必要がある. また, 鼻炎用薬との使い分けにも留意し, 最適な OTC 医薬品を選択することに努める. ジフェンヒドラミン, アゼラスチン, メキタジン等は皮膚症状だけでなく鼻のアレルギー症状にも用いることができる. 一方でエバスチン, エピナスチン, ケトチフェン, セチリジン, フェキソフェナジン, ロラタジンは皮膚症状に対する適応をもたない. なおこれらの成分も, 医療用では皮膚症状に対する適応をもつ.

　アレルギー用薬に含まれる成分はかぜ薬や鼻炎用薬等にも含まれることが多いため, 他の薬を使用しているかどうかの確認も忘れてはならない. また, じんま疹等の原因が青魚等

17

アレルギー用薬

へのアレルギー反応であることも多く，食品を含めた幅広い情報収集を行うように心がける．さらに，ストレスがじんま疹や湿疹の悪化要因となることもあり，規則正しい生活やストレスをためない生活を勧める等，生活全般における指導も行うように努める．

■ 17・3・2　用法・用量 ■

● 定められた用量を定められた用法で服用する．
● 服用回数と服用間隔を守る．
● 5～6日間服用しても症状がよくならない場合は服用を中止し，医師，薬剤師等に相談する．

解説　抗ヒスタミン成分の効果は，1～2日で現れるのが普通である．したがって，5～6日間服用してもまったく改善がみられない場合は，ほかに原因があることも考えられる．

■ 17・3・3　薬　効 ■

章末の成分一覧表（p.167）を参照．

■ 17・3・4　禁　忌 ■

● 次表に該当する人．

禁　忌[1,2]

疾患名等	対象成分	説　明
閉塞隅角緑内障	ジフェンヒドラミン塩酸塩，メキタジン，クロルフェニラミンマレイン酸塩	抗コリン作用により眼圧が上昇し，症状を悪化させることがある．
前立腺肥大等の下部尿路の閉塞性疾患		抗コリン作用により排尿困難等を起こすことがある．
てんかんまたはその既往	ケトチフェンフマル酸塩	痙攣閾値を低下させることがある．
重度の腎臓疾患	セチリジン塩酸塩	高い血中濃度が持続する恐れがある．
妊婦または妊娠の可能性	ジフェンヒドラミン塩酸塩	奇形を有する児の出生率が高いことを疑わせる報告がある．

[1] このほかに，その成分によってアレルギーを起こしたことのある人は禁忌である．
[2] 医療用医薬品の添付文書も参考にしたので，OTC医薬品の添付文書には記載されていない禁忌も含まれている．

■ 17・3・5　注意すべき病態等 ■

● 次表の疾患に罹患している人．

注意すべき病態等[†]

疾患名等	対象成分	説　明
肝障害またはその既往	エバスチン，エピナスチン塩酸塩	肝障害が悪化または再燃することがある．
開放隅角緑内障	ジフェンヒドラミン塩酸塩，メキタジン	抗コリン作用により眼圧が上昇し，症状を悪化させることがある．

（つづく）

17

アレルギー用薬

注意すべき病態等 (つづき)

疾患名等	対象成分	説　明
腎疾患	メキタジン	長期使用例で血中尿素窒素（BUN）上昇がみられることがある.
高齢者		臨床試験において高齢者に口渇等の副作用の発現率が高い傾向が認められた.
腎疾患	セチリジン塩酸塩，ロラタジン	高い血中濃度が持続する恐れがある.
肝障害		
高齢者		
痙攣性疾患またはこれらの既往	ケトチフェンフマル酸塩，セチリジン塩酸塩	痙攣を発現する恐れがある.
授乳婦	ジフェンヒドラミン塩酸塩	母乳中へ移行する.
高齢者	抗ヒスタミン成分	作用が強く現れることがある.
低出生体重児，新生児，乳児，または3歳未満の小児	クロルフェニラミンマレイン酸塩，ジフェンヒドラミン塩酸塩	中枢神経系の副作用が起こる危険性が高い.

† このほかに，医薬品や食品等に対するアレルギーの有無について注意する（§3・3参照）.

17・3・6　副　作　用

● 重大な副作用

その初期症状を把握して，症状が現れたら直ちに服用を中止し，本剤の包装あるいは添付文書を持参しての受診を勧める.

副作用†	起因成分
ショック，アナフィラキシー	エバスチン，セチリジン塩酸塩，フェキソフェナジン塩酸塩，メキタジン，ロラタジン，クロルフェニラミンマレイン酸塩
肝機能障害，黄疸	エバスチン，エピナスチン塩酸塩，ケトチフェンフマル酸塩，セチリジン塩酸塩，フェキソフェナジン塩酸塩，メキタジン，ロラタジン
血液障害	エピナスチン塩酸塩，セチリジン塩酸塩，フェキソフェナジン塩酸塩，メキタジン
痙攣，てんかん	ケトチフェンフマル酸塩，セチリジン塩酸塩，ロラタジン，クロルフェニラミンマレイン酸塩
興　奮	ケトチフェンフマル酸塩
再生不良性貧血，無顆粒球症	クロルフェニラミンマレイン酸塩

† 医療用医薬品の添付文書も参考にしたので，OTC医薬品の添付文書には記載されていない副作用も含まれている.

● その他の副作用

関係部位	症　状	起因成分
精神神経	眠気，めまい	すべての成分
	倦怠感	抗アレルギー成分

（つづく）

(つづき)

関係部位	症 状	起因成分
消化器	口 渇	すべての成分
皮 膚	発 疹	ジフェンヒドラミン塩酸塩, クロルフェニラミンマレイン酸塩
循環器	動 悸	
泌尿器	排尿困難	

■ 17・3・7 相互作用 ■

● 併用による有害作用が発現する可能性が高い次表の医療用医薬品との組合わせに注意する.

相互作用†

組合わせ		臨床症状
医療用医薬品等	OTC医薬品およびその成分	
中枢神経抑制薬, アルコール	ジフェンヒドラミン塩酸塩, ケトチフェンフマル酸塩, セチリジン塩酸塩, クロルフェニラミンマレイン酸塩	中枢神経抑制作用が増強される恐れがある.
MAO阻害薬, 抗コリン作用を有する薬剤	ジフェンヒドラミン塩酸塩, メキタジン, クロルフェニラミンマレイン酸塩	抗コリン作用が増強される恐れがある.
エリスロマイシン	エバスチン, フェキソフェナジン塩酸塩, ロラタジン	本剤および活性代謝物の双方またはどちらかの血漿中濃度を上昇させる.
イトラコナゾール, リファンピシン	エバスチン	エバスチンの活性代謝物カレバスチンの血漿中濃度が上昇する.
水酸化アルミニウム, 水酸化マグネシウム	フェキソフェナジン塩酸塩	フェキソフェナジン塩酸塩の作用を減弱させることがあるので, 同時に服用させない.
メトキサレン	メキタジン	光線過敏症を起こす恐れがある.
シメチジン	ロラタジン	ロラタジンおよび活性代謝物の血漿中濃度が上昇する
ドロキシドパ	クロルフェニラミンマレイン酸塩	血圧の異常上昇を来す恐れがある.
テオフィリン	セチリジン塩酸塩	セチリジン塩酸塩のクリアランスが16%減少する.
リトナビル		セチリジン塩酸塩の曝露量の増加(40%)およびリトナビルの曝露量の変化(-11%)を生じる.
ピルシカイニド塩酸塩水和物		両剤の血中濃度が上昇する.

† 医療用医薬品の添付文書も参考にしたので, OTC医薬品の添付文書には記載されていない相互作用も含まれている.

17

アレルギー用薬

● かぜ薬，鎮咳去痰薬，鼻炎薬等の抗ヒスタミン薬を含有する内服薬は併用を避ける．

　解説　薬理作用が重複するため，作用が増強され，副作用が発現する可能性が高まる．
● アルコールの摂取を避ける．

　解説　抗ヒスタミン成分の中枢抑制作用を増強することがある．またアルコールは血管を拡張させ，アレルギー症状を増悪させる因子であるため，治療を遅延させる．

■ 17・3・8　高齢者における注意事項 ■

● 高齢者では，生理機能が低下していることが多いので，副作用が発現しやすい．
　一般に高齢者では抗ヒスタミン作用によるめまい，鎮静等の精神症状，および抗コリン作用による口渇，排尿困難，便秘等が現れやすいので，慎重に判断する．

■ 17・3・9　妊婦，授乳婦における注意事項 ■

● 妊婦に対する OTC 医薬品の使用は原則禁忌である．
　妊婦または妊娠していると思われる人には医師を受診するよう勧める．
　解説　妊娠中の服用については安全性が十分に確立されていない．
● 授乳中の人は服用中してはならない成分，あるいは服用するなら授乳を避ける成分：
　ジフェンヒドラミン塩酸塩，サリチル酸ジフェンヒドラミン等の抗ヒスタミン成分．

■ 17・3・10　小児における注意事項 ■

● 小児には小児用の用法・用量がある医薬品のみを選定する．
● 低出生体重児，新生児，乳児または 3 歳未満の小児に対する安全性は確立していないので服用させない．

■ 17・4　市販されている剤形 ■

錠剤，カプセル剤，シロップ剤

■ 17・5　おもな製品名 ■

　アレグラ FX（久光製薬），アレジオン 20（エスエス製薬），エバステル AL（興和），クラリチン EX（大正製薬）レスタミン U コーワ錠（興和）

（2022 年 2 月現在）

表 17・1 アレルギー用薬

種類	成分名（リスク分類） 医: 医療用成分最大量〔mg〕	薬 効	禁 忌[†2,3]
抗ヒスタミン成分	ジフェンヒドラミン塩酸塩 (2) 医 150 ・HCl	ヒスタミン H_1 受容体を介するヒスタミンによるアレルギー性反応を抑制する.	・閉塞隅角緑内障 ・前立腺肥大等の下部尿路の閉塞性疾患 ・妊 婦
	クロルフェニラミンマレイン酸塩 (2) ・CO_2H CO_2H		・閉塞隅角緑内障 ・前立腺肥大等の下部尿路の閉塞性疾患
抗アレルギー成分（つづく）	アゼラスチン塩酸塩 (2) スイッチOTC 医 4 ・HCl	抗原抗体反応に伴って起こる免疫細胞からの化学伝達物質（ヒスタミン等）の遊離を抑制することによってアレルギー性鼻炎の発現を防止する. 炎症性細胞の活性化に対して抑制作用をもつ. 抗ヒスタミン作用をもつ.	・特記事項なし
	エバスチン (2) スイッチOTC 医 10 CH_3 H_3C CH_3		
	エピナスチン塩酸塩 (2) スイッチOTC 医 20 NH_2 ・HCl		

†1 2022 年 2 月現在，アレルギー用薬は製造販売承認基準が定められていない.
†2 医療用医薬品の添付文書も参考にしたので，OTC 医薬品の添付文書には記載されていな
†3 このほかに，その成分によってアレルギーを起こしたことのある人は禁忌である.
†4 このほかに，医薬品や食品等に対するアレルギーの有無について注意する（§3・3参照）.
†5 高齢者については§17・3・8, 妊婦・授乳婦については§17・3・9, 小児については§17・

の代表的な成分一覧表[†1]

おもな副作用[†2] (太字は重大な副作用)	相互作用[†2] (医療用医薬品ごとの臨床 症状は本文 p.164 の表参照)	注意事項[†4,5]
・皮膚（発疹） ・循環器（動悸） ・精神神経系（めまい，眠気等） ・消化器（口渇等） ・泌尿器（排尿困難）	・中枢神経抑制剤 ・アルコール ・MAO 阻害薬 ・抗コリン作用を有する 　薬剤	・ 自動車の運転等 　眠気を催す ことがある． ・ 授乳婦 ・ 高齢者 ・低出生児，新生児，乳児，3 歳 未満の小児 ・開放隅角緑内障
・ショック ・**再生不良性貧血，無顆粒球症** ・精神神経系（眠気） ・消化器（口渇等） ・泌尿器（排尿困難）	・中枢神経抑制薬 ・アルコール ・MAO 阻害薬 ・抗コリン作用を有する 　薬剤 ・ドロキシドパ	・ 自動車の運転等 　眠気を催す ことがある． ・低出生児，新生児，乳児，3 歳 未満の小児
［共　通］ ・精神神経系（眠気，倦怠感， めまい等） ・消化器（口渇等） ［エバスチン］ ・**ショック，アナフィラキシー** ・**肝機能障害，黄疸** ［エピナスチン塩酸塩］ ・**肝機能障害，黄疸** ・**血小板減少**	［エバスチン］ ・エリスロマイシン ・イトラコナゾール ・リファンピシン	［アゼラスチン，エバスチン，エ ピナスチン塩酸塩］ ・ 自動車の運転等 　眠気を催す ことがある． ［アゼラスチン，エバスチン，エ 　ピナスチン塩酸塩］ ・花粉等の季節性アレルギー性 　鼻炎の症状に使用する場合は， 　花粉飛散時期に入って症状が出 　始めた，症状の軽い早めの時期 　からの服用が効果的である． ［エバスチン］ ・肝障害またはその既往 ［エピナスチン塩酸塩］ ・肝障害またはその既往

（つづく）

い禁忌・副作用・相互作用も含まれている．

・10 参照．

17

アレルギー用薬

表 17・1　アレルギー用薬の

種類	成分名（リスク分類） 医: 医療用成分最大量〔mg〕	薬　効	禁　忌†2,3
抗アレルギー成分（つづき）	**ケトチフェンフマル酸塩**（2）　スイッチOTC 医 2 	抗原抗体反応に伴って起こる免疫細胞からの化学伝達物質（ヒスタミン等）の遊離を抑制することによってアレルギー性鼻炎の発現を防止する．炎症性細胞の活性化に対して抑制作用をもつ．抗ヒスタミン作用をもつ．	［ケトチフェンフマル酸塩］ ・てんかんまたはその既往 ［セチリジン塩酸塩］ ・重度の腎疾患 ［メキタジン］ ・閉塞隅角緑内障 ・前立腺肥大等の下部尿路の閉塞性疾患
	セチリジン塩酸塩（2）　スイッチOTC 医 20 		
	フェキソフェナジン塩酸塩（2）スイッチOTC 医 120 		
	メキタジン（2）　スイッチOTC 医 12 		

†1　2022 年 2 月現在，アレルギー用薬は製造販売承認基準が定められていない．
†2　医療用医薬品の添付文書も参考にしたので，OTC 医薬品の添付文書には記載されていな
†3　このほかに，その成分によってアレルギーを起こしたことのある人は禁忌である．
†4　このほかに，医薬品や食品等に対するアレルギーの有無について注意する（§3・3参照）．
†5　高齢者については§17・3・8，妊婦・授乳婦については§17・3・9，小児については§17

代表的な成分一覧表†1 (つづき)

おもな副作用†2 (太字は重大な副作用)	相互作用†2 (医療用医薬品ごとの臨床 症状は本文 p.164 の表参照)	注意事項†4,5
[共　通] ・精神神経系 (眠気, 倦怠感, めまい等) ・消化器 (口渇等) [ケトチフェンフマル酸塩] ・**痙攣, 興奮** ・**肝機能障害, 黄疸** [セチリジン塩酸塩] ・**ショック, アナフィラキシー** ・**痙　攣** ・**肝機能障害, 黄疸** ・**血小板減少** [フェキソフェナジン塩酸塩] ・**ショック, アナフィラキシー** ・**肝機能障害, 黄疸** ・**無顆粒球症, 白血球減少, 好 中球減少, 血小板減少** [メキタジン] ・**ショック, アナフィラキシー** ・**肝機能障害, 黄疸** ・**血小板減少**	[ケトチフェンフマル酸 塩] ・中枢神経抑制薬 ・アルコール [セチリジン塩酸塩] ・中枢神経抑制剤 ・アルコール ・テオフィリン ・リトナビル ・ピルシカイニド塩酸塩 水和物 [フェキソフェナジン塩 酸塩] ・水酸化アルミニウム ・水酸化マグネシウム ・エリスロマイシン [メキタジン] ・抗コリン作用を有する 薬剤 ・MAO 阻害薬 ・メトキサレン	[ケトチフェンフマル酸塩, セチ リジン塩酸塩, メキタジン] ・ 自動車の運転等 眠気を催す ことがある. [セチリジン塩酸塩, フェキソ フェナジン塩酸塩, ロラタジン] ・花粉等の季節性アレルギー性 鼻炎の症状に使用する場合は, 花粉飛散時期に入って症状が出 始めた, 症状の軽い早めの時期 からの服用が効果的である. [ケトチフェンフマル酸塩] ・痙攣性疾患またはこれらの既往 [セチリジン塩酸塩] ・ 高齢者 ・腎疾患 ・肝障害 ・痙攣性疾患またはこれらの既往 [メキタジン] ・ 高齢者 ・開放隅角緑内障 ・腎疾患

(つづく)

い禁忌・副作用・相互作用も含まれている.

3・10 参照.

表 17・1　アレルギー用薬の

種類	成分名（リスク分類） 医: 医療用成分最大量〔mg〕	薬　効	禁　忌[†2,3]
抗アレルギー成分（つづき）	**ロラタジン**（2）スイッチOTC 医 10 	抗原抗体反応に伴って起こる免疫細胞からの化学伝達物質（ヒスタミン等）の遊離を抑制することによってアレルギー性鼻炎の発現を防止する．炎症性細胞の活性化に対して抑制作用をもつ． 抗ヒスタミン作用をもつ．	・特記事項なし

†1　2022 年 2 月現在，アレルギー用薬は製造販売承認基準が定められていない．
†2　医療用医薬品の添付文書も参考にしたので，OTC 医薬品の添付文書には記載されていな
†3　このほかに，その成分によってアレルギーを起こしたことのある人は禁忌である．
†4　このほかに，医薬品や食品等に対するアレルギーの有無について注意する（§3・3参照）．
†5　高齢者については§17・3・8，妊婦・授乳婦については§17・3・9，小児については§17・

17

代表的な成分一覧表[†1] (つづき)

おもな副作用[†2] (太字は重大な副作用)	相互作用[†2] (医療用医薬品ごとの臨床 症状は本文 p.164 の表参照)	注意事項[†4,5]
・ショック，アナフィラキシー ・てんかん，痙攣 ・**肝機能障害，黄疸** ・精神神経系（眠気，倦怠感，めまい等） ・消化器（口渇等）	・エリスロマイシン ・シメチジン	・花粉等の季節性アレルギー性鼻炎の症状に使用する場合は，花粉飛散時期に入って症状が出始めた，症状の軽い早めの時期からの服用が効果的である． ・高齢者 ・腎疾患 ・肝障害

い禁忌・副作用・相互作用も含まれている．

3・10 参照．

■ 18・1 開発の意図と効能

　OTC 医薬品における眼科用薬は，眼疾患の症状改善およびコンタクトレンズ装着を容易にすること等を目的に開発された薬剤である．約 10 種類の配合成分の組成内容と使用目的によって，一般点眼薬，抗菌性点眼薬，人工涙液，コンタクトレンズ装着液，洗眼薬の五つに分類され，一般点眼薬が全体の約 7 割を占める．

　一般点眼薬の効能は，"目の疲れ，結膜充血，眼病予防，紫外線その他の光線による眼炎（雪目等），眼瞼炎，ハードコンタクトレンズを装着しているときの不快感，目のかゆみ，目のかすみ（目やにの多いときなど）"である．ビタミン，アミノ酸，充血除去成分，消炎・収れん成分，調節機能改善成分，抗ヒスタミン成分等のさまざまな有効成分を複数配合し，配合成分の組合わせによりいずれかの複数の症状に対応する．広範囲な効能のうち，薬局・薬店で販売される製品の主軸は目の疲れをケアするものである．

　抗菌性点眼薬はサルファ剤や抗アレルギー成分を有効成分とし，その効能は"結膜炎（はやり目），ものもらい，眼瞼炎（まぶたのただれ），目のかゆみ"で，細菌感染の治療に使用される．

　人工涙液は，無機塩類と増粘成分によって涙に近い組成に処方設計され，調製された薬液自体の生理作用によって効果を発揮する．目の疲れや乾燥が症状の中心となる目の乾きの点眼薬には涙液保持作用をもつ成分が配合されるが，OTC 医薬品には角膜上皮修復の成分は含まれないため，軽症の目の乾きが適応範囲となる．

　洗眼薬はほこりやごみ等の異物が目に入った際に洗い流したり，眼病予防の目的で使用される．

　OTC 医薬品の適応は外眼部疾患（疲れ目・目の乾きや目の感染症，目のアレルギー）が中心で，内眼部疾患（緑内障，白内障，飛蚊症）や眼底疾患（糖尿病性網膜症，加齢黄斑変性，視神経炎）には対応できない．

　点眼薬では"さしごごち"といった使用感の要素も開発条件として考慮され，製品選択時の大切な要素である．清涼感を得るためアルコール類を添加したり，うるおい感を与えるため水分の蒸発を防止する増粘成分を配合する製品もある．安定性確保のために防腐剤や緩衝剤を配合している製品が多いが，防腐剤は疲れ目による目の乾きの悪化，コンタクトレンズへの吸着等を起こしやすいため，防腐剤を含まず 1 回分の薬液が封入された使い切り容器（ユニットドーズ）や，緩衝剤を組合わせることで防腐効力をもたせた製品などが開発されている．また，手ぶれによる点眼ミスを防ぐため，点眼口が横向きになっている容器（サイドドロップ）も開発されている．

■ 18・2　販売時の対応 ■

■ 18・2・1　あらかじめ知っておかなくてはならないこと ■

a. 眼疾患とその主訴

　眼疾患で出現する主訴には, ① 発赤 (充血), ② 眼脂 (めやに), ③ 掻痒感 (かゆみ), ④ 乾燥感, ⑤ 涙目 (流涙), ⑥ 眼精疲労 (疲れ目)・かすみ目, ⑦ 眼痛, ⑧ 異物感, ⑨ 眼瞼腫脹, ⑩ 羞明 (まぶしい), ⑪ 眼球突出, ⑫ 眼位異常 (斜視, 斜位), ⑬ 視野異常, ⑭ 視力障害 (視力低下), ⑮ 飛蚊症 (目の前に浮遊物が見える), ⑯ 光視症 (目の前に光が見える), ⑰ 虹視症 (光を見たときに虹のような輪が見える), ⑱ 変視症 (ものがゆがんで見える), ⑲ 複視 (物が二重に見える), ⑳ 夜盲症 (暗いところで見えにくい), ㉑ 色覚異常 等がある. これらのうち, その主訴に対して OTC 医薬品が対応できるか見極めることが重要である.

b. 涙の分泌

　涙は眼瞼部と眼窩部にある涙腺と, 円蓋部結膜に沿ってある副涙腺 (ウォルフリング腺, クラウゼ腺) から分泌される. 涙腺は排出管が耳側の円蓋部結膜に開口している. 分泌された涙は結膜・角膜を潤す (**分泌系**). また, 涙は弱アルカリ性で, タンパク質としてアルブミンやグロブリン (γ-グロブリンとしては IgA, IgG, IgE 等), 殺菌作用をもつリゾチームが含まれる (1 日 2〜3 mL 産生される). したがって, 涙は結膜・角膜を潤すばかりでなく, 細菌や微生物に対して殺菌作用をもつ. しかし, IgE 抗体の出現はアレルギー結膜炎の原因ともなる. 一方, 結膜・角膜を潤した涙は鼻側に流れ, 内眼角にある涙湖に貯まり, 涙点, 涙小管, 涙囊を通って鼻涙管に流れて鼻腔の下鼻道に流れ出る (**排泄系**). また, 開口部は鼻粘膜から成るハスネル弁で被われている. 涙を流したときに鼻水が出るのはこのためである.

■ 18・2・2　販売時の対応フローチャート ■

　眼疾患で出現する主訴 ①〜⑧ の詳細と, それに対応する点眼薬について説明する. 販売時には購入希望者の症状に合った点眼薬を選択する (図 18・1)

　① 発赤 (充血): 眼球結膜・(眼瞼結膜) が充血している場合, アレルギー性結膜炎, 感染性 (ウイルス, 細菌感染等), 川崎病等があり, 原因は結膜血管の充血による. 高眼圧の場合には毛様充血となる. また, 外傷, 糖尿病, 血液疾患による血小板数減少時等では, 結膜下出血を起こすことがあり, これは結膜充血とは異なる. いずれにしても, OTC 医薬品である対象となるのは結膜血管の充血によるもののうちアレルギー性結膜炎によるものである. 点眼薬による治療が行われ, 目の掻痒感がある場合には化学伝達物質遊離抑制薬含有の点眼薬が使用され (図 17・1 参照), 充血がある場合には血管収縮作用のあるテトラヒドロゾリン含有の点眼薬が使用される.

　② 眼脂 (めやに): アレルギー性結膜炎による場合は透明な (白色) 眼脂で, 掻痒感や充血がある場合には, ① のアレルギー性結膜炎で用いる点眼薬を使用する. 緑色〜黄色眼脂で結膜炎が軽症のときには, 黄色ブドウ球菌や連鎖球菌に対して効果のあるスルファメトキサゾール含有の点眼薬を用いる. 小児の場合には, 保護者に, 本人に手洗いをさせるよう指導する.

　③ 掻痒感: 花粉症 (アレルギー性結膜炎) による場合は, 化学伝達物質遊離抑制薬

含有の点眼薬を用いる.

④ **乾燥感**：目の乾燥感は，涙の分泌系の機能低下や，涙の水分蒸発によって起こる．涙の分泌系の機能低下はシェーグレン症候群により出現するため（涙腺・唾液腺に対する自己抗体によって，ドライアイ・ドライマウスが出現する），医療機関の受診を勧奨する．涙の水分蒸発は OTC 医薬品で対応が可能である．高分子の増粘剤（ヒドロキシエチルセルロース）や涙に近いイオン組成・pH・浸透圧をもつ無機塩類入りの点眼薬，コンドロイチン硫酸エステルナトリウム（人工粘液による角膜の乾燥を保護）入りの点眼薬を用いる.

⑤ **なみだ目（流涙）**：涙目には涙の分泌過剰の場合と，涙の排出障害による場合がある．目の炎症による軽症のなみだ目に対しては OTC 医薬品で対応可能だが，他は医療機関（眼科）の受診を勧奨する.

⑥ **眼精疲労（疲れ目）・かすみ目**：長時間のデスクワーク，パソコン使用等による目の酷使によって，疲れ目やかすみ目が出現する．この場合には，眼神経(副交感神経)の支配を受けている瞳孔括約筋に作用して瞳孔縮瞳効果がある（ピントの調節回復を目的に）ネオスチグミンメチル硫酸塩や，角膜の組織代謝を促進するビタミン入りの点眼薬を用いる.

⑦ **眼　痛**：眼痛のうち，OTC 医薬品が適応されるのは麦粒腫（ものもらい）で，黄色ブドウ球菌や連鎖球菌に対して効果のあるスルファメトキサゾール含有の点眼薬を用いる.

⑧ **異物感**：購入希望者は "目がゴロゴロする" 等と訴えて来局する．この症状は異物混入，結膜炎・角膜炎，目の乾きや，睫毛内反，結膜結石等で出現する．OTC 医薬品での対応は，結膜炎・角膜炎，軽症の目の乾きに対してのみ可能である．他は医療機関（眼科）の受診を勧奨する.

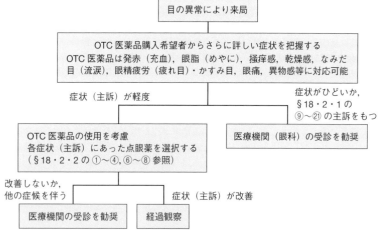

図 18・1　眼利用薬販売時の対応フローチャート

■ 18・2・3　受診を勧める目安 ■

§18・2・1の"眼疾患とその主訴"で記した主訴のうち，OTC医薬品が対象となるのは①～⑧である．これらの中でも，OTC医薬品で対応できるかを見極める必要がある．その指標を以下に述べる．また，これら以外の⑨～㉑は種々の疾患が原因である場合が多く，適切な対応が必要となるため，医療機関（眼科）の受診を勧奨する（図18・1参照）．

眼脂（目やに）が緑色～黄色で，多い場合には，感染性〔ウイルス（単純ヘルペスウイルス，アデノウイルス），細菌（黄色ブドウ球菌）等〕の結膜炎・角膜炎である場合や，涙嚢炎，睫毛乱生，眼瞼内反でも細菌感染を伴うため，医療機関（眼科）の勧奨が必要となる．

掻痒感（かゆみ）が強い場合には，抗アレルギー薬〔ヒスタミン（H_1）受容体拮抗薬〕等の使用が必要となるため，医療機関（眼科）の受診を勧奨する．その他の疾患として，アトピー性皮膚炎，睫毛乱生，ドライアイでも出現するが，OTC医薬品のみでは対応が難しいので，医療機関（眼科）の受診を勧奨する．なみだ目（流涙）には涙の分泌過剰による場合と，涙の排出障害による場合がある．涙の分泌過剰は異物の混入，角膜が傷ついたとき等に起こる．涙の排出障害は涙の排出系に障害が起こった場合に出現する．多くのケースでは，医療機関（眼科）の受診を勧奨する．眼痛があって，結膜炎や角膜炎がひどい場合，コンタクトレンズの誤用，異物混入による場合，紫外線暴露によるもの，緑内障に伴ったもの，上眼窩神経痛による痛みに対しても，医療機関（眼科）の受診を勧奨する．

■ 18・2・4　対応フローチャート以外の注意事項 ■

目は繊細で，物を見るという重要な機能をもつ感覚器である．安易な治療判断は避けて，OTC医薬品での対応が難しい場合は，医療機関（眼科）の受診を勧めることが重要である．

■ 18・3　眼科用薬の選び方・使い方 ■

■ 18・3・1　効能・効果 ■

製造販売承認基準では下記の効能・効果が認められている．

効能・効果

種　類	効能・効果
一般点眼薬	目の疲れ，結膜充血，眼病予防（水泳のあと，ほこりや汗が目に入ったときなど），紫外線その他の光線による眼炎（雪目など），眼瞼炎（まぶたのただれ），ハードコンタクトレンズを装着しているときの不快感，目のかゆみ，目のかすみ（目やにの多いときなど）
抗菌性点眼薬	結膜炎（はやり目），ものもらい，眼瞼炎（まぶたのただれ），目のかゆみ
人工涙液	目の疲れ，涙液の補助（目の乾き），ハードコンタクトレンズ又はソフトコンタクトレンズを装着しているときの不快感，目のかすみ（目やにの多いときなど）
コンタクトレンズ装着液	ハードコンタクトレンズ又はソフトコンタクトレンズの装着を容易にする
洗眼薬	目の洗浄，眼病予防（水泳のあと，ほこりや汗が目に入ったときなど）

18

眼科用薬

解説　**疲れ目**: 長時間のパソコン作業, 近視や乱視等の屈折異常, 老眼等の調節異常等, 目への過度の負担により毛様体筋が疲労すること.

ドライアイ: 角結膜を覆っている涙液層（油層, 水層, 粘液層）のいずれかが破綻して目が乾き, 必要以上に負担がかかって疲れをひき起こすこと.

かすみ目: 目の酷使でピント調節機能が一時的に低下して, 視界がかすんで見えること. 白内障, ドライアイ, 緑内障, ぶどう膜炎等の病気や, 老眼（加齢によるピント調節機能の低下）, 目やにが原因で, 視界がかすむこと.

目の充血: 眼精疲労や物理的刺激等で結膜表面にある結膜血管が拡張して, 眼球が赤くなること. その他に, 細菌性, ウイルス性, アレルギー性のものもある. 細菌性とウイルス性は OTC 医薬品の適用外.

目の痛み: 目にほこり等が入る痛みや異物感, ものもらい, 紫外線による炎症, コンタクトレンズの不適切な装用による角膜の傷や異物感等.

■ 18・3・2　用法・用量 ■

定められた用量を定められた範囲で使用する.

用法・用量

種　類	用法・用量	説　明
一般点眼薬	1 日 3〜6 回[†1], 1 回 1〜3 滴[†2]	1 回の滴数は 1〜3 滴の範囲内で滴数を明記
抗菌性点眼薬		
人工涙液		
コンタクトレンズ装着液	具体的方法を記載	
洗眼薬	1 日 3〜6 回, 1 回○〜○[†3] mL	1 回の使用量を明記

　†1　ペミロラストカリウム含有製剤（スイッチ OTC として 2013 年承認）の用法・用量は医療用と同様に "1 日 2 回, 1 回 1 滴" である.
　†2　結膜の容量は 30 μL で点眼液 1 滴量は 50 μL のため, 正しく点眼した場合は 1 滴で十分であるが, うまく点眼できない場合もあるので, 添付文書には 1 回 1〜3 滴と記載されている.
　†3　○は製品ごとに定められた量.

● **コンタクトレンズ装着液の一般的な使用方法**: コンタクトレンズの両面を 1 回 1〜3 液でぬらしたのち装着する.

● 各点眼薬の効果が現れる目安は次表のとおりである. これらの期間を超えても症状が改善しない場合はその他の原因も考えられるため, 使用を中止し, 眼科の受診を勧める. 改善が認められる場合は継続可能だが, 長期連用（一般には 2 週間程度）を避ける.

点眼薬の効果が確認できる期間の目安

種　　類			期　　間
一般点眼薬	充血除去成分	ナファゾリン塩酸塩 塩酸テトラヒドロゾリン	5〜6 日間[†1]
	消炎・収れん成分	リゾチーム塩酸塩	5〜6 日間[†1]
	抗炎症成分	プラノプロフェン	3 日間
	抗アレルギー成分	アシタザノラスト	1 週間
		クロモグリク酸ナトリウム	2 日間[†2]
		ケトチフェンフマル酸	1 週間
		トラニラスト	3 日間
		ペミロラストカリウム	1 週間
抗菌性点眼薬			3〜4 日間

†1　充血除去成分は長期間使用するとリバウンド作用で血管が収縮し，二次充血を起こしやすい．

†2　アレルギーが関与している眼症状の場合，クロモグリク酸ナトリウム含有製剤を 2 日間使用（1 日 4〜6 回）すると症状は約 70 ％緩和される．この効果がみられない場合は他の原因（春季カタル，アトピー性角膜炎，コンタクトレンズ等の刺激によって起こる巨大乳頭性結膜炎）が考えられる．

■ 18・3・3　薬　効 ■

章末の成分一覧表（p.182）を参照．

■ 18・3・4　禁　忌 ■

● 次表に該当する人．

禁　忌[†1,2]

症状名等	対象成分	説　明
鶏卵によりアレルギー症状を起こしたことがある人	リゾチーム塩酸塩	リゾチームは卵白含有成分である．
妊婦または妊娠の可能性	プラノプロフェン，クロモグリク酸ナトリウム，トラニラスト，ペミロラストカリウム	使用経験がない．
7 歳未満の小児	プラノプロフェン，アシタザノラスト，トラニラスト	使用経験がない．
1 歳未満の小児	ケトチフェンフマル酸塩	清涼感を強い刺激として感じる可能性がある．

†1　このほかに，その成分によってアレルギーを起こしたことのある人は禁忌である．

†2　医療用医薬品の添付文書も参考にしたので，OTC 医薬品の添付文書には記載されていない禁忌も含まれている．

■ 18・3・5　注意すべき病態等 ■

● 次表に該当する人．

18

眼
科
用
薬

注意すべき病態等[†]

疾患名等	対象成分	説　明
激しい目の痛み	すべての成分	激しい痛みや強い異物感があるのは専門家に診察が必要である可能性が高い.
強い異物感	トラニラスト，ペミロラストカリウム	
緑内障	ナファゾリン塩酸塩，塩酸テトラヒドロゾリン，ジフェンヒドラミン，クロルフェニラミンマレイン酸塩	血管収縮作用により眼圧が上昇する可能性がある.
	プラノプロフェン，クロモグリク酸ナトリウム，トラニラスト	効能にある "目のかすみ" が緑内障による場合は改善しないものである.
減感作療法等，アレルギーの治療を受けている人	アシタラザノラスト，クロモグリク酸ナトリウム，ケトチフェンフマル酸塩，トラニラスト，ペミロラストカリウム	処方薬による治療を受けている患者は，医師による判断を受けるのが望ましい.
妊婦または妊娠の可能性	アシタラザノラスト，クロモグリク酸ナトリウム，ペミロラストカリウム	使用経験が十分でない.
アトピー性皮膚炎や喘息等のアレルギー体質をもつ小児	トラニラスト，ペミロラストカリウム	小児に発症しやすい重症結膜炎に伴う症状である場合は改善しないものである.
眼球乾燥症候群(ドライアイ)の診断を受けた人またはその恐れのある人	トラニラスト，ペミロラストカリウム	医療機関を受診するのが望ましい.
アレルギーによる症状か他の原因による症状かはっきりしない人	アシタラザノラスト，ケトチフェンフマル酸塩，トラニラスト，ペミロラストカリウム	具体的には次のような場合をさす. ・片方の目だけに症状がある場合 ・目の症状のみで，鼻には症状が見られない場合 ・視力にも影響がある場合 ・目やにの多い場合
コンタクトレンズを装着している人	ペミロラストカリウム	コンタクトレンズに吸着する可能性があるため，点眼時はコンタクトレンズを外し，10分程度経過してから装着する.
授乳婦	プラノプロフェン，トラニラスト，アシタザノラスト	使用経験が十分でない.

†　このほかに，医薬品の食品等に対するアレルギーの有無についても注意する（§3・3参照）.

■■ **18・3・6　副 作 用** ■■

● 重大な副作用

　その初期症状を把握して，症状が現れたら直ちに服用を中止し，本剤の包装あるいは添付文書を持参しての受診を勧める.

副作用†	起因成分
ショック, アナフィラキシー	リゾチーム塩酸塩, クロモグリク酸ナトリウム

† 医療用医薬品の添付文書も参考にしたので, OTC 医薬品の添付文書には記載されていない副作用も含まれている.

● その他の副作用

副作用	起因成分
皮膚 (発疹・発赤, かゆみ) 目 (充血, かゆみ, はれ, 刺激感, 痛み, 涙目)	ほとんどの成分(コンタクトレンズ装着液除く)
眠気, 頭痛, 口の渇き	ケトチフェンフマル酸塩
息苦しさ	トラニラスト

18・3・7 相 互 作 用

特記事項なし.

18・3・8 高齢者における注意事項

● 高齢者は視力が低下していることが多く, 点眼ボディがよく見えていないこともある.

点眼時, 目から 1〜2 cm 離した上から点眼し, 容器の先端を誤って目の縁につけないよう指導する.

● 多くの高齢者が合併している白内障は水晶体が濁る病気であり, 疲れ目によるかすみ目とは異なる.

目がかすむからといって, 一般点眼薬を日常的に使用しない.

● 高齢者では, 生理機能が低下していることが多いので, エフェドリン塩酸塩含有製剤は慎重に判断する.

18・3・9 妊婦, 授乳婦における注意事項

● 妊娠または妊娠していると思われる人には医師を受診するよう勧める成分:

ナファゾリン塩酸塩, 塩酸テトラヒドロゾリン, クロモグリク酸ナトリウム, ケトチフェンフマル酸塩, レチノールパルミチン酸エステル, ε-アミノカプロン酸, 硫酸ベルベリン, ビタミン B_6, L-アスパラギン酸

● 妊婦または妊娠していると思われる人は使用してはいけない成分:

プラノプロフェン (プラノプロフェン含有製剤の内服薬では動物実験で分娩遅延が認められている), トラニラスト

● 授乳中の人は使用しないか, 使用する場合には授乳を避けるよう指導する成分:

プラノプロフェン, トラニラスト, アシタザノラスト, ペミロラストカリウム

18・3・10 小児における注意事項

● 小児に点眼する場合は, 仰向けに寝かせて足を脇に伸ばし, 頭を押さえながら点眼, もしくは体を固定して点眼する.

18

眼
科
用
薬

点眼時に目をつぶりがちなので，目のまわりをふいてから目頭付近に点眼する．寝ている間であっても点眼は可能である．

● 使用可能な小児の年齢は，使用後の自覚症状の判断が可能かどうか等を勘案して各社製品ごとに決められている．

例：ケトチフェンフマル酸塩含有製剤（1歳以上），プラノプロフェン含有製剤（7歳以上）アシタノザラスト含有製剤，トラニラスト含有製剤（7歳以上）

■ 18・4　市販されている剤形

点眼薬，洗眼薬

■ 18・5　おもな製品名

疲れ目，かすみ目：アイリス（大正製薬），ロートクール40α（ロート製薬）

アレルギー用点眼薬：アイリスAGガード（大正製薬），エージーアイズアレルカット（第一三共ヘルスケア），サンテALn（参天製薬），マイティアアルピタットEXa（アリナミン製薬）

抗菌性点眼薬：エーゼット抗菌目薬（ゼリア新薬工業），抗菌アイリス使い切り（大正製薬），サンテ抗菌新目薬（参天製薬），ノアールワンSG（佐藤製薬），ロート抗菌目薬i（ロート製薬）

人工涙液：NewマイティアCL（アリナミン製薬），Vロートドライアイプレミアム（ロート製薬），アイボントローリ目薬ドライアイ（小林製薬），サンテドライケア（参

天製薬)

コンタクトレンズ装着液: スマイルコンタクトファインフィットプラス（ライオン）

洗眼薬: アイボン d（小林製薬），ロート V7 洗眼薬 （ロート製薬）

子供用: ロートこどもソフト （ロート製薬），こどもアイリス（大正製薬），スマイルアルフレッシュキッズ （ライオン）

（2022 年 2 月現在）

コラム 7　正しい点眼法

①手指を石けんでよく洗う.

②目のまわりを清潔なガーゼ（タオル）で拭く.

③点眼薬は使う前によく振る.

④下まぶたを軽く引き，1～2 滴を確実に点眼する. このとき容器の先がまぶたやまつげに触れないように注意する.

⑤点眼後は静かにまぶたを閉じて，まばたきをしないで約 1～5 分間，目をつぶる. 点眼後に軽く目頭を押さえる.

⑥目からあふれた点眼液は清潔なガーゼやティッシュで拭き取る.

⑦薬が 2 種類以上ある場合，後の薬は 5 分程度あけてから点眼する（先に点眼したものは流出する割合が大きくなるため，より効かせたい薬剤を後で指す方が望ましい）

⑧使い終わったら，容器のキャップをしっかりと閉めて常温で保管する. OTC医薬品は開封後 2 カ月を過ぎたら廃棄する（防腐剤入りの場合）.

18

眼科用薬

表 18・1　眼科用薬の

症状	種類	成分名（リスク分類） 最大: 最大濃度（%）[†2,3]	薬　効	禁　忌 [†4,5]
充血	充血除去成分	ナファゾリン塩酸塩 (2) 最大 0.003	血管を収縮させることにより，結膜充血を取除く．	・特記事項なし
		塩酸テトラヒドロゾリン (2) 最大 0.05		
目のかゆみ・炎症	消炎・収れん成分	リゾチーム塩酸塩 (3) 最大 0.5（力価）	起症物質を抑制し，損傷治癒を促進，収れん作用により，炎症を抑制する．	・鶏卵によりアレルギー症状を起こしたことがある人
	抗炎症成分	プラノプロフェン (2) スイッチOTC 最大 — 	炎症性物質の生成を抑制する．	・7 歳未満の小児 ・妊　婦 ・授乳中の人
	抗ヒスタミン成分	ジフェンヒドラミン塩酸塩 (3) 最大 0.05	炎症に伴う目のかゆみ等の不快な症状を抑える．	・特記事項なし
		クロルフェニラミンマレイン酸 (3) 最大 0.03 構造式は p.166 参照		
ものもらい	サルファ剤成分	スルファメトキサゾール (2) 最大 4 	ブドウ球菌，レンサ球菌に作用し，その発育・増殖を抑制する．	・特記事項なし
目の乾き	増粘剤	ポリビニルアルコール (2) 最大 2	粘り気を加え，目を乾きにくくする．	・特記事項なし

†1　本表に掲載の成分については，相互作用について特記事項なし．
†2　製造販売承認基準〔昭和 61 年（1986 年）7 月 29 日付薬発第 623 号〕に示された最大濃度を
†3　最大濃度が —— と表示された成分（プラノプロフェン，アシタザノラスト，クロモグリク酸
　　準に含まれていない．
†4　医療用医薬品の添付文書も参考にしたので，OTC 医薬品の添付文書には記載されていな
†5　このほかに，その成分によってアレルギーを起こしたことのある人は禁忌である．
†6　このほかに，医薬品や食品等に対するアレルギーの有無について注意する（§3・3 参照）．
†7　高齢者については§18・3・8，妊婦・授乳婦については§18・3・9，小児については§18・

代表的な成分一覧表[†1]

おもな副作用[†4] （**太字**は重大な副作用）	注意事項[†6,7]
・皮膚（発疹・発赤，かゆみ） ・目（充血，かゆみ，はれ，しみて痛い）	［共　通］ ・激しい目の痛み ・妊　婦 ・緑内障
ショック，アナフィラキシー ・皮膚（発疹・発赤，かゆみ） ・目（充血，かゆみ，はれ，しみて痛い）	［共　通］ ・激しい目の痛み ［プラノプロフェン］ ・授乳婦 ・緑内障
・皮膚（発疹・発赤，かゆみ） ・目（充血，かゆみ，はれ，刺激感，異物感，涙目，目やに） ・息苦しさ	
・皮膚（発疹・発赤，かゆみ） ・目（充血，かゆみ，はれ）	［共　通］ ・激しい目の痛み ・緑内障
・皮膚（発疹・発赤，かゆみ） ・目（充血，かゆみ，はれ）	・激しい目の痛み ・長期連用
・皮膚（発疹・発赤，かゆみ） ・目（充血，かゆみ，はれ，しみて痛い）	・激しい目の痛み

（つづく）

示す.
ナトリウム，ケトチフェンフマル酸，トラニラスト，ペミロラストカリウム）は製造販売承認基

い禁忌・副作用・相互作用も含まれている.

・10 参照.

表 18・1　眼科用薬の代表

症状	種類	成分名（リスク分類）最大：最大濃度（％）[†2,3]	薬　効	禁　忌[†4]
アレルギー	抗アレルギー成分	**アシタザノラスト**（2）スイッチOTC　最大—	化学伝達物質の遊離抑制と，目の充血，かゆみ，涙目等のアレルギーによる不快症状を改善する．	・7歳未満の小児
		クロモグリク酸ナトリウム（2）スイッチOTC　最大—		・特記事項なし
		ケトチフェンフマル酸塩（2）スイッチOTC　最大—　構造式は p.168 参照		・1歳未満の小児
		トラニラスト（2）スイッチOTC　最大—		・7歳未満の小児・妊　婦
		ペミロラストカリウム（2）スイッチOTC　最大—		・特記事項なし

†1　本表に掲載の成分については，相互作用について特記事項なし．
†2　製造販売承認基準〔昭和61年（1986年）7月29日付薬発第623号〕に示された最大濃度を
†3　最大濃度が—と表示された成分（プラノプロフェン，アシタザノラスト，クロモグリク酸
　　準に含まれていない．
†4　医療用医薬品の添付文書も参考にしたので，OTC医薬品の添付文書には記載されていな
†5　このほかに，その成分によってアレルギーを起こしたことのある人は禁忌である．
†6　このほかに，医薬品や食品等に対するアレルギーの有無について注意する（§3・3参照）．
†7　高齢者については§18・3・8，妊婦・授乳婦については§18・3・9，小児については§18

的な成分一覧表†1 (つづき)

おもな副作用 （太字は重大な副作用）	注意事項†5,7
・皮膚（発疹・発赤，かゆみ） ・目（充血，かゆみ*，はれ*，刺激感*，痛み*，涙目 *は目のまわりを含む.	[共 通] ・激しい目の痛み ・減感作療法等，アレルギーの治療を受けている人 [アシタザノラスト，ケトチフェンフマル酸塩，トラニラスト，ペミロラストカリウム] ・アレルギーによる症状か他の原因による症状かはっきりしない人
ショック，アナフィラキシー ・皮膚（発疹・発赤，かゆみ） ・目（充血，かゆみ，はれ，痛み）	[アシタザノラスト] 妊婦
・皮膚（かゆみ，発疹） ・目（目の充血，刺激感*，痛み*，はれ*，かゆみ*，目のかすみ，目の乾燥，目がまぶしい） ・眠気，頭痛，口の渇き *は目のまわりを含む.	[クロモグリク酸ナトリウム] 妊婦 ・緑内障 [トラニラスト] ・強い異物感 ・緑内障
・皮膚（発疹・発赤，かゆみ） ・目（充血，かゆみ*，はれ*，刺激感・しみる*，異物感，涙目，目やに，痛み*） ・息苦しさ *は目のまわりを含む.	・アトピー性皮膚炎や喘息等のアレルギー体質をもつ小児 ・眼球乾燥症候群（ドライアイ）の診断を受けた人またはその恐れのある人 [ペミロラストカリウム] 妊婦 ・強い異物感 ・アトピー性皮膚炎や喘息等のアレルギー体質をもつ小児
・皮膚（発疹・発赤） ・目（充血，刺激感・しみる*，目やに，かゆみ*，痛み*） *は目のまわりを含む.	・眼球乾燥症候群（ドライアイ）の診断を受けた人またはその恐れのある人 ・コンタクトレンズを装用している人

示す.
ナトリウム，ケトチフェンフマル酸，トラニラスト，ペミロラストカリウム）は製造販売承認基

い禁忌・副作用・相互作用も含まれている.

3・10参照.

18

眼
科
用
薬

鼻 炎 用 薬
Drugs for Rhinitis

■ 19・1 開発の意図と効能

　アレルギー性鼻炎は花粉，ハウスダスト等によりひき起こされる．その症状は，発作性再発性のくしゃみ，水様性鼻汁，鼻閉（鼻づまり）が3大主徴であり，そのほかに鼻のかゆみや嗅覚異常等の鼻症状，目の充血・かゆみやなみだ目等の眼症状がある（アレルギー反応の詳細については p.158 参照）．

　鼻炎用薬には，内服薬と点鼻薬がある．内服薬には，アレルギー反応を抑える抗ヒスタミン成分，鼻づまりを防ぐ血管収縮成分，鼻水を抑える副交感神経遮断成分，鼻の炎症を抑える抗炎症成分等が配合されている．点鼻薬は，鼻粘膜に噴霧する製剤であり，抗ヒスタミン成分，殺菌成分，血管収縮成分等が配合される．

　一般的に，くしゃみ・鼻水に対しては抗ヒスタミン成分が主体となり，軽症の鼻閉には抗アレルギー成分が有効である．一方，中等症以上の鼻閉に対しては血管収縮薬を含む製剤を短期間使用する．重症のくしゃみ・鼻水には抗コリン成分も使用される．なお，アレルギー性結膜炎の症状にはアレルギー用薬の点眼薬が用いられる（p.18章参照）．医療用医薬品においては，花粉の飛散時期が予測できるので（コラム9参照），飛散する2週間前頃より予防的にアレルギー用薬を服用する初期療法の有効性も指摘されている．

■ 19・2 販売時の対応

■ 19・2・1 あらかじめ知っておかなくてはならないこと ■

　鼻炎で出現する3大主徴（症状）は，鼻水，鼻づまり，くしゃみ（鼻の掻痒感も出現することがある）である．鼻水はアレルギー性鼻炎ばかりでなく，普通感冒等のウイルス感染，細菌感染等によっても出現する．アレルギー性鼻炎で出現する鼻水は透明で水様性の場合が多く（水様性鼻汁），副鼻腔炎による感染性のものでは緑色～黄色であることが多い．

a. 鼻水・鼻づまりと鼻出血

　鼻腔には左右を隔てる鼻中隔がある．この表面は粘膜で覆われ，前篩骨洞動脈，中隔後鼻動脈，大口蓋動脈，上口動脈等を起源とする細い血管が鼻孔部で密集している（この密集部位をキーゼルバッハ部位という）．このため，アレルギー性鼻炎や感染性鼻炎を起こすと，粘膜の分泌が高まって鼻水（透明，黄色等）が出現し，鼻粘膜血管の拡張によって鼻づまりが出現する．また，血管密集部のキーゼルバッハ部位は，鼻をかんだり，鼻をほじったり，くしゃみをしたとき等の機械的な刺激で出血もしやすい．

　鼻水・鼻づまりへの対応は，アレルギー用薬や血管収縮薬等の点鼻薬使用（場合に

よってはアレルギー用薬の内服）が主体となる（§19・2・2 参照）．鼻出血出現時は，やや下を向いて（座位で）小鼻をつまみ，5〜10 分間圧迫止血する（ティッシュを詰めたときはゆっくりと交換する）．血液疾患での血小板減少時や，抗血小板薬（アスピリン）・抗凝固薬（ワルファリンカリウム）の内服等のときに起こる鼻出血は，上記の止血では難しいので，ボスミン（血管収縮作用が強い）液で浸したガーゼの挿入が必要となることがある．

b. 鼻腔・副鼻腔と副鼻腔炎

　鼻の中は鼻腔と副鼻腔で構成されている．鼻腔は鼻中隔で左右に仕切られ，表面は粘膜で覆われていて血管が密集している．このため，アレルギー性鼻炎や感染性鼻炎によって鼻水や鼻づまりが出現する．一方，副鼻腔は，前頭洞，篩骨洞，蝶形骨洞，上顎洞から構成されていて〔左右合わせて 8 個（穴）ある〕，小穴で鼻腔とつながっている．これらの表面は薄い粘膜で覆われていて，線毛によって粘液を鼻腔に排出している．この粘液の排出がうまくいかなくなって小穴が詰まると，副鼻腔内に細菌やウイルス感染が起こって急性副鼻腔炎をひき起こす（ウイルス感染によることが多く，上顎洞炎をひき起こすことが多い）．

■ 19・2・2　販売時の対応フローチャート ■

　OTC 医薬品が対象となるのは，鼻炎によって透明で水様性の鼻水が出現したり，鼻づまりやくしゃみが軽度の場合である（図 19・1）．その場合には，抗原の除去（生活指導）としてマスクの着用，鼻洗浄を考慮しつつ，以下の薬物を含有する OTC 医薬品を選択する．

① **内服薬**：
　・抗ヒスタミン成分
② **点鼻薬**：
　・抗ヒスタミン成分
　・抗アレルギー成分
　・ステロイド
　・鼻づまりに対して：鼻づまりは鼻粘膜のうっ血や浮腫等により起こるため，血管収縮成分（アドレナリン α 受容体刺激薬）が用いられる．

■ 19・2・3　受診を勧める目安 ■

　鼻水に着色（緑色〜黄色）がある場合には感染性鼻炎のことが多く，また発熱，頭痛，後鼻漏等の随伴症候を伴っているときには，医療機関（耳鼻咽喉科）の受診勧奨が必要となる．乳幼児では，鼻水が透明であっても，量が多い場合や鼻の奥で詰まっている場合には，医療機関での鼻吸引が有効である（鼻の奥で詰まっている場合はチューブを挿入して吸引する）．鼻づまりが持続している場合には，慢性副鼻腔炎，ポリープや腫瘍の合併を考慮する必要があるため，医療機関（耳鼻咽喉科）の受診を勧奨する．

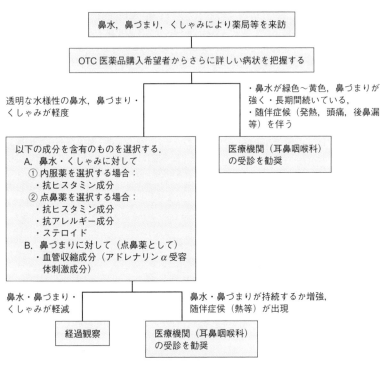

図 19・1　鼻炎用薬の販売時の対応フローチャート

■ 19・2・4　対応フローチャート以外の注意事項 ■

　鼻水は感染により生じることが多いため粘稠で黄色の鼻水（青っぱな）が出現したり，鼻汁が貯留すると鼻づまりや後鼻漏（鼻水が喉の奥に流れる）を起こす．上顎洞炎では歯に痛みを感じたり（篩骨洞炎では頰に，前頭洞炎では額に痛みを感じる），鼻が詰まって嗅覚障害や集中力が失われたりする．急性副鼻腔炎が長引いたり繰返されると，慢性副鼻腔炎（いわゆる蓄膿症）に移行する．

　2000 年代に入り，アレルギー機序で起こる好酸球性副鼻腔炎があることがわかってきた．

■ 19・3　鼻炎用薬の選び方・使い方 ■
■ 19・3・1　効能・効果 ■

　① 内服薬：急性鼻炎，アレルギー性鼻炎又は副鼻腔炎による次の諸症状の緩和：くしゃみ，鼻みず（鼻汁過多），鼻づまり，なみだ目，のどの痛み，頭重（頭が重い）

コラム 8　点鼻薬の使い方

① 手を洗う.

② 使用する前に静かに鼻をかむ（アレルギー性鼻炎では鼻を洗浄した方がよい）.

③ 起立の場合は頭を後方に傾けて鼻が上を向くようにする. 横になっている場合は枕を肩の下に当てて頭を傾けて, 鼻が上を向くようにする.

④ 片方の鼻孔をふさいで他方の鼻孔内に容器の先を入れ（容器の先が鼻に触れないようにして）滴下, または息を軽く吸いながら噴霧する. 点鼻薬を鼻腔内に（指示された滴下量, 回数で）滴下する.

⑤ 点鼻後, 鼻の中に薬がよく行き渡るように2～3分間そのままの姿勢でいる.

⑥ 鼻腔を伝わって口に出てきた液は排液する.

⑦ 使用後は容器の先端をきれいにふいてキャップを閉める.

② **点鼻薬**: 急性鼻炎, アレルギー性鼻炎又は副鼻腔炎による次の諸症状の緩和: 鼻づまり, 鼻水 (鼻汁過多), くしゃみ, 頭重 (頭が重い)〕

解説　薬剤師等は購入希望者から熱や関節の痛みの有無等, かぜとの違いを明確にできる情報を収集し, 適切な判断と選択を行う必要がある. また, アレルギー性鼻炎の場合は, 購入希望者からの聞き取りにより, その原因物質を絞り込み, 使用の休止時期までを含めた情報提供を心がけ, 長期連用をさせない指導を行うことが必要である. また, 鼻炎用薬に含まれる成分はかぜ薬等にも含まれることが多いため, ほかの薬を使用しているかどうかの確認も忘れてはならない. さらに, 血管収縮成分 (アドレナリン α 受容体刺激薬) や局所麻酔成分を含有する点鼻薬を過度に使用すると, かえって鼻づまりを起こすことがあるため, 安易な使用を控えるような指導をする必要がある.

■ 19・3・2　用法・用量 ■

● 定められた用量を定められた用法で使用する.

● 服用回数と服用間隔を守る.

① 内服薬: 一般的に1日3回服用し, 服用間隔は4時間以上とする場合が多い. 経口液剤およびシロップ剤については1日6回まで服用できる製品もあるが, その場合には原則として約4時間の間隔をおく.

② 点鼻薬: 1日の使用回数, 噴霧回数は製品によって異なる. 使用間隔は3時間以上あける.

● 5～6日間 (内服薬) あるいは3日間位 (点鼻薬) 使用しても症状がよくならない場合は使用を中止し, 医師, 薬剤師等に相談する.

解説　抗ヒスタミン成分の効果は, 1～2日で現れるのが普通である. したがって, 内服薬では5～6日間, 点鼻薬では3日間位, 使用してもまったく改善がみられない場合は, ほかに原因があることも考えられる.

■ 19・3・3　薬　効 ■

章末の成分一覧表 (p.196) を参照.

19 鼻炎用薬

19・3・4　禁　忌

● 次表に該当する人.

禁　忌[1,2]

疾患名等	対象成分	説　明
閉塞隅角緑内障	ジフェンヒドラミン塩酸塩（内服薬），クロルフェニラミンマレイン酸塩（内服薬），プソイドエフェドリン塩酸塩（内服薬），ベラドンナ総アルカロイド（内服薬）	抗コリン作用により眼圧が上昇し，症状を悪化させることがある.
前立腺肥大等の下部尿路の閉塞性疾患	ジフェンヒドラミン塩酸塩（内服薬），クロルフェニラミンマレイン酸塩（内服薬），プソイドエフェドリン塩酸塩（内服薬），ベラドンナ総アルカロイド（内服薬）	抗コリン作用により尿の貯留を来す恐れがある.
重篤な高血圧，重篤な冠動脈疾患	プソイドエフェドリン塩酸塩（内服薬）	症状を悪化させる恐れがある.
心室性頻脈	フェニレフリン（内服薬）	症状を悪化させる恐れがある.
麻痺性イレウス	ベラドンナ総アルカロイド（内服薬）	消化管運動を抑制し，症状を悪化させる恐れがある.
甲状腺機能障害	プソイドエフェドリン塩酸塩（内服薬）	交感神経刺激作用により，症状を悪化させる恐れがある.
アルドステロン症 ミオパチー 低カリウム血症	グリチルリチン酸（内服薬）	低カリウム血症，高血圧症等を悪化させる恐れがある.
有効な抗菌薬の存在しない感染症，全身の真菌症，結核性疾患	フルチカゾンプロピオン酸エステル，ベクロメタゾンプロピオン酸エステル（いずれも内服薬，点鼻薬とも）	症状を悪化させる恐れがある.
15歳未満	プロメタジン塩酸塩，プロメタジンメチレンニサリチル酸塩（いずれも内服薬）	呼吸抑制の恐れがある.
3歳未満	プソイドエフェドリン塩酸塩，プソイドエフェドリン硫酸塩（いずれも内服薬）	安全性が確立されていない.
妊婦または妊娠の可能性	ジフェンヒドラミン塩酸塩（内服薬）	奇形を有する児の出産率が高いことを疑わせる報告がある.
MAO阻害薬服用中	オキシメタゾリン塩酸塩，塩酸テトラヒドロゾリン，ナファゾリン塩酸塩（いずれも点鼻薬）	作用が増強される.

[1]　このほかに，その成分によってアレルギーを起こしたことのある人は禁忌である.
[2]　医療用医薬品の添付文書も参考にしたので，OTC医薬品の添付文書には記載されていない禁忌も含まれている.

● 点鼻薬は2歳未満の幼児に使用してはならない.

19・3・5　注意すべき病態等

● 次表の疾患に罹患している人.

注意すべき病態等[†]

疾患名等	対象成分	説　明
開放隅角緑内障，眼内圧亢進	クロルフェニラミンマレイン酸塩（内服薬），ベラドンナ総アルカロイド（内服薬）	抗コリン作用により眼圧が上昇し，症状を悪化させることがある．
甲状腺機能亢進症	クロルフェニラミンマレイン酸塩（内服薬），フェニレフリン（内服薬），メチルエフェドリン塩酸塩（内服薬），ベラドンナ総アルカロイド（内服薬），オキシメタゾリン塩酸塩（点鼻薬），塩酸テトラヒドロゾリン（点鼻薬），ナファゾリン塩酸塩（点鼻薬）	抗コリン作用または交感神経興奮作用により症状が増悪する恐れがある．
高血圧症	クロルフェニラミンマレイン酸塩（内服薬），フェニレフリン（内服薬），プソイドエフェドリン（内服薬），メチルエフェドリン塩酸塩（内服薬），オキシメタゾリン塩酸塩（点鼻薬），塩酸テトラヒドロゾリン（点鼻薬），ナファゾリン塩酸塩（点鼻薬），ベクロメタゾンプロピオン酸エステル（点鼻薬）	抗コリン作用または交感神経刺激作用等により，血圧が上昇する恐れがある．
循環器系疾患	フェニレフリン（内服薬），プソイドエフェドリン（内服薬），メチルエフェドリン塩酸塩（内服薬），ベラドンナ総アルカロイド（内服薬）	心拍数が増加し，心臓に過負荷をかけることがあるため，症状を悪化させる恐れがある．
	オキシメタゾリン塩酸塩（点鼻薬），塩酸テトラヒドロゾリン（点鼻薬），ナファゾリン塩酸塩（点鼻薬）	血管を収縮して冠動脈疾患を悪化させる恐れがある．
	クロルフェニラミンマレイン酸塩（内服薬）	抗コリン作用による心血管系への作用により，症状が増悪する恐れがある．
重篤な動脈硬化症	フェニレフリン（内服薬）	本剤の血管収縮作用により，閉塞性血管障害が促進される恐れがある．
徐　脈	フェニレフリン（内服薬）	昇圧に伴う徐脈が生じやすく，徐脈を助長する恐れがある．
糖尿病	プソイドエフェドリン（内服薬），メチルエフェドリン塩酸塩（内服薬），オキシメタゾリン塩酸塩（点鼻薬），塩酸テトラヒドロゾリン（点鼻薬），ナファゾリン塩酸塩（点鼻薬），ベクロメタゾンプロピオン酸エステル（点鼻薬）	血中グルコースを増加させる恐れがある．
狭窄性消化性潰瘍，幽門十二指腸通過障害	クロルフェニラミンマレイン酸塩（内服薬）	抗コリン作用により平滑筋の運動抑制，緊張低下が起こり，症状が増悪する恐れがある．
潰瘍性大腸炎	ベラドンナ総アルカロイド（内服薬）	中毒性巨大結腸を起こす恐れがある．
腎疾患	プソイドエフェドリン（内服薬）	排泄が遅延し，作用が強く現れる恐れがある．
前立腺肥大症	ベラドンナ総アルカロイド（内服薬）	尿を出にくくすることがある．

（つづく）

† このほかに，医薬品や食品等に対するアレルギーの有無について注意する（§3・3参照）．

注意すべき病態等 † （つづき）

疾患名等	対象成分	説　明
鼻・咽喉の感染症	フルチカゾンプロピオン酸エステル（点鼻薬），ベクロメタゾンプロピオン酸エステル（点鼻薬）	症状を増悪する恐れがある．
反復性鼻出血	フルチカゾンプロピオン酸エステル（点鼻薬），ベクロメタゾンプロピオン酸エステル（点鼻薬）	出血を増悪する恐れがある．
高齢者	抗ヒスタミン成分	作用が強く現れることがある．
授乳婦	メチルエフェドリン，ケトチフェンフマル酸塩，無水カフェイン	母乳中へ移行する．

†　このほかに，医薬品や食品等に対するアレルギーの有無について注意する（§3・3参照）．

■ 19・3・6　副 作 用 ■

● 重大な副作用

　その初期症状を把握して，症状が現れたら直ちに服用を中止し，本剤の包装あるいは添付文書を持参しての受診を勧める．

副作用 †	起因成分
アナフィラキシー，アナフィラキシー様症状，ショック	クロルフェニラミンマレイン酸塩（内服薬），クロモグリク酸ナトリウム（点鼻薬），フルチカゾンプロピオン酸エステル（点鼻薬），リドカイン（点鼻薬），ベラドンナ総アルカロイド（内服薬）
眼圧亢進，緑内障	ベクロメタゾンプロピオン酸エステル（点鼻薬）
再生不良性貧血，無顆粒球症	クロルフェニラミンマレイン酸塩（内服薬）
血清カリウム低下症	メチルエフェドリン塩酸塩（内服薬）
偽アルドステロン症	グリチルリチン酸およびその塩類（内服薬）
ミオパチー	

†　医療用医薬品の添付文書も参考にしたので，OTC医薬品の添付文書には記載されていない副作用も含まれている．

● その他の副作用

関係部位	症　状	起因成分
鼻	刺激感	オキシメタゾリン塩酸塩（点鼻薬），塩酸テトラヒドロゾリン（点鼻薬），ナファゾリン塩酸塩（点鼻薬），クロルフェニラミンマレイン酸塩（点鼻薬），クロモグリク酸ナトリウム（点鼻薬），ケトチフェンフマル酸塩（点鼻薬）
過敏症	発疹等	オキシメタゾリン塩酸塩（点鼻薬），塩酸テトラヒドロゾリン（点鼻薬），ナファゾリン塩酸塩（点鼻薬），フェニレフリン塩酸塩（点鼻薬，内服薬），プソイドエフェドリン塩酸塩（内服薬），メチルエフェドリン塩酸塩（点鼻薬，内服薬），ベラドンナ総アルカロイド（内服薬）
循環器	心悸亢進	オキシメタゾリン塩酸塩（点鼻薬），塩酸テトラヒドロゾリン（点鼻薬），ナファゾリン塩酸塩（点鼻薬），フェニレフリン塩酸塩（点鼻薬，内服薬），プソイドエフェドリン塩酸塩（内服薬），メチルエフェドリン塩酸塩（内服薬）

（つづき）

(つづき)

関係部位	症 状	起因成分
精神神経	眠 気	クロルフェニラミンマレイン酸塩（内服薬）
	頭痛, 不眠, めまい	フェニレフリン塩酸塩（点鼻薬, 内服薬）, プソイドエフェドリン塩酸塩（内服薬）, メチルエフェドリン塩酸塩（内服薬）, オキシメタゾリン塩酸塩（点鼻薬）, 塩酸テトラヒドロゾリン（点鼻薬）, ナファゾリン塩酸塩（点鼻薬）
消化器	口 渇	クロルフェニラミンマレイン酸塩（内服薬）, ベラドンナ総アルカロイド（内服薬）
	悪心・嘔吐	ベラドンナ総アルカロイド（内服薬）
	便 秘	
泌尿器	排尿困難	クロルフェニラミンマレイン酸塩（内服薬）
その他	顔のほてり	ベラドンナ総アルカロイド（内服薬）
	まぶしさ	

■ 19・3・7 相 互 作 用 ■

● 併用による有害作用が発現する可能性の高い次表の医療用医薬品等との組合わせに注意する.

相 互 作 用[†]

組合わせ		臨床症状
医療用医薬品等	OTC 医薬品 およびその成分	
MAO 阻害薬	クロルファニラミンマレイン酸塩（内服薬）, フェニレフリン塩酸塩（内服薬）, プソイドエフェドリン塩酸塩（内服薬）, dl-メチルエフェドリン塩酸塩（内服薬）, ベラドンナ総アルカロイド（内服薬）, 無水カフェイン（内服薬）, オキシメタゾリン塩酸塩（点鼻薬）, 塩酸テトラヒドロゾリン（点鼻薬）, ナファゾリン塩酸塩（点鼻薬）	作用が増強される.
抗コリン作用を有する薬剤	ジフェンヒドラミン塩酸塩（内服薬）, クロルフェニラミンマレイン酸塩（内服薬）	抗コリン作用が増強される恐れがある.
中枢神経抑制薬	クロルファニラミンマレイン酸塩（内服薬）	中枢神経抑制作用が増強される.
アルコール		精神運動障害が起こる.
ドロキシドパ		血圧の異常上昇を起こす.

(つづく)

† 医療用医薬品の添付文書も参考にしたので, OTC 医薬品の添付文書には記載されていない相互作用も含まれている.

19

鼻炎用薬

相互作用 † （つづき）

組合わせ		臨床症状
医療用医薬品等	OTC 医薬品 およびその成分	
三環系抗うつ薬	**フェニレフリン塩酸塩**（内服薬），**ベラドンナ総アルカロイド**（内服薬）	作用が増強される．
分娩促進薬	**フェニレフリン塩酸塩**（内服薬）	本剤の作用が増強され，血圧の異常上昇を来す．
交感神経抑制薬	**プソイドエフェドリン塩酸塩**（内服薬），**メチルエフェドリン塩酸塩**（内服薬）	プソイドエフェドリン塩酸塩の交感神経刺激作用により，交感神経抑制作用が減弱される．
交感神経刺激薬		共に交感神経刺激作用をもつため，プソイドエフェドリン塩酸塩の心血管に対する作用が増強される．
キサンチン系薬剤	**メチルエフェドリン塩酸塩**（内服薬）	血清カリウム値が低下する．
	無水カフェイン（内服薬）	併用薬の代謝・排泄を遅延させ，過度の中枢神経刺激作用が現れる．
甲状腺製剤	**メチルエフェドリン塩酸塩**（内服薬）	作用が増強される．
ステロイド薬		血清カリウム値が低下する．
フェノチアジン系薬剤，抗ヒスタミン薬，イソニアジド	**ベラドンナ総アルカロイド**（内服薬）	抗コリン作用が増強する．
血清カリウム値を低下させる薬物	**メチルエフェドリン塩酸塩**（内服薬）	血清カリウム値が低下する恐れがある．
	グリチルリチン酸等を 1 日最大配合量として 40 mg 以上またはカンゾウとして 1 g 以上（エキス剤では原生薬に換算して 1 g 以上）含む製剤（内服薬）	血清カリウム値の低下が現れやすくなる．
モキシフロキサシン塩酸塩		血清カリウム濃度が低下すると，モキシフロキサシン塩酸塩による不整脈が発現する．
中枢神経興奮薬	**無水カフェイン**（内服薬）	併用薬の代謝・排泄を遅延させ，過度の中枢神経刺激作用が現れる．
シメチジン		カフェインの代謝・排泄を遅延させ，過度の中枢神経刺激作用が現れる．

†　医療用医薬品の添付文書も参考にしたので，OTC 医薬品の添付文書には記載されていない相互作用も含まれている．

● かぜ薬，鎮咳去痰薬，鼻炎用薬等の抗ヒスタミン薬を含有する内服薬は併用を避ける．

　解説　薬理作用が重複するため，作用が増強され，副作用が発現する可能性が高まる．

コラム 9　花 粉 症

　花粉症の有病率は地域によって異なるが，概ね 13〜29%程度（ただし沖縄はごく少ない）と推計されている．有病率は 1998 年が約 20%，2008 年には約 30%と増加傾向にあり，また発症時期が低年齢化しているといわれている．花粉症の原因になる植物は数十種類知られているが，最も患者数が多いのはスギ花粉によるものであり，約 7 割を占める．花粉の飛散時期は地域によって異なるが，概ね下図のようになっている．この時期はなるべく外出を避ける，外出時にはマスク・メガネ・帽子等を着用する，帰宅時にはうがい・洗顔等で花粉を洗い流す，

家の中に花粉を入れない等，花粉への暴露を避ける対策が重要である．
　花粉症の薬物治療はアレルギー用薬等による対症療法が中心であるが，2014 年からスギ花粉に対する舌下免疫療法が可能になった．ただし，この治療は花粉の飛散時期に新たに開始することはできず，それよりも前に始めておく必要がある．また，2019 年には気管支喘息等の治療薬として用いられていた，抗 IgE モノクローナル抗体製剤，オマリズマブが季節性アレルギー性鼻炎の適応を取得し，花粉症治療の新たな選択肢となっている．

		1月	2月	3月	4月	5月	6月	7月	8月	9月	10月	11月	12月
樹木	ス ギ	▨	▨	▨	▨								
	ヒノキ			▨	▨								
	ハンノキ	▨	▨	▨	▨								
	シラカンバ				▨	▨							
草花	イ ネ				▨	▨	▨						
	ブタクサ								▨	▨	▨		
	ヨモギ								▨	▨	▨		
	カナムグラ								▨	▨	▨		

図　花粉の飛散時期

■ 19・3・8　高齢者における注意事項 ■

● 高齢者では，生理機能が低下していることが多いので，副作用等が発現しやすい．

解説　一般に高齢者では抗ヒスタミン作用によるめまい，鎮静等の精神症状，および抗コリン作用による口渇，排尿困難，便秘等が現れやすいので，注意を要する．

■ 19・3・9　妊婦，授乳婦における注意事項 ■

● 妊婦に対する OTC 医薬品の使用は原則禁忌である．
　妊婦または妊娠していると思われる人には医師を受診するように勧める．
● 授乳中の人は使用しないか，使用する場合は授乳を避ける成分：
　メチルエフェドリン，ケトチフェンフマル酸塩，無水カフェイン
　ヒト母乳中へ移行することが報告されている．

■■ 19・3・10　小児における注意事項 ■■

● 小児には使用させない製剤:

① 内服薬: プロメタジン塩酸塩，プロメタジンメチレン二サリチル酸塩を含有する製剤については，15歳未満の小児は服用してはならない.

プソイドエフェドリン塩酸塩，プソイドエフェドリン硫酸塩を含有する製剤については，3歳未満の幼児は服用してはならない.

② 点鼻薬: 2歳未満の幼児に使用してはならない.

7歳未満の小児における最大濃度は承認基準の値に1/2を乗じた量とする.

● 低出生体重児，新生児，乳児，幼児に対する安全性が確立していない成分:

フェニレフリン塩酸塩（内服薬），メチルエフェドリン塩酸塩（内服薬），ケトチフェンフマル酸塩（点鼻薬），フルチカゾンプロピオン酸エステル点鼻薬，ベクロメタゾンプロピオン酸エステル点鼻薬

● 血管収縮成分の過量投与により，発汗，徐脈，昏睡等の全身症状が現れやすいので，使用しないことが望ましい.

● 小児の用法・用量がある場合:

保護者の指導監督のもとに使用させる. 1歳未満の乳児には医師の診察を受けさせ

表 19・1　鼻炎用内服薬

種類	成分名（リスク分類） 最大: 1日最大量〔mg〕[†1] 医: 医療用成分最大量〔mg〕[†2]	薬　効	禁　忌 [†3,4]
抗ヒスタミン成分	ジフェンヒドラミン塩酸塩 (2) 医 150 構造式は p.166 参照.	ヒスタミン H_1 受容体を介するヒスタミンによるアレルギー性反応を抑制する.	・閉塞隅角緑内障 ・前立腺肥大等の下部尿路の閉塞性疾患 ・妊　婦
	クロルフェニラミンマレイン酸塩 (2) 最大 12(dl体)，6(d体)，医 24 構造式は p.166 参照.	ヒスタミン H_1 受容体を介するヒスタミンによるアレルギー性反応を抑制する.	・閉塞隅角緑内障 ・前立腺肥大等の下部尿路の閉塞性疾患

†1　製造販売承認基準〔平成27年（2015年）12月14日付薬生発1214第2号〕に示された1日
†2　—と示された成分は医療用成分最大量が示されていない.
†3　医療用医薬品の添付文書も参考にしたので，OTC医薬品の添付文書には記載されていな
†4　このほかに，その成分によってアレルギーを起こしたことのある人は禁忌である.
†5　このほかに，医薬品や食品等に対するアレルギーの有無について注意する（§3・3参照）.
†6　高齢者については§19・3・8，妊婦・授乳婦については§19・3・9，小児については§19

ることを優先し，やむをえない場合にのみ使用させる．

19・4　市販されている剤形

① **内服薬**: 錠剤，カプセル剤，顆粒剤，シロップ剤
② **点鼻薬**: 噴霧液

19・5　おもな製品名

① **内服薬**: アネトンアルメディ鼻炎錠（アリナミン製薬），アルガード鼻炎内服薬ゴールドZ（ロート製薬），エスタック鼻炎カプセル12（佐藤製薬），コルゲンコーワ鼻炎ジェルカプセルα（興和），新コンタック鼻炎Z（佐藤製薬），ジキニン鼻炎AG顆粒（全薬工業），ストナリニZジェル（佐藤製薬），パブロン鼻炎速溶錠EX（大正製薬），キッズバファリン鼻炎シロップS（ライオン）
② **点鼻薬**: アスゲン点鼻薬AG（アスゲン製薬），アルガード鼻炎クールスプレーa（ロート製薬），エージーノーズアレルカットC（第一三共ヘルスケア），パブロン鼻炎アタックJL（大正製薬）　　　　　　　　　　　　　　　（いずれも2022年2月現在）

の代表的な成分一覧表

おもな副作用[3] （太字は重大な副作用）	相互作用[3] （医療用医薬品ごとの臨床 症状は本文 p.193 の表参照）	注意事項[5,6]
・皮膚（発疹） ・循環器（動悸） ・精神神経系（めまい，眠気等） ・消化器（口渇等） ・泌尿器（排尿困難）	・中枢神経抑制剤 ・アルコール ・MAO 阻害薬 ・抗コリン作用を有する薬剤	・自動車の運転等　眠気を催すことがある． ・授乳婦 ・高齢者 ・低出生児，新生児，乳児，3歳未満の小児 ・開放隅角緑内障
・ショック ・**再生不良性貧血，無顆粒球症** ・精神神経系（眠気等） ・消化器（口渇等） ・泌尿器（排尿困難）	・中枢神経抑制剤 ・アルコール ・MAO 阻害薬 ・抗コリン作用を有する薬剤 ・ドロキシドパ	・自動車の運転等　眠気を催すことがある． ・高齢者 ・開放隅角緑内障，眼内圧亢進 ・甲状腺機能亢進症 ・高血圧症 ・循環器系疾患 ・狭窄性消化性潰瘍，幽門十二指腸通過障害

（つづく）

最大分量を示す．

い禁忌・副作用・相互作用も含まれている．

3・10参照．

表 19・1 鼻炎用内服薬の代

種類	成分名（リスク分類） 最大：1 日最大量〔mg〕[†1] 医：医療用成分最大量〔mg〕[†2]	薬 効	禁 忌[†3,4]
血管収縮成分	フェニレフリン塩酸塩 (2) 最大 30, 医 — 	アドレナリン作動性に鼻粘膜のうっ血を改善する.	［フェニレフリン］ ・心室性頻脈 ［プソイドエフェドリン塩酸塩］ ・閉塞隅角緑内障 ・前立腺肥大等の下部尿路の閉塞性疾患 ・重篤な高血圧 ・重篤な冠動脈疾患 ・甲状腺機能障害 ・糖尿病
	プソイドエフェドリン塩酸塩 (2) 最大 180, 医 240 		
	dl-メチルエフェドリン塩酸塩 (2) 最大 110(dl 体), 110(l 体), 医 150 		
副交感神経遮断成分	ベラドンナ総アルカロイド (2) 最大 0.6	副交感神経遮断作用により鼻汁の分泌を抑制する.	・閉塞隅角緑内障 ・前立腺肥大等の下部尿路の閉塞性疾患 ・重篤な循環器系疾患 ・麻痺性イレウス
抗炎症成分	グリチルリチン酸およびその塩類 (3) 最大 200 医 225(いずれもグリチルリチン酸として) 	アラキドン酸代謝系の初発酵素であるホスホリパーゼ A_2 とアラキドン酸から炎症性化学伝達物質を産生するリポキシゲナーゼに直接結合し, これらの酵素のリン酸化を介する活性化を選択的に阻害する. 抗アレルギー作用ももつ.	・アルドステロン症 ・ミオパチー ・低カリウム血症
その他	無水カフェイン (3) 最大 300, 医 900 構造式は p.210 参照	中枢作用として, 大脳皮質を中心とした興奮作用を示す.	・特記事項なし

†1 製造販売承認基準〔平成 27 年 (2015 年)12 月 14 日付薬生発 1214 第 2 号〕に示された 1 日
†2 — と示された成分は医療用成分最大量が示されていない.
†3 医療用医薬品の添付文書も参考にしたので, OTC 医薬品の添付文書には記載されていな
†4 この成分によってアレルギーを起こしたことのある人は禁忌である.
†5 このほかに, 医薬品や食品等に対するアレルギーの有無について注意する (§3・3 参照).
†6 高齢者については §19・3・8, 妊婦・授乳婦については §19・3・9, 小児については §19・

表的な成分一覧表 (つづき)

おもな副作用[3] (太字は重大な副作用)	相互作用[3] (医療用医薬品ごとの臨床 症状は本文 p.193 の表参照)	注意事項[5,6]
[共 通] ・過敏症 (発疹等) ・循環器 (心悸亢進等) ・消化器 (悪心・嘔吐等) ・精神神経系 (頭痛, 不眠, めまい) [dl-メチルエフェドリン塩酸塩] ・**血清カリウム低下症**	[共 通] ・MAO 阻害薬 [フェニレフリン塩酸塩] ・三環系抗うつ薬 ・分娩促進薬 [プソイドエフェドリン塩酸塩, メチルエフェドリン塩酸塩] ・交感神経抑制薬 ・交感神経刺激薬 [dl-メチルエフェドリン塩酸塩] ・甲状腺製剤 ・血清カリウム値を低下させる薬物	・高血圧症 ・甲状腺機能亢進症 ・循環器系疾患 ・重篤な動脈硬化症 ・徐 脈 ・高血圧症 ・循環器系疾患 ・糖尿病 ・腎疾患 ・ 授乳婦 ・甲状腺機能亢進症 ・高血圧症 ・循環器系疾患 ・糖尿病
・**ショック, アナフィラキシー** ・過敏症 ・消化器 (悪心・嘔吐, 口渇, 便秘) ・その他 (顔のほてり, まぶしさ)	・三環系抗うつ薬 ・フェノチアジン系薬剤 ・MAO 阻害薬 ・抗ヒスタミン薬 ・イソニアジド	・ 自動車の運転等　視調節障害, 散瞳, 羞明, めまい等を起こすことがある. ・開放隅角緑内障, 眼内圧亢進 ・甲状腺機能亢進症 ・循環器系疾患 ・潰瘍性大腸炎 ・前立腺肥大症
・**偽アルドステロン症** ・**ミオパチー**	・血清カリウム値を低下させる薬剤 ・モキシフロキサシン塩酸塩	・特記事項なし
・特記事項なし	・キサンチン系薬剤 ・中枢神経興奮薬 ・MAO 阻害薬 ・シメチジン	・特記事項なし

最大分量を示す.

禁忌・副作用・相互作用も含まれている.

・10 参照.

表 19・2　鼻炎用点鼻薬

種類	成分名（リスク分類） 最大: 最大濃度〔％〕[†2,3] 医: 医療用成分最大濃度〔％〕	薬　効	禁　忌[†4,5]
抗ヒスタミン成分	**クロルフェニラミンマレイン酸塩** (2) 最大 0.5, 医— 構造式は p.166 参照	ヒスタミン H_1 受容体を介するヒスタミンによるアレルギー性反応を抑制する.	・特記事項なし
血管収縮成分	**オキシメタゾリン塩酸塩** (2) [スイッチOTC] 最大—, 医 0.05 	アドレナリン作動性に鼻粘膜のうっ血を改善する.	・MAO 阻害薬服用中
	塩酸テトラヒドロゾリン (2) 最大 0.1, 医 0.1		
	ナファゾリン塩酸塩 (2) 最大 0.05, 医 0.05 		
抗アレルギー成分	**クロモグリク酸ナトリウム** (2) [スイッチOTC] 最大—, 医 2 	抗原抗体反応に伴って起こる肥満細胞からの化学伝達物質（ヒスタミン等）の遊離を抑制することによってアレルギー性鼻炎の発現を防止する. 炎症性細胞（好酸球, 好中球, 単球）の活性化に対して抑制作用をもつ.	・特記事項なし
	ケトチフェンフマル酸塩 (2) [スイッチOTC] 最大—, 医 0.05 		

†1　このほかに, **局所麻酔成分**（リドカイン）, **殺菌成分**（ベンザルコニウム塩化物, ベンゼ〔...〕
†2　製造販売承認基準〔平成 3 年 (1991 年) 2月 1 日付薬発第 109 号〕に示された 1 日最大濃度〔...〕
†3　最大濃度が—と示されている成分（オキシメタゾリン塩酸塩, クロモグリク酸ナトリウム, 〔...〕
　　テル）は製造販売承認基準に含まれていない. あるいは医療用成分最大濃度が示されていた〔...〕
†4　医療用医薬品の添付文書も参考にしたので, OTC 医薬品の添付文書には記載されていた〔...〕
†5　このほかに, その成分によってアレルギーを起こしたことのある人は禁忌である.
†6　このほかに, 医薬品や食品等に対するアレルギーの有無について注意する（§3・3 参照）.
†7　高齢者については§19・3・8, 妊婦・授乳婦については§19・3・9, 小児については§19〔...〕

の代表的な成分一覧表[†1]

おもな副作用[†4] (太字は重大な副作用)	相互作用[†4] (医療用医薬品ごとの臨床 症状は本文 p.193 の表参照)	注意事項[†6,7]
・鼻 (刺激感等)	・特記事項なし	・授乳婦
[共 通] ・過敏症 ・循環器 (心悸亢進等) ・鼻 (はれ, 刺激感等) ・精神神経 (頭痛, めまい, 不眠) ・長期使用 (反応性の低下)	・MAO 阻害薬	[共 通] ・甲状腺機能亢進症 ・高血圧症 ・循環器系疾患 ・糖尿病
[共 通] ・鼻 (刺激感等) [クロモグリク酸ナトリウム] ・アナフィラキシー様症状	・特記事項なし	・特記事項なし ・授乳婦

(つづく)

ニウム塩化物) が配合される場合がある.
を示す.
トチフェンフマル酸塩, フルチカゾンプロピオン酸エステル, ベクロメタゾンプロピオン酸エス
い.
い禁忌・副作用・相互作用も含まれている.

3・10 参照.

表 19・2　鼻炎用点鼻薬の代

種類	成分名（リスク分類） 最大：最大濃度〔％〕†2,3 医：医療用成分最大濃度〔％〕	薬　効	禁　忌†4,5
ステロイド成分	フルチカゾンプロピオン酸エステル（要指導）スイッチOTC 最大―，医 0.051 	局所抗炎症作用を有する．	・有効な抗菌薬の存在しない感染症，全身の真菌症，結核性疾患
	ベクロメタゾンプロピオン酸エステル（2）スイッチOTC 最大―，医 0.1 		

†1　このほかに，局所麻酔成分（リドカイン），殺菌成分（ベンザルコニウム塩化物，ベンゼト
†2　製造販売承認基準〔平成 3 年（1991 年）2 月 1 日付薬発 109 号〕に示された 1 日最大分量を
†3　最大濃度が―と示された成分（オキシメタゾリン塩酸塩，クロモグリク酸ナトリウム，ケ
　　テル）は製造販売承認基準に含まれていない．あるいは医療用成分最大濃度が示されていな
†4　医療用医薬品の添付文書も参考にしたので，OTC 医薬品の添付文書には記載されていな
†5　このほかに，その成分によってアレルギーを起こしたことのある人は禁忌である．
†6　このほかに，医薬品や食品等に対するアレルギーの有無について注意する（§3・3 参照）．
†7　高齢者については§19・3・8，妊婦・授乳婦については§19・3・9，小児については§19・

表的な成分一覧表[1]（つづき）

おもな副作用[4] （**太字**は重大な副作用）	相互作用[4] （医療用医薬品ごとの臨床 症状は本文 p.193 の表参照）	注意事項[6,7]
・アナフィラキシー	・特記事項なし	・特記事項なし
・眼圧亢進，緑内障		・高血圧症 ・糖尿病

ニウム塩化物）が配合される場合がある．

示す．

トチフェンフマル酸塩，フルチカゾンプロピオン酸エステル，ベクロメタゾンプロピオン酸エス
い．

い禁忌・副作用・相互作用も含まれている．

3・10 参照．

20 鎮暈薬（乗り物酔い薬）
Motion Sickness Remedies

20・1　開発の意図と効能

　乗り物酔い薬（鎮暈薬）の効能はその名のとおり，"乗り物酔いによるめまい・吐き気・頭痛の予防および緩和"である．乗り物酔いは連続的な揺れが内耳に伝わり，目に映る景色や身体で感じる知覚との間に調和がとれなくなり，その結果，感覚に混乱が生じるためにひき起こされる症状である（コラム10参照）．したがって，刺激に対する内耳の感受性を低下させたり，嘔吐中枢の興奮を抑えたりする成分を用いることにより，吐き気やめまい等の乗り物酔いによる症状を予防・緩和させる．

　成分としては抗ヒスタミン成分，副交感神経遮断成分，中枢神経興奮成分が配合されている．服用量は医療用の動揺病の症状に効能をもつ同成分製剤の用量と同じである．単味の製剤はごく少なく，ほとんどが配合剤である．薬品の性格上，連用するものではない．

20・2　販売時の対応

§10・2・2b（p.91）参照．

コラム 10　乗り物酔い

　乗り物酔いは，乗り物による不規則な速度変化や前後左右上下への大きな振動による内耳への過度な刺激，また目や内耳，筋肉等の感覚受容器から脳が受取る情報の矛盾によって生じると考えられている．情報の矛盾とは，たとえば乗車によって体は大きく揺れているのに，目で見える車内の景色はあまり動いていないというような場合である．逆に体は動いていないのに，テレビゲーム等で激しく動く画面をみつめているような場合にも情報の矛盾が生じて，同様の症状が生じることがある．内耳や脳が未発達な2歳くらいまでの乳幼児はほとんど乗り物酔いをすることがないが，小学校入学頃からみられるようになる．乗り物の揺れやスピードにしだいに慣れて，成人になると少なくなる．

　症状としてはまず，めまい，生あくび，唾液の過剰分泌等がみられる．頭痛，顔面蒼白，冷や汗等が生じることもある．さらに悪化すると嘔吐に及ぶ．

　乗り物酔いを防ぐには，できるだけ頭や体を動かさず遠くの景色を見て視線を固定する，本等を読まない，締め付けの少ない服装をする，楽な姿勢をとる，新鮮な空気を吸う，寝る等が有効である．また前日は食べ過ぎずよく睡眠をとり，歌を歌ったり，楽しく会話するなどして，乗り物酔いをするかもしれないという不安や緊張を緩和するとよい．鎮暈薬を予防的に使用する場合は，乗り物に乗る30分から1時間に服用する．

　症状がひどい場合や成人になっても繰返す場合は，内耳等に別の疾患がある可能性があるので，耳鼻科等を受診するように勧めることも大切である．

20・3 鎮暈薬の選び方・使い方

20・3・1 効能・効果

乗り物酔いによるめまい・吐き気・頭痛の予防および緩和

解説 ここでいう鎮暈薬の範囲は, 乗り物酔い等に基づくめまい, 吐き気および頭重等の症状の予防または緩和を目的とするものであり, その他の原因によるめまいや吐き気には効果が期待できない.

20・3・2 用法・用量

● 定められた用量を定められた回数の範囲内で使用する.

用法は1日1〜3回まで. ただしジメンヒドリナートのみを有効成分とする製剤では1日1〜4回まで. 1日2回以上服用する場合には, 4時間以上あける.

20・3・3 薬 効

章末の成分一覧表 (p.208) を参照.

20・3・4 禁 忌

● 次表の疾患に該当する人.

禁 忌[1,2]

疾患名等	対象成分	説 明
閉塞隅角緑内障	抗ヒスタミン成分 (塩酸メクリジン, クロルフェニラミンマレイン酸塩, ジフェンヒドラミンサリチル酸塩), スコポラミン臭化水素酸塩水和物	眼圧が上昇し, 症状を悪化させることがある.
前立腺肥大等による下部尿路の閉塞または排尿障害		排尿困難, 尿閉等が現れる恐れがある.
重篤な循環器系疾患	スコポラミン臭化水素酸塩水和物	心拍数を増加させ, 症状を悪化させる恐れがある.
麻痺性イレウス		消化管運動を抑制し, 症状を悪化させる恐れがある.
出血性大腸炎, 細菌性下痢		治療期間の延長を来す恐れがある.
6歳未満の乳幼児	アミノ安息香酸エチル	メトヘモグロビン血症を起こす恐れがある.
キサンチン系薬剤に対する重篤な副作用の既往	ジプロフィリン	中枢神経刺激作用による重篤な副作用を起こす恐れがある.
妊婦または妊娠の可能性	ジフェンヒドラミン塩酸塩, ジフェンヒドラミンサリチル酸塩	奇形を有する児の出生率が高いことを思わせる報告がある.

[1] このほかに, その成分によってアレルギーを起こしたことのある人は禁忌である.
[2] 医療用医薬品の添付文書も参考にしたので, OTC医薬品の添付文書には記載されていない禁忌も含まれている.

20

鎮

暈

薬

■ 20・3・5 注意すべき病態等 ■

● 次表の疾患に罹患している人.

注意すべき病態等†

疾患名等	対象成分	説　明
開放隅角緑内障	抗ヒスタミン成分（塩酸メクリジン, クロルフェニラミンマレイン酸塩, ジフェンヒドラミンサリチル酸塩）, スコポラミン臭化水素酸塩水和物	眼圧が上昇し, 症状を悪化させることがある.
循環器系疾患	スコポラミン臭化水素酸塩水和物	心拍数を増加させ, 症状を悪化させる恐れがある（副交感神経遮断成分）.
てんかん	ジプロフィリン	中枢刺激作用によって発作を起こす恐れがある.
甲状腺機能亢進症		甲状腺機能亢進に伴う代謝亢進, カテコールアミンの作用を増強する恐れがある.
急性腎炎		腎臓に対する負荷を高める恐れがある.
授乳婦	アミノフィリン水和物, テオフィリン, ジフェンヒドラミン塩酸塩, ジフェンヒドラミンサリチル酸塩, タンニン酸ジフェンヒドラミン, ジメンヒドリナート, ロートエキス	母乳に移行する.
高齢者	抗ヒスタミン成分	作用が強く現れることがある.

† このほかに, 医薬品や食品等に対するアレルギーの有無について注意する（§3・3参照）.

■ 20・3・6 副 作 用 ■

● 重大な副作用

その初期症状を把握して, 症状が現れたら直ちに服用を中止し, 本剤の包装あるいは添付文書を持参しての受診を勧める.

副作用†	起因成分
再生不良性貧血, 無顆粒球症	クロルフェニラミンマレイン酸塩
ショック, アナフィラキシー様症状	スコポラミン臭化水素酸塩水和物, クロルフェニラミンマレイン酸塩
依存性	ブロモバレリル尿素

† 医療用医薬品の添付文書も参考にしたので, OTC医薬品の添付文書には記載されていない副作用も含まれている.

● その他の副作用

関係部位	症　状	起因成分
皮　膚	発疹・発赤, かゆみ	すべての成分
精神神経	眠　気	抗ヒスタミン成分（塩酸メクリジン, クロルフェニラミンマレイン酸塩, ジフェンヒドラミンサリチル酸塩）
	頭　痛	抗ヒスタミン成分（塩酸メクリジン, クロルフェニラミンマレイン酸塩, ジフェンヒドラミンサリチル酸塩）, スコポラミン臭化水素酸塩水和物, ブロモバレリル尿素, ジプロフィリン

（つづく）

(つづき)

関係部位	症　状	起因成分
循環器	動悸，心悸亢進	抗ヒスタミン成分（クロルフェニラミンマレイン酸塩，ジフェンヒドラミンサリチル酸塩），スコポラミン臭化水素酸塩水和物，ジプロフィリン
消化器	口　渇	抗ヒスタミン成分（塩酸メクリジン，クロルフェニラミンマレイン酸塩，ジフェンヒドラミンサリチル酸塩），スコポラミン臭化水素酸塩水和物，アミノ安息香酸エチル
	食欲不振，便秘，下痢	アミノ安息香酸エチル
	悪心・嘔吐	ブロモバレリル尿素，ジプロフィリン
泌尿器	排尿障害	抗ヒスタミン成分（塩酸メクリジン，クロルフェニラミンマレイン酸塩，ジフェンヒドラミンサリチル酸塩），スコポラミン臭化水素酸塩水和物
眼	調節障害，散瞳	スコポラミン臭化水素酸塩水和物

20
鎮
暈
薬

■ 20・3・7　相互作用 ■

● 併用による有害作用が発現する可能性が高い次表の医療用医薬品との組合わせに注意する．

相互作用[†]

組合わせ		臨床症状
医療用医薬品等	OTC医薬品およびその成分	
中枢神経抑制薬，アルコール，MAO阻害薬	抗ヒスタミン成分（塩酸メクリジン，クロルフェニラミンマレイン酸塩，ジフェンヒドラミンサリチル酸塩）	中枢神経抑制作用が増強されるおそれがある．
中枢神経興奮薬	無水カフェイン，ジプロフィリン	中枢神経刺激作用が増強される．
抗コリン作用をもつ薬剤，ドパミン拮抗薬	スコポラミン臭化水素酸塩水和物	抗コリン作用（口渇，便秘，目の調節障害等）が増強することがある．
抗コリン作用をもつ薬剤	クロルフェニラミンマレイン酸塩，ジフェンヒドラミンサリチル酸塩	
ドロキシドパ	クロルフェニラミンマレイン酸塩	血圧の異常上昇を来す恐れがある．
MAO阻害薬，シメチジン	無水カフェイン	無水カフェインの作用が増強される恐れがある．
キサンチン系薬剤		過度の中枢神経刺激作用が現れることがある．

† 　医療用医薬品の添付文書も参考にしたので，OTC医薬品の添付文書には記載されていない相互作用も含まれている．

● 他の鎮暈薬，かぜ薬，鎮静薬，鎮咳去痰薬，抗ヒスタミン薬を含有する内服薬は併用を避ける．

副交感神経遮断成分を含有する製剤については，胃腸鎮痛鎮痙薬も併用を避けなくてはならない．

解説　薬理作用が重複するため，作用が増強され，副作用が発現する可能性が高まる．

20・3・8　高齢者における注意事項

● 副作用等が発現しやすいので慎重に判断する．

解説　一般に高齢者では抗ヒスタミン薬によるめまい，鎮静等の精神症状および抗コリン作用による口渇，排尿障害，便秘等が現れやすいので，注意を要する．また，副交感神経遮断成分を含有する製剤でも同様である．

20・3・9　妊婦，授乳婦における注意事項

● 妊婦に対するOTC医薬品の使用は原則禁忌である．

妊婦または妊娠していると思われる人には医師を受診するように勧める．

解説　含有されているほとんどの薬品は妊婦に関する安全性が確立されていない．

● 授乳中の人は服用しないか，服用する場合は授乳を避けるよう指導する成分

アミノフィリン水和物，テオフィリン，ジフェンヒドラミン塩酸塩，ジフェンヒドラミンサリチル酸塩，タンニン酸ジフェンヒドラミン，ジメンヒドリナート，ロートエキス

解説　これらの成分は母乳に移行する．また，ロートエキスは乳汁分泌を抑制することがある．

表20・1　鎮暈薬の

種類	成分名（リスク分類） 最大：1回最大量[†1,2]〔mg〕 医：医療用成分最大量[†3]〔mg〕	薬　効	禁　忌[†4,5]
抗ヒスタミン成分	塩酸メクリジン（2） 最大50，医—	悪心・嘔吐の原因となる嘔吐中枢に作用し，その興奮を抑制する．	［共　通］ ・閉塞隅角緑内障 ・前立腺肥大等による下部尿路の閉塞または排尿障害 ［ジフェンヒドラミンサリチル酸塩］ ・妊　婦
	クロルフェニラミンマレイン酸塩（2） 最大4，2（d体），医6 構造式は p.166 参照		
	ジフェンヒドラミンサリチル酸（2） 最大60，医40		

†1　製造販売承認基準〔昭和59年(1984年)6月1日付薬発第381号〕に示された1回最大量を
†2　鎮暈薬の使用上の特性を考慮して，本表では1回最大量（1日最大量ではなく）を示す．
†3　—は医療用成分最大量が示されていない．
†4　医療用医薬品の添付文書も参考にしたので，OTC医薬品の添付文書には記載されていな
†5　このほかに，その成分によってアレルギーを起こしたことのある人は禁忌である．
†6　このほかに，医薬品や食品等に対するアレルギーの有無について注意する（§3・3参照），
†7　高齢者については§20・3・8，妊婦・授乳婦については§20・3・9，小児については§20・

■ 20・3・10　小児における注意事項 ■

● 原則として 3 歳未満のものを対象とする用法は認められていない.

● アミノ安息香酸エチルを含有する製剤については 6 歳未満の者を対象とする用法は認められていない.

解説　メトヘモグロビン血症をひき起こすことが報告されている.

● プロメタジン塩酸塩およびプロメタジンメチレンジサリチル酸塩を含有する製剤については 15 歳未満の者を対象とする用法は認められていない.

解説　小児における安全性が確立されていない.

● カプセル剤ならびに直径 6 mm を超える丸剤および錠剤については, 5 歳未満の者を対象とする用法は認められていない.

■ 20・4　市販されている剤形 ■

錠剤, カプセル剤, 液剤

解説　水なしでも飲めるチュアブル錠や, 口中溶解錠が多く市販されている.

■ 20・5　おもな製品名 ■

アネロンキャップ（エスエス製薬）, センパア QT（大正製薬）, トラベルミン（エーザイ）

（2022 年 2 月現在）

20

鎮

暈

薬

代表的な成分一覧表

おもな副作用[4] （太字は重大な副作用）	相互作用[4] （医療用医薬品等ごとの臨床症状は本文 p.207 の表参照）	注意事項[6,7]
［共　通］ ・皮膚（発疹, 発赤, かゆみ） ・精神神経系（眠気等） ・消化器（口渇等） ・泌尿器（排尿障害） ［クロルフェニラミンマレイン酸塩］ ・ショック ・再生不良性貧血, 無顆粒球症 ・循環器（動悸） ［ジフェンヒドラミンサリチル酸塩］ ・循環器（動悸）	［共　通］ ・中枢神経抑制薬 ・アルコール ・MAO 阻害薬 ［クロルフェニラミンマレイン酸塩, ジフェンヒドラミン酸塩］ ・抗コリン作用をもつ薬剤 ［クロルフェニラミンマレイン酸塩］ ・ドロキシドパ	・自動車の運転等　眠気を催すことがある. ・高齢者 ・開放隅角緑内障 ［ジフェンヒドラミンサリチル酸塩］ ・授乳婦

（つづく）

示す.

ハ禁忌・副作用・相互作用も含まれている.

ハ・10 参照.

表 20・1　鎮暈薬の代表

種類	成分名（リスク分類） 最大：1回最大量[†1,2]〔mg〕 医：医療用成分最大量[†3]〔mg〕	薬効	禁忌[†4,5]
副交感神経遮断成分	スコポラミン臭化水素酸塩水和物（2） 最大 0.25, 医 20 　•HBr•3H₂O	感覚の混乱を軽減させ，乗り物酔いの症状を予防緩和する．	・出血性大腸炎 ・細菌性下痢 ・閉塞隅角緑内障 ・前立腺肥大等による下部尿路の閉塞または排尿障害 ・重篤な循環器疾患 ・麻痺性イレウス
鎮吐成分	アミノ安息香酸エチル（2） 最大 100, 医 333 	吐き気を抑える．	・6歳未満の乳幼児
鎮静成分	ブロモバレリル尿素（2） 最大 200, 医 800 	体内でBr⁻を遊離し，神経細胞の興奮性を抑制することにより，鎮静作用を現す．	・特記事項なし
中枢神経興奮成分	無水カフェイン（3） 最大 50, 医 300 	眠気の防止と，感覚混乱による異常感覚入力を抑制する．	［ジプロフィリン］ ・本剤または他のキサンチン系薬剤に対する重篤な副作用の既往
	ジプロフィリン（2） 最大 100, 医 200 		

†1　製造販売承認基準〔昭和59年(1984年)6月1日付薬発第381号〕に示された1回最大量を
†2　鎮暈薬の使用上の特性を考慮して，本表では1回最大量（1日最大量ではなく）を示す．
†3　—は医療用成分最大量が示されていない．
†4　医療用医薬品の添付文書も参考にしたので，OTC医薬品の添付文書には記載されていな
†5　このほかに，その成分によってアレルギーを起こしたことのある人は禁忌である．
†6　このほかに，医薬品や食品等に対するアレルギーの有無について注意する（§3・3参照），
†7　高齢者については§20・3・8，妊婦・授乳婦については§20・3・9，小児については§20

的な成分一覧表 (つづき)

おもな副作用[4] (太字は重大な副作用)	相互作用[4] (医療用医薬品等ごとの臨床 症状は本文 p.207 の表参照)	注意事項[6,7]
・ショック・アナフィラキシー様症状 ・眼（調節障害，散瞳等） ・消化器（口渇等） ・泌尿器（排尿障害） ・精神神経系（頭痛等） ・循環器（心悸亢進） ・皮膚（発疹，発赤，かゆみ）	・抗コリン作用をもつ薬剤 ・ドパミン拮抗薬	・ 自動車の運転等 　視調節障害，散瞳，羞明，めまい等を起こすことがある． ・開放隅角緑内障 ・循環器系疾患
・皮膚（発疹，発赤，かゆみ） ・消化器（食欲不振，口渇，便秘，下痢等）	・特記事項なし	・特記事項なし
・**依存性** ・皮膚（発疹，発赤，かゆみ） ・消化器（悪心・嘔吐等） ・精神神経系（頭痛等）	・中枢神経抑制薬 ・アルコール	・ 自動車の運転等 　眠気を催すことがある． ・服用前後は飲酒しない．
［ジプロフィリン］ ・皮膚（発疹，発赤，かゆみ） ・精神神経系（頭痛等） ・循環器（心悸亢進） ・消化器（悪心・嘔吐等）	［共　通］ 中枢神経興奮薬 ［無水カフェイン］ ・キサンチン系薬剤 ・MAO 阻害薬 ・シメチジン	・特記事項なし
		・てんかん ・甲状腺機能亢進症 ・急性腎炎

20

鎮

暈

薬

示す．

、禁忌・副作用・相互作用も含まれている．

・10 参照．

21 口内炎用薬（外用）
Remedies for Stomatitis

21・1 開発の意図と効能

　口腔粘膜（舌，歯茎，唇や頬の内側等）に起こった炎症性疾患を総称して口内炎という．口内炎はビタミン B_2，B_6 等のビタミン不足やアルコールのとり過ぎ等が原因となることが多く，口内炎になると，痛み，はれ，出血，食事がしみる，口腔内の乾燥，食物が飲み込みにくい等の症状が現れる．

　口内炎は感染性口内炎と非感染性口内炎の二つに大別される．感染性口内炎には口唇ヘルペス，帯状疱疹，疱疹性歯肉口内炎，ヘルパンギーナ，カンジダ症等があり，非感染性口内炎には再発性アフタ，扁平苔癬，放射線性口内炎等があり多岐にわたっている．OTC 医薬品により対応できるのは非感染性口内炎であり，その原因の一つには非ステロイド性抗炎症薬（NSAIDs）やフェノバルビタール系薬等の副作用もあるので，服用中の薬剤を確認することも重要である．

　OTC 医薬品の口内炎用薬は，外用薬については直接患部に塗布あるいは貼付することにより，痛みやはれ等の炎症を改善することを目的に開発されている．またここでは説明しないが，内用薬は炎症を抑えると同時にビタミンを補給して口内炎の治癒を促進することをねらっている．

21・2 販売時の対応

21・2・1 あらかじめ知っておかなくてはならないこと

（口内炎が出現する疾患）

　口内炎が出現する疾患には以下のものがある．

　① **膠原病およびその類縁疾患〔全身性エリテマトーデス（SLE），ベーチェット病〕**：これらの疾患ではアフタ性口内炎（§21・3・1 の 解説 参照）が口腔内に出現する．SLE ではその他に，蝶型紅斑，日光過敏症，関節炎等が出現し，ベーチェット病ではその他に，外陰部潰瘍，関節炎，虹彩毛様体炎等が出現する．

　② **ウイルス感染症〔夏かぜ（手足口病，ヘルパンギーナ），単純ヘルペスウイルス〕**：手足口病では，手（手掌）・足（足底部，足背部，下肢）・臀部・首周囲の小発赤疹と共に，口腔内に数個の小水疱疹が破れて口内炎が出現する．ヘルパンギーナ（小児に多い）では，口蓋垂の周囲に数個の小水疱が破れて口内炎として出現する．単純ヘルペスウイルスでは，口唇もしくは口腔内に水疱や口内炎として出現する．いずれの口内炎も痛みを伴い，口腔内のものは唾を飲んでも痛いため，口内炎に対する治療が必要となる．小児の場合には，水分摂取不良による脱水に注意が必要である（乳幼児では，不機嫌な状態が続き，唾を飲んでも痛いためによだれを出すようになる）．

　③ **口腔内の損傷**：外傷，火傷，歯磨き・不適合義歯による口腔内の損傷によっても口内炎が出現する．

■ 21・2・2　販売時の対応フローチャート ■

口腔内の炎症や損傷による腫脹や痛みに対する治療は，ステロイド（トリアムシノロンアセトニド）等の塗布が効果を発揮する（図 21・1）．OTC 医薬品としては，貼付剤，口腔内溶解剤型塗布剤，軟膏（塗布剤）があり，年齢に応じて使い分ける必要がある．

小児では軟膏の口腔内塗布を保護者が行うことになるので，清潔な綿棒の先に 1～1.5 cm 位の軟膏を取り，それを直接患部に塗布するのではなく，それを舌の上に乗せれば体温で自然に軟化して口腔内全体に広がる．

水分・食物摂取が難しいときには，食前に塗布して 20～30 分後に水分・食物摂取を開始する（ステロイドは直接痛みを取る効果は少なく，炎症を抑えて痛みを取るため）．水分・食物がある程度摂取できていて痛みを取る場合には，水分・食物摂取後に塗布する．1 日 3～4 回塗布し，特に就眠前の塗布が効果的である．

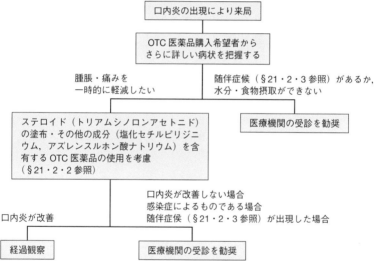

図 21・1　口内炎用薬（外用）販売時の対応フローチャート

■ 21・2・3　受診を勧める目安 ■

口内炎に随伴症候〔ベーチェット病（陰部潰瘍），SLE（発熱，光線過敏症，蝶形紅斑等）を伴っている場合や，口内炎の痛みのために水分・食物摂取ができない場合等では，医療機関の受診を勧奨する．患部が口唇にあり，口内炎用の OTC 医薬品を使用しても悪化するようなら，口唇ヘルペスの可能性がある．初発の場合は医療機関の受診を勧奨する．再発の場合は口唇ヘルペス再発用 OTC 医薬品（アシクロビル，ビダラビン含有軟膏・クリーム）を使用する．それでも悪化するようなら，医療機関の

受診を勧奨する（アシクロビルについては 32 章参照）．

■ 21・2・4　対応フローチャート以外の注意事項 ■

　夏かぜ（手足口病，ヘルパンギーナ）や単純ヘルペスウイルスによる口内・口唇の水疱を伴う場合には，手足口病，ヘルパンギーナでは登園・登校許可の判断や感染予防対応が必要である．単純ヘルペスウイルス感染で口内炎・口唇炎がひどくて発熱がある場合には医療用医薬品〔アシクロビル（スイッチ OTC 医薬品もある），バラシクロビル〕の使用（軟膏，内服）が必要となる．

　口内炎と鑑別すべきものに白板症（ロイコプラキア）がある．白板症では，白色の板状あるいは斑状の角化性病変が歯肉や舌縁（舌の側面）に認められ，放置した虫歯や不適合義歯や歯の修復物等の鋭縁部による慢性的な粘膜刺激によって発症する（喫煙習慣も誘因となる）．こすっても除去することはできず，痛みも伴わないことがある．前癌病変と考えられ，医療機関の受診が必要となる．

21 口内炎用薬（外用）

■ 21・3　口内炎用薬の選び方・使い方 ■

■ 21・3・1　効能・効果 ■

　口内炎，舌炎

　解説　OTC 医薬品の効能範囲は，非感染性口内炎である．症状や部位を確認し，患部が限局されている場合は貼付剤を，範囲が広い場合は軟膏やスプレー剤を用いる．一方，口内炎の原因の特定は消費者の自己判断では困難である．随伴症状を確認し，適宜受診を勧める．

　医療用医薬品と同一量を含むトリアムシノロンアセトニド含有製剤の効能である"口内炎（アフタ性）"は頬の内側や舌，唇の裏側等に，まわりが赤っぽく，中央部が浅くくぼんだ白っぽい円形の痛みを伴う浅い小さな潰瘍（直径 10 mm 未満）が 1〜数個できた炎種の総称である．

■ 21・3・2　用法・用量 ■

● 剤形ごとに，次表の用法・用量を守る．

用法・用量

剤　形	用法・用量
軟膏，液剤	1 日 2〜4 回，患部をきれいにした後，患部を覆うだけの適量をとって塗布する．
スプレー剤	1 日数回，適量を患部に噴霧塗布する． ① 目に入らないように注意し，万一目に入った場合は，すぐに水またはぬるま湯で洗う．なお症状が重い場合に医師の診察を受ける．② 気道に吸引しないよう，軽く息を吐きながら噴霧する．③ 大量に噴霧しない．
貼付剤	1 部位に 1 枚，1 日 1〜4 回，患部粘膜に付着させる． 製剤の患部への付着部位に接着剤が含まれているため，無理やりはがすと口内炎部位に刺激を与えて，かえって症状を悪化させることがある．また一定期間を経過せずにはがれた場合は薬剤吸収に必要な時間に満たないこともあるため，製品ごとの注意書きに基づき再度貼付する．

● 1〜2 日間使用しても症状の改善がみられない場合は受診を勧める．

● いずれの薬剤も使用期間の目安は 5〜6 日間（トリアムシノロンアセトニド含有製剤は 5 日間）程度である．

■ 21・3・3　薬　効 ■

章末の成分一覧表（p.216）を参照.

■ 21・3・4　禁　忌 ■

● 次表の疾患に罹患している人.

禁　忌

疾患名等	対象成分	説　明
感染性の口内炎が疑われる人	トリアムシノロンアセトニド	① ガーゼ等でこすると容易にはがすことができる白斑が口腔内全体に広がっている（カンジダ感染症疑い），② 患部に黄色い膿がある人（細菌感染症疑い），③ 口腔内に米粒大～小豆大の小水疱が多発している人や口腔粘膜以外の口唇，皮膚にも水疱，発疹がある人（ウイルス感染症疑い），④ 発熱，食欲不振，全身倦怠感，リンパ節腫脹等の全身症状がみられる人（ウイルス感染症疑い）には使用しない.
口腔内に感染を伴っている人		ステロイド薬の使用により感染症が悪化したとの報告があることから，歯そう膿漏，歯肉炎等の口腔内感染の場合には使用しない.
5歳未満	トリアムシノロンアセトニド（貼付剤）	誤まって飲み込んでしまったり，呼吸器に入ってしまったりすることを避けるため5歳未満には使用しない.

■ 21・3・5　注意すべき病態 ■

● 次表に該当する人.

注意すべき病態[†]

症状等	対象成分
妊婦または妊娠していると思われる人	トリアムシノロンアセトニド
授乳婦	
患部が広範囲にある人	
高齢者	

† このほかに，医薬品や食品等に対するアレルギーの有無についても注意する（§3・3参照）.

■ 21・3・6　副　作　用 ■

● 重大な副作用
特記事項なし.

● その他の副作用

部　位	症　状	起因成分
皮膚・口腔	発疹・発赤，かゆみ	すべての成分
口腔	白斑（カンジダ感染症が疑われる），患部に黄色い膿（細菌感染症が疑われる），味覚の異常，しびれ感	トリアムシノロンアセトニド
その他	アレルギー症状（発疹・発赤，かゆみ，浮腫等）	トリアムシノロンアセトニド

21・3・7　相互作用

特記事項なし．

21・3・8　高齢者における注意事項

● 高齢者では，生理機能が低下していることが多いので，副作用が発現しやすい．
　トリアムシノロンアセトニド含有医療用製剤は，患者の状態を観察しながら慎重に判断すること．

表 21・1　口内炎用薬（外用）

種類	成分名（リスク分類）	薬　効	禁忌[†3]
殺菌成分	塩化セチルピリジニウム（3）	殺菌作用により，細菌感染を防ぐ．	・ただれのひどい患部
抗炎症成分	アズレンスルホン酸ナトリウム（3）	傷の治癒を促進し，組織を修復する．	・特記事項なし
抗炎症成分	トリアムシノロンアセトニド（2）スイッチOTC	粘膜組織表面の炎症を抑える．	・5歳未満（貼付剤の場合）・感染性口内炎が疑われる人・口腔内に感染を伴っている人

†1　本表に掲載の成分については，併用注意すべき医薬品は添付文書に記載されていない．
†2　2022 年 2 月現在，口内炎用薬は製造販売承認基準が定められていない．
†3　このほかに，その成分によってアレルギーを起こしたことのある人は禁忌である．
†4　このほかに，医薬品や食品等に対するアレルギーの有無についても注意する（§3・3 参照）
†5　高齢者については§21・3・8，妊婦・授乳婦については§21・3・9，小児については§21

21・3・9　妊婦，授乳婦における注意事項

● 妊婦または妊娠している可能性のある人および授乳婦は，トリアムシノロンアセトニド含有医療用製剤の大量または長期使用を避ける．

21・3・10　小児における注意事項

● 5歳未満の小児にはトリアムシノロンアセトニド（貼付剤）は使用させない．
● 小児に使用する場合は保護者の指示監督のもとに使う．

21・4　市販されている剤形

軟膏，液剤，スプレー剤，貼付剤
本書では説明されていないが内服剤がある．

21・5　おもな製品名

アフタガード（佐藤製薬），アフタッチ A(佐藤製薬)，トラフル軟膏（第一三共ヘルスケア），トラフル軟膏 PRO クイック（第一三共ヘルスケア），口内炎パッチ大正クイックケア（大正製薬），口内炎軟膏大正クイックケア（大正製薬）

（2022 年 2 月現在）

21
口内炎用薬（外用）

の代表的な成分一覧表[1,2]

おもな副作用 （重大な副作用は報告されていない）	注意事項[4,5]
・皮膚・口腔（発疹・発赤，かゆみ）	・特記事項なし
・皮膚（発疹・発赤，かゆみ） ・口（刺激感）	・特記事項なし
・口腔〔白斑（カンジダ感染症が疑われる），患部に黄色い膿（細菌感染症が疑われる）〕 ・アレルギー症状（発疹・発赤，かゆみ，浮腫等） ・その他（味覚の異常，しびれ感）	・**妊婦** **授乳婦** ・**高齢者** 使用前に医師，歯科医師，薬剤師または登録販売者に相談する

・10 参照．

22 外 用 痔 疾 用 薬
External Hemorrhoidal Products

■ 22・1 開発の意図と効能 ■

痔は，① 痔核（いぼ痔），② 裂肛（切れ痔・裂け痔），③ 痔瘻の 3 種類に大別される．痔核には便秘や排便時のいきみ等が誘引となって肛門の静脈叢の一部がうっ血していぼ状にふくらんだ内痔核（出血が主で痛みはほとんどない）と，肛門皮下の外痔静脈叢のうっ血で血栓や血腫ができる外痔核がある．裂肛は硬い便を無理に出すことや激しい下痢が続くことで排便時に肛門が切れて起こる．排便時に痛みがあり，それが持続することもある．肛門小窩に大便中のおもに大腸菌が侵入し，化膿性の炎症を生じたものが肛門周囲膿瘍であり，その症状が進行してたまった膿が排出された後に肛門へ向かって管が残った状態が痔瘻である．激しい痛みや発熱を伴う．

このうち，OTC 医薬品の痔疾用薬で対応できるのは痔核と裂肛の初期または軽い状態での痛み，かゆみ，はれ，出血，ただれの緩和と消炎である．

外用痔疾用薬の範囲は，痔疾症状に対して用いることを目的として調製された肛門部または直腸内に適用する薬剤（漢方処方に基づく製剤および生薬のみから成る製剤を除く）である．

■ 22・2 販売時の対応 ■

■ 22・2・1 あらかじめ知っておかなくてはならないこと ■

a. 痔

痔は以下の ①〜③ に大別される．

① 痔 核（いぼ痔）

痔核は直腸の下部で肛門の直上にある肛門管に発生する静脈瘤の一種で，門脈系の肛門静脈叢（毛細血管が集合した部分）における末梢静脈弁の欠除による静脈うっ血や充血によって形成される．この静脈瘤が粘膜下に結節状に隆起したのが痔核である．うっ血状態は，長時間の坐業・起立，慢性便秘，妊娠，肝硬変（門脈圧亢進症），心不全等で出現し，充血状態は，アルコール・香辛料の過剰摂取，下痢等で出現する．上直腸静脈叢に発生する内痔核（歯状線より上部に出現し，この部位は自律神経の支配を受けている）と，下直腸静脈叢に発生する外痔核（歯状線より下部に出現し，この部位は知覚神経の支配を受けている）がある．内痔核は排便に伴って便器内にポタポタたれる新鮮血で気づかれる（歯状線より上部にとどまるものは，自律神経の支配を受けているため，あまり痛みを伴わない）．外痔核は触診・視診によって確認できる（出血はあまりないが，知覚神経の支配を受けているため，痛みを伴う場合がある）．うっ血による場合は暗紫色，充血による場合は暗赤色を呈する．外痔核は多発することがあり，肛門を時計にみたてて腹側を 12 時（0 時），背中側を 6 時とすると，3 時，7 時，11 時の方向に認められることが多い．

② 裂 肛（切れ痔・裂け痔）

硬便や下痢便を繰返すことによって，肛門部が損傷されて出現する．肛門部は血行が悪いために治癒しづらく，疼痛が持続したり，細菌に汚染されやすい部位のために裂傷部に細菌感染が起こると炎症（発赤・腫脹，疼痛）が出現する．

③ 痔　瘻

肛門周囲の皮膚と肛門管や直腸粘膜との間に，感染によって炎症がひき起こされ，異常な接続（瘻孔）が形成された場合をいう．両方が開口している場合は完全痔瘻となるが，一方が開口して，他方が盲端になると不完全痔瘻となる．開口部が直腸・肛門粘膜にあるものを**内痔瘻**，肛門外の皮膚に開口しているものを**外痔瘻**という．特に内痔瘻は便によって細菌汚染がされやすいため，陰窩炎（§22・2・1b の ① 参照）から直腸・肛門周囲炎へと進行し，発赤・腫脹，疼痛，発熱等が出現する．

b. 痔以外の肛門疾患と注意すべき疾患

① **肛門周囲炎・肛門周囲膿瘍**：肛門の外口部は肛門縁（いわゆる肛門）が確認できる．肛門内は，発生学的に外胚葉（皮膚）と内胚葉（腸）の接合部である歯状線が存在する（歯状線は肛門縁の 15〜20 mm 奥にある）．歯状線は隆起部を形成する肛門乳頭と陥凹部を形成する肛門陰窩とで形成され，この陰窩部は糞便中の細菌によって陰窩炎を起こして，さらに肛門周囲炎・膿瘍にまで進展することがある．

② **直腸脱・肛門脱**：直腸や肛門の粘膜が肛門の外に一過性，または持続性に翻転（粘膜が表にひっくり返って）脱出する．

③ **肛門癌**：直腸癌の 2〜3％ に認められ，初期のうちは硬結のある隆起であるが，しだいに肛門周囲に浸潤をして，潰瘍形成，出血，疼痛を伴う．

④ **肛門皮垂，尖圭コンジローマ**：肛門縁付近の皮膚に外痔核や浮腫が生じると，それが自然に吸収された後に肛門部の皮膚にたるみやしわとなることがある．これを肛門皮垂とよぶ．細菌感染を起こさない限りは経過観察する．小児でも肛門形成後，皮膚のしわとして認められることがある．尖圭コンジローマはヒトパピローマウイルス感染によって生じる疣贅（一種のいぼ）で，肛門周囲の皮膚にも出現する．

⑤ **肛門部に痛みがなく出血を来す疾患**：以下の疾患がある．

大腸・直腸癌，潰瘍性大腸炎，大腸クローン病，大腸憩室炎，大腸ポリープ，胃潰瘍（タール便），薬剤性腸炎（偽膜性腸炎等），感染性腸炎，小児では腸重積症（イチゴゼリー状便）

■ 22・2・2　販売時の対応フローチャート ■

痔疾患の特徴に応じた治療が必要となる（図 22・1）．OTC 医薬品には，坐剤としてヒドロコルチゾン酢酸エステルか，プレドニゾロン酢酸エステル（抗炎症作用），リドカインまたはジブカイン塩酸塩か，アミノ安息香酸エチル（局所麻酔作用），*l*-メントール（清涼感）を含むものがあり，それらにさらに血管収縮作用のある塩酸テトラヒドロゾリンが含まれるもの等がある．これらは，内痔核，外痔核，裂肛（切れ痔），肛門周囲炎等のうち，炎症や疼痛を伴うものに適している．内痔核や外痔核で出血を伴っていれば，塩酸テトラヒドロゾリン含有のものを選択する．裂肛に対してはアラントイン（組織修復作用）含有のものを選択するとよい．注入軟膏は肛門の内部ばかりでなく，肛門外部の外痔核，裂肛，肛門周囲炎等にも使用できる．また，直腸用半

固形剤（軟膏剤・クリーム剤・ゲル剤）は直接塗布することができる.

内服薬には，抗炎症作用，止血作用，うっ血改善作用，瀉下作用，整腸作用，創傷治癒促進作用等の成分が含有されている生薬製剤がある.

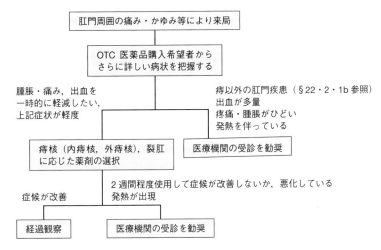

図 22・1　外用痔疾用薬販売時の対応フローチャート

22・2・3　受診を勧める目安

外用薬を使用しても改善が認められなければ（悪化を含め），2 週間程度をめどに医療機関の受診を勧奨する.

22・2・4　対応フローチャート以外の注意事項

痔核は直腸の下部で肛門の直上にある肛門管に発生する静脈瘤の一種であるが（§22・2・1a の ① 参照），観察して確認することは難しい. また，痔核以外にも痔には裂肛，痔瘻があり，痔以外にもいくつかの肛門疾患がある. 特に肛門部は観察できない部位なので，肛門疾患の特徴をよく理解して OTC 医薬品を選択する必要がある.

22・3　外用痔疾用薬の選び方・使い方

22・3・1　効能・効果

製造販売承認基準では下記の効能・効果が定められている.

きれ痔（さけ痔）・いぼ痔の痛み・かゆみ・はれ・出血・ただれの緩和及び消毒

ただし，“ただれ”および“消毒”については，直腸用半固形剤を塗布して用いる場合または外用液剤および外用エアゾール剤の場合に限る.

解説 肛門周囲膿瘍や痔瘻は OTC 医薬品の適用外であるので，医療機関の受診を勧める．また痔核や裂肛でも出血がひどいときや常時強い痛みがあるときは，慢性化して潰瘍化していることが疑われるため，OTC 医薬品の適用範囲を超えるので早期の受診を勧める．高熱や黒色便を伴う場合にも専門の医療機関の受診を勧める．

■ 22・3・2 用法・用量 ■

● 定められた用量を定められた回数の範囲内で使用する．

軟膏剤の塗布または外用液剤の場合，1 日 3 回を限度とする．注入軟膏剤または坐剤の場合，1 回 1 個，1 日 3 回を限度とする範囲内で，肛門部または直腸内に適用する．一度塗布使用したものは，注入には使用しないこと．

坐剤，軟膏剤は肛門部または直腸内，液剤，軟膏剤またはエアゾール剤は肛門部に使用する．

解説 外用液剤は購入希望者に，具体的な使用方法を説明する．坐剤が軟らかい場合には，しばらく冷やした後に使用すること．エアゾール剤は，目に入らないように注意すること．

● 坐剤は 7 歳未満の者を対象とした用法は認められていない．

● 7 歳以上 15 歳未満の者における 1 回最大量は，章末の成分一覧表 (p.228) の 1 回最大量の 1/2 である．

● 10 日間くらい使用しても症状が改善しない場合：

解説 ほかに原因があったり合併症も考えられるので使用を中止し，医療機関の受診を勧める．

● 長期連用しないこと（§22・3・4 参照）．

解説 ステロイドを漫然と長期連用すると，ステロイド皮膚，副腎皮質機能の低下が現れる恐れがある．また，グリチルリチン酸等の長期・大量摂取では，偽アルドステロン症を発症するとの報告がある．

■ 22・3・3 薬 効 ■

章末の成分一覧表 (p.228) を参照．

■ 22・3・4 禁 忌 ■

● 下記の疾患に罹患している人．

禁 忌[†1.2]

疾患名等	対象成分	説 明
患部が化膿している人	**ステロイド**	化膿した患部にステロイド成分を使用すると，細菌感染に対する生体防御反応を抑制し，感染症を増悪させる可能性がある．
局所に真菌症（カンジダ症，白癬等）のある人		症状を悪化させる恐れがある．

(つづく)

†1 このほかに，その成分によってアレルギーを起こしたことのある人は禁忌である．
†2 医療用医薬品の添付文書も参考にしたので，OTC 医薬品の添付文書には記載されていない禁忌も含まれている．

禁　忌[†1,2] (つづき)

疾患名等	対象成分	説　明
局所に結核性, 化膿性感染症またはウイルス性疾患のある人	**ステロイド**	症状を悪化させる恐れがある.
長期連用	**ステロイド, グリチルレチン酸**〔1日最大配合量がグリチルリチン酸として 40 mg 以上またはカンゾウとして 1 g 以上(エキス剤については原生薬に換算して 1 g 以上)含有する坐剤(軟カプセルを含む)・注入軟膏剤〕	ステロイドを漫然と長期連用するとステロイド皮膚, 副腎皮質機能の低下や, 全身投与と同様の症状が現れることがある. また, グリチルリチン酸等を左記の配合量で含む製剤の長期・大量摂取により, 偽アルドステロン症を発症するとの報告がある. また原疾患を増悪させ, 回復を遅らせることもある.
乳幼児, 小児	**アミノ安息香酸エチル**	乳幼児にメトヘモグロビン血症が発現したとの報告がある. 小児の安全性は確立されていない.
授乳婦	**抗ヒスタミン成分**	抗コリン作用があり, 母乳に移行し, 一時的に乳児の脈が速くなったり, 母乳が出にくくなることがある.
メトヘモグロビン血症	**アミノ安息香酸エチル, プロカイン**	症状が悪化する恐れがある.
妊婦または妊娠の可能性, 授乳婦等	**ステロイド**	安全性は確立していないので, 大量または長期にわたる使用は避けること.

†1　このほかに, その成分によってアレルギーを起こしたことのある人は禁忌である.
†2　医療用医薬品の添付文書も参考にしたので, OTC 医薬品の添付文書には記載されていない禁忌も含まれている.

● 抗ヒスタミン成分含有製剤使用後は, 抗コリン作用により眠気および口の渇き等が現れることがある.

22・3・5　注意すべき病態等

● 次表の疾患に罹患している人.

注意すべき病態等[†]

疾患名等	対象成分	説　明
腎疾患, 高血圧, 循環器系疾患, むくみ	**グリチルレチン酸**〔1日最大配合量がグリチルリチン酸として 40 mg 以上またはカンゾウとして 1 g 以上(エキス剤については原生薬に換算して 1 g 以上)含有する場合〕	大量に使用すると, ナトリウム貯留, カリウム排泄促進が起こり, 浮腫, 高血圧, 四肢麻痺, 低カリウム血症等の症状(偽アルドステロン症を起こす)が現れ, 原疾患やむくみを悪化させる恐れがある. 薬剤中止で症状は緩解する.

(つづく)

†　このほかに, 医薬品や食品等に対するアレルギーの有無について注意する(§3・3参照).

22
外用痔疾用薬

注意すべき病態[†] (つづき)

疾患名等	対象成分	説　明
排尿困難	抗ヒスタミン成分	抗コリン作用により，膀胱平滑筋の弛緩，膀胱括約筋の緊張が生じ，症状を増悪させる恐れがある．
閉塞隅角緑内障		抗コリン作用により，房水流出路 (房水通路) が狭くなって眼圧が上昇し，緑内障，眼内圧亢進を悪化させる恐れがある．
狭窄性消化性潰瘍，幽門十二指腸通過障害		消化管運動を抑制し，平滑筋運動抑制，緊張低下により原疾患の症状を悪化させる恐れがある．
高血圧，循環器系疾患，甲状腺機能障害	メチルエフェドリン	交感神経刺激作用により血圧を上昇させ，心拍数を増加させるため，原疾患の症状を悪化させる恐れがある
糖尿病		交感神経刺激作用により，肝臓のグリコーゲンを分解して血糖値を上昇させ，糖尿病を悪化させる恐れがある．
授乳婦	メチルエフェドリン塩酸塩	母乳に移行することが知られているが，乳児への具体的な有害反応は不明である．
妊婦または妊娠の可能性	坐剤または注入軟膏剤	妊娠時に使用した薬剤は血液中に移行し，胎盤を通過して胎児に悪影響を与える恐れがあるので，安易な使用を避ける．
	ステロイド	使用に際しては医師に相談する．ステロイドの妊婦への使用の安全性は確立しておらず有益性投与．大量または長期使用を避ける．
小　児	ステロイド	大量または長期の使用により発育障害を来すとの報告がある．
高齢者	メチルエフェドリン塩酸塩	高齢者では副作用が現れやすいので，使用者の状態を確認してから判断する．
	グリチルレチン酸	低カリウム血症等の副作用発現率が高い．

[†] このほかに，医薬品や食品等に対するアレルギーの有無について注意する (§3・3参照).

● 高齢者 (§22・3・8参照)
● 同じ病気で医療機関を受診中の人

　OTC医薬品の外用痔疾用薬のおもな成分にはステロイド等があり，医療用医薬品にも同一成分が含まれている製品がある．同種薬剤の重複使用につながる恐れがあるので，医療機関を受診中の人は，使用前に医師または薬剤師等に相談するよう指導する．

■ **22・3・6　副 作 用** ■

● 重大な副作用
　その初期症状を把握して，症状が現れたら直ちに使用を中止し，本剤の包装あるいは添付文書を持参しての受診を勧める．

22

外用痔疾用薬

副作用[†1]	起因成分
ショック（アナフィラキシー）	**局所麻酔成分，クロルヘキシジン塩酸塩**
偽アルドステロン症，ミオパチー	**グリチルレチン酸**〔1日最大配合量がグリチルリチン酸として40 mg 以上またはカンゾウとして1 g 以上（エキス剤については原生薬に換算して1 g 以上）含有する坐剤（軟カプセル剤を含む）または注入の用法をもつ軟膏剤〕
再生不良性貧血，無顆粒球症	**クロルフェニラミンマレイン酸塩**を含有する坐剤（軟カプセル剤を含む）または注入の用法をもつ軟膏剤
緑内障，後嚢白内障	**ステロイド**
下垂体・副腎皮質系機能抑制	
メトヘモグロビン血症	**アミノ安息香酸エチル，プロカイン塩酸塩**

† 医療用医薬品の添付文書も参考にしたので，OTC 医薬品の添付文書には記載されていない副作用も含まれている.

解説　ステロイドによる免疫抑制作用により，皮膚感染症の増悪を来すことがある.
　2017 年 2 月，FDA（米国食品医薬品局）は，クロルヘキシジングルコン酸塩を含有する局所製剤によるアナフィラキシーが1969 年 1 月から2015 年 6 月までに増加していることから，クロルヘキシジングルコン酸塩を含有する OTC 医薬品の消毒薬に対して，重篤なアレルギー反応のリスクについて添付文書に追記するよう指示した. 日本においても膣，膀胱，口腔等の粘膜面への使用によるアナフィラキシーショックの国内症例が集積され，粘膜面への使用でなくカテーテル刺部位においてアナフィラキシーを発現した症例をうけ，クロルヘキシジン含有製剤（消毒薬に限らない）について注意喚起がなされた.

● その他の副作用

関係部位	症　状	起因成分
皮　膚	発疹・発赤，かゆみ，はれ，刺激感	**すべての成分**
	接触性皮膚炎，刺激感，化膿，魚鱗癬様皮膚変化，紫斑，多毛，色素脱失	**ステロイド**
	紅斑，掻痒，発疹	**ビタミンA**
皮膚（密封法）	皮膚真菌症（カンジダ症，白癬症），ウイルス感染症，細菌感染症（伝染性膿痂疹，毛嚢炎・せつ等）	**ステロイド**
皮膚（長期大量療法）	下垂体・副腎皮質系機能の抑制	**ステロイド**
その他	頻脈，心悸亢進，顔面蒼白	**メチルエフェドリン**
	眠気，排尿困難，口の渇き	**抗ヒスタミン成分**

■ 22・3・7　相互作用 ■

● 医療用医薬品の外用痔疾用薬等と併用しない.
● 併用による有害作用が発現する可能性の高い次表の医療用医薬品等の組合わせに注意する.

相互作用†

組合わせ		臨床症状
医療用医薬品等	OTC 医薬品およびその成分	
デスモプレシン酢酸塩水和物	ステロイド	低ナトリウム血症が発現する恐れがある.
他のリドカイン含有製剤	リドカイン	リドカインの血中濃度が上昇する恐れがある.
抗ヒスタミン成分を含有する内服薬（かぜ薬, 鎮咳去痰薬, 鼻炎用内服薬, 鎮暈薬, アレルギー用薬等）	抗ヒスタミン成分	併用により, 本剤または併用薬の薬理作用が増強され, 副作用が強く現れる恐れがある.
カテコールアミン製剤（アドレナリン, イソプレナリン等）	メチルエフェドリン塩酸塩	相加的に交感神経刺激作用を増強させ, 不整脈, 場合によっては心停止をひき起こす恐れがある.

† 医療用医薬品の添付文書も参考にしたので, OTC 医薬品の添付文書には記載されていない相互作用も含まれている.

解説 65歳以上の男性高齢者の夜間頻尿で, デスモプレシン酢酸塩水和物製剤使用中の患者は, 水中毒の低ナトリウム血症を発現する恐れがあることが, 米国で報告されている. 低ナトリウム血症の症状は, 使用開始 1 週間後に発現しやすいが, 高齢者は自覚症状が乏しいことや, 薬の服用に慣れてくると無症状になることもあるので, 食欲低下や元気がなくなる症状がある場合には留意すること.

■ 22・3・8　高齢者における注意事項 ■

● 高齢者は生理機能が低下していることが多いので, 副作用が発現しやすい.

解説 メチルエフェドリン塩酸塩を含有する坐剤（軟カプセル剤を含む）または注入軟膏剤の場合では心悸亢進や血圧上昇が起こる恐れがある. 加えて, 低カリウム血症等の発現率が高い.

● グリチルレチン酸等を 1 日最大配合量がグリチルリチン酸として 40 mg 以上またはカンゾウとして 1 g 以上（エキス剤については原生薬に換算して 1 g 以上）含有する坐剤（軟カプセル剤を含む）では, 偽アルドステロン症によるむくみ等が生じる.

■ 22・3・9　妊婦, 授乳婦における注意事項 ■

● 妊婦または妊娠していると思われる人には医師を受診するよう勧める.

坐剤（軟カプセル剤を含む）または注入軟膏剤, ステロイド含有製剤.

解説 妊娠時に使用した薬剤は血液中に移行し, 胎盤を通過して胎児に悪影響を与える恐れがあるので, 安易な使用を避ける. ステロイドの妊婦への使用の安全性は確立しておらず有益性投与であり, ことに大量長期の使用時は早期破水や子宮内発達遅延との可能性が指摘され, 使用は避けることとされる. したがって使用に際しては医師へ相談する. 坐剤, 注入軟膏剤の使用は, 子宮に近く使用に際し細心の注意が必要である.

● 授乳中の人は使用しないか, 使用する場合には授乳を避けるよう指導する成分:

ジフェンヒドラミン塩酸塩, ジフェンヒドラミン, メチルエフェドリン塩酸塩を含有する坐剤または注入軟膏剤

解説　ジフェンヒドラミン塩酸塩は，動物実験（ラット）で母乳に移行するとの報告がある．成分が母乳に移行し，乳児の昏睡が報告されているため，やむをえず使用する場合は授乳後に使用する．

メチルエフェドリン塩酸塩は，母乳に移行することが知られているが，乳児への具体的な有害反応は不明であるため，使用前に専門家に相談することが望ましい．

■ 22・3・10　小児における注意事項 ■

● 小児には小児用の用法・用量がある医薬品のみを選定する．

服用中は保護者の指導監督のもと，保護者が必要時に必要量を計数管理したうえで服用させる．

■ 22・4　市販されている剤形

坐剤（軟カプセル剤を含む），直腸用半固形剤（軟膏剤，クリーム剤，ゲル剤），外用液剤，外用エアゾール剤

解説　各剤形の特性に注意して使う．

22
外用痔疾用薬

引火性液剤・エアゾール剤: 目に入らないように使用し, 万一, 目に入った場合はすぐに水またはぬるま湯で洗う. なお, 症状が重い場合には眼科医を受診する. 火気に近づけないこと.

坐 剤: 軟らかすぎる場合はしばらく冷蔵庫で冷やして使用する (軟カプセル剤を除く坐剤). 硬すぎる場合には室温で適度に軟らかくして使用する. 肛門に軟膏剤を塗布しておくと楽に挿入できる. 挿入後20分くらいは激しい運動を避ける.

注入軟膏剤: 一度注入塗布に使用したものを再度注入しない.

22・5 おもな製品名

ボラギノールA注入軟膏 (アリナミン製薬), プリザエース坐剤T (大正製薬), レックS軟膏 (湧永製薬), レーバンGローション (日邦薬品工業), ヂナンコーハイ AX (ムネ製薬), プリザクールジェル (大正製薬), メンソレータムリシーナ軟膏A (ロート製薬), ジーフォーL (佐藤製薬), クラシエ紫雲膏 (クラシエ製薬)

(2022年2月現在)

表 22・1　外用痔疾用薬

種類	成分名（リスク分類） 最大：1回最大量〔mg〕[†1] 最大濃：最大濃度（%）[†1] 医最大濃：医療用成分最大濃度（%）[†1]	薬　効	禁　忌[†2〜4]
局所麻酔成分	アミノ安息香酸エチル（3） 最大 200，最大濃 10	神経末端に作用し，粘膜・表皮剝離部の知覚神経を麻痺させ，痛みとかゆみを鎮める．	［アミノ安息香酸エチル，プロカイン塩酸塩］ ・メトヘモグロビン血症 ［アミノ安息香酸エチル］ ・乳幼児，小児
局所麻酔成分	ジブカイン塩酸塩（2） 最大 10，最大濃 0.5	局所麻酔作用で，痛みやかゆみを緩和する．	
局所麻酔成分	プロカイン塩酸塩（2） 最大 40，最大濃 2		
局所麻酔成分	リドカイン塩酸塩（2） 最大 60，最大濃 3		
血管収縮成分（交感神経刺激成分）	塩酸テトラヒドリゾン（2） 最大 1，最大濃 0.05	交感神経刺激作用により血管収縮し，出血を抑える．また，血管収縮により有効成分をとどめる作用もある．	・特記事項なし
血管収縮成分（交感神経刺激成分）	ナファゾリン塩酸塩（2） 最大 1，最大濃 0.05		
血管収縮成分（交感神経刺激成分）	dl-メチルエフェドリン塩酸塩（2） 最大 10，最大濃 0.5		
ステロイド	ヒドロコルチゾン酢酸エステル（2） （weak, mild） 最大 5，最大濃 0.5 医最大濃 0.5	血管収縮，血管透過性抑制，炎症抑制，浮腫抑制等の抗炎症作用により，出血，はれ，かゆみを緩和する．	・患部が化膿している人 ・局所に真菌症（カンジダ症，白癬等）のある人 ・局所に結核性，化膿性感染症またはウイルス性疾患のある人 ・目や目の周囲 ・長期連用
ステロイド	プレドニゾロン酢酸エステル（2） （weak） 最大 1，最大濃 0.1		
ステロイド	ヒドロコルチゾン（2）（weak） 最大濃 0.5，最大 5 医最大濃 5		
ステロイド	プレドニゾロン（2）（weak） 最大 1，最大濃 0.1		

†1　製造販売承認基準〔平成 7 年 3 月 22 日付薬発第 277 号〕に示された最大濃度，1 回最大分
†2　医療用医薬品の添付文書も参考にしたので，OTC 医薬品の添付文書には記載されていない
†3　妊婦または妊娠の可能性のある人には，医師の受診を勧奨する（妊娠中の使用の安全性は
†4　このほかに，その成分によってアレルギーを起こしたことのある人は禁忌である．
†5　このほかに，医薬品や食品等に対するアレルギーの有無について注意する（§3・3 参照）．
†6　高齢者については§22・3・8，妊婦・授乳婦については§22・3・9，小児については§22

の代表的な成分一覧表

おもな副作用[†2] （太字は重大な副作用）	相互作用[†2] （成分ごとの臨床症状は 本文 p.224 の表参照）	注意事項[†5,6]
［共通］ ・皮膚（発疹・発赤，かゆみ，はれ，刺激感） ・ショック（アナフィラキシー） ［アミノ安息香酸エチル，プロカイン塩酸塩］ ・メトヘモグロビン血症	［リドカイン］ ・他のリドカイン含有製剤	・特記事項なし
［共通］ ・皮膚（発疹・発赤，かゆみ，はれ，刺激感） ［メチルエフェドリン塩酸塩］ ・循環器（頻脈，心悸亢進） ・その他（顔面蒼白）	［メチルエフェドリン塩酸塩］ ・カテコールアミン製剤	［メチルエフェドリン塩酸塩］ ・高齢者 ・授乳婦 ・高血圧，循環器系疾患，甲状腺機能障害 ・糖尿病
［共通］ ・緑内障，後嚢白内障 ・下垂体・副腎皮質系機能抑制 ・皮膚（刺激感，化膿，発疹・発赤，かゆみ，はれ，接触性皮膚炎，魚鱗癬様皮膚変化，紫斑，多毛，色素脱失） ・皮膚真菌症（カンジダ症，白癬症），ウイルス感染症，細菌感染症（伝染性膿痂疹，毛嚢炎・せつ等）（密封法） ・下垂体・副腎皮質系機能の抑制（長期大量療法）	・デスモプレシン酢酸塩水和物	・妊婦 ・小児

（つづく）

を示す．医療用成分最大濃度はステロイドのうち，医療用製品に記載のある成分のみ記載した．
忌・副作用・相互作用も含まれている．
していない）．

・10 参照．

表 22・1　外用痔疾用薬の

種類	成分名（リスク分類） 最大：1回最大量〔mg〕[†1] 最大濃：最大濃度（%）[†1]	薬　効	禁　忌[†2〜4]
抗炎症成分	グリチルレチン酸（3） 最大 30，最大濃 1.5	カンゾウの主成分でステロイド骨格をもち，抗炎症作用を示す．肥満細胞からのヒスタミン遊離を抑制したり，鎮痒作用を有する．	・長期連用
生薬成分	セイヨウトチノキ種子（3） 最大 500(エキス)，最大濃 25	マロニエの種子．サポニンのエスシンを含む．血管強化，血流促進作用によりうっ血を緩和し，外傷後の腫脹，炎症，掻痒を抑制する．	・特記事項なし
	シコン（3） 最大 50(エキス)，最大濃 2.5(エキス)	ムラサキの根．シコンから抽出したエキスは炎症を抑える．創傷治癒を促進する．	
殺菌成分	ベンザルコニウム塩化物（3） 最大 2，最大濃 0.1	殺菌作用により，細菌感染を防ぐ．	・特記事項なし
	クロルヘキシジン塩酸塩（2） 最大 10，最大濃 0.5		
抗ヒスタミン成分	ジフェンヒドラミン塩酸塩 坐剤，抽入軟膏剤は（2），それ以外の外用剤は（3） 最大 20，最大濃 1	抗ヒスタミン作用により炎症を抑え，はれ・かゆみを抑制する．	［抗ヒスタミン成分］ ・授乳婦 ・自動車の運転等
	ジフェニルピラリン塩酸塩（3） 最大 2，最大濃 0.1		
	クロルフェニラミンマレイン酸塩 坐剤，抽入軟膏剤は（2），それ以外の外用剤は（3） 最大 4，最大濃 0.2		

†1　製造販売承認基準〔平成 7 年 3 月 22 日付薬発第 277 号〕に示された最大濃度，1 回最大
†2　医療用医薬品の添付文書も参考にしたので，OTC 医薬品の添付文書には記載されていな
†3　妊婦または妊娠の可能性のある人には，医師の受診を勧奨する（妊娠中の使用の安全性は
†4　このほかに，その成分によってアレルギーを起こしたことのある人は禁忌である．
†5　このほかに，医薬品や食品等に対するアレルギーの有無について注意する（§3・3 参照）．
†6　高齢者については§22・3・8，妊婦・授乳婦については§22・3・9，小児については§22

代表的な成分一覧表 (つづき)

おもな副作用†2 (太字は重大な副作用)	相互作用†2 (成分ごとの臨床症状は本文 p.224 の表参照)	注意事項†5,6
[共通] ・皮膚 (発疹・発赤, かゆみ, はれ, 刺激感) ・偽アルドステロン症 ・ミオパチー	・特記事項なし	・高齢者 ・腎疾患, 高血圧, 循環器系疾患 ・むくみ
[共通] ・皮膚 (発疹・発赤, かゆみ, はれ, 刺激感)	・特記事項なし	・特記事項なし
[共通] ・皮膚 (発疹・発赤, かゆみ, はれ, 刺激感) [クロルヘキシジン塩酸塩] ・ショック (アナフィラキシー)	・特記事項なし	・特記事項なし
[共通] ・皮膚 (発疹・発赤, かゆみ, はれ, 刺激感) ・その他 (眠気, 排尿困難, 口の渇き) [クロルフェニラミンマレイン酸塩] ・無顆粒球症, 再生不良性貧血	・抗ヒスタミン成分を含有する内服薬 (かぜ薬, 鎮咳去痰薬, 鼻炎用内服薬, 鎮暈薬, アレルギー用薬等)	・授乳婦 ・排尿困難 ・閉塞隅角緑内障 ・狭窄性消化性潰瘍, 幽門十二指腸通過障害

(つづく)

量を示す.
禁忌・副作用・相互作用も含まれている.
ましていない).

・10 参照.

22

外用痔疾用薬

表22・1　外用痔疾用薬の

種類	成分名（リスク分類） 最大：1回最大量〔mg〕[†1] 最大濃：最大濃度（％）[†1]	薬　効	禁　忌[†2〜4]
鎮痒成分	**アラントイン**（3） 最大 20，最大濃 1	組織修復作用により，創傷治癒を促進する．	・特記事項なし
末梢循環改善成分	**トコフェロール酢酸エステル**（3） 最大 60，最大濃 3	末梢循環の血流改善作用により，局所のうっ血を改善する．	
紫雲膏	**紫雲膏**（2） 最大濃 0.15	表皮再生を促進する．	

†1　製造販売承認基準〔平成7年3月22日付薬発第277号〕に示された最大濃度，1回最大分
†2　医療用医薬品の添付文書も参考にしたので，OTC医薬品の添付文書には記載されていない
†3　妊婦または妊娠の可能性のある人には，医師の受診を勧奨する（妊娠中の使用の安全性は確
†4　このほかに，その成分によってアレルギーを起こしたことのある人は禁忌である．
†5　このほかに，医薬品や食品等に対するアレルギーの有無について注意する（§3・3参照）．
†6　高齢者については§22・3・8，妊婦・授乳婦については§22・3・9，小児については§22・

代表的な成分一覧表 (つづき)

おもな副作用[†2] (太字は重大な副作用)	相互作用[†2] (成分ごとの臨床症状は 本文 p.224 の表参照)	注意事項[†5,6]
［共 通］ ・皮膚(発疹・発赤, かゆみ, はれ, 刺激感)	・特記事項なし	・特記事項なし

量を示す.
禁忌・副作用・相互作用も含まれている.
立していない).

3・10 参照.

22

外用痔疾用薬

23 外用殺菌消毒薬
Antiseptics

■ 23・1 開発の意図と効能

OTC医薬品の外用殺菌消毒薬は，外皮消毒薬と創傷消毒保護薬に分けられる．

外皮消毒薬とは，細菌や真菌等の微生物を死滅させる成分が配合された製剤で，切り傷，すり傷，刺し傷，かき傷，靴ずれ等の傷口が化膿しないように消毒するもので，このほか，とびひ，おでき等の感染皮膚面の消毒や，痔疾の場合の肛門の殺菌・消毒等の適応も一部の製剤で認められている．成分は，殺菌消毒成分のほか，痛みを和らげる局所麻酔成分やかゆみを和らげる抗ヒスタミン成分，出血を抑える血管収縮成分，組織の修復を促す成分等，痛みや炎症等多様な症状に対応するよう，複数の成分が配合されている．

創傷消毒保護薬とは，外皮消毒薬の効能に加え創傷面を被覆する目的ももち，特殊絆創膏の液剤（水絆創膏）と貼付剤（殺菌消毒ガーゼ等）を含む．傷を治療する基本的な方法は，① 水で傷口を洗浄して汚れや細菌を洗い流す，② 傷口を押さえて止血する，③ 傷を保護するという順序で，傷口を殺菌した後，傷口から出る滲出物を乾かさず湿潤環境を保つよう，絆創膏を密着させる"モイストヒーリング"で対処し，痛みや化膿を防ぎ，傷を早くきれいに治すようにする．殺菌消毒後，傷口が閉じるまで創傷保護薬の救急絆創膏（OTC医薬品や指定医薬部外品）や，殺菌消毒用の特殊ガーゼ（指定医薬部外品）およびハイドロコロイド素材の傷ケア商品（医薬部外品）等の使用も考慮する．

使用期間のめどは5〜6日とされるが，OTC医薬品で対応できる傷かどうかは，傷の種類，部位，深さ，原因から判断し，緊急を要する場合は，適切な処置で早急に対応することが必要である．

■ 23・2 販売時の対応

■ 23・2・1 あらかじめ知っておかなくてはならないこと

a. 殺菌消毒薬が対象とする微生物

殺菌消毒薬の販売に際し，殺菌消毒薬とそれらが殺菌効果を示す微生物との関係をよく知る必要がある．まず，消毒薬には微生物に対する消毒効果の強弱により，**低水準消毒薬**〔クロルヘキシジングルコン酸塩，ベンザルコニウム塩化物，両性界面活性剤（アルキルジアミノエチルグリシン塩酸塩等）〕，**中水準消毒薬**〔70％エタノール（消毒用エタノール），70％イソプロパノール，次亜塩素酸ナトリウム，ポビドンヨード，ヨードチンキ，ヨードホルム〕，**高水準消毒薬**〔2〜3.5％グルタラール，0.55％フタラール，0.3％過酢酸〕がある．

低水準消毒薬は，一般細菌や酵母様真菌（カンジダ）に有効であるが，メチシリン耐性黄色ブドウ球菌（MRSA）や緑膿菌等の一部の細菌では短時間で殺菌できない場合があり，有芽胞細菌は抵抗性を示す．クロルヘキシジングルコン酸塩は，皮膚に対

して刺激性が少なく臭気もなく，皮膚に残留して持続的な抗菌作用を示すため，皮膚の消毒に用いられる（0.05％，目や口腔内粘膜に対して使用することは避ける）．ベンザルコニウム塩化物は，皮膚の消毒（0.02％）や非生体（病室や器具）の消毒（0.1〜0.2％）に用いられる．両性界面活性剤（通常使用濃度 0.1〜0.2％）は高濃度（0.2〜0.5％）であれば，結核菌にも有効であり，皮膚の消毒や医療器具等の消毒に用いられる．

中水準消毒薬は，一般細菌や酵母様真菌に加えて，糸状菌，結核菌，ウイルスに有効である．ただし，消毒用エタノール（70％），70％イソプロパノールには，糸状菌やエンベロープをもたないウイルス（ノロウイルス，ポリオウイルス等）は抵抗性を示すが，次亜塩素酸（0.01％），ポビドンヨード（原液），ヨードチンキ（原液）は糸状菌やエンベロープをもたないウイルスにも有効である．さらに次亜塩素酸は，0.1％以上の濃度で結核菌を死滅させる．また，消毒の用途として，消毒用エタノール（70％），70％イソプロパノールは，皮膚の消毒（予防接種，採血時）や医療器具等の消毒に用いられる．ポビドンヨードは皮膚や皮膚創傷部位の消毒に用いられるが，エタノールを含むヨードチンキは皮膚への刺激作用が強いため，皮膚の消毒には用いられるが，粘膜の消毒には適さない．

高水準消毒薬は，消毒に抵抗性を示す有芽胞細菌（*Bacillus* 属，*Clostridioides* 属）に対しても効果を有する．いずれも医療機器（内視鏡）の消毒に用いられ，人体には使用できない．

b. 創傷治癒過程

創部の修復過程を知ることは，創部の治癒を考えるうえで重要である．創傷治癒過程は，以下の0〜3期に分けられる．

0 期（止血期）：皮膚が損傷を受けて傷口から出血すると，まず一次止血（血小板血栓の形成）が開始され，その後，二次止血（フィブリン血栓の形成）が進行して止血が完了する．フィブリン血栓は，病原体をフィブリン塊の中に封じ込めて，病原微生物の周囲への広がりを防ぐ．

1 期（炎症反応期）：止血が完了すると，組織に分布する肥満細胞等から，ヒスタミン，セロトニン，ブラジキニン，プロスタグランジン等の化学伝達物質（ケミカルメディエーター）が放出される．その結果，最初に組織に起こる変化は，次の①〜④である．

① **微小血管の拡張**（および**血流速度の低下**）によって損傷部位で組織を養う細動脈が収縮して，組織はしばらくの間，虚血状態となる．その後，細動脈が開き細静脈が収縮し，毛細血管が拡張して充血状態となる．血液がこの毛細血管の中をゆっくりと流れる．次に，② **毛細血管の透過性亢進**が起こる．①により赤血球が多く集まるため**発赤**が生じ，②により透過性の亢進した血管を通して血漿が組織に移行するため，**腫脹**が起こる．また，③ **発痛物質**（ブラジキニン，プロスタグランジン等）が滲出することにより，痛覚神経が刺激されて**疼痛**が生じる．さらに，④ インターロイキン（IL），インターフェロン（IF），腫瘍壊死因子（TNF）等の内因性**発熱**物質によって発熱が生じる．

毛細血管の血流が停滞してくると，血液の細胞成分のうち，白血球〔好中球が主で，単球（マクロファージ）も働く〕が血管壁に粘着する．さらに補体の活性化によって，

好中球やマクロファージが血管外に遊走し，感染の原因となる細菌や異物を貪食して消化する．また，好中球はタンパク質分解酵素を出して破壊組織を融解する．

2期（増殖期）：**線維芽細胞の遊走**が周囲から起こり，線維芽細胞は分裂してコラーゲンを産生し，組織間隙を埋めて肉芽組織を形成する．

3期（再構築期）：肉芽組織は線維化し，創面は表皮細胞が遊走して収縮・閉鎖され，創部は治癒する．

c. 創傷に対する治療対応（1990年代以降の考え方）

創傷治癒過程での創傷に対する治療対応は，以前とは考え方が変わってきている．以下の原則がある．

① 創部は生理食塩水または水道水で洗浄する（明らかに感染がある創部には，殺菌作用のある洗浄剤を使用する）．

② 創部は消毒をしない．

③ ①，② の後に創部は創傷皮膜材で湿潤状態を保つ．

消毒薬を使用するとかえって，創傷治癒に関与する細胞（§23・2・1b 参照）を傷害して創傷治癒を遅らせる．また，消毒薬の細菌に対する効果は一時的であるといわれている．洗浄後はガーゼで覆わない（水分が吸収されて治癒が遅くなる）．上述のように滲出液の中には，病原微生物の貪食に関与する細胞（好中球，マクロファージ等），組織修復に必要な線維芽細胞・血管内皮細胞・上皮細胞，コラーゲン等が含まれ，水分の吸収によって，これらの細胞や成分が機能しなくなる．このため，洗浄後は消毒せずに創部をドレッシング材（被覆材）で保湿することに努める．手術による切開創では，消毒しなくても術後48時間には創部は上皮化する．

> **解説**　創傷の"創"とは，皮膚や粘膜が開放した状態（開放性）のものをいい，"傷"とは，皮下組織に傷口がない状態（非開放性）のものをいう．創部の性状により，擦過傷（すり傷），切創（切り傷），挫創（鈍的な外力による開放性損傷），刺創（刺し傷），咬傷（咬み傷）等がある．

■ 23・2・2　販売時の対応フローチャート ■

消毒する対象や傷の種類等により，図23・1，図23・2に従ってOTC医薬品を選択，もしくは医療機関の受診を勧奨する．

切り傷，すり傷等で浅い傷の場合はOTC医薬品で対処可能であるが，動物に咬まれ傷口からの感染が予想される場合や，大量出血を伴う裂け傷，神経，腱，血管が傷ついている場合，異物が体内に残った場合には，直ちに医療機関を受診する．

■ 23・2・3　受診を勧める目安 ■

創部が広範囲で出血が止まらない場合，創部が深い場合（創部の縫合が必要になる場合がある），動物に咬まれた（引っかかれた）傷がある場合，広範囲の熱傷でII度（表皮だけでなく真皮におよぶもの）以上の場合，蜂窩織炎で発熱を伴う場合，多発・広範囲の膿痂疹等の場合は，医療機関の受診を勧奨する．

■ 23・2・4　対応フローチャート以外の注意事項 ■

1）**にきびに対する対応・治療**：化膿性皮膚疾患用薬を選択する（詳細は24章参照）．

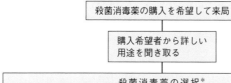

殺菌消毒薬の購入を希望して来局

↓

購入希望者から詳しい
用途を聞き取る

↓

殺菌消毒薬の選択*

① 皮膚の消毒や皮膚（手，腕）の清拭：
　70％イソプロパノール，70％アルコール
② 一般の器物や医療器具の清拭：
　消毒用アルコール**（ベンザルコニウム塩化物含有のエタノールもある）
③ 吸入器，哺乳瓶，乳首，搾乳器，マグカップ等の消毒：
　次亜塩素酸ナトリウム1％溶液を80倍に希釈，対象物を1時間以上浸漬
　（においが気になるときはすすぐ）．

図23・1　殺菌消毒薬販売時の対応フローチャート〔皮膚（手，腕等），器物や医療機器の消毒〕　＊ 高水準消毒薬（グルタラール，フタラール）は，生体の消毒には用いず，医療機器（内視鏡等）のみの消毒に用いる．** エンベロープをもたないウイルス（ノロウイルス，ロタウイルス等）はアルコールに対しては抵抗性を示すため，15秒後に2度ぶきするか，0.1％次亜塩素酸ナトリウム液で清拭する．

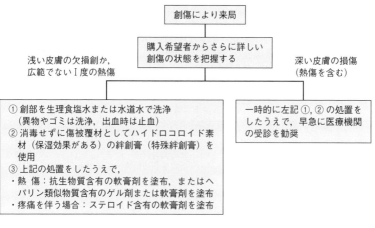

創傷により来局

↓

購入希望者からさらに詳しい
創傷の状態を把握する

浅い皮膚の欠損創か，
広範でないI度の熱傷

深い皮膚の損傷
（熱傷を含む）

① 創部を生理食塩水または水道水で洗浄
　（異物やゴミは洗浄，出血時は止血）
② 消毒せずに創被覆材としてハイドロコロイド素材（保湿効果がある）の絆創膏（特殊絆創膏）を使用
③ 上記の処置をしたうえで，
・熱傷：抗生物質含有の軟膏剤を塗布，またはヘパリン類似物質含有のゲル剤または軟膏剤を塗布
・疼痛を伴う場合：ステロイド含有の軟膏剤を塗布

一時的に左記①，②の処置をしたうえで，早急に医療機関の受診を勧奨

図23・2　殺菌消毒薬販売時の対応フローチャート（創傷への対応）

23

外用殺菌消毒薬

2）**熱傷に対する対応・治療**：熱傷に対して重要なことは，熱傷組織の損傷を進行させないこと，感染を起こさせないことである．I度の熱傷（表皮のみの損傷で，発赤，腫脹，灼熱感・疼痛があるもの）の場合には，創傷の対応と同様に生理食塩水または水道水で洗浄後，抗生物質含有軟膏剤〔OTC医薬品としては，クロラムフェニ

コール，フラジオマイシン（24章の章末の成分一覧表参照）等の抗生物質含有軟膏剤〕を塗布するか，ヘパリン類似物質（保湿効果，血行促進作用，抗炎症作用等の作用をもつ）含有のゲル剤や軟膏剤を塗布する．

疼痛を伴う場合は，ステロイド含有の軟膏剤を塗布する．Ⅱ度以上の熱傷（表皮基底層〜真皮深層の熱傷）は医療機関の受診を推奨する．

3）伝染性膿痂疹（とびひ）に対する対応・治療：化膿性皮膚疾患用薬を選択する（詳細は24章参照）．

23・3　外用殺菌消毒薬の選び方・使い方

23・3・1　効能・効果

外用殺菌消毒薬は，**OTC医薬品**（製造販売承認基準が定められていない）と**指定医薬部外品**〔製造（輸入）承認基準が定められている〕の2種類が販売されている．どちらも外皮消毒薬（液剤，軟膏剤，パウダー剤）と創傷消毒保護薬（特殊絆創膏：液剤，貼付剤等）の目的を有している（表23・1）．

その効能は，"切り傷，すり傷，さし傷，かき傷，靴ずれ，創傷面の殺菌・消毒"（外皮用殺菌消毒薬）と"切り傷，すり傷，かき傷，靴ずれ，創傷面の殺菌・消毒・被覆"（創傷消毒保護薬）である．このほか，医療用再評価で，感染皮膚面の消毒の効果が認められている場合には，"とびひ・おでき等の感染皮膚面の消毒"が認められる場合がある．なお，新指定医薬部外品では，"手指又は皮膚の洗浄・消毒"も含む．

製剤的には，外用殺菌消毒薬（① 液剤，軟膏剤，パウダー剤）と創傷消毒保護薬〔特殊絆創膏（② 液剤，③ 貼付剤）〕および創傷面・口腔内に用いない殺菌消毒薬（④）の四つに区分される（表23・1）．創傷消毒保護薬は，殺菌消毒作用の成分を含み絆創膏の機能を生かし，創傷面の被覆を目的とした特殊絆創膏で，液剤と貼付剤の2種類がある．

表23・1　外用殺菌消毒薬の区分と効能・効果

区　分			効能・効果
外皮消毒薬	① 液剤，軟膏剤，パウダー剤		切り傷，すり傷，さし傷，かき傷，靴ずれ，創傷面の殺菌・消毒，とびひ，おでき等の感染皮膚面の消毒，痔疾の場合の肛門の殺菌・消毒
創傷消毒保護薬	特殊絆創膏	② 液　剤	切り傷，すり傷，さし傷，かき傷，靴ずれ，創傷面の殺菌・消毒・被覆
		③ 貼付剤	
④ 創傷面・口腔内に用いない殺菌消毒薬			手指の消毒，器具の消毒

解説　**外皮消毒薬**は，おもに切り傷，すり傷等の創傷面やとびひ・おでき等の化膿性疾患の感染皮膚面を殺菌・消毒し，さらには痔疾の肛門の殺菌・消毒等，二次感染を予防する目的に対しても使用される．

目的とする対象微生物に対して効力のある消毒成分を使用する．消毒薬の効果は菌量により影響を受け，一般に菌量が多いと殺菌されにくい．

粘膜の消毒にはおもにポビドンヨード，ベンザルコニウム塩化物，ベンゼトニウム塩化物

を用いる. クロルヘキシジングルコン酸塩液は結膜嚢以外の粘膜への適応は禁忌である. 熱傷の皮膚面の殺菌消毒にはポビドンヨードのみが適応となる. 感染皮膚面の消毒にはポビドンヨード, 第四級アンモニウム塩の界面活性剤, アクリノール水和物が適し, とびひ, おでき等の皮膚・粘膜の化膿局所の消毒にはアクリノール水和物が適する. 手指の消毒には速乾性のあるエタノール製剤, 排泄物にはクレゾールが適する.

創傷消毒保護薬とは, 殺菌消毒作用の成分を含み絆創膏の機能を生かし, 創傷面の被覆を目的とした特殊絆創膏で, 液剤と貼付剤の2種類がある. 液剤はゲル状で, ひび, あかぎれ, さかむけ等を薄い被膜で覆って保護し, 細菌感染を防ぐ. 貼付剤はガーゼで傷面を覆う. 創傷部位の状態や部位によって液剤と貼付剤を使い分ける.

■ 23・3・2　用法・用量 ■

● 定められた用量を定められた回数の範囲内で使用する.

● 外皮消毒薬は1日数回の範囲で患部に適用する.

　各製品の添付文書に具体的な使用方法が記載されている. 手指の消毒法には, 清拭法, スクラブ法, 擦式法がある.

● 殺菌消毒薬を使用する際の注意:

　① 傷口に付着した汚れや細菌を水道水で洗浄して洗い流し, ② 出血している場合は傷口を押さえて止血後, ③ 殺菌消毒薬で殺菌し, 創傷面を保護する. 各製剤の剤形と傷の状態や経過に応じて使用する. 傷口が開いているときは, 液剤で殺菌消毒し, 軟膏剤やパウダー剤はできるだけ用いない. 顔面等に使用する場合には低濃度から使用する.

[解説]　創傷部位の消毒は, 水道水または生理食塩水等による洗浄が第一選択となる. 殺菌皮膚面は難治化することもあるので, 漫然と使用を続けるべきではない.

　血液, 膿汁等の有機物は殺菌作用を減弱させるので, これらが付着している場合は十分に洗い落としてから使用する. 石けん, 石けん類も本剤の殺菌作用を減弱させるので, 十分に洗い落としてから使用する.

　その他, 消毒薬を取扱うときのおもな注意事項として, ① 容器の材質と清潔度, ② 予備洗浄, ③ 使用環境の pH の確認, ④ 消毒薬抵抗性細菌と汚染防止対策等がある.

● 小児に使用する場合は, 保護者の指導監督のもと使用する.

● 5〜6日使用しても症状がよくならない場合は, 使用を中止し, 本剤の包装あるいは添付文書を持参して医師, 薬剤師等に相談する. 緊急性が高い場合には医師へ受診を勧める.

● 液　剤: 手指の殺菌には, ガーゼ, 脱脂綿等に浸して清拭する (清拭法). または, 乾燥するまで薬液を手指にすり込む (擦式法). 添加剤がマクロファージを不活性化し, 治癒を遅らせる場合があり, 傷口の炎症が激しい場合は水で洗い流しておく必要がある. 患部の殺菌には, 患部を洗浄後, 消毒薬を1日数回噴霧または脱脂綿・ガーゼ等に浸して軽く塗る. 患部の状態によっては, 消毒薬を中心部より外に向かって広めに塗布する. 洗浄剤を配合した手洗い用消毒薬をよく泡立ててすり, 水で洗い流す(スクラブ法).

[解説]　創傷面を殺菌消毒する場合は, 以下の点に注意する.

① 血液等の有機物の付着は消毒薬の殺菌効果に影響を与えるため, 水道水等のきれいな水で患部やその周囲の汚れや雑菌を洗い流した後, 消毒薬を使用する.

② 濃度に注意して使用する. 低濃度であっても漫然と使用すると微生物の耐性化につながるので, 使用は必要最小量にとどめる.

● 軟膏剤: 1日数回, 適量を患部に塗布する. 患部の傷口が開いている場合は適さない.

● パウダー剤: 使用前に缶をよく振り, 患部まで 10 cm くらい離して噴射する. スプレータイプは凍傷等の恐れがあるため同じ箇所に 1 秒以上噴射しない.

● 絆創膏: ライナーをはぎ, パッドを患部に当てて貼る. 粘着面を患部に貼らないこと.

● ガーゼ: ピンセットでガーゼを取り, 患部に貼付して, 油紙を当てて軽く包帯をする. またはガーゼをピンセットで取出し, 傷口に当て, 添付の固定用粘着シートで被覆固定する. 1日1回交換. また, 創傷面を消毒する際にはガーゼ面で清拭する.

> **解説**　ガーゼや絆創膏タイプの製剤は殺菌成分をガーゼ等に塗布したもので, 傷口面を覆って傷を乾燥や外的刺激から守る. 患部の傷口が閉じるまで使用する.

● アルコール含有殺菌消毒薬では, 揮発性が高いため速乾性を期待できるが, 手荒れのある手指の場合は刺激を伴うことがある. 過度に使用すると脱脂等によるあれを起こすことがある.

● 第四級アンモニウム塩系消毒薬 (ベンザルコニウム塩化物, ベンゼトニウム塩化物), ビグアナイド系消毒薬 (クロルヘキシジングルコン酸塩) やヨウ素系消毒薬 (ヨードチンキ, ポビドンヨード) は, 石けんと反応すると殺菌力が低下するため, 石けんを使用した場合は十分水で洗い流してから使用する.

● 消毒薬の種類, 濃度, 作用時間, 浸透温度, pH, 有機物の共存等が, 抗菌力に影響する場合がある. 血液等の有機物は消毒開始前に, できるだけ汚染部位を洗浄し, 除去しておく.

● とびひ等, 病変部位が水疱や膿疱等で化膿した皮膚の場合, 内容液を飛散させないよう, 露出部位に薬剤を塗布し, ガーゼで覆う.

● 消毒薬の殺菌効果は, その濃度とともに作用時間, 作用温度により影響を受ける.

■ 23・3・3　薬　効 ■

章末の成分一覧表 (p.248) を参照.

コラム 11　剤形の特徴からみた製剤の使い分け

　市販されている剤形は, 液剤, 軟膏剤, パウダー剤, 特殊絆創膏〔液状製剤および貼付剤 (ガーゼ剤)〕である. 使用目的, 使用部位, 患部の状態経過によって, 適した剤形を選択する.

　たとえば殺菌消毒薬には液剤が多く, その他, 軟膏剤やパウダー剤がある. 液剤は患部の細菌を液剤でふき去り, 瞬時の殺菌作用を発揮する. 殺菌だけでなく, 痛みを和らげたり, 止血剤が配合されている殺菌消毒薬には, 液だれせず, 患部にとどまるように工夫された泡タイプの製剤もある. 油脂性軟膏剤は傷への刺激が少なく, 傷口の治りを早くするが, 開いた傷口には適さない.

　特殊絆創膏のうち, 液状絆創膏は殺菌性の薄い透明な被膜をつくり, 患部を雑菌, ほこり, 水から守る. 貼付剤は殺菌消毒薬が塗布されたガーゼの絆創膏で, 患部を被覆し保護する.

▓ 23・3・4　禁　忌 ▓

● 次表の疾患に罹患している人，下記の症状のある人．

禁　忌[†1,2]

区分	疾患名，病状，部位等	対象成分	説　明
液剤，軟膏剤，パウダー剤／創傷面・口腔内に用いない製剤（つづく）	外傷が深く重症な場合や感染を起こしている場合	すべての外用殺菌消毒薬	傷が深く神経や筋肉を損傷している場合，大量の出血を伴う場合，圧迫しても数分以内で止血しない場合，傷の先端が開いている場合，傷の中に泥や破片が入り込んだ場合，咬創で感染の危険性が高い場合は，医療機関を受診する．
	顔面，口腔，鼻腔，膀胱，膣，陰股部（陰囊等），広範囲の患部，深い創傷，熱傷への使用	エタノール，クレゾール，クロルヘキシジングルコン酸塩，ポビドンヨード，ベンザルコニウム塩化物	皮膚に対する毒性は低いが，誤使用ではショック（初期症状：悪心・不快感・冷汗・めまい・胸内苦悶・呼吸困難・発赤等），発疹・じんま疹等の過敏症がみられることがある．クロルヘキシジングルコン酸塩のショック（アナフィラキシー）は，適正濃度を超えた使用（0.2〜1％）で報告されている．ポビドンヨードを妊婦の膣内に使用すると，血中総ヨウ素値等が一過性に上昇するとの報告がある．エタノールは刺激性があり広範囲に使用しない．
	損傷のある皮膚および粘膜		損傷皮膚および粘膜への使用により刺激作用を有する．
	目の周囲，粘膜等		
	損傷のある手指・皮膚	エタノール，クロルヘキシジングルコン酸塩，クレゾール，ベンザルコニウム塩化物，アクリノール水和物	エタノールは刺激性が強く使用しない．損傷皮膚および目の周囲には局所刺激作用が強いため使用しない．クロルヘキシジングルコン酸塩は海外で篤な眼障害の報告がある．クレゾールでは中毒を起こすことがある．ベンザルコニウム塩化物は，粘膜，創傷面または炎症部位に長時間広範囲に使用すると全身吸収により筋脱力を起こすことがある．
	目や目の周囲，粘膜（口唇等）等		
	耳（内耳，中耳，外耳）	クロルヘキシジングルコン酸塩	聴神経に対して直接使用した場合は，難聴，神経障害を来すことがある．
	粘膜，創傷面または炎症部位に対して，長期間ガーゼ，脱脂綿等に浸して貼付しての使用または広範囲の使用	ベンザルコニウム塩化物（高濃度）[†3]，ポビドンヨード	ベンザルコニウム塩化物（高濃度：10％）使用は患部に軽く塗擦または清拭するにとどめる．長時間貼付は全身吸収による筋脱力を起こす恐れがある．ポビドンヨードは，大量かつ長時間の接触により接触皮膚炎，皮膚変色が現れることがある（本剤は消毒後はふき取るか乾燥させる等，注意する）．

（つづく）

†1　このほかに，その成分によってアレルギーを起こしたことがある人は禁忌である．
†2　医療用医薬品の添付文書も参考にしたので，OTC医薬品の添付文書には記載されていない禁忌も含まれている．
†3　ベンザルコニウム塩化物は，高濃度（10％）では禁忌であっても，低濃度（0.1％）では注意すべき病態になる．手指には0.05〜0.1％溶液（100〜200倍希釈）に，創傷面には0.01〜0.025％溶液（400〜1000倍希釈）に，うがいには0.005〜0.01％（1000〜2000倍希釈）に調整後使用する．高濃度では密封包帯，ギプス包帯，パックに使用すると刺激症状が現れるので使用しない．

禁　忌[†1,2] (つづき)

区分	疾患名, 病状, 部位等	対象成分	説　明
液剤, 軟膏剤, パウダー剤／創傷面・口腔内に用いない製剤 (つづき)	瘻孔, 挫創等, 本剤を使用した際に体腔にしみ込む恐れのある部位	オキシドール	空気塞栓を起こすことがあるので, 循環動態に異常を認めた場合等, 空気塞栓が疑われる症状がみられた場合は, 速やかに本剤の使用を中止し, 医療機関を受診する.
	長期連用	ポビドンヨード, オキシドール, アクリノール水和物	ポビドンヨード外用液は, 大量かつ長時間の接触によって接触皮膚炎, 皮膚変色が現れることがあるので, 液体の状態で長時間皮膚に接触せず, 消毒後はふき取るか乾燥させる. オキシドールは, 長期大量経口投与でマウスの十二指腸潰瘍の発生が認められた報告がある.
	閉塞隅角緑内障	ナファゾリン塩酸塩	アドレナリン作用により散瞳を来し, 症状を悪化させる恐れがある.
	MAO 阻害薬を服用している人		併用により, 急激な血圧上昇を起こす恐れがある.
	2 歳未満の乳幼児		本剤の作用が強く現れ, ショックを起こすことがある.
特殊絆創膏 (液剤／貼付剤)	ただれ, 化膿および傷口の大きい患部, 多量出血している患部	すべての特殊絆創膏 (液剤), トリクロロカルバニリド	トリクロロカルバニリドは皮膚に塗布すると被膜をつくり, その被膜は収縮して皮膚を圧迫して付着するので, 小創傷やさかむけ等の包帯液として効果を発揮する (防水機能がある). その一方で, ただれや化膿, はれ等感染がみられる傷, 患部が広い傷や, 多量出血する傷では, 分泌物が貯留し症状が悪化することがあるので, 使用すべきでない. 易刺激性の眼粘膜に触れると, 充血や腫脹を起こす恐れがあるので, 目に入らないようにする.
	目や目の周囲, 粘膜 (顔, 頭, 唇)		
	ひげそり, 除毛, 脱毛, ピーリング (角質除去) 等により傷んだ皮膚		
	湿疹		

†1　このほかに, その成分によってアレルギーを起こしたことがある人は禁忌である.
†2　医療用医薬品の添付文書も参考にしたので, OTC 医薬品の添付文書には記載されていない禁忌も含まれている.

■ 23・3・5　注意すべき病態等 ■

● 次表の疾患に罹患している人.

注意すべき病態等[1,2]

疾患名等	対象成分	説　明
糖尿病, 白血病, 関節リウマチ等の人, 抗がん剤, ステロイド, 免疫抑制薬を服用中の人	外用殺菌消毒薬全般	左記の基礎疾患をもつ人は, 免疫機能が低下し, 感染を誘発しやすい皮膚状態にあるため, 主治医の指示に従う. 糖尿病では化膿しやすい, 傷が治りにくいといった症状が出ることがある. 重症の熱傷患者や腎不全患者は, 副作用が出現しやすくなる. ステロイド, 免疫抑制薬を服用中の場合も, 感染の危険因子につながる.
患部が広範囲の人, 深い傷, Ⅱ度以上の熱傷		OTC医薬品での対応が難しく, 病状が重篤化しやすいため, できるだけ早く医療機関を受診するよう勧める. ポビドンヨードではヨウ素の吸収により, 血中ヨウ素値が上昇するとの報告がある.
喘息のアレルギー症状の既往, 家族歴のある人	クロルヘキシジングルコン酸塩	ショック, アナフィラキシー等が現れることがある.
広範囲の患部, 深い傷や火傷の人	ベンザルコニウム塩化物 (低濃度)[3]	全身吸収による筋脱力を起こす恐れがある. 熱傷のような痛みの炎症症状を起こす可能性があるので, 溶液の状態で長時間皮膚と接触させない.
甲状腺機能に異常のある人	ポビドンヨード	ポビドンヨード使用により血中ヨウ素値の調節ができず, 甲状腺ホルモン関連物質に影響を与える可能性がある. また, 本成分に含まれるヨウ素は, 熱傷部位や膣から吸収されやすい.
腎不全	ポビドンヨード	ポビドンヨード投与により血清中総ヨウ素濃度が著しく高くなることが報告されている.
2.5 kg以下の低出生体重児	ベンザルコニウム塩化物	低出生体重児の皮膚がかぶれることがある.
密封包帯, ギプス包帯, パックに使用		刺激症状が現れることがある.
同一部位の反復使用	エタノール	脱脂により皮膚荒れを起こすことがある.
授乳婦	ポビドンヨード, クロルフェニラミンマレイン酸塩	§23・3・9参照.
妊婦, 妊娠の可能性	ポビドンヨード, ジブカイン塩酸塩, リドカイン, ナファゾリン塩酸塩	§23・3・9参照.

(つづく)

†1　このほかに, 医薬品や食品等に対するアレルギーの有無についても注意する (§3・3参照).

†2　医療用医薬品の添付文書も参考にしたので, OTC医薬品の添付文書には記載されていない事項も含まれている.

†3　ベンザルコニウム塩化物 (低濃度: 0.05〜0.1％) では, 粘膜, 創傷面等, 炎症や易刺激性の部位に使用する場合, 正常部位に使用するよりも低濃度とする等, 濃度に注意して使用する.

注意すべき病態[1,2]（つづき）

疾患名等	対象成分	説　明
小児（2歳未満は禁忌）	**ナファゾリン塩酸塩**	過量使用により，発汗，徐脈，昏睡等の全身症状が現れやすいので，使用しないことが望ましい．
冠動脈疾患，高血圧症，甲状腺機能亢進症，糖尿病，交感神経作用薬による不眠，めまい等の既往のある人		冠動脈疾患を悪化させる恐れがある．高血圧症では血圧が上昇する恐れがある．甲状腺機能亢進症では感受性が高まる恐れがある．糖尿病では血糖値が上昇する恐れがある．交感神経作用薬による不眠，めまい等の既往のある患者では，ナファゾリン塩酸塩の作用が強く現れる恐れがある．

[1]　このほかに，医薬品や食品等に対するアレルギーの有無についても注意する（§3・3参照）．

[2]　医療用医薬品の添付文書も参考にしたので，OTC医薬品の添付文書には記載されていない事項も含まれている．

■ 23・3・6　副　作　用 ■

● **重大な副作用**

　その初期症状を把握して，症状が現れたら直ちに服用を中止し，本剤の包装あるいは添付文書を持参しての受診を勧める．

副作用[†]	起因成分
ショック（アナフィラキシー）	**クロルヘキシジングルコン酸塩，ポビドンヨード，ジブカイン塩酸塩，リドカイン，クロルフェニラミンマレイン酸塩**
アナフィラキシー様症状	**ヨウ素，ヨウ化カリウム**
振戦，痙攣等の中毒症状	**ジブカイン塩酸塩**
意識障害	**リドカイン**
空気塞栓	**オキシドール**

[†]　医療用医薬品の添付文書も参考にしたので，OTC医薬品の添付文書には記載されていない副作用も含まれている．

解説　① クロルヘキシジングルコン酸塩では，腟・膀胱・口腔等の粘膜面の使用時に，ショックが報告されている．

　② ヨード製剤等に過敏な人が使用するとすぐに，胸苦しさ，むくみ，じんま疹，発疹，声のかすれ，くしゃみ，のどのかゆみ，息苦しさ，動悸，意識の混濁等のアナフィラキシー様症状が現れることが報告されている．重篤な副作用で緊急性が高いため，直ちに医療機関を受診する必要がある．大量かつ長時間の接触により，接触性皮膚炎，皮膚変色が現れることがある．

● **その他の副作用**

関係部位	起因成分
過敏症[†]（掻痒感，灼熱感，発疹，発赤，かゆみ，はれ等の刺激症状，接触性皮膚炎を含む）	**すべての成分**

（つづく）

[†]　患者がアレルギー体質や特異体質の場合，すべての成分で過敏症を起こす可能性がある．抗ヒスタミン成分では，はれ・発疹・発赤・かゆみが現れることがある．

（つづき）

関係部位	起因成分
血中甲状腺ホルモン値 (T_3,T_4) の上昇または低下等の甲状腺異常	ポビドンヨード，ヨウ素
皮膚（接触性皮膚炎，搔痒感，灼熱感，皮膚潰瘍，皮膚変色）	
血圧上昇，眠気等の鎮静作用（特に小児），神経過敏，頭痛，めまい，顆粒球減少・反応性の低下（長期使用）	ナファゾリン塩酸塩

■ 23・3・7　相互作用 ■

併用注意すべき医薬品は，添付文書には明記されていない．

エタノールは他の消毒薬（ベンザルコニウム塩化物，クロルヘキシジングルコン酸塩，ポビドンヨード等），有機酸等と併用することにより殺菌力が増強される．

■ 23・3・8　高齢者における注意事項 ■

● 以下の成分は副作用等が発現しやすいので慎重に対応する．

ジブカイン塩酸塩，リドカイン，クロルフェニラミンマレイン酸塩

解説　高齢者の皮膚は萎縮し，しわの増加，脆弱化，創傷治癒の遅延や，真皮の菲薄化，免疫機能の低下が生じやすいという特徴がある．また，皮膚の皮脂腺の萎縮，角層の水分量低下，セラミドやアミノ酸（NMF，保湿性因子）の減少によって皮膚は乾燥しやすい状態になり，角層のバリア機能も障害されるため，皮膚が乾燥しやすいだけでなく，過敏な状態となる．したがって刺激の強い成分は刺激感や過敏症をひき起こしやすいので注意する．

■ 23・3・9　妊婦，授乳婦における注意事項 ■

● 妊婦または妊娠していると思われる人や授乳婦には，医療機関を受診するよう勧める成分：

① 妊　婦：ポビドンヨード，ジブカイン塩酸塩，リドカイン，ナファゾリン塩酸塩
② 授乳婦：ポビドンヨード，クロルフェニラミンマレイン酸塩

解説　クロルフェニラミン（内服薬）は妊娠中の服用の安全性は確立されていない．抗コリン作用により，乳汁分泌を抑制する．ポビドンヨードは妊婦または妊娠していると思われる人や授乳婦では，長期連用は過剰摂取につながるため，長期にわたる広範囲の使用は避けること．

ポビドンヨードは，ヨウ素に対し過敏症の既往のある妊婦・授乳婦では，重篤な副作用につながる恐れがある．また，妊婦が本製剤を腟内に使用し，血中総ヨウ素値および乳汁中の総ヨウ素濃度が一過性に上昇したとの報告がある．

ジブカイン塩酸塩，リドカインは，妊娠末期は臥位性低血圧を起こすことがある．ナファゾリン塩酸塩は妊娠中の使用の安全性が確立されていない．

■ 23・3・10　小児における注意事項 ■

● 保護者の指導監督のもとに使用させる．

解説　乳児・幼小児は体重に比して体表面積が大きく，免疫能，汗腺機能が未発達であ

る．皮膚も含め身体は発達段階にある．皮膚の水分含量が多く，表皮・真皮は薄く外的刺激の反応性が大きく，乾燥しやすい．外用殺菌消毒薬には皮膚への刺激が強く過敏症状を起こしやすい薬剤が多いため，使用に際しては頻回・長時間・広範囲に使用しない．

　ポビドンヨード製剤を新生児に頻回・長時間・広範囲に使用した場合では，ヨウ素過剰による一過性の甲状腺機能低下を起こしたとの報告がある．加えて，ポビドンヨード製剤を妊婦の腟内に長期間使用した場合には，新生児に一過性の甲状腺機能低下が現れたとの報告がある．新生児では，血中ヨウ素濃度が過剰になった際，甲状腺ホルモン合成を阻止するWolff Chaikoff効果（ヨウ素を過剰に摂取すると甲状腺沪胞細胞内のヨウ素の有機化が抑制され，甲状腺ホルモンの合成が低下する現象）が起こりづらいためヨウ素過剰になることが示唆されている．甲状腺機能低下症の症状は非特異的であるが，将来的に神経学的後遺症をひき起こす可能性があることから注意が必要とされる．

　トリクロロカルバニリド含有の液体絆創膏使用時は，必ず保護者の指導監督のもとで使用する．

▨ 23・3・11　その他の注意 ▨

● 目に入らないように注意する．

　万一，目に入った場合には，すぐに水またはぬるま湯で洗い流す．症状が重い場合には，眼科医の診療を受ける．

● 保管および取扱い上の注意：

　① 直射日光の当たらない，湿気の少ない涼しい所に密栓して保管する．引火性，爆発性のあるエタノール製剤は，火気には十分注意する〔たとえば，特殊絆創膏（液状）製剤〕

　② 小児の手の届かない所に保管する．

　③ 他の容器に入れ替えない．

▰ 23・4　市販されている剤形

　外用液剤，軟膏剤，パウダー剤，クリーム剤，特殊絆創膏（液剤，貼付剤），泡製剤

　解説　洗浄で使用する製剤には，軟膏剤，クリーム剤は含まれない．

23
外用殺菌消毒薬

▌23・5　おもな製品名

● **外用殺菌消毒製剤**（外用液剤，軟膏剤，パウダー剤）

【手指の殺菌消毒】

　ベンザルコニウム塩化物含有液剤：オスバンラビングA（日本製薬）

　アルコール含有液剤：消毒用エタプラス（速乾性すり込み式手指消毒剤）（健栄製薬），消毒用エタノール（健栄製薬）

　ポビドンヨード含有軟膏剤：イソジン軟膏（シオノギヘルスケア）

【創傷面の殺菌消毒（液剤）】

　クロルヘキシジングルコン酸塩含有液剤：ヒビスコールS（サラヤ）

　ベンザルコニウム塩化物含有液剤：オスバンS（日本製薬）

　イソプロピルメチルフェノール含有製剤：新キズドライ（小林製薬）

　セチルピリジニウム塩化物水和物含有液剤：キズアワワ（小林製薬）

【創傷面の殺菌消毒（軟膏剤）】

　セトリミド含有軟膏剤：キシロA軟膏（第一三共ヘルスケア）

　クロルヘキシジングルコン酸塩含有軟膏剤：オロナインH軟膏（大塚製薬）

● **特殊絆創膏**（液剤）：

　トリクロロカルバニド含有液体絆創膏：キズコロリ液体絆創膏T（横山製薬）

● **特殊絆創膏**（貼付剤）

　アクリノール水和物含有絆創膏：タマガワ新リバガーゼA（玉川衛材）

　ベンザルコニウム塩化物含有絆創膏：新カットバン．A（各種サイズ；祐徳薬品工業）

● **外用殺菌消毒製剤**（創傷面，口腔内に用いない製剤）

【手指の殺菌消毒】

　ポビドンヨード：明治ハンドウオッシュ（Meiji Seika ファルマ）

　ポビ綿球（白十字）

　　　　　　　　　　　　　　　　　　　　（2022 年 2 月現在）

表 23・2 外用殺菌消毒薬

種類	成分名（リスク分類） 配合量の範囲†3(%)	薬　効
外用殺菌消毒薬・創傷保護薬（つづく）	**エタノール**（3） 外皮消毒薬 76.9〜81.4 きず消毒保護薬 76.9〜81.4	タンパク質の吸着・凝固・変性作用をもつ．殺菌力は即効的，短時間で効力を発揮する．エタノールは殺菌スペクトルが広く，他の消毒薬に比較し安全性が高い．グラム陽性菌，グラム陰性菌，酵母菌，ウイルス等に有効であるが，芽胞や一部のウイルスには効果がない．
	クレゾール（2） 上記は *m*-クレゾール	粘膜・創傷部位には，刺激感があるので使用しない．有機物（血液）への浸透性がよく殺菌力の低下が少ないので排泄物に使用される．人体へは刺激性が強い．グラム陰性，陽性菌，結核菌および真菌に有効で，大部分のウイルスおよび芽胞に効果がない．
	クロルヘキシジングルコン酸塩（2） 外皮消毒薬 0.02〜0.05 きず消毒保護薬 0.05 	細菌表面のリン酸基部位に吸着し，細胞膜透過性を障害後，低分子イオンの漏出，膜結合酵素を阻害する（静菌的）．ATP や核酸を凝固，沈殿させる（殺菌的）．グラム陽性菌に優れた作用をもち，創傷部位の消毒に向く．皮膚への刺激性は少ないが，結膜嚢以外の粘膜への適応は禁忌である．
	ポビドンヨード（3） 外皮消毒薬 10 きず消毒保護薬 7.5 	ポビドンヨードは水溶液中で平衡状態を保ち，水中の遊離ヨウ素濃度が減少するにつれて，徐々に遊離ヨウ素を放出する．このヨウ素が殺菌作用を発揮する．遊離ヨウ素が殺菌作用を示し，殺菌スペクトルが広く，創傷部位や粘膜，熱傷の消毒に適し，部位への刺激性が少ない．口腔，腟等の粘膜にも適応可能だが，長時間・広範囲の使用は，副作用が発現する可能性がある．ヨウ素は中性より酸性で殺菌力が強い．

†1 2022 年 2 月現在，外用殺菌消毒薬は製造販売承認基準が定められていない．
†2 相互作用については特記事項なし．
†3 新指定医薬部外品の製造（輸入）承認基準（平成 11 年 3 月 12 日医薬発第 283 号）に示さ…
†4 医療用医薬品の添付文書も参考にしたので，OTC 医薬品の添付文書には記載されてい…
†5 このほかに，その成分によってアレルギーを起こしたことのある人は禁忌である．
†6 このほかに，医薬品や食品等に対するアレルギーの有無について注意する（§3・3 参照）
†7 高齢者については§23・3・8，妊婦・授乳婦については§23・3・9，小児については§23…

の代表的な成分一覧表[1,2]

禁　忌[4,5]	おもな副作用[4] （太字は重大な副作用）	注意事項[6,7]
［共　通］ ・外傷が深く重症な場合や感染を起こしている人 ・顔面，口腔，鼻腔，膀胱，腟，陰股部（陰嚢等） ・広範囲の患部・深い創傷・熱傷への使用 ・損傷のある手指・皮膚 ・目や目の周囲，粘膜等 ［ポビドンヨード］ ・長期連用 ・粘膜，創傷面または炎症部位に対して，長期間ガーゼ，脱脂綿等に浸して患部へ貼付しての使用または広範囲の使用（高濃度） ［クロルヘキシジングルコン酸塩］ ・耳（内耳，中耳，外耳）	［共　通］ ・過敏症（掻痒感，灼熱感，発疹，発赤，かゆみ，はれ等の刺激症状，接触性皮膚炎を含む） ［クロルヘキシジングルコン酸塩，ポビドンヨード］ ・**ショック（アナフィラキシー）** ［ポビドンヨード，クロルヘキシジングルコン酸塩］ ・**アナフィラキシー様症状** ［ポビドンヨード］ ・血中甲状腺ホルモン値（T_3, T_4）の上昇または低下等の甲状腺異常 ・皮膚（接触性皮膚炎，掻痒感，灼熱感，皮膚潰瘍，皮膚変色）	［共　通］ ・糖尿病，白血病，関節リウマチの人 ・抗腫瘍薬，ステロイド，免疫抑制薬を服用中の人 ・患部が広範囲の人，深い傷，Ⅱ度以上の熱傷 ［エタノール］ ・同一部位の反復使用 ［クロルヘキシジングルコン酸塩］ ・喘息のアレルギー症状，家族歴のある人 ［ポビドンヨード］ ・妊　婦，授乳婦 ・腎不全 ・甲状腺機能に異常のある人

（つづく）

に配合量の範囲を示す.

い禁忌・副作用・相互作用も含まれている.

・10 参照.

表23・2　外用殺菌消毒薬の

種類	成分名（リスク分類）配合量の範囲[†3]（%）	薬効
外用殺菌消毒薬（つづく） 殺菌消毒薬・創傷保護薬（つづき）	ベンザルコニウム塩化物（3）[†8] 外皮消毒薬 0.01～0.05 きず消毒保護薬 0.05 手指の消毒・器具の消毒 0.05 ベンゼトニウム塩化物（3） 外皮消毒薬 0.01～0.05 きず消毒保護薬 0.05 $\left[\text{C}_6\text{H}_5\text{—CH}_2\overset{+}{\text{N}}(\text{CH}_3)_2\text{R}\right]\text{Cl}^-$ R=C_8H_{17} or $\text{C}_{18}\text{H}_{37}$	第四級アンモニウム塩の陽イオン界面活性剤．界面活性作用による細胞膜変性作用をもつ．環境の消毒に適した非生体向け消毒薬である．血液，体液等の有機物により殺菌作用が低下する．0.1%以上は眼を，1%以上は粘膜を，5%以上は正常皮膚を腐蝕する．
	アクリノール水和物（3） 外皮消毒薬 0.05～0.2 きず消毒保護薬 0.2～0.66	黄色い液体．イオン化して細菌の呼吸酵素系を阻害（DNA二本鎖間）して静菌的に作用する．局所刺激作用はなく傷がある皮膚にも使用できる．血液が存在しても，抗菌力は低下しない，繊維製品に吸着すると殺菌力は低下する．グラム陽性菌に効力が強く，酵母様真菌にも効力がある．
	オキシドール（3） 外皮消毒薬 2.3～3.5	血液や体組織に接触することで，カタラーゼ作用により過酸化水素が分解し，大量の酸素を発生する．この酸素の泡が異物除去効果（洗浄効果）を示す．一方，過酸化水素が分解しなければ一般細菌やウイルスを5～20分間で，芽胞菌を3時間で殺滅する．嫌気性菌には低濃度であっても速効的な殺菌効果を示す．
	トリクロロカルバニリド（3） きず消毒保護薬	高濃度では，複数の細胞質と細胞膜を標的に殺生物剤として作用する．低濃度では，エノイル酵素に結合し，脂肪酸合成を阻害することにより，静菌的に作用する．

†1　2022年2月現在，外用殺菌消毒薬は製造販売承認基準が定められていない．
†2　相互作用については特記事項なし．
†3　新指定医薬部外品の製造（輸入）承認基準（平成11年3月12日医薬発第283号）に示され
†4　医療用医薬品の添付文書も参考にしたので，OTC医薬品の添付文書には記載されていな
†5　このほかに，その成分によってアレルギーを起こしたことのある人は禁忌である．
†6　このほかに，医薬品や食品等に対するアレルギーの有無について注意する（§3・3参照）．
†7　高齢者については§23・3・8，妊婦・授乳婦については§23・3・9，小児については§23
†8　濃度については p.241 の表注（†3）および p.243 の表注（†3）参照．

23
外用殺菌消毒薬

代表的な成分一覧表[1,2] (つづき)

禁　忌[4,5]	おもな副作用[4] (太字は重大な副作用)	注意事項[6,7]
[共　通] ・外傷が深く重症な場合や感染を起こしている場合 [ベンザルコニウム塩化物] ・顔面, 口腔, 鼻腔, 膀胱, 腟, 陰股部 (陰嚢等) ・広範囲の患部・深い創傷・熱傷への使用 ・損傷のある手指・皮膚および粘膜 ・目や目の周囲, 粘膜 [アクリノール水和物, オキシドール] ・長期連用 [アクリノール水和物] ・損傷のある手指・皮膚 ・目や目の周囲, 粘膜 [オキシドール] ・瘻孔, 挫創等, 本剤を使用した際に体腔にしみ込む恐れのある部位 [トリクロロカルバニリド] ・ただれ, 化膿している患部 ・ひげそり, 除毛, 脱毛, ピーリング (角質除去) 等により傷んだ皮膚 ・湿　疹 ・目や目の周囲, 粘膜 (口腔, 鼻腔, 腟等)	[共　通] ・過敏症 (掻痒感, 灼熱感, 発疹, 発赤, かゆみ, はれ等の刺激症状, 接触性皮膚炎を含む) [オキシドール] ・**空気塞栓**	[共　通] ・糖尿病, 白血病, 関節リウマチの人, 抗腫瘍薬, ステロイド, 免疫抑制薬を服用中の人 ・患部が広範囲の人, 深い傷, Ⅱ度以上の熱傷 [ベンザルコニウム塩化物] ・広範囲の患部, 深い傷や火傷の人 ・密封包帯・ギプス包帯, パックに使用 ・2.5 kg 以下の低出生体重児

(つづく)

た配合量の範囲を示す.

禁忌・副作用・相互作用も含まれている.

・10 参照.

表 23・2　外用殺菌消毒薬の

種類		成分名（リスク分類）	薬効
外用殺菌消毒薬（つづき）	組織修復成分	アラントイン（3）	損傷した皮膚を除去したり，新しい表皮の形成を促進する（組織修復賦活作用と抗刺激作用，消炎鎮静作用，抗アレルギー作用）．
	局所麻酔成分	リドカイン（2）	神経伝達を麻痺させ，局所の痛みを抑える．
	血管収縮成分	ナファゾリン塩酸塩（2）	局所の血管を収縮し，止血する．
	抗ヒスタミン成分	クロルフェニラミンマレイン酸塩（3）	ヒスタミン放出を抑制し，局所のかゆみを和らげる．
		ジフェンヒドラミン塩酸塩（3）	
	保護成分 収れん	酸化亜鉛（3）	患部を保護し，傷の治りを助ける．

†1　2022 年 2 月現在，外用殺菌消毒薬は製造販売承認基準が定められていない．
†2　相互作用については特記事項なし．
†3　医療用医薬品の添付文書も参考にしたので，OTC 医薬品の添付文書には記載されていな
†4　このほかに，その成分によってアレルギーを起こしたことのある人は禁忌である．
†5　このほかに，医薬品や食品等に対するアレルギーの有無について注意する（§3・3 参照）．
†6　高齢者については §23・3・8，妊婦・授乳婦については §23・3・9，小児については §23・

代表的な成分一覧表[1,2] (つづき)

禁　忌[3,4]	おもな副作用[3] (太字は重大な副作用)	注意事項[5,6]
[共　通] ・外傷が深く重症な場合や感染を起こしている場合 [ナファゾリン塩酸塩] ・閉塞隅角緑内障 ・MAO 阻害薬を服用している人 ・2 歳未満の乳幼児	[共　通] ・過敏症 (掻痒感, 灼熱感, 発疹, 発赤, かゆみ, はれ等の刺激症状, 接触性皮膚炎を含む) [リドカイン, クロルフェニラミンマレイン酸塩] ・**ショック, アナフィラキシー様症状** [リドカイン] ・意識障害 [ナファゾリン塩酸塩] ・血圧上昇, 眠気等の鎮静作用 (特に小児), 神経過敏, 頭痛, めまい, 顆粒球減少・反応性低下 (長期使用)	[共　通] ・糖尿病, 白血病, 関節リウマチの人, 抗腫瘍薬, ステロイド, 免疫抑制薬を服用中の人 ・患部が広範囲の人, 深い傷, Ⅱ度以上の熱傷 [リドカイン, ナファゾリン塩酸塩] ・妊　婦 [クロルフェニラミンマレイン酸塩] ・授乳婦 [ナファゾリン塩酸塩] ・冠動脈疾患, 高血圧症, 甲状腺機能亢進症, 糖尿病, 交感神経作用薬による不眠, めまい等の既往のある人 ・小　児　2 歳未満は禁忌.

い禁忌・副作用・相互作用も含まれている.

3・10 参照.

24 化膿性皮膚疾患用薬
Topical Anti-infective Drugs

24・1 開発の意図と効能

　OTC医薬品の化膿性皮膚疾患用薬は，細菌性感染症治療薬とウイルス性感染症治療薬に大別される．細菌性感染症治療薬は黄色ブドウ球菌や連鎖球菌（A群 β 溶血性連鎖球菌）等の化膿菌による表在性皮膚感染や，通性嫌気性桿菌（にきび桿菌）によるにきび（尋常性痤瘡）を治療する外用薬である．おもな適応はとびひ（伝染性膿痂疹）や面ちょう（癤），毛包炎（毛嚢炎）である．一方，ウイルス性感染症治療薬は再発性口唇ヘルペスが適応で，単純ヘルペス1型ウイルス初感染後，三叉神経節等に潜伏したウイルスが紫外線への曝露，疲労，ストレス，かぜによる発熱等が誘因となって再活性化された口唇部の再発病変の症状を治療する．

　細菌感染症治療の主成分であるサルファ剤は，細菌の核酸合成を阻害することで，原因菌を殺菌的に作用し，化膿止めの効果を発揮する．さらに，かゆみ止めや殺菌成分の配合で，かきくずしによる二次感染を防止する．細菌感染によって，炎症や膿から結節や硬結（硬いしこり）を形成し，圧痛を伴い，発赤，腫脹を多発性または単発に発症する．そこで，その他の成分として，リドカイン等のかゆみの伝達を抑制する局所麻酔成分，治療効果を高める尿素，肝油，酸化亜鉛等，感染部位や皮膚環境を整える成分も配合される．

　アシクロビルは強力な抗ウイルス薬で，ウイルスDNAの複製を阻害し，単純ヘルペスウイルスの増殖を抑える（32章参照）．口唇ヘルペスは自己判断が難しいため，過去に医師から口唇ヘルペスと診断され，治療（処置，投薬等）歴のある再燃した人しか使用できないことに十分留意する．自己診断シートを使用して，使用の可否を確認するとよい．

　使用の目安は，細菌性感染の症状寛解は5～6日間，単純ヘルペスウイルス感染症では5日間である．細菌感染で重症の場合には，内服薬や抗生物質が必要となるため，専門医の受診を勧奨する．また，痛みのある発疹であっても，急激な激痛の場合は急性動脈閉塞の可能性があり，広範な有痛性水疱病変，発熱，粘膜疹の場合はスティーヴンス・ジョンソン症候群等の重篤な皮膚疾患である可能性も想定されるため，直ちに医療機関の受診が必要である．ウイルス性感染では，患部が広範囲の場合や水ぶくれでアズキ大に大きい場合，疼痛がひどい等症状が重い場合には，今後重症化する可能性があるため，必ず医師の診断・治療を受ける．

　なお，抗ウイルス薬は一般用医薬品製造販売承認基準が定められていないため，効能や配合はOTC医薬品の承認審査に準じる．

24・2 販売時の対応

　§24・2では化膿性皮膚疾患の例として，伝染性膿痂疹（とびひ）と尋常性痤瘡（にきび）を中心に解説する．

■ 24・2・1　あらかじめ知っておかなくてはならないこと ■
a. 毛囊（毛包）・脂腺・立毛筋の仕組み

毛の周期については図28・1参照.

毛囊（毛包）は，毛孔（毛穴）から皮膚内に陥入し，内側は上皮性の内毛根鞘と外毛根鞘（上皮性毛囊）で形成され，外側は結合組織（結合組織性毛囊）から構成されている．この間は硝子膜で仕切られている．毛はこの上皮性毛囊で覆われていて，毛の基部には乳頭状に突出している**毛乳頭**（真皮が伸びて形成され，血管に富む）があり，毛乳頭の頂点にある**毛母**から発育してくる．内毛根鞘も毛乳頭から上方に発育し，外毛根鞘とはデスモソーム結合をして上皮性毛囊を形成している．また，毛母にはメラニン産生細胞（メラノサイト）が存在し，メラニンを供給している．外毛根鞘と結合組織の間にある硝子膜から，表皮の基底板に向かって斜走する平滑筋（立毛筋）がある．この筋が収縮すると，毛孔部の皮膚がわずかに隆起して鳥肌となって現れる.

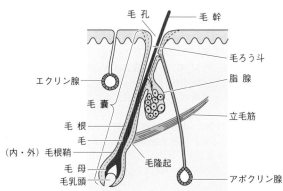

図 24・1　毛囊の構造

一方，皮膚の汗腺には，**エクリン腺**と**アポクリン腺**がある（図24・1）．エクリン腺は，水分を分泌して（汗として）体温調節を行い（不感蒸泄の一部を担う），皮膚に湿気（保湿）を与えている（アセチルコリン作動性と考えられている）．また導管を通じて表皮に開口する．アポクリン腺は，ヒトでは芳香腺としては退化しているが，腋窩，乳房，外陰，肛門等に分布している（アドレナリン作動性と考えられている）．脂質，鉄，リポフスチン等を毛ろう斗（毛囊内の溝部分）に放出し，それらが分解されて臭気を発生することがある（わきがの原因となる）．毛ろう斗の基部に開口する．それ以外の腺としては，脂肪を含む細胞が集まった**脂腺**がある．この腺が成熟すると脂肪化し，死滅するとこの脂肪が脂肪導管や毛囊ろう斗部を通じて毛穴の外に出てくる．この分泌物を**皮脂**といい，トリグリセリド，脂肪酸，ロウエステル，スクワレン，コレステロール等を含んでいる．脂腺の多い部分は，鼻，鼻唇口，前額，頭，眉間，下顎部，胸骨部，臍部，外陰部である．また，男性ホルモン（アンドロゲン）の支配を受けていて，脂肪細胞の肥大，皮脂分泌の増加に関与する．女性ホルモン（エストロゲン）は逆に脂肪細胞の縮小，分泌抑制に働く.

24

化膿性皮膚疾患用薬

b. 伝染性膿痂疹 （とびひ）

　伝染性膿痂疹では，搔痒感を伴う虫刺されや湿疹等を爪で引っかいてそれが傷となり，その傷に表皮の細菌（黄色ブドウ球菌，連鎖球菌）が感染して膿痂疹となる．さらに爪を介して他の部位に膿痂疹が形成されるため，とびひともよばれる．数が少ないうちは，生理食塩水または水道水で表面を軽くふき，消毒せずに（消毒は創傷治癒を遅らせる），また病変部は被覆せずに，表面を乾燥させる方がよい．その後，抗菌成分含有の軟膏剤〔OTC医薬品としては，フシジン酸ナトリウム（黄色ブドウ球菌に強い抗菌力をもつ），テトラサイクリン塩酸塩（24章の章末の成分一覧表参照）〕を塗布する．どうしても膿痂疹部を触ってしまう場合には，通気性のよい絆創膏かガーゼで覆う（できるだけ短期間にする）．膿痂疹が全身に広がり，外用が難しい場合には抗菌薬の内服を考慮する．小児に多いことから，爪を切り，手洗いの習慣を身につけて清潔に保つことが重要である．

c. 尋常性痤瘡 （にきび）

　特に思春期にアンドロゲンとエストロゲンのバランス変動（絶対的・相対的なアンドロゲンの分泌過剰）によって皮脂腺の分泌過剰が起こり，毛孔や脂腺排出管の異常角化も伴って皮脂が貯留する．これを面ぽう（コメド）といい，初発疹として出現する．面ぽう内で好脂性通性嫌気性菌（空気の存在下で成育できるものの基本的に酸素のないところを好む）のアクネ菌（*Cutibacterium acnes*）が増殖し，自身のリパーゼによって脂肪を分解して遊離脂肪酸を生成する．この脂肪酸が毛囊壁に対して炎症反応・異物反応を起こして，毛囊炎をひき起こす（丘疹となる）．その後，膿が貯留した膿疱（膿疱性痤瘡），囊腫（囊腫性痤瘡），硬結（硬結性痤瘡）を形成する．これらが集族すると集族性痤瘡となる．年齢と共に自然治癒することが多いが，適切な対応・治療をしないと色素沈着や瘢痕化することがある．皮疹の数によって重症度を分類し，軽症は片顔の炎症性皮疹数が5個以下，中等症は6個以上～20個以下，重症は21個以上～50個以下，最重症は51個以上となる．

　痤瘡の色によって経過がわかる．毛孔に皮脂が貯留（いわゆる面ぽう）すると皮疹は白っぽくなるので，**白にきび**とよばれる．さらに毛孔が閉じて貯留した皮脂の内容物が酸化されると黒っぽくなり，**黒にきび**になる．その後，アクネ菌によって炎症反応が進行して炎症性皮疹となるため，**赤にきび**となる．

■ 24・2・2　販売時の対応フローチャート ■

　図24・2に，尋常性痤瘡の発症により来局した購入希望者への対応を示す．
　尋常性痤瘡では規則正しい生活を送り（食生活，十分な睡眠，ストレスをためない等），直射日光（紫外線）を避け，飲酒や過度の香辛料摂取を避けること等が重要である．また，皮膚の清潔保持のために洗顔は重要であるが，皮膚の水分や油分を取り過ぎない洗顔料を選択する．油性の化粧品の使用も控える必要がある．

■ 24・2・3　受診を勧める目安 ■

　OTC医薬品を使用しても改善が認められない場合や，膿疱・硬結が多数出現している場合等は，医療機関（皮膚科）の受診を勧奨する．

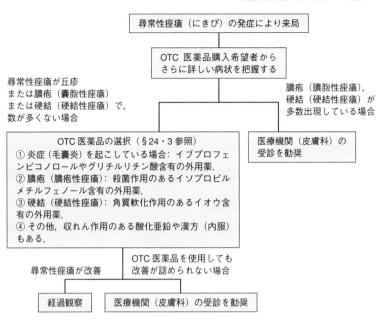

図 24・2　化膿性皮膚疾患用薬販売時の対応フローチャート　尋常性痤瘡の場合.

■ 24・2・4　対応フローチャート以外の注意事項 ■

a. 尋常性痤瘡の医療機関における治療（尋常性痤瘡治療ガイドライン 2017 より）

　1）急性炎症期より早期に積極的な治療を行う.

　2）医療用医薬品の使用にあたっては，アダパレンや過酸化ベンゾイルの配合剤（ゲル剤）に，内服薬（強く推奨する: ドキシサイクリン，推奨する: ミノサイクリン等）あるいは外用抗菌薬〔クリンダマイシン（ゲル剤，ローション剤），ナジフロキサシン（クリーム剤，ローション剤），オゼノキサシン（ローション剤）〕を組合わせた併用療法を行う.

　3）3 カ月を目安に維持期の療法に移行し，アダパレンまたは過酸化ベンゾイル，あるいは両者の配合剤を使用する.

b. 尋常性痤瘡以外の毛嚢脂腺系疾患

　尋常性痤瘡と類似したものには以下があり，鑑別を必要とする.

　酒さ性痤瘡: 原因は不明であるが，急激な寒暖差，紫外線，飲酒，香辛料の摂り過ぎ等をきっかけとして鼻尖，頬，額にびまん性の発赤が出現し，毛細血管が拡張して油状の光沢をもつようになる. 病変が進行すると，丘疹，面ぽう，膿疱となり，さらに結合組織が増殖して腫瘤状となり，毛孔が開いて鼻隆を形成する（赤鼻）. また，長

24

化膿性皮膚疾患用薬

期間のステロイド薬の使用によって，**酒さ様皮膚炎**が生じることがある．治療には，アゼライン酸含有の化粧品やメトロニダゾールゲル（いずれも未承認）等が使用されている．

　マラセチア毛包炎：毛疱内でマラセチア（真菌）が増殖して毛包炎を起こすことがある．ステロイド薬により誘発されることがある．

　脂漏性湿疹：皮脂腺の機能亢進によって皮脂が過剰に分泌され，脂漏性湿疹となる．乳児では頭皮に出現することが多い．保湿，頭皮の清潔を保つことが重要である．青壮年では，顔面，頭部，胸骨部等に好発する．

24・3　化膿性皮膚疾患用薬の選び方・使い方

24・3・1　効能・効果

　化膿性皮膚疾患用薬とは，細菌性感染症治療薬のことをさし，製造販売承認基準外の薬効群である．黄色ブドウ球菌や連鎖球菌（A群β溶血性レンサ球菌）等の化膿菌による表在性皮膚感染や，通性嫌気性桿菌（にきび桿菌）による尋常性痤瘡（にきび）を治療する外用剤である．化膿性皮膚疾患用薬の効能の範囲は主要成分により"化膿性皮膚疾患"と"化膿を伴う諸種の症状"に大別される．サルファ剤や抗生物質を配合した製剤の効能は化膿性皮膚疾患（とびひ，面ちょう，毛囊炎）である．湿疹や皮膚炎等のかき壊しによる化膿には抗生物質にステロイドを配合した製剤が使用され，化膿を伴う諸症状（湿疹，皮膚炎，あせも，かぶれ，しもやけ，虫刺され，じんま疹等）に用いられる．ステロイドは過度な免疫反応を抑え，炎症性の物質の生成を阻害し症状を鎮める．尋常性痤瘡治療薬は，尋常性痤瘡や吹き出ものに使用され，尋常性痤瘡の進行や炎症を抑える抗炎症成分や殺菌成分等を含む．

　① 化膿性皮膚疾患〔とびひ，面ちょう，癤，癰，毛囊炎（毛包炎）〕**および化膿を伴う諸症状**（湿疹，皮膚炎，あせも，かぶれ，しもやけ，虫さされ，じんま疹等）

　解説　化膿性皮膚疾患は，黄色ブドウ球菌や連鎖球菌が表在性皮膚に感染した病態の細菌感染症である．外用抗菌薬の効能として，伝染性膿痂疹，癤，癰，毛包炎，尋常性痤瘡を含む．化膿を伴う諸症状，たとえば，湿疹，皮膚炎，あせも，かぶれ，しもやけ（凍傷），虫刺され，じんま疹には抗生物質にステロイドが配合された製品を使用する．

　痂皮性膿痂疹は，病変部位の局所には外用抗菌薬の適応でよいが，発熱やリンパ節腫脹等の全身症状を伴う場合は内服薬の全身投与が必要となるため，医療機関での治療が必要となる．いずれも患部が広範囲の重症例では内服治療を必要とするため，医療機関の受診を勧める．

　② 尋常性痤瘡（にきび）

　解説　尋常性痤瘡が生じる仕組みについては§24・2・1c 参照．

　OTC 医薬品は，おもに初期から中期の尋常性痤瘡に用いられ，初期の非炎症性の面ぽう形成時期には，毛ろう斗の角化異常による皮脂成分の貯留に対し，イオウ含有製剤で角質剝解させ，面ぽうの拡大，新生を抑える．中期の炎症性尋常性痤瘡では，抗炎症成分であるイブプロフェンピコノールやグリチルリチン酸等が用いられる．なお，イブプロフェンピコノールは，炎症を鎮めるほか，白血球遊走能阻止作用，アクネ菌（*C. acnes*）のもつ細菌性リパーゼに対する活性阻止作用を有する．その他，炎症性の尋常性痤瘡部分に対しては，殺菌成分配合で二次感染を予防する．

■ 24・3・2　用法・用量 ■

● 化膿性皮膚疾患（とびひ，面ちょう，毛嚢炎）および化膿を伴う次の諸症（湿疹，皮膚炎，あせも，かぶれ，しもやけ，虫刺され，じんま疹等）：

1日数回，適量を患部に塗布するか，ガーゼ等にのばして貼付およびその周辺の皮膚に塗布する.

【解説】　患部を清潔にした後，塗布する. とびひのうち，水疱性膿痂疹では，病変部位の水疱・膿疱の内容液を清潔なガーゼ等でぬぐい取り，消毒薬を使用せずに生理食塩水（滅菌）で傷口を洗い，清潔なガーゼで水分をふき取った後，抗生物質等の薬剤を塗布する. なお，湿疹化した病変や，乾燥し治りかけている病変にも，抗生物質含有のステロイドを塗布することもある. 患部はかきくずさないようにする. かゆみが強い場合は，抗ヒスタミン薬の内服も考慮する. 痂皮性膿痂疹も同様にする. ステロイド含有製剤は，湿疹のある部位のみ，患部が少し光る程度に塗る. 膿疱，水疱，びらん，痂皮が多発した状態のとびひは，軟膏剤が基本となる. とびひのうち，水疱性膿痂疹は水疱が多発するため軟膏剤を，紅斑や痂皮の痂皮性膿痂疹ではクリーム剤の使用も考慮する. 病変部は被覆せず，乾燥させる方がよい.

● 尋常性痤瘡（にきび）：

1日数回，適量を患部およびその周辺の皮膚に塗布する. 脂性の人は，回数を調節する.

【解説】　薬をつける前に患部の洗浄，洗顔を行う. 軟膏剤やクリーム剤は，尋常性痤瘡とその周辺に覆いかぶせるように塗る. 顔にできる面ちょうにはクリーム基剤が使用しやすい. 一般には，クリーム剤はべとつかず使用感は比較的よいが，油分の多いクリーム剤〔乳剤性基剤のうち吸水軟膏剤（w/o 型等）〕や軟膏剤は，面ぼうの形成を促し，毛包の閉塞をもたらしやすい. そこで顔に塗布する場合は，乳剤性基剤のうち比較的水分の多いバニシングタイプ（o/w 型）のクリーム剤や，肌に脂分を残さないオイルフリーのゲルタイプが使用しやすい. 膿疱を乾燥させるためにはイオウ製剤のローション剤が使用されるが，つけすぎると乾燥やかさつきを起こしやすいため，年齢と肌質によって主要成分以外の油分と保湿剤の関係を考慮して製剤を使い分ける. ローション剤は，主成分のイオウが沈殿しているため，使用時によく振り，適量を手のひらにとって患部に塗布する. イオウで顔が白くなるのを避けたい場合は，朝は上澄みのみを塗布し，就寝前に振り混ぜてから塗擦する. クリーム剤では，使用に先だって少量を肘の内側に塗り，一晩そのままにしておき，翌朝，塗った箇所に過敏症状（発疹・発赤，かゆみ等）が現れた場合には使用しないこと.

● 化膿性皮膚疾患用薬を 5〜6 日使用しても症状が改善されない場合：

外用薬を 5〜6 日使用しても症状が改善されない，または悪化した場合は，使用を中止し，医師，薬剤師等に相談後，専門医を受診する.

● ステロイド含有製剤ではステップダウン療法を採用する.

【解説】　ステップダウン療法とは，十分な効果が得られる強さのステロイド含有製剤（たとえば strong から）を初めに使用し，症状が治まるにつれてランクを落として短期間でかきくずしを防ぎ，きれいに治すことを目的とした治療法.

■ 24・3・3　薬　効 ■

章末の成分一覧表（p.268）参照.

■ 24・3・4　禁　忌 ■

● 次表の疾患に罹患している人，次表の症状のある人.

禁　忌[†1,2]

疾患名等	対象成分	説　明
結膜嚢以外の粘膜面（膣，膀胱，口腔等）や広範囲の創傷・熱傷，湿潤部位，耳（外耳，中耳，内耳，外耳）	クロルヘキシジングルコン酸塩	皮膚に対する毒性は低いが，膣，膀胱，口腔等への使用ではショック，アナフィラキシーショック症状の発現が，適正濃度を超えた使用（0.2〜1％）で報告されている。聴神経および中枢神経に対して直接使用した場合は，難聴，神経障害を来すことがある。
湿疹（ただれ，かぶれ）・化粧下・虫刺され	クロルヘキシジングルコン酸塩	目的外使用はできない.
損傷皮膚および損傷粘膜，目（角膜，結膜）や目の周囲	イソプロピルメチルフェノール	吸収されて中毒症状を発現することがある.
	エタノール，イブプロフェンピコノール	患部を刺激する.
目や目の周囲，粘膜等	抗生物質，サリチル酸	アレルギー症状，かぶれが起こり，症状が悪化する．目に入った場合は直ちによく水洗すること.
軽傷熱傷	スルファジアジン	疼痛がみられることがある.
新生児，低出生体重児		高ビリルビン血症を起こす恐れがある.
目や目の周囲	ステロイド，抗生物質，酸化亜鉛	眼瞼皮膚への使用に際し，眼圧亢進が現れることがある．大量または長期にわたる広範囲の使用，密封法により，緑内障等が現れることがある．抗生物質は粘膜等刺激性がある.
鼓膜に穿孔のある湿疹性外耳道炎	ステロイド	穿孔部位の治癒の遅延および感染の恐れがある.
水痘，みずむし，たむし，皮膚結核，単純疱疹，種痘疹，動物性皮膚疾患（疥癬，けじらみ等）		局所の抗炎症作用を示すが，一方では免疫反応を抑制するため，細菌，真菌，ウイルス等による皮膚化膿性感染症を増悪させることがある.
化膿している患部		局所の抗炎症作用を示すが，一方では免疫反応を抑制するため，細菌，真菌，ウイルス等による皮膚化膿性感染症を悪化させる.
顔面への広範囲の使用，化粧下，ひげそり後用，尋常性痤瘡，赤ら顔（赤鼻）		顔面は，毛細血管拡張，ステロイド紅潮，酒さ様皮膚炎を起こしやすい．これらは，表皮増殖抑制，真皮微小血管の収縮作用，繊維芽細胞の増殖抑制作用，膠原繊維の合成抑制作用等による．ステロイド座瘡はホルモン作用による.
潰瘍（ベーチェット病は除く），Ⅱ度深在性以上の熱傷・凍傷		組織修復・肉芽形成を抑制し，治癒が遅延する恐れがある．痛み・はれを伴う恐れがあり，治療の妨げになる.

（つづく）

[†1]　患者の皮膚の状態（患部の広さ，深さ，炎症の程度等）によって，OTC医薬品の使用が可能か否かを判断する.
[†2]　医療用医薬品の添付文書も参考にしたので，OTC医薬品の添付文書には記載されていない禁忌も含まれている.

禁　忌[†1.2] (つづき)

疾患名等	対象成分	説　明
湿潤やただれのひどい患部	**ステロイド**	刺激性が強いため使用を避ける.
長期連用	**ステロイド，抗生物質**	顔等の吸収率が高い部位で数日～1週間程度，手足等の吸収率が低い部位で1週間～10日程度を使用期間の目安とする．それ以上は皮膚の多様な副作用発現の恐れがある．長期連用しても効果がない場合は使用しない．
乳幼児	**レゾルシン**	長期連用・大量使用による経皮吸収から，重篤な副作用の発現の恐れがある（頻脈，腎障害，メトヘモグロビン血症等）．
皮膚結核，真菌性皮膚疾患，単純疱疹，種痘疹，水痘の人目や目の周囲		対象疾患の症状が悪化する恐れがある．刺激性があり，目には使用しない．
重度または広範囲の熱傷や患部が湿潤している場合	**酸化亜鉛**	創傷部位に付着し，組織修復を遷延させることがある．

● ステロイド含有製剤の大量・長期使用は，免疫機能を抑制するため，感染症を増悪させることがあるので，長期間の不適正使用は避ける.

　長期連用した場合，徐々にその使用を差し控え，ステロイドを含有しない薬剤に切替えること.

● ステロイド含有製剤は，大量または長期にわたる広範囲の密封法等での使用により，ステロイドを全身的投与した場合と同様な症状が現れることがある.

● 化粧用，ひげそり後用としては使用しない.

▨ 24・3・5　注意すべき病態等 ▨

● 次表の疾患に罹患している人，症状や病変部位に注意が必要な人.

注意すべき病態等[†]

疾患名等	対象成分	説　明
医師の治療を受けている人	**すべての成分**（禁忌の成分もある）	糖尿病や膠原病等，何らかの免疫機能異常の基礎疾患がある人は，頻回に癤，蜂を起こしやすいため，事前に医師に相談する．
病変が多発し，部位が広範囲の場合		病状が重篤化しやすいため，医療機関の受診を勧奨する．大量使用は全身投与時と同様な作用が現れることがある．
深い傷やひどい熱傷		OTC医薬品での対応が難しく，できるだけ早く医療機関を受診するよう勧める．

(つづき)

† このほかに，医薬品や食品等に対するアレルギーの有無について注意する（§3・3参照）.

注意すべき病態等[†]（つづき）

疾患名等	対象成分	説　明
湿潤やただれがひどい場合，びらんの部位に分泌液を伴う場合	**すべての成分**（禁忌の成分もある）	湿潤やただれがひどい病変部位は重症化しやすいため，5〜6日使用して症状が改善されない場合は，専門医の受診を勧める（細菌感染症，ウイルス感染症）．たとえば，とびひ（膿痂疹）のうち，湿疹化した病変や，水疱・膿疱が破れて菌が飛散し皮疹が散在性または融合した場合．
妊婦または妊娠の可能性	**すべての成分**	妊娠時に使用した薬剤は血中に移行し，胎盤を通過して胎児に悪影響を与える恐れがあるので，妊婦は大量または長期にわたる使用等，安易に薬を使用しないこと．サリチル酸，イブプロフェンピコノールについては§24・3・9参照．
妊娠後期	**イブプロフェンピコノール**	他のNSAIDsの外皮用剤（ケトプロフェン）において，妊娠後期の女性に使用し，胎児動脈管収縮が起こったとの報告があるため，注意すること．
皮膚感染を伴う湿疹・皮膚炎	**ステロイド**	原則使用しない．やむをえず使用する必要がある場合には，あらかじめ適切な抗菌薬（全身適用），抗真菌薬による治療を行うか，またはこれらとの併用を考慮する．
高齢者	**ステロイド，イブプロフェンピコノール**	一般に生理機能の低下や併存疾患により，若年者に比べて本成分の副作用が発現しやすい．大量または長期にわたる広範囲の密封法（ODT）等の使用も避ける．
小　児	**ステロイド**	長期・大量使用または密封法（ODT）により発育障害を来す恐れがある．骨端成長軟骨板に直接作用し，内軟骨性骨化を阻害し成長障害を起こすとされている．
	サリチル酸	副作用が発現しやすいので慎重に使用する．
クロラムフェニコール・フラジオマイシン・テトラサイクリン耐性菌または非感受性菌による皮膚感染のある人	**抗生物質全般**	感作される恐れがあるので十分観察し，感作されたことを示す兆候（搔痒，発赤，腫脹，丘疹，小水疱等）が現れた場合には使用を中止する．
硬結（硬いしこり）のある重症な人	**サリチル酸**	別の病気の可能性があるためOTC医薬品では対応できない．
目や目の周囲		目の粘膜への使用は安全性が確立されていない
長期連用しない		長期間使用して効果がない場合は別の病気や重症化の可能性がある．
肝障害	**スルファジアジン**	本成分の代謝が抑制され，副作用が強く現れる恐れがある．
腎障害		
光線過敏症の既往		光毒性，光アレルギー性がみられる．

（つづく）

[†]　このほかに，医薬品や食品等に対するアレルギーの有無について注意する（§3・3参照）．

注意すべき病態等[†] (つづき)

疾患名等	対象成分	説　明
エリテマトーデス	**スルファジアジン**	エリテマトーデスに伴う白血球減少が悪化する恐れがある.
1カ月以上使用	**イブプロフェンピコノール**	病気が重篤化している可能性があるので, 受診を勧奨する.

† このほかに, 医薬品や食品等に対するアレルギーの有無について注意する (§3・3参照).

■ 24・3・6　副　作　用 ■

● **重大な副作用**

　その初期症状を把握して, 症状が現れたら直ちに使用を中止し, 本剤の包装あるいは添付文書を持参しての受診を勧める.

副作用[†]	起因成分
ショック, アナフラキシー	**クロルヘキシジン塩酸塩, クロルヘキシジングルコン酸塩, バシトラシン, フラジオマイシン硫酸塩**
光線過敏症	**サルファ剤**
接触性皮膚炎	**抗生物質 (クロラムフェニコール, ポリミキシンB等)**
菌交代症 (化膿性感染症の出現)	**サルファ剤, グルコン酸クロルヘキシジン, ステロイド, 抗生物質 (テトラサイクリン, クロラムフェニコール, バシトラシン, ポリミキシンB等)**
汎血球減少, 血小板減少, 白血球減少, 皮膚壊死, 間質性肺炎	**スルファジアジン**
腎障害, 難聴	**ステロイド, フラジオマイシン硫酸塩・バシトラシン合剤**
眼圧亢進, 緑内障, 後嚢白内障	**ステロイド**

† 医療用医薬品の添付文書も参考にしたので, OTC医薬品の添付文書には記載されていない副作用も含まれている.

● 血圧低下, じんま疹, 呼吸困難等のショックの症状が現れた場合は, 直ちに使用を中止し, 医療機関を受診すること.

　できるだけ専門医に受診すること. 症状が重い場合は入院できる施設を受診するよう指導することも重要である.

● 抗生物質では, 使用中に感作される恐れがある.

● **その他の副作用**

関係部位	症　状	起因成分
皮　膚	過敏症 (発疹・発赤, 腫脹, 光線過敏症等)	すべての成分
皮膚 (患部)(つづく)	皮膚感染症〔みずむし・たむし等の白癬症 (真菌症), 尋常性痤瘡 (にきび), 化膿症状 (細菌感染症), ウイルス感染症, 持続的な刺激感〕	ステロイド (密封法), レゾルシン

(つづく)

（つづき）

関係部位	症　状	起因成分
皮膚（患部）（つづき）	接触性皮膚炎，皮膚の刺激感，魚鱗癬様皮膚変化，紫斑，多毛，色素脱失	ステロイド
	ステロイド痤瘡，ステロイド酒さ，口囲皮膚炎，ステロイド皮膚	ステロイド（長期使用）
	菌交代症（化膿性感染症の出現）	サルファ剤，テトラサイクリン，クロラムフェニコール，抗生物質（バシトラシン，ポリミキシンB等）
	刺激症状	エタノール，酸化亜鉛
	皮膚炎（長期大量使用）	イオウ
	接触性皮膚炎	抗生物質（クロラムフェニコール，ポリミキシンB等），イブプロフェンピコノール，スルファジアジン
	発疹・発赤，かゆみ，はれ，湿潤等	抗ヒスタミン成分
	症状の悪化，膿疱，つっぱり感，皮膚乾燥	イブプロフェンピコノール
血　液	貧　血	スルファジアジン
その他	下垂体・副腎皮質系機能の抑制	ステロイド（長期使用，広範囲の使用，密封法）
	中心性漿液性網脈絡膜症	ステロイド
	頻脈，胃腸障害，めまい，痙攣，腎障害，メトヘモグロビン血症，粘液水腫	レゾルシン（長期大量使用）
	食欲不振，悪心・嘔吐，消化管出血	サリチル酸（長期大量使用時）

● ステロイドは適量を正しく使用し，副作用発現を過度に心配しないこと．
　長期連用により，ステロイド痤瘡（尋常性痤瘡に似ているが，白色の面ぽうが多発する傾向がある），ステロイド皮膚（皮膚萎縮，毛細血管拡張），ステロイド酒さ，すなわち口囲皮膚炎（口囲，顔面全体に紅斑，丘疹，毛細血管拡張，痂皮，鱗屑を生じる），魚鱗癬様皮膚変化，色素脱失，紫斑，多毛等が現れることがある．細胞機能の変調による持続的な刺激感は，灼熱感を伴い酒さ様皮膚炎症状を呈したり，免疫抑制作用によりステロイドアクネとよばれる尋常性痤瘡を発症することがある．このような症状が現れた場合には直ちに医療機関を受診する．自己判断で薬剤を急に中止しない．なお，長期間使用後に急に中止した場合，急性副腎皮質機能不全に陥る恐れがある．
● ステロイド含有製剤では本来の皮膚病変が隠ぺいされる．また，異型白癬等の特異な皮疹がみられ，感染症が拡大増悪する．

24・3・7　相互作用

特記事項なし．

■ 24・3・8　高齢者における注意事項 ■

● 副作用等が発現しやすいので慎重に対応する.

　高齢者の皮膚は萎縮し, しわの増加, 脆弱化, 創傷治癒の遅延や, 真皮の菲薄化, 免疫能が低下しやすいという特徴がある. また, 皮膚の皮脂腺の萎縮, 角層の水分量低下, セラミドやアミノ酸 (NMF, 保湿性因子) の減少によって皮膚は乾燥しやすい状態となり, 角層のバリア機能も障害されるため, 皮膚が乾燥しやすいだけでなく, 過敏な状態となる. したがって殺菌成分や角質軟化成分等, 刺激の強い成分は刺激感や過敏症をひき起こしやすいので注意する.

　ステロイド, イブプロフェンピコノールは, 生理機能が低下しやすい高齢者では, 注意して使用する. 加えて, ステロイドは広範囲の密封法等での使用には, 特に注意する.

■ 24・3・9　妊婦, 授乳婦における注意事項 ■

● 妊婦または妊娠していると思われる人および授乳婦には医療機関の受診を勧める成分:

　　サリチル酸, イブプロフェンピコノールを含有する製剤

　[解説]　サリチル酸は経口投与による動物実験で催奇形性が報告されているので, 妊婦に対しては慎重に判断する. また, 妊婦では一般に妊娠後期に全身性の搔痒を伴いやすいので, 搔痒の症状が現れた場合は使用を中止する.

　イブプロフェンピコノールは, 皮下投与したラットの動物実験の結果で, イブプロフェンとして比較的容易に乳汁中へ移行し, 母獣の血漿中濃度より高い値を示したことが報告されている.

　またイブプロフェンピコノールは妊婦に対する安全性が確立されておらず, 妊婦または妊娠している可能性のある人に対しては, 治療上の有益性が危険性を上回ると判断される場合にのみ使用する. NSAIDs 含有外用薬の妊婦への投与例において, 胎児の腎機能障害および尿量低下が認められ, それに伴う羊水過少症に関するリスクに基づいて FDA (米国食品医薬品局) が Drug Safety Communication を発出した. これを受け, 日本においても妊婦における NSAIDs 外用薬の使用時の注意喚起が行われた. なお, 軟膏剤等の経皮吸収型製剤は体循環血への移行はきわめて少なく, 全身性の副作用を起こす可能性は低いと考えられている (§26・3・9参照).

● クロラムフェニコール, フラジオマイシン硫酸塩, プレドニゾロンは, 大量または長期にわたる広範囲の使用を避けること.

■ 24・3・10　小児における注意事項 ■

● 保護者の指導監督のもとに使用させる.

　① 乳児・幼小児は体表面積が大きく, 免疫能, 汗腺機能が未発達である. 皮膚も含め身体は発達段階にある. 皮膚の水分含量が多く, 表皮・真皮は薄く外的刺激の反応性が大きく, 乾燥しやすい.

　② サリチル酸は, 乳児・小児では副作用が発現しやすいので, 慎重に使用する.

　③ レゾルシンは乳幼児への使用時に, 経皮吸収により, 真菌性・細菌性感染症の副作用が発現することがあるので使用しない.

　④ 乳児・小児では長期・大量使用は発育障害を来す恐れがある.

24

化膿性皮膚疾患用薬

⑤ スルファジアジンは新生児, 低出生体重児には禁忌.

⑥ ステロイドは小児には慎重に使用する.

■ 24・3・11　その他の注意 ■

● 外用のみに使用する.

定められた用法に従う.

● 目に入らないように注意する.

万一, 目に入った場合には, すぐに水またはぬるま湯で洗う. 症状が重い場合には, 眼科医の診療を受けること.

外用薬の成分には, 角質溶解作用のある成分や易刺激性のある成分があり, 充血や腫脹等を起こす恐れがあるため, 目や目の周囲には使用しない.

● 使用前によく振とうする〔ローション剤 (外用液剤) で必要な場合のみ〕.

ローション剤は有効成分が沈殿しているため, よく混和して成分を均一に分散してから使用する.

● エアゾール剤では製品ごとの, 至適な距離 ("患部まで○ cm の距離で噴霧すること"), 至適な噴霧時間 ("同じ箇所に連続して○秒以上噴霧しないこと") を守る.

● イブプロフェンピコノール含有製剤は遮光保存する.

● 保管および取扱い上の注意を守る.

① 直射日光の当たらない湿気の少ない涼しい所に密栓して保管する. 薬剤が変質したり, 吸湿して, 安全性の面や効果の面からも悪影響を及ぼす恐れがある.

② 使用前後はよく手を洗う. 清潔な手で患部へ薬剤を塗布し, 使用後は手に細菌やウイルスが付着している可能性があるので, よく手を洗い再感染を防ぐ.

③ 誤用を防ぎ, 品質を保つため, 他の容器に入れ替えない.

④ 開封後は 6 カ月以内に使用する. 使用期限を過ぎてからの安定性は検討されていない.

⑤ 小児の手の届かない所に保管する. 小児に使用させる場合には, 保護者の指導監督のもとに使用させること.

■ 24・4　市販されている剤形

軟膏剤，クリーム剤，外用液剤（ローション剤），リニメント剤

■ 24・5　おもな製品名

【化膿性皮膚疾患，とびひ，面ちょう，癤，癰，毛包炎】

　サルファ剤含有製剤：ポリ（佐藤製薬），エピロンエー（湧永製薬），オノフェ F（森下仁丹）

　抗生物質含有製剤：ドルマイシン軟膏（ゼリア新薬工業），クロロマイセチン軟膏 2％A（第一三共ヘルスケア），テラマイシン軟膏 a（陽進堂）

　抗生物質，ステロイド含有製剤：ドルマイコーチ軟膏（ゼリア新薬工業），クロマイ‐P 軟膏 AS（第一三共ヘルスケア），フルコート f（田辺三菱製薬），ベトネベート N 軟膏 AS（第一三共ヘルスケア）

　殺菌成分含有製剤：オロナイン H 軟膏（大塚製薬）

【尋常性痤瘡（にきび）】

　イブプロフェンピコノール含有製品：メンソレータム アクネス 25 メディカルクリーム c（ロート製薬），ペアアクネクリーム W（ライオン），フレッシングアクネクリーム（久光製薬）

　イオウ含有製剤：ピンプリット N（資生堂），クレアラシル H3（明治薬品），エスカメル（佐藤製薬），アンナザルベ・エース（エスエス製薬）

　サリチル酸含有製剤：メンソレータム アクネス 25 メディカルミスト b（ロート製薬），ペアアクネリキッド治療薬（ライオン）　　　　　　　　（2022 年 2 月現在）

表 24・1　化膿性皮膚疾患用

種類		成分名（リスク分類）	薬　効
化膿性皮膚疾患用薬（つづき）	サルファ剤	スルファジアジン（2） 	化膿菌（黄色ブドウ球菌，大腸菌等）の増殖を抑制し，抗菌作用を示す．
		ホモスルファミン（2）	
	抗生物質	クロラムフェニコール（2）	黄色ブドウ球菌属，連鎖球菌属（肺炎球菌を除く），腸球菌属，大腸菌，クレブシエラ属，プロテウス属，*Morganella morganii* に抗菌作用を示す．
		バシトラシン（2）	広い抗菌スペクトルを有し，ブドウ球菌，連鎖球菌等に対し抗菌作用を示す（細胞壁合成阻害作用）フラジオマイシンとの併用で相乗効果を示す．
		フラジオマイシン硫酸塩（2）	グラム陽性球菌，グラム陰性桿菌に対して，タンパク質合成阻害による殺菌作用を有する．
		テトラサイクリン塩酸塩（2） 	黄色ブドウ球菌，連鎖球菌，大腸菌，クレブシエラ，プロテウス属による皮膚感染症に，殺菌作用（タンパク質合成阻害）を有する．
		ポリミキシンB（2）	グラム陰性桿菌（特に緑膿菌）に殺菌的に作用する．

† 1　2022 年 2 月現在，化膿性皮膚疾患用薬は製造販売承認基準が定められていない．
† 2　相互作用については特記事項なし．
† 3　医療用医薬品の添付文書も参考にしたので，OTC 医薬品の添付文書には記載されてい
† 4　このほかに，その成分によってアレルギーを起こしたことのある人は禁忌である．
† 5　このほかに，医薬品や食品等に対するアレルギーの有無に注意する（§3・3参照）．
† 6　高齢者については§24・3・8，妊婦・授乳婦については§24・3・9，小児については§24

24
化膿性皮膚疾患用薬

薬の代表的な成分一覧表[†1,2]

禁　忌[†3,4]	おもな副作用[†3] （太字は重大な副作用）	注意事項[†5,6]
［スルファジアジン］ ・軽傷熱傷 ・新生児，低出生体重児 ［抗生物質］ ・目や目の周囲，粘膜等 ・長期連用	［共　通］ ・**光線過敏症** ・**菌交代症** ・過敏症 ［スルファジアジン］ ・**皮膚壊死** ・**汎血球減少，血小板減少，白血球減少** ・**間質性肺炎** ・**接触性皮膚炎** ・貧　血 ［共　通］ ・**菌交代症** ・**接触性皮膚炎** ［バシトラシン，フラジオマイシン硫酸塩］ ・**ショック，アナフィラキシー** ［フラジオマイシン硫酸塩・バシトラシン合剤］ ・**難　聴** ・**腎障害**	［共　通］ ・医師の治療を受けている人 ・病変が多発し，部位が広範囲の場合 ・深い傷やひどい熱傷 ・湿潤やただれがひどい場合，びらんの部位に分泌液を伴う場合 ・妊　婦 ［サルファ剤］ ・肝障害 ・腎障害 ・光線過敏症の既往 ・エリテマトーデス ［抗生物質］ ・クロラムフェニコール・フラジオマイシン・テトラサイクリン耐性菌または非感受性菌による皮膚感染のある人

（つづく）

・禁忌・副作用も含まれている．

・10 参照．

表24・1　化膿性皮膚疾患用薬

種類		成分名（リスク分類）	薬効
化膿性皮膚疾患用薬（つづき）	ステロイド	プレドニゾロン吉草酸エステル酢酸エステル（2）スイッチOTC medium	起炎物質の生合成抑制と炎症細胞の遊走抑制により抗炎症作用を示す．かぶれや湿疹等の赤みやはれ，かぶれを鎮める．
		ヒドロコルチゾン酢酸エステル（2）weak	
		ベタメタゾン吉草酸エステル（2）スイッチOTC strong	
	殺菌成分	クロルヘキシジングルコン酸塩（2）	黄色ブドウ球菌等のグラム陽性球菌に殺菌作用を示す．大腸菌等のグラム陰性菌にも作用し，細菌の感染を防いで化膿を防ぐ．カンジダ等の酵母様真菌類にも感受性を示す．
	抗ヒスタミン成分	ジフェンヒドラミン塩酸塩（3）	抗ヒスタミン作用により鎮痒作用を示す．
	保護成分・収れん	酸化亜鉛（3）	皮膚のタンパク質と結合して被膜を形成し，収れん，消炎，保護，緩和な防腐作用を現す．滲出液の吸収および分泌抑制により，創面または潰瘍面等を乾燥させる．

†1　2022年2月現在，化膿性皮膚疾患用薬は製造販売承認基準が定められていない．
†2　相互作用については特記事項なし．
†3　医療用医薬品の添付文書も参考にしたので，OTC医薬品の添付文書には記載されてい〔
†4　このほかに，その成分によってアレルギーを起こしたことのある人は禁忌である．
†5　このほかに，医薬品や食品等に対するアレルギーの有無に注意する（§3・3参照）．
†6　高齢者については§24・3・8，妊婦・授乳婦については§24・3・9，小児については§24

の代表的な成分一覧表[†1,2]（つづき）

禁　忌[†3,4]	おもな副作用[†3] （太字は重大な副作用）	注意事項[†5,6]
［ステロイド］ ・目や目の周囲 ・湿潤やただれのひどい患部 ・水痘，みずむし，たむし，皮膚結核，単純疱疹，種痘疹，動物性皮膚疾患（疥癬，けじらみ等）の人 ・顔面への広範囲 ・長期連用 ・潰瘍（ベーチェット病を除く），Ⅱ度深在性以上の熱傷・凍傷 ・鼓膜に穿孔のある湿疹性外耳道炎 ・ひげそり後用，化粧下，尋常性痤瘡，赤ら顔 ・化膿している患部 ［クロルヘキシジン塩酸塩］ ・結膜嚢以外の粘膜面（口腔，膀胱，腟等）や広範囲の創傷・熱傷，湿潤部位，耳（内耳，中耳，外耳） ・湿疹（ただれ，かぶれ）・化粧下・虫刺され	・菌交代症 ・**眼圧亢進，緑内障，後囊白内障** ・**腎障害，難聴** ・皮膚感染症（密封法） ・接触性皮膚炎，皮膚の刺激感，魚鱗癬様皮膚変化，紫斑，多毛，色素脱失 ・ステロイド痤瘡，ステロイド酒さ，口囲皮膚炎，ステロイド皮膚（いずれも長期使用時） ・下垂体，副腎皮質系機能の抑制（長期使用時，広範囲の使用時，密封法） ・中心性漿液性網脈絡膜症	［共通］ ・医師の治療を受けている人 ・病変が多発し，部位が広範囲の場合 ・深い傷やひどい熱傷 ・湿潤やただれがひどい場合，びらんの部位に分泌液を伴う場合 ・妊婦 ［ステロイド］ ・皮膚感染を伴う湿疹・皮膚炎 ・高齢者 ・小児 ［サリチル酸］ ・硬結（硬いしこり）のある重症な人 ・目や目の周囲 ・長期連用 ・小児
［酸化亜鉛］ ・重度または広範囲の熱傷や患部が湿潤している場合 ・目や目の周囲	・**ショック，アナフィラキシー** ・過敏症（発疹，発赤，腫脹，湿潤等）	
	・過敏症（発疹，発赤，腫脹，湿潤等）	
	・過敏症（発疹，刺激感）	

（つづく）

，禁忌・副作用も含まれている．

・10 参照．

表 24・1　化膿性皮膚疾患用薬

種類		成分名（リスク分類）	薬効
尋常性痤瘡治療薬	殺菌成分	イソプロピルメチルフェノール（3）	グラム陽性菌，グラム陰性菌，結核菌には有効であるが，芽胞（炭疽菌，破傷風菌等）および大部分のウイルスに対する効果は期待できない．アクネ菌（無芽胞性グラム陽性桿菌に有効である．
		エタノール（3）	殺菌作用を有する．
	殺菌および角質軟化成分	イオウ（3）	皮膚表面でも徐々に硫化水素やポリチオン酸（特にペンタチオン）となり抗菌作用を現すので，寄生虫性皮膚疾患に奏効する．肥厚化した角質を軟化させる．
		レゾルシン（2）	フェノールと同じく殺菌作用があるが，作用の強さはフェノールの1/3である．局所的にタンパク質凝固作用を有し，また角質溶解作用も有する．
	ビタミン	ビタミンE（3）	末消血管の血行を促す．
	抗炎症成分	イブプロフェンピコノール（2） スイッチOTC 	抗炎症・鎮痛作用を有し，抗炎症作用は，血管透過性亢進の抑制，白血球遊走抑制，プロスタグランジン類の生合成阻害，血小板凝集抑制，肉芽増殖抑制等の機序に基づくと考えられている．
		グリチルレチン酸（3）	急性炎症を抑える．
	角質軟化成分	サリチル酸（2）	角質を軟化させ，毛穴を開いて詰まった皮脂の排出を促す．

†1　2022年2月現在，化膿性皮膚疾患用薬は製造販売承認基準が定められていない．
†2　相互作用については特記事項なし．
†3　医療用医薬品の添付文書も参考にしたので，OTC医薬品の添付文書には記載されていな
†4　このほかに，その成分によってアレルギーを起こしたことのある人は禁忌である．
†5　このほかに，医薬品や食品等に対するアレルギーの有無に注意する（§3・3参照）．
†6　高齢者については§24・3・8，妊婦・授乳婦については§24・3・9，小児については§24

の代表的な成分一覧表[†1,2] (つづき)

禁　忌[†3,4]	おもな副作用[†3] (太字は重大な副作用)	注意事項[†5,6]
[イソプロピルメチルフェノール, エタノール, イブプロフェンピコノール] ・損傷皮膚および損傷粘膜 ・目や目の周囲 [レゾルシン] ・皮膚結核, 真菌性皮膚疾患, 単純性疱疹, 種痘疹, 水痘の人 ・乳幼児・目や目の周囲 [サリチル酸] ・目や目の周囲, 粘膜等	[共　通] ・過敏症 (発疹, 発赤, 腫脹等) [エタノール] ・刺激症状 [イオウ] ・皮膚 (皮膚炎, 長期大量使用時) [イソプロピルメチルフェノール] ・皮膚 (膿疱, つっぱり感, 皮膚乾燥) [レゾルシン] ・頻　脈 ・胃腸障害 ・めまい ・痙　攣 ・腎障害 ・メトヘモグロビン血症 ・粘液水腫 (いずれも長期大量使用時) [イブプロフェンピコノール] ・皮膚 (接触性皮膚炎)	[共　通] ・医師の治療を受けている人 ・病変が多発し, 部位が広範囲の場合 ・深い傷やひどい熱傷 ・湿潤やただれがひどい場合, びらんの部位に分泌液を伴う場合 ・妊婦 [イブプロフェンピコノール] ・妊婦 (妊娠後期) ・1カ月以上使用 [ステロイド] ・皮膚感染を伴う湿疹・皮膚炎 ・高齢者 ・小児 [サリチル酸] ・硬結 (硬いしこり) のある重症な人 ・目や目の周囲 ・長期連用 ・小児 ・妊婦
	・過敏症 (発疹, 発赤, 腫脹等) ・消化器〔食欲不振, 消化器管出血, 胃腸障害等(長期多量使用時)〕	

禁忌・副作用も含まれている.

・10 参照.

25 外用鎮痒消炎薬
Products for Eczema and Dermatitis for External Use

25・1 開発の意図と効能

外用鎮痒消炎薬は, 外的刺激 (ひっかきや紫外線, 寒冷), 接触 (特定の物質に触れる), あるいは内因 (薬物や食事等の摂取) による非感染性のかゆみを主体とする湿疹・皮膚炎やじんま疹に適応する薬剤であり, 全身疾患, 代謝疾患, 免疫や血行障害等による皮膚症状には用いられない. おもにかゆみを伴う皮膚の炎症やアレルギー症状を抑えるため, ステロイドまたは抗ヒスタミン薬を主成分とし, その他に非ステロイド性抗炎症薬 (NSAIDs), 殺菌成分が含まれる. OTC 医薬品のステロイドの強さは weak から medium (mild) までの範囲が承認 (製造販売承認基準外成分として strong) されており, weak の製品が中心である. 承認された成分は合計 9 種類で, デキサメタゾン酢酸エステル, プレドニゾロン吉草酸酢酸, ヒドロコルチゾン酢酸エステル, デキサメタゾン等である.

効能はステロイドの種類により二つに大別され, I 群は "湿疹, 皮膚炎, あせも, かぶれ, かゆみ, しもやけ, 虫さされ, じんましん" で 8 効能, II 群は 7 効能 (I 群のうちしもやけの効能を除く) である.

ただし, 配合成分のうち, 抗ヒスタミン成分には "ただれ" を効能・効果に含めるが, ステロイドを配合する製剤にその効能はない. ステロイド配合製剤の使用の目安はおよそ 5〜6 日で, 長期連用を避ける. 剤形は外用液剤 (リニメント剤・ローション剤), スプレー剤 (エアゾール剤・スプレー剤), 軟膏剤, クリーム剤およびゲル剤がある. なお, スプレー剤はただれの効能には原則用いない.

25・2 販売時の対応

25・2・1 あらかじめ知っておかなくてはならないこと
a. かゆみ (掻痒感) について

かゆみは, 痛みを感じる知覚神経が弱い刺激を受けたときに感じると考えられていたが, 現在では, 痛みを伝える伝導速度の速い神経 (有髄神経の A 線維) の一部と伝導速度の遅い神経 (無髄神経の C 線維) が, かゆみを伝える神経であると考えられている. また, かゆみを感じさせる物質の一つとして, I 型アレルギー反応で放出される化学伝達物質 (ケミカルメディエーター) のヒスタミンがある. アレルギー反応によって, 肥満細胞や好塩基球から他の化学伝達物質と共に放出されて, アトピー性皮膚炎やじんま疹のかゆみの発症原因となる. ヒスタミンは神経末端を刺激して脊髄の後根に入り, 脊髄を上行して大脳皮質にかゆみを伝える.

また, 皮膚の表面は皮脂膜で覆われ, その下の角質層は脂質の角質細胞間物質 (セラミド) で間隙を埋めている. これによって, 水分をためて皮膚に保湿効果をもたらしている. 冬の乾燥時や加齢によって皮膚表面で皮脂膜の消失, セラミド量の低下が起こると, 水分の保持が困難となって乾燥肌 (カサカサ肌) になる. このような状態

になると，表皮と真皮の境界付近にある C 線維が角質層にまで伸びてかゆみを感じるようになる．乾燥肌が出現するアトピー性皮膚炎，乾皮症，乾癬，透析患者の乾燥肌では，このような機序でかゆみが出現する．さらに，オピオイド投与時にかゆみを感じることがあるが，脳内オピオイドとして知られる**β-エンドルフィン**はかゆみを誘発し（内因性オピオイド μ 受容体に作用），脳内オピオイドの**ダイノルフィン**はかゆみを抑える作用（内因性オピオイド κ 受容体に作用）があることがわかってきた．また，透析患者，慢性肝疾患（慢性肝炎，原発性胆汁性肝硬変）や糖尿病の患者がかゆみを訴えるのは，これらの脳内オピオイドのバランスが崩れることによるものであるといわれている．透析患者や慢性肝疾患（慢性肝炎，肝硬変等）の患者に対する掻痒症の改善に，医療用医薬品として，選択的オピオイド κ 受容体作動薬のナルフラフィン塩酸塩が使用されている．

b. 収れん作用と収れん薬

　医学的に**収れん**とは，皮膚や消化管粘膜のタンパク質を変性させて組織を縮めることをいう．収れん薬はタンパク質を変性させることによって皮膜を形成し，組織を縮めたり，膜の透過性を低下させたりする．これによって，皮膚に対しては，角質層のタンパク質であるケラチンを収縮させて肌をひき締めたり，汗腺開口部のひき締めによって発汗を抑えたりする作用がある．また，消化管に対しては，形成された皮膜が胃腸粘膜を保護したり，炎症を抑えたり，腸の運動を抑制して下痢止め効果（止瀉作用）を発揮する．

■ 25・2・2　販売時の対応フローチャート ■

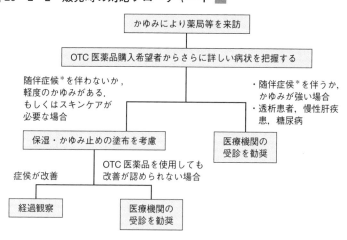

図 25・1　外用鎮痒消炎薬販売時の対応フローチャート　＊: 随伴症候とは，激しい咳，広範囲のじんま疹，膿痂疹等．

25・2・3　受診を勧める目安

　広範囲のじんま疹（膨隆疹とよばれ，掻痒感を伴う）や咳を伴うじんま疹（アナフィラキシーに移行する可能性がある）は，救急対応が必要となる可能性がある．透析患者，慢性肝疾患や糖尿病患者等に伴うかゆみに対しては，医療機関の受診を勧奨する．

25・2・4　対応フローチャート以外の注意事項

　かゆみの原因はさまざまなので，OTC医薬品購入希望者から詳しい病状を聞き取る必要がある．何らかの物質・植物・動物との接触，食べ物との関連，アレルギー疾患の既往等，医療機関の受診勧奨をするうえで参考にする．アナフィラキシーへの移行がないか，常に注意を払う．

25・3　外用鎮痒消炎薬の選び方・使い方

25・3・1　効能・効果

　“湿疹，皮膚炎，あせも，かぶれ，かゆみ，しもやけ，虫さされ，じんましん，ただれ”の9効能のうち，“かゆみ”を含め2効能以上の効能・効果を有す．

　解説　外用鎮痒消炎薬はおもな配合成分としてステロイドまたは抗ヒスタミン成分を含有し，上記の9効能のうち，“かゆみ”を含め2効能以上の効能・効果をもつ製品である．
　湿疹とは皮膚上層の炎症で，発赤，腫脹，滲出，びらん，落屑，かゆみをひき起こす皮膚の炎症である．“ただれ”の症状は，感染性の病状かどうか一般人には見きわめができないため，“ただれ”を効能に含む製剤にはステロイドは配合されず，抗ヒスタミン成分が主成分である．

25・3・2　用法・用量

● 定められた用量を定められた用法で使用する．
● 1日数回の範囲内で適量を外皮へ塗布する．
　具体的な使用方法は効能・効果と剤形等各製品ごとに異なる．

　解説　1日の使用回数は含まれる成分の種類や組成，適応部位の病状，剤形，病状のステージ（かゆみや炎症の強さ）により異なる．ステロイド含有製剤の使用は1日3〜4回までが限度で，病変部位のみによく塗り込む．塗った後は軽く照かる程度，ティッシュをのせて逆さにしても落ちない程度が目安である．薄く塗ることで使用量が少なすぎると効果を発揮しづらい．かゆみや炎症が強いときは1日2〜3回使用し，症状が落ちついてきたら，1日1〜2回と使用回数の頻度を減らす（ステップダウン療法，§24・3・2参照）．
　ステロイド含有製剤の使用量の上限は，ステロイドをコルチゾンに換算し，全身で1日25 gである．本製剤は部位により経皮吸収率が異なり，陰囊，顔面は吸収率が高く，小児では，その使用方法と頻度を考慮して使用する．また，1 gまたは1 mL中，ステロイドをコルチゾンに換算して0.025 mg以上含有する製剤は長期連用できない．

● 5〜6日使用しても症状が改善しない場合：
　ステロイドを含む製剤は，発赤，腫脹，丘疹，浸潤等が治まった時点で使用を中止する．かゆみが残るからといって長期連用しない．また，密封療法（ODT療法），全身使用，長期使用は副作用を誘発するため，医師の指導のもとに行うべきでありOTC医薬品では，単純塗布で短期間の使用が望ましい．

● その他の注意事項：
　患部やその周囲を清潔にして使用する．

解説　患部の汚れは細菌感染を助長したり病状を悪化させる可能性がある.
なお，ステロイド含有製剤の塗り方はコラム 12 参照.

● 皮疹のタイプに応じて基剤・剤形を選ぶ.

　外用鎮痒消炎薬は，刺激感を伴わない軟膏やクリーム基剤が剤形の中心となる.
湿疹三角形（図 25・2）の病態の変化に応じて，軟膏剤，クリーム剤を使い分ける.
虫さされやあせもには，べとつき感の少ないクリーム剤や，清涼感のあるローション
剤やゲル剤が適している.

　① 軟膏剤は，原則として湿疹のどのステージにも用いることが可能で，とりわけ湿
潤状態の患部に適する.

　② 患部が乾燥し，体液が出ていない紅斑，丘疹，落屑状態の場合には，クリーム剤
が適する.　クリーム剤は塗布後も通気性を保持するため，急性の湿潤性の病変にも適
する.

　③ ゲル剤のうち，アルコールを含む製剤，皮膚が欠損したびらん状態の部位への使
用を避ける.

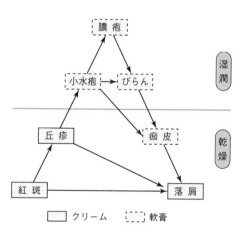

図 25・2　湿疹の経時的変化と基剤の使い分け　湿疹の症状は，紅斑，丘疹，小水疱，膿疱，びらん，結痂，落屑の経過をたどって苔癬化（慢性経過で皮膚が肥厚し隆起した状態になること）し，治癒に向かう.

● ステロイド外用薬は，抗炎症効果の強さにより，strongest, very strong, strong,
medium（mild）および weak の 5 種類に分類され，そのうち OTC 医薬品は，weak か
ら strong までの 3 種類である（strong は製造販売承認基準外成分）.　年齢，症状の程
度，基剤の種類により使い分ける.

解説　たとえば，乳児には weak，小学生には medium（mild）から strong 程度，成人で
は storon，高齢者（65 歳以上）では，medium（mild）から strong の強さが選択される.　乳
児では経皮吸収が高く，高齢者では表皮（角質層）が薄く角層中のセラミドが減少しバリア
機能が低下しやすい.　そこで，小児や高齢者では通常使用するランクより弱いランクのステ
ロイドを使用する.　一方，高齢者では角層の脂質と水分量が低下し，主薬のおもな経皮吸収
経路である細胞間隙が狭くなるために角層の薬物透過性が低下し，ステロイドでは経皮吸
収が低下することが知られている.　吸収率の高い部位にはランクが弱いものを選び，短期間
の使用にとどめる.

　皮膚外用薬の薬効の強さは，主薬，基剤，皮膚の状態の相互関係によって異なり，皮膚の部位の状態によっても吸収率が異なる．湿疹や傷がある場合や皮膚が乾燥している場合には吸収率が上がる．たとえば OTC 医薬品の基剤に多く使用されるクリーム基剤は皮膚透過性がよい．なお，薬効のランクと副作用は異なり，適用部位で薬理作用を発現後，血中に入り代謝されて不活性化するように製剤設計された薬剤（アンテドラック）もある．

■ 25・3・3　薬　効 ■

　章末の成分一覧表（p.284）参照．

■ 25・3・4　禁　忌 ■

● 次表の疾患に罹患している人．

禁　忌[1,2]

疾患名等	対象成分	説　明
鼓膜に穿孔のある湿疹性外耳道炎	ステロイド	穿孔部位の治癒の遅延および内耳の重篤な感染を起こす恐れがある．
水痘（水ぼうそう），真菌症（みずむし・たむし等），皮膚結核，単純疱疹，種痘疹，動物性皮膚疾患（疥癬，けじらみ等）の人		感染症に対しては効果がなく，不顕性化する恐れがある．本成分を使用する場合は，免疫機能を抑制し，感染を増悪させる恐れがあるので，医療機関の受診を勧める．細菌では毛包炎，真菌では白癬菌，カンジダ白癬症等を誘発する．
化膿している患部		ステロイドの免疫抑制作用により皮膚感染症を増悪させる
美容目的の顔面への使用〔かぶれ防止のための化粧下，ひげそりあと・にきび・赤ら顔（赤鼻）〕		顔面は毛細血管拡張，ステロイド紅潮，酒さ様皮膚炎を起こしやすい．これらは，表皮増殖抑制，真皮微小血管の収縮作用，繊維芽細胞の増殖抑制作用，膠原繊維の合成抑制作用等を起こす．ステロイド痤瘡はホルモン作用による．
潰瘍（ベーチェット病は除く），Ⅱ度深在性以上の熱傷・凍傷		組織修復・肉芽形成を抑制し，皮膚の再生が遅れ，治癒が遅延する恐れがある．
顔面の広範囲の使用，大量の密封療法		手のひら 2～3 枚分を目安とする．これ以上の使用は受診を勧奨する．大量・広範囲の使用は緑内障，後嚢白内障等の副作用が現れる可能性があるため使用しない．
長期連用		本成分をコルチゾンに換算して 1 g または 1 mL 中 0.025 mg 以上含有する製剤（0.25 % 製剤）が該当する．OTC 医薬品に配合されるステロイドのランクは weak が中心で，その作用は比較的弱いが，連用すべきものではない．2 週間以上の連続使用はしない．長期連用は全身投与と同様な症状が現れることがある．
深い傷		深い傷や出血している創傷面には使用できない．
重度または広範囲の熱傷や患部が湿潤している場合	酸化亜鉛	創傷部位に使用すると，組織修復を遅延させることがある．

（つづく）

†1　このほかに，その成分によってアレルギーを起こしたことのある人は禁忌である．
†2　医療用医薬品の添付文書も参考にしたので，OTC 医薬品の添付文書には記載されていない禁忌も含まれている．

禁　忌（つづき）

疾患名等	対象成分	説　明
乳幼児，幼児	**クロタミトン**	幼児には広範囲の皮膚に使用しないこと．2.5 月齢の乳児に対して広範囲に塗布した後，蒼白化およびチアノーゼになった症例が報告されている．
乳幼児，小児	**アミノ安息香酸エチル**	乳児への投与でメトヘモグロビン血症を発症した報告がある．小児に対する安全性は確立していない．
メトヘモグロビン血症		症状が悪化することがある．
目や目の周囲，粘膜	**すべての成分（エアゾール剤）**	ステロイドでは，眼瞼に塗った軟膏が眼内に移行すると眼圧亢進，緑内障を起こす恐れがある．密封法（ODT）によっても緑内障が現れることがある．エアゾール剤は局所に使用するのが困難であり，目に薬剤が入る恐れがある．

■ **25・3・5　注意すべき病態等** ■

注意すべき病態等[†]

疾患名等	対象成分	説　明
湿潤やただれのひどい人	**すべての成分**	アレルゲンに感作しやすく，感染症や炎症を誘発しやすいので，できるだけ早く医療機関を受診勧奨する．ステロイドは，刺激性が強いため使用を避ける．湿潤やただれがひどい病変部位は免疫抑制作用で皮膚重症化しやすいため，5〜6 日使用して症状が改善されない場合は，専門医の受診を勧める（細菌感染症，ウイルス感染症の可能性）．
患部が広範囲の人	**ステロイド**	外用薬の吸収が高まり，ステロイドを全身投与した場合と同様な症状を発現する恐れがある．
妊婦または妊娠の可能性		使用に際しては医師に相談する．ステロイドの妊婦への使用の安全性は確立しておらず有益性投与とする．デキサメタゾンは，胎盤の 11β デヒドロゲナーゼで代謝されないため，胎盤を通過し胎児へ影響を与える恐れがある．一方，プレドニゾロンは胎盤を通過せず安全性が高い．
糖尿病，膠原病等の免疫機能による疾患		糖尿病，膠原病等の免疫機能が関与する疾患の場合も医師に相談する．皮膚のないかゆみは，内臓病変（糖尿病，肝硬変，腎不全，内臓悪性腫瘍）等の合併が考えられる．その場合は原疾患を優先して治療するため，医療機関の受診を勧める．
皮膚感染を伴う湿疹・皮膚炎		原則使用しない．やむをえず使用する必要がある場合には，あらかじめ適切な抗菌薬（全身適用），抗真菌薬による治療を行うか，またはこれらとの併用（抗菌薬を含むステロイド含有製剤）を考慮する．
眼圧亢進，緑内障，後嚢白内障		眼瞼皮膚への使用や大量または長期広範囲の使用は，眼圧亢進，緑内障および後嚢白内障を起こす恐れがある．眼圧上昇は用量依存性がある．
高齢者		一般に生理機能の低下や併存疾患により，若年者と比べて本成分の副作用発現がしやすい．大量または長期にわたる広範囲の密封法（ODT）等の使用も避ける．

（つづく）

[†]　このほかに，医薬品や食品等に対するアレルギーの有無について注意する（§3・3参照）．

注意すべき病態等[†]（つづき）

小　児	ステロイド	長期・大量使用または密封法（ODT）により発育障害を来す恐れがある．骨端成長軟骨板に直接作用し，内軟骨性骨化を阻害し成長障害を起こすとされる．おむつは密封法（ODT）と同様の作用があるので注意する．
心刺激伝導障害	リドカイン	症状を悪化させることがある．
重篤な肝機能障害または腎機能障害		中毒症状が発現しやすくなる．
授乳婦		ヒト母乳中へ移行することが報告されている．
妊婦または妊娠の可能性		治療上の有益性が危険性を上回ると判断される場合にのみ使用する．妊娠中の使用に関する安全性は確立していない．
小　児		幼児（特に3歳以下）では麻酔効果の把握が困難なため高用量または頻回投与されやすく，中毒を起こすことがある．低用量から使用を開始する等，患者の状態を観察しながら慎重に使用すること．
高齢者		一般に高齢者では生理機能の低下により麻酔作用に対する忍容性が低下しているので，患者の全身状態の観察を十分に行う等，慎重に使用すること．

†　このほかに，医薬品や食品等に対するアレルギーの有無について注意する（§3・3参照）．

■ 25・3・6　副作用 ■

● 重大な副作用

　その初期症状を把握して，症状が現れたら直ちに使用を中止し，本剤の包装あるいは添付文書を持参しての受診を勧める．

副作用[†]	起因成分
眼圧亢進，緑内障，後嚢白内障	ステロイド
ショック	リドカイン
メトヘモグロビン血症	クロタミトン，アミノ安息香酸エチル
下垂体・副腎皮質系機能の抑制（長期使用，密封法），腎障害，難聴	ステロイド
振戦，痙攣等の中毒症状	アミノ安息香酸エチル

†　医療用医薬品の添付文書も参考にしたので，OTC医薬品の添付文書には記載されていない副作用も含まれている．

● その他の副作用

関係部位	症　状	起因成分
眼	中心性漿液性網脈絡膜症	ステロイド
皮膚（患部）	皮膚感染症，化膿性症状，ウイルス感染症，持続的な刺激感（密封法），接触性皮膚炎，刺激感，魚鱗癬様皮膚変化，紫斑，多毛，色素脱失	

（つづく）

(つづき)

関係部位	症　状	起因成分
皮　膚	発疹・発赤，かゆみ，はれ，湿潤等	抗ヒスタミン成分
	刺激感（熱感，ヒリヒリ感等）・接触性皮膚炎（発赤等）・掻痒感，発疹，湿疹，紅斑，血管浮腫	クロタミトン
	過敏症（発疹・発赤，掻痒感，接触性皮膚炎，腫脹，潮紅等），刺激感（ヒリヒリ感），灼熱感，皮膚乾燥感，びらん	ウフェナマート
	ステロイド痤瘡，ステロイド酒さ，口囲皮膚炎，ステロイド皮膚，魚鱗癬様皮膚変化，紫斑，多毛・色素脱失（長期使用）	ステロイド
	刺激症状，発疹・発赤，かゆみ，はれ，じんま疹	グリチルリチン酸二カリウム
	過敏症状，発疹，刺激感	酸化亜鉛
	過敏症	アラントイン
	発疹・発赤，かゆみ，はれ，湿潤	クロルフェニラミンマレイン酸塩，ジフェンヒドラミン
	じんま疹，血管浮腫，発疹・発赤，かゆみ，はれ，局所の刺激感等	アミノ安息香酸エチル
	発疹，発赤，かゆみ	*d*-カンフル，*dl*-メントール
その他	下垂体・副腎皮質系機能の抑制（長期使用，密封法）	ステロイド

● 外用ステロイド含有製剤は眼瞼皮膚には使用しない．

　眼瞼皮膚に大量または長期にわたる広範囲，密封法（ODT）で使用すると，白内障，緑内障が現れることがある．ステロイド外用剤の全身性副作用である副腎皮質系機能抑制は，大量または長期にわたる広範囲の使用（特に密封法）で発現し，抗炎症活性が高い薬剤ほど，少量，短期間，小範囲で発現する可能性が高くなるといわれている．strong では単純塗布で 1 日 20 g 以上，密封法で 1 日 10 g 以上を使用した場合，3～4日で現れる．

● 医療用クロタミトンおよびアミノ安息香酸含有製剤は，過量使用によりメトヘモグロビン血症を起こす恐れがある．

　メトヘモグロビン血症の症状は通常，薬剤の中止により消失するが，重症の場合はメチレンブルーの投与等，適切な処置が必要なため，医療機関の受診を勧奨する．

25・3・7　相互作用

● 併用により有害作用が起こる可能性が高い医療用医薬品と OTC 医薬品の組合わせを次表に示す．

相 互 作 用

組合わせ		臨床症状
医療用医薬品等	OTC医薬品および その成分	
クラスⅢ抗不整脈薬(アミオダロン等)	リドカイン	抗不整脈薬の作用が増強することが考えられる．心機能抑制作用が増強する恐れがあるので，心電図検査等によるモニタリングを行うこと．

解説　作用機序が明確ではないが，リドカインによる代謝阻害が示唆されており，併用により心機能抑制を増強する可能性が報告されている．

25・3・8　高齢者における注意事項

● 高齢者では生理機能が低下していることが多いので副作用が出やすい．

　大量または長期にわたる広範囲の使用を避ける．

　解説　高齢者の皮膚は，表皮の非薄化，平坦化，膠原繊維・弾力繊維の萎縮，皮下脂肪の減少，皮脂腺機能の低下，毛細血管の脆弱化等がみられ，皮膚外用薬の吸収率に影響を与える．また，皮膚の角質層の状況によって薬物の吸収率が異なり，表皮細胞，線維芽細胞に対して抑制的に作用するため，これらの細胞が機能低下しやすく，予期せぬ副作用を発現する恐れがある．

　ステロイド含有製剤は，いつまでも使用すると皮膚萎縮によりステロイド紫斑がみられることあるので長期使用は避ける．

　リドカイン含有製剤は，高齢者では一般的に，生理機能の低下により麻酔作用に対する忍容性が低下しているので，患者の全身状態の観察を十分に行う等，慎重な使用が望ましい．

25・3・9　妊婦，授乳婦における注意事項

● 妊婦・授乳婦は，ステロイド含有製剤の大量または長期にわたる広範囲の使用を避ける．

　解説　ステロイドの妊婦への使用の安全性は確立しておらず有益性投与とされている．ことに大量長期の使用時は早期破水や子宮内発達遅延との可能性が指摘されており，使用は避けることとされている．したがって使用に際しては医師へ相談する．

● 妊婦は，リドカイン含有製剤は治療上の有益性が危険性を上回ると判断される場合にのみ使用する．

　妊婦への使用経験は不十分であり，安全性は確立されていない．

● リドカインは母乳中へ移行することが報告されているので，授乳中の人は使用しないか，使用するなら授乳を避けるよう指導する．

25・3・10　小児における注意事項

● ステロイド含有製剤の小児への使用は，長期・大量使用または密封法（ODT）により発育障害を来す恐れがある．また，おむつは密封法と同様の作用を生じるので注意

すること.

解説　ステロイドの内分泌系への作用として下垂体・副腎皮質系機能の抑制作用があり，成長ホルモン分泌抑制の結果，小児は成長障害を来すことがある. また，小児は単位面積当たりの発汗量が多いため，患部を密封すると，経皮吸収が促進され副作用を生じやすい.

おむつは密封法 (ODT) に近い環境をつくると考えられる. おむつ内の患部にステロイド含有製剤を使用した場合，密封法で使用した場合と同様，発育障害を来す恐れがあるので注意が必要である. 小児や乳幼児は体重に比較し体表面積が大きいため，全身性の副作用に注意する. 皮疹の重症度および部位により剤形を選択する. ランクの弱いステロイドや，アンテドラック製剤等を使用し，使用期間を守り長期使用しない.

● 保護者の指導監督のもとに使用させる.

▐ 25・3・11　その他の注意 ▐

剤形別の注意事項は，§26・3・2参照.
● ステロイドは長期連用しない.

ステロイド含有製剤の使用で，一時的に炎症が抑えられた場合，長期使用により化膿症状が現れることがあるので，症状が改善する5～6日目に症状を再確認し，その後の使用期間に留意する.

5～6日と記載されている理由は，皮膚に炎症が起こっている場合には，通常，3～4日で赤みやかゆみが治まるためである. また，赤みがとれても患部が硬くなった部位 (苔癬化) は，柔らかくなるまで10日から2週間程度かかる. 症状の経過とともに，塗る量も徐々に少なくなり，その後の使用は隔日投与でもよい. もし，赤みの再発がみられたときには，製剤をきちんと塗るように指導する. OTC医薬品のステロイド外用薬の長期連用の目安とは，2週間以内とされている.

▐ 25・4　市販されている剤形 ▐

外用液剤 (リニメント剤，ローション剤)，スプレー剤〔外用エアゾール剤 (粉末エアゾール剤は含まれない)，ポンプスプレー剤〕，軟膏剤，クリーム剤，ゲル剤
ただし，ステロイド含有成分を有効成分とした製剤はスプレー剤は含まれない.

▐ 25・5　おもな製品名 ▐

リビメックスコーワ軟膏 (興和)，オイラックスA (第一三共ヘルスケア)，ポリベビー (佐藤製薬)，アレルギールクリーム (第一三共ヘルスケア)，キンカンクールプラス (金冠堂)，ムヒアルファSII (池田模範堂)　　　　　　　(2022年2月現在)

表 25・1　外用鎮痒消炎〔薬〕

種類	成分名（リスク分類） 最大濃度（%）†1 医: 医療用成分最大濃度（%）	薬効	禁忌†2,3
副腎皮質ステロイドI†6	デキサメタゾン酢酸エステル（2*） weak 最大 0.025, 医 0.1 	抗炎症作用および抗アレルギー作用等を示し, 局所の炎症を抑える. プレドニゾロン吉草酸酢酸エステル, ヒドロコルチゾン酢酸エステルはアンテドラッグ*である. * アンテドラッグ: 局所で優れた薬効を発揮した後, 全身系で代謝され速やかに薬効を消失するよう設計された薬剤. アンテドラッグステロイドは, ステロイド構造の中に代謝されやすい部位を導入し, その部位を修飾することにより, 局所の臓器滞留性と薬効増大, および副腎分泌機能低下や免疫抑制作用等の全身性副作用の軽減が図られ, 有効性・安全性が期待できる.	[共 通] ・鼓膜に穿孔のある湿疹性外耳道炎 ・水痘, 真菌症, 皮膚結核, 単純疱疹, 種痘疹, 動物性皮膚疾患の人 ・化膿している患部. ・深い傷 ・潰瘍（ベーチェット病は除く）, II度深在性以上の熱傷・凍傷 ・顔面の広範囲の使用, 大量の密封療法 ・長期連用 ・美容目的の顔面への使用 ・目や目の周囲, 粘膜等
	ヒドロコルチゾン酢酸エステル（2*） weak 最大 0.5, 医 0.1 構造式は p.270 参照		
	プレドニゾロン（2*）weak 最大 0.25, 医 0.5 		
副腎皮質ステロイドII†7	ヒドロコルチゾン酪酸エステル（2*） スイッチOTC medium 最大 0.05, 医 0.4 構造式は p.270 参照		
	プレドニゾロン吉草酸エステル酢酸エステル（2*） medium 最大 0.15, 医 0.3 構造式は p.270 参照		

†1　鎮痒消炎薬の製造販売承認基準（平成 23 年 11 月 1 日薬食発 1101 第 1 号）に示された最大濃〔度〕
†2　医療用医薬品の添付文書も参考にしたので, OTC 医薬品の添付文書には記載されていな〔い〕
†3　このほかに, その成分によってアレルギーを起こしたことのある人は禁忌である.
†4　このほかに, 医薬品や食品等に対するアレルギーの有無について注意する（§3・3参照）.
†5　高齢者については §25・3・8, 妊婦・授乳婦については §25・3・9, 小児については §25〔・〕
†6　副腎皮質ステロイドI〔作用の強さ: 弱い（weak）〕: 湿疹, 皮膚炎, あせも, かゆみ, しも〔やけ〕
†7　副腎皮質ステロイドII〔作用の強さ: 普通（medium）〕: 湿疹, 皮膚炎, あせも, かゆみ, しも〔やけ〕

薬の代表的な成分一覧表

相互作用[†2]	おもな副作用[†2] （太字は重大な副作用）	注意事項[†4,5]
・特記事項なし	［共通］ ・**眼圧亢進，緑内障，後嚢白内障** ・**腎障害** ・**難　聴** ・下垂体・副腎皮質抑制（長期使用，密封法） ・皮膚感染症，化膿症状，ウイルス感染症，持続的な刺激感（密封法），接触性皮膚炎，刺激感，魚鱗癬様皮膚変化，紫斑，多毛，色素脱失 ・ステロイド痤瘡，ステロイド酒さ，口囲皮膚炎，ステロイド皮膚，魚鱗癬様皮膚変化，紫斑，多毛・色素脱失等（長期使用） ・**中心性漿液性網脈絡膜症**	［共通］ ・妊　婦 ・高齢者 ・小　児 ・糖尿病，膠原病等の免疫機能による疾患 ・患部が広範囲の人 ・皮膚感染を伴う湿疹・皮膚炎 ・眼圧亢進，緑内障，後嚢白内障
・特記事項なし		

（つづく）

度を示す.
禁忌・副作用・相互作用も含まれている.

・10 参照.
す，虫さされ，じんま疹
され，じんま疹

25

外用鎮痒消炎薬

表 25・1　外用鎮痒消炎薬の

種　類	成分名（リスク分類） 最大濃度（%）[†1] 医：医療用成分最大濃度（%）	薬　効	禁　忌[†2,3]
抗ヒスタミン成分	ジフェンヒドラミン塩酸塩（3） 最大 2，医：構造式は p.166 参照 クロルフェニラミンマレイン酸塩（3） 最大 1，医	ヒスタミンによるアレルギー反応（毛細血管の拡張と透過性亢進，知覚神経終末刺激による掻痒等）を抑制し，かゆみを抑える	・目や目の周囲，粘膜等
鎮痒成分	クロタミトン（2） 最大 10，医—	皮膚に軽い灼熱感を与え，温覚に対するこの刺激が競合的に掻痒感を消失させる．	・目や目の周囲，粘膜等
保護成分 収れん	酸化亜鉛（2） 最大 37，医—	炎症を鎮め，患部を保護する．	・重度または広範囲の熱傷や患部が湿潤している場合 ・目や目の周囲，粘膜等
組織修復成分	アラントイン（2） 最大 1，医—	肉芽形成を促し患部の治りを促す．	・目や目の周囲，粘膜等
非ステロイド性抗炎症成分	ウフェナマート（2）スイッチOTC 最大 5，医—	炎症部位に直接作用し，生体膜との相互作用によって膜安定化作用や活性酸素生成抑制作用等を発揮する．	・目や目の周囲，粘膜等
抗炎症成分	グリチルリチン酸二カリウム（2） 最大 1，医— グリチルレチン酸（2） 最大 1，医—	体内でグリチルレチンとなり，抗炎症作用を示す．	・目や目の周囲，粘膜等

†1　鎮痒消炎薬の製造販売承認基準（平成 23 年 11 月 1 日薬食発 1101 第 1 号）に示された最大濃
†2　医療用医薬品の添付文書も参考にしたので，OTC 医薬品の添付文書には記載されていない
†3　このほかに，その成分によってアレルギーを起こしたことのある人は禁忌である．
†4　このほかに，医薬品や食品等に対するアレルギーの有無について注意する（§3・3 参照）．
†5　高齢者については §25・3・8，妊婦・授乳婦については §25・3・9，小児については §25

代表的な成分一覧表 (つづき)

相互作用[†2]	おもな副作用[†2] (太字は重大な副作用)	注意事項[†4,5]
・特記事項なし	［共通］ ・皮膚（発疹・発赤，かゆみ，はれ，湿潤）	［共通］ ・湿潤やただれのひどい人
・特記事項なし	**・メトヘモグロビン血症**（過量投与時） ・皮膚（刺激感，接触性皮膚炎，掻痒感，発疹，湿疹，紅斑，血管浮腫） ・皮膚（過敏症状，発疹，刺激感） ・皮膚（過敏症） ・皮膚（過敏症，刺激感，灼熱感，皮膚乾燥感，びらん） ・皮膚（刺激症状，発疹・発赤，かゆみ，はれ，じんま疹）	［共通］ ・湿潤やただれのひどい人

(つづく)

を示す.
忌・副作用・相互作用も含まれている.

10 参照.

表25・1　外用鎮痒消炎薬の

種　類	成分名（リスク分類） 最大濃度（%）[†1] 医：医療用成分最大濃度（%）	薬　効	禁　忌[†2,3]
局所麻酔成分	リドカイン（2） 最大2, 医—	かゆみの伝達を抑える.	・目や目の周囲, 粘膜等
	アミノ安息香酸エチル（2） 最大5, 医—		・目や目の周囲, 粘膜等 ・メトヘモグロビン血症 ・乳幼児・幼児
ビタミン成分	トコフェロール（3） 最大2, 医—	毛細血管の血行を促進する.	・目や目の周囲, 粘膜等
	パンテノール（3） 最大5, 医—	肌細胞の正常な働きを助け, 肌そのものの修復力を高める. 保湿作用, 抗炎症作用を示し, 皮膚を軟らかく保つ.	
清涼化成分	d-カンフル（3） 最大7, 医—	局所刺激作用により, 血管拡張作用を示す.	・目や目の周囲, 粘膜等
	dl-メントール（3） 最大5, 医—	緩和な清涼感で, かゆみを和らげる.	

†1　鎮痒消炎薬の製造販売承認基準（平成23年11月1日薬食発1101第1号）に示された最大濃
†2　医療用医薬品の添付文書も参考にしたので, OTC医薬品の添付文書には記載されていない
†3　このほかに, その成分によってアレルギーを起こしたことのある人は禁忌である.
†4　このほかに, 医薬品や食品等に対するアレルギーの有無について注意する（§3・3参照）.
†5　高齢者については§25・3・8, 妊婦・授乳婦については§25・3・9, 小児については§25

代表的な成分一覧表[†1] (つづき)

相互作用[†2]	おもな副作用[†2] (太字は重大な副作用)	注意事項[†4,5]
[リドカイン] ・クラスⅢ抗不整脈薬 (アミオダロン等)	[リドカイン] ・ショック [アミノ安息香酸エチル] ・**メトヘモグロビン血症** ・**振戦，痙攣等の中毒症状**	[共通] ・湿潤やただれのひどい人 [リドカイン] ・心刺激伝導障害 ・重篤な肝機能障害または腎機能障害 ・ 妊婦 ， 授乳婦 ・ 小児 ・ 高齢者
・特記事項なし	・特記事項なし	・特記事項なし
・特記事項なし	・皮膚（発疹・発赤，かゆみ）	・特記事項なし

変を示す.
禁忌・副作用・相互作用も含まれている.

・10 参照.

コラム 12　外用薬の正しい塗り方

① 基剤や剤形を見極めて塗り分ける

外用薬とは，基剤に主薬や添加剤を混和して調整した製剤であり，薬効のみならず皮膚の状態や病気の種類に応じて，適切な基剤・剤形の外用薬を選択する（図 25・2 参照）．

たとえば，油脂性基剤はどの皮疹のタイプも使用可能であるが，患者には使用感が悪い．また，たとえば，角質が剝離していたり患部がびらんおよび湿潤しているとき，あるいは小水疱および膿疱等，炎症症状の強い場合は，乳剤性やゲル基剤は刺激につながるため，軟膏が使用しやすい．液剤は，紅斑と丘斑が適する．以上のように，製品選択の際には，**皮膚の状態や部位**に応じて，外用薬の**薬効の強さ**と適切な**基剤の種類**を選び，製品を使用するタイミング，使用量，塗り方等を考慮して，こまめに対処する．

良好なスキンケアが薬効に影響するため，できる限り清潔かつ健康な皮膚の状態を保つ〔① 皮脂を取り過ぎない，② 角質をはがさない，③ 表皮の pH を正常範囲（pH 3.5〜6.5）に保つ〕．顔面や陰部等では薬の吸収はよく，足のかかとでは低下する等，患部によって吸収率が異なる．ステロイド外用薬では皮膚の性状と年齢に応じてステロイドのランク（weak から strong）を考慮する．

② いつ，どの範囲に，どのくらい塗ればよいのか

外用薬の使用方法に関する基本情報は添付文書に記載されている．

たとえばステロイド外用薬では，患部へ適正な範囲に十分な必要量を塗る．みずむし薬は患部より広めに，保湿剤では角質水分量を多くするために少し多めに塗布する．一方，消炎鎮痛薬では，マッサージ効果も期待するため，マッサージしてすり込むこともある．

ステロイド外用薬は，1 FTU（finger-tip unit）が使用量の目安とされる．FTU とは軟膏剤を塗布する必要量を算定する目安の単位で，1 FTU とは，大人の人差し指の先から第一関節までに内径 5 mm のチューブから軟膏剤を絞り出した量のことである（図，一般に約 0.5 g に相当）．手掌 2 枚に塗布するのに必要な量を示し，体表面積の約 2％に対する外用適量をさす．すなわち，5 g チューブ 1 本で手掌 20 枚分となる．

油脂性基剤はどの皮疹のタイプも使用可能であるが，患者には使用感が悪い．一般に水分を多く含む乳剤性基剤は油脂性基剤よりも伸びがよく，ゲルも液剤と同様に水分含量が高く伸びがよい．季節によっても外用薬の伸び方（伸展性）が異なる．夏場のように虫刺され等のかき壊し，湿疹・あせも等の発汗の多い時期では，クリーム剤やゲル剤が用いられやすいが，角質が剝離しているときには向かない．塗るタイミングは，入浴直後が推奨しやすい．その理由は，皮膚が清潔で角質層に水分を多く含み，水溶性の高い薬物では薬の吸収率が高まり（水和），塗り忘れも少ないためである．

約 0.5 g

図　ステロイド外用薬の使用量の目安

26 　外 用 鎮 痛 消 炎 薬
Analgesic and Anti-inflammatory Drugs

■ 26・1　開発の意図と効能 ■

　外用鎮痛消炎薬は筋肉・関節等の痛みの原因となる炎症を鎮めることを第一目的とする，外皮に適用する薬剤である．有効成分は，鎮痛消炎作用を有する成分を基本とする．サリチル酸メチル等の抗炎症成分に皮膚刺激型成分を含む製剤は第一世代，経皮吸収型成分の非ステロイド性抗炎症薬（NSAIDs，付録 A の図 A-7 参照）含有製剤は第二世代に分類される．第二世代のインドメタシン，ピロキシカム，フェルビナク，ケトプロフェン，ジクロフェナク，ロキソプロフェンナトリウム水和物の 6 成分は，すべて医療用医薬品からスイッチされた成分であり，高い抗炎症効果が期待される．第一世代の製剤のうち，支持体がパップ剤の場合は，水分を含む膏体により冷却効果をもち，急性疼痛に適する．さらに，痛みを鎮める温感成分のノナン酸バニリルアミド，冷感刺激成分の l-メントール，血行促進成分のニコチン酸ベンジルエステル等が配合される．剤形には塗布剤（外用液剤，スプレー剤，軟膏剤，ゲル剤，クリーム剤等），パップ剤およびテープ剤等があり，使用感（冷感や温感），携帯性，香り，貼っていても目立たない工夫等，製品ごとに特色がある．

■ 26・2　販売時の対応 ■

■ 26・2・1　あらかじめ知っておかなくてはならないこと ■
　痛みの種類と発症機序については§7・2B・1参照．

■ 26・2・2　販売時の対応フローチャート ■
　§7・2B・2参照．

■ 26・2・3　受診を勧める目安 ■
　§7・2B・3参照．

■ 26・2・4　対応フローチャート以外の注意事項 ■

　痛みが激しいとき（骨折・打撲や靱帯損傷等による場合），発赤・腫脹を伴う場合，薬剤に起因する可能性がある場合〔横紋筋融解症の原因薬物としては，脂質異常症治療薬（スタチン系薬，フィブラート系薬），降圧薬（アンギオテンシンⅡ受容体拮抗薬（ARB）等がある〕，関節リウマチや変形性関節症等の原疾患治療を必要とするものに関しては，医療機関の受診を勧奨する．

■ 26・3　外用鎮痛消炎薬の選び方・使い方 ■

■ 26・3・1　効能・効果 ■
　製造販売承認基準内の薬効群については，その効能・効果は，含まれる主薬製剤に

よって以下の二つに大別される.

① **サリチル酸メチル, サリチル酸グリコール**等を主薬とする製剤 (**第一世代皮膚刺激型**):

　腰痛, 打撲 (うちみ), 捻挫, 肩こり, 関節痛, 筋肉痛, 筋肉疲労

② **インドメタシン, ピロキシカム, フェルビナク**等の **NSAIDs** を主薬とする製剤 (**第二世代経皮吸収局所型**)

　筋肉痛, 肩こりに伴う肩の痛み, 腰痛, 関節痛 (五十肩など), 腱鞘炎 (手・手首の痛み), 肘の痛み (テニス肘など), 打撲 (うちみ), 捻挫

　解説　痛みを鎮める成分の選択は, 同じ疾患の同じ症状であっても, 痛みの部位, 随伴症状, 症状の重さ, 薬剤を使用期間等の相違によって, 鎮痛成分以外に冷感タイプ (l−メントール) あるいは温感タイプ (トウガラシ), 加えて剤形等を総合的に判断し, 適切な製品を選択する.

　たとえば, 軽い打撲, テニス肘等の急性の痛みには冷湿布やスプレー剤等の瞬時に冷やして痛みをとる製剤が適している. 一方, 腰痛や肩こり等, 慢性の痛みには温湿布で血行改善を促す製剤を選択し, かぶれが気になる場合はより刺激性が弱い鎮痛成分入りの製剤を選択する.

　なお, 重い捻挫の場合は骨折している可能性があるため, 専門医の受診を勧める.

■ 26・3・2　用法・用量 ■

● 定められた用量を定められた回数の範囲内で使用する.

● 成分・剤形ごとに使用回数が異なるため, それぞれの製品の添付文書に従う.

　解説　第一世代の貼付剤, 軟膏剤, クリーム剤等の塗布剤はいずれも, 1日数回患部に貼付または塗布する. 第二世代である NSAIDs 含有製剤 (インドメタシン, ピロキシカム, フェルビナク) の貼付剤は1日2回を限度とし, 塗布剤は1日4回を限度とする. また, インドメタシン製剤は, 1週間当たりの使用量が製剤として1日 50 g (または 50 mL) を超える用量では安全性が確立されていないため, 使用できない. 同一成分であっても, 剤形によって使用回数や塗布の仕方等が異なるので, 添付文書の用法に従う. 基剤による使用回数の相違は, 主薬の皮膚への密着度と揮発性成分の有無等が関係する.

● 約5〜6日間使用しても症状が改善されない場合:

　各成分により使用期間は若干異なるが, 急性疼痛では5〜6日間が目安である. たとえばサリチル酸メチルを主体とする第一世代および第二世代ともに使用期間は原則として約5〜6日間を目安とする. 一定期間使用しても症状が改善しない場合や, 本剤の使用により症状が悪化した場合は, 別の病気の可能性も考えられるため, 使用を中止して医療機関を受診するよう勧める.

● NSAIDs 含有製剤は長期連用しない.

　本剤は痛みやはれ等の原因になっている病気を治療するのではなく, 症状を改善する薬剤のため, 症状がある場合だけ使用する. OTC 医薬品は痛みの急性炎症に対する局所療法として用いることが基本である. ロキソプロフェンナトリウム, フェルビナク, ジクロフェナクナトリウム含有製剤は, 連続して2週間以上使用しない.

● 使用目的, 使用部位によって適切な剤形を選択する.

　外用鎮痛消炎薬の剤形は, 塗布剤, テープ剤およびパップ剤に大別される (表26・). 塗布剤には, 軟膏剤, クリーム剤, ゲル剤, 外用液剤, スプレー剤等を含む. 病が急性炎症による疼痛か慢性疼痛か, 病変の部位, 広さ, 傷口等の状態, さらには

季節や患者の好み等を考慮し，適切な薬効成分，基剤の種類，剤形を選択する.

①**パップ剤**：水分を多く含む水溶性の膏体の比較的厚い素材でできた貼付剤である．炎症部位への冷却効果に優れるが，粘着力は強くないため，皮膚への刺激が少なく，急性期に適する．支持体に切込みを入れて皮膚と密着するように貼付すれば，肘やひざ等の可動部にも用いることができる.

②**テープ剤**：脂溶性の高分子を基剤とする薄い素材でできた貼付剤である．水分を含まないため冷却効果はないが，慢性疾患や動きの激しい関節等の可動部に適する.

③**軟膏剤**：油脂性基剤に分類され，べとつき感があるが，すり込むことでマッサージ効果も期待できる.

④**クリーム剤**：乳剤性基剤に分類され，水溶性成分と油溶性成分を界面活性剤で乳化したもので，安定性がよく，浸透性に優れ，べとつき感が少なく，夏期の使用に適している．ただし刺激性も比較的強く，外傷がある部位には適さない.

⑤**ゲル剤**：懸濁性基剤に分類され，高分子の中に低分子の分散媒を分散させ流動性をなくしたゼリー状の製剤である．皮膚浸透性，冷却効果，洗浄性に優れ，貼付剤に比べ皮膚への刺激性が低い．ゲル剤はアルコールを含みヒンヤリ感を有するが，皮膚に対し弱い刺激性がある.

⑥**外用液剤・スプレー剤（エアゾール剤）**：液剤はよく振って成分を均一に分散させてから使用する．広範囲に塗布しやすく，有毛部位にも塗布が可能である．外用液剤やスプレー剤は界面活性剤やアルコールを含むため清涼感が強く，冷却効果，さらに心理効果も期待され，スポーツ等による打撲や捻挫，筋肉痛等，急な炎症に適している．ただし連続使用時には脱脂作用で皮膚表面のバリアが崩れやすいので，敏感肌の人には注意が必要である．どのような向きでも使用でき，有毛部位，関節部，肩や首筋等にも使いやすいよう容器が工夫されている製品が多い.

急性期の疼痛が強いときは，軟膏のすり込みは刺激になるため避け，ゲル剤および外用液剤等のl-メントール成分を含む冷却効果のある製剤が適している．一方，慢性期の腰痛等にはマッサージ効果を期待し，クリーム剤や，患部に温感刺激作用で血流改善効果を有する温感成分配合の温湿布を用いる.

表26・1　おもな剤形と疼痛の種類・使用部位との関係[†]

	剤　形	疼痛の種類		使用部位					
		急性	慢性	肩	腰	関節	捻挫	筋肉痛	腱鞘炎・肘
貼付剤	パップ剤（水性）	○		○	○	○	○	○	○
	テープ剤（油性）		○	○	○	○		○	
塗布剤	軟膏剤			○	○	○		○	○
	クリーム剤		○	○	○	○		○	○
	ゲル剤	○		○	○	○	○	○	○
	外用液剤・スプレー剤	○		○	○		○	○	○

†　○は疼痛の種類・使用部位に適していることを表す.

■ 26・3・3 薬　効 ■

章末の成分一覧表（p.300）参照.

■ 26・3・4 禁　忌 ■

● 次表の疾患に罹患している人.

禁　忌[†1,2]

疾患名等	対象成分	説　明
アスピリン喘息（NSAIDs等による喘息発作の誘発）またはその既往および喘息の既往のある人	NSAIDs	NSAIDs は喘息発作を誘発する恐れがある. 気管支喘息の既往のある人にはアスピリン喘息の既往の有無も含めて確認する. 乾性ラ音, 喘鳴, 呼吸困難感の初期症状発現時には使用を中止すること.
妊娠後期	ケトプロフェン, ジクロフェナク, フェルビナク	胎児動脈管収縮が起こることがあるので, 妊娠後期の女性には使用できない.
15 歳未満	NSAIDs	小児に使用させる場合には, 保護者の指導監督のもとに使用させる. 臨床試験の結果が異なるため, 各薬剤ごとに年齢制限に相違がある.
11 歳未満	インドメタシン	
光線過敏症の既往	ケトプロフェン	光線過敏症を誘発する恐れがある. 使用中および使用後少なくとも貼付部位には紫外線を 4 週間浴びさせない.
チアプロフェン酸, スプロフェン, フェノフィブラート, オキシベンゾン, オクトクリレンを含有する製品（サンスクリーン, 香水等）に過敏症の既往のある人	ケトプロフェン	これらの成分に対して過敏症の既往のある患者では, 交差感作性を有し本剤に対しても過敏症を示す恐れがある. また, ケトプロフェン製剤では外用薬で交差感作が生じた場合には内服薬の使用も困難になることがある.
目や目の周囲, 粘膜等, 湿疹, かぶれ, 傷口, みずむし・たむし等の患部, 化膿している患部	NSAIDs	鎮痛消炎薬にはアルコールやメントール等の皮膚刺激成分が配合されることが多く, 目の周囲, 粘膜, 湿疹, かぶれ, 傷口に使用すると, 強い刺激感や痛みが現れることがある. また感染症に対しては効果がなく, 不顕性化する恐れがある.
損傷皮膚および粘膜, 湿疹または発疹の部位	NSAIDs	使用部位の皮膚刺激をまねくことがある.
長期連用		消炎鎮痛薬による治療は症状を軽減する対症療法であり, 漫然と長期使用は認められていない. NSAIDs 含有製剤は, 2 週間以上の連続使用での安全性は確認されていない. これは, NSAIDs は比較的作用が強く, 長期連用によって副作用が現れやすくなるためである.

†1　このほかに, その成分によってアレルギーを起こしたことのある人は禁忌である.
†2　医療用医薬品の添付文書も参考にしたので, OTC 医薬品の添付文書には記載されていない禁忌も含まれている.

■ 26・3・5　注意すべき病態等 ■

● 次表の疾患に罹患している人.

注意すべき病態等[†]

疾患名等	対象成分	説　明
医師の治療を受けている人	すべての成分	医師から何らかの薬剤の投与または処置を受けており, 同種薬剤の重複投与や相互作用をひき起こす恐れがある.
妊婦または妊娠の可能性, 授乳婦	インドメタシン, フェルビナク, ジクロフェナク, ロキソプロフェンナトリウム水和物	妊娠中 (妊娠後期以外. 妊娠後期については§26・3・4参照) の大量または広範囲の使用および授乳中の使用に関する安全性は確立されていない. 　シクロオキシゲナーゼ阻害薬 (経口剤, 坐剤) を妊婦に使用し, 胎児の腎機能障害および尿量減少, それに伴う羊水過少症が起こったとの報告がある. また, インドメタシン, ジクロフェナク (経口または坐薬) では分娩に近い時期の使用で, 胎児循環持続症等が起こったとの報告がある.
妊娠中期	ケトプロフェン	羊水過少症が起こったとの報告があるので, 必要最小限の使用にとどめる等, 慎重な使用を考慮する.
大量・広範囲, 密封法	塗布剤 (エアゾール剤)	吸入により, めまい, 吐き気等の報告あり. 大量かつ広範囲には使用しないよう十分に注意する.

†　このほかに, 医薬品や食品等に対するアレルギーの有無について注意する (§3・3参照).

■ 26・3・6　副 作 用 ■

● 重大な副作用

　その初期症状を把握して, 症状が現れたら直ちに使用を中止し, 本剤の包装あるいは添付文書を持参しての受診を勧める.

副作用[†]	起因成分
ショック	NSAIDs, クロルヘキシジン塩酸塩
アナフィラキシー様症状	NSAIDs, クロルヘキシジン塩酸塩
接触性皮膚炎	サリチル酸系成分, ケトプロフェン, ジクロフェナク, フェルビナク, ロキソプロフェンナトリウム水和物
光線過敏症	ケトプロフェン, ジクロフェナク

†　医療用医薬品の添付文書も参考にしたので, OTC医薬品の添付文書には記載されていない副作用も含まれている.

解説　NSAIDs使用時の重大な副作用と注意については解熱鎮痛薬 (内服) と同様であるため, §7・3・6の **解説** 参照.

　ケトプロフェン, ジクロフェナク含有製剤は, 貼付部位に, 激しい皮膚炎症状や色素沈着, 白斑が現れ, 発疹・発赤, かゆみ等の症状が全身に広がることがある. また, 日光が当たった部位に紅斑, 液性丘麻疹, 浮腫, 水疱等の光線過敏症を起こすことがあり, 症状が悪化することがある. 使用数日から数カ月を経過しても光線過敏症は発現するので, 使用後3〜4週間は貼付部位を紫外線を通過しにくい衣服やサポーター等でできるだけ遮断すること. 接触性皮膚炎は, 紫外線曝露の有無にかかわらず, 発赤, 発疹, 掻痒感, 刺激感の皮膚症状として現れる.

● その他の副作用

関係部位	症　状	起因成分
皮　膚	発疹・発赤，かゆみ，はれ	抗ヒスタミン成分，NSAIDs，サリチル酸系成分
	痛　み	トウガラシ，カプサイシン，ニコチン酸ベンジル(これらを主剤とし温感・刺激を目的とする製剤)
	ヒリヒリ感，熱感，乾燥感	NSAIDs，トウガラシ
	乾燥感	インドメタシン，ケトプロフェン
	落屑（フケ，アカのような皮膚のはがれ），水疱・色素沈着	ジクロフェナク，ケトプロフェン，ロキソプロフェンナトリウム水和物，フェルビナク，サリチル酸系成分

26
外用鎮痛消炎薬

26・3・7　相互作用

● 併用により有害作用が起こる可能性が高い医療用医薬品と OTC 医薬品の組合わせを次表に示す.

相互作用[†]

組合わせ		臨床症状
医療用医薬品等	OTC 医薬品およびその成分	
ニューキノロン系抗菌薬，エノキサシン等	ジクロフェナク	痙攣を起こす恐れがある。痙攣が発現した場合には，気道を確保し，ジアゼパムの静注等を行う.
メトトレキサート	ケトプロフェン	基質薬の腎排泄が阻害されることで，基質薬の作用が増強することがある.

† 医療用医薬品の添付文書も参考にしたので，OTC 医薬品の添付文書には記載されていない相互作用も含まれている，

解説　体循環血への移行がきわめて少ない経皮吸収型製剤によって有害作用が起こる可能性は低いと考えられるが，併用に注意すべきとされている. 脳内の抑制性神経伝達物質である γ-アミノ酪酸（GABA）の受容体結合をニューキノロン系抗菌薬が濃度依存的に阻害し，ある種の NSAIDs との共存下ではその阻害作用が増強されることが動物で報告されている. ジクロフェナクナトリウムの経口薬では痙攣が生じた例が報告されている.

26・3・8　高齢者における注意事項

● 高齢者では，生理機能が低下していることが多いので，副作用が発現しやすい.

解説　高齢者の皮膚は弱くなっており，刺激の強い成分は，刺激感や過敏症を起こしやすいため高齢者に使用する場合は，貼付部位の皮膚の状態に注意しながら慎重に使用する. プラスター剤等，皮膚への密着度の高い製剤の同一部位への連続使用時はかぶれ等に注意し，慎重に用いる. ロキソプロフェンナトリウム水和物の貼付剤は，製造販売後調査において 65 歳以上の高齢者で副作用発現率が有意に高いので，貼付部位の皮膚の状態に注意する. その他，ジクロフェナクゲルは薬物の半減期が 5 倍に延長する.

26・3・9　妊婦，授乳婦における注意事項

● 妊婦・授乳婦は，大量または長期にわたる広範囲の使用を避ける.

解説　妊婦，産婦，授乳婦等に対する安全性は確立していないので，これらの患者に対しては，治療上の有益性が危険性を上回ると判断される場合にのみ使用することとし，大量または広範囲にわたる長期間の使用は避ける．

ケトプロフェンでは，外皮用剤を妊娠中期の女性に使用し，羊水過少症が起こったとの報告があるので，必要最小限の使用にとどめる等，慎重に使用すること．ケトプロフェン，ジクロフェナク，フェルビナクは胎児動脈管収縮が起こることがあるため，妊娠中には禁忌である．

シクロオキシゲナーゼ阻害薬については，NSAIDs の妊婦への投与例で胎児の腎機能障害および尿量低下が認められ，それに伴う羊水過少症に関するリスクに基づいて FDA（米国食品医薬品局）が Drug Safety Communication を発出した．これを受け，日本においても妊婦における NSAIDs 等の使用時の注意喚起が行われた．なお，軟膏剤やテープ剤等の経皮吸収型製剤における体循環血への移行はきわめて少なく，全身性の副作用を起こす可能性は低いと考えられている．

ロキソプロフェンナトリウム水和物内服薬では，動物実験（ラット）下で乳汁への移行が報告されている．

■ 26・3・10　小児における注意事項 ■

小児の自己判断による外用 NSAIDs の使用は，用法等の誤用や効能外使用につながる恐れがあるので，使用に際しては保護者による適切な指導監督が必要である．成分により，使用できる年齢の範囲が異なるので，販売時には使用者の年齢を確認する．また，小児は単位面積当たりの発汗量が多いため，患部を密封すると経皮吸収が促進され副作用をまねきやすい．

● 使用可能な年齢に達していない小児に使用させない．

解説　小児使用は，各製剤により年齢制限が異なるため，製剤ごとに使用可能な年齢か確認する．インドメタシン含有製剤で 11 歳未満の小児，それ以外のフェルビナク・ケトプロフェン・ピロキシカム・ロキソプロフェンナトリウム水和物含有製剤で 15 歳未満の小児への本剤の安全性は，使用経験が少なく確立されていない．インドメタシンでは，剤形により使用年齢が異なり，液剤・クリーム剤は 11 歳未満，貼付剤は 15 歳未満は使用できない．

● 長期・大量使用または密封法は避ける．

解説　発育障害を来す恐れがあるので避ける．また，おむつは密封法と同様の作用があるので注意して用いる．

■ 26・3・11　その他の注意 ■

● 使用上の注意：

　① 汗をかいたり，患部がぬれているときは，よくふき取ってから使用する．

　② エアゾール剤は同じ箇所に連続して長時間噴霧しない（最適時間は 3 秒）．患部までの使用距離を守って使用する．加えて大量，広範囲にも使用しないこと．

解説　製品により患部までの使用距離が異なるので，添付文書の記載に準じる．一般には，患部から 3～5 cm 以内でノズルを押して使用する．同じ箇所に長く噴射し続けると，それが刺激となったり，噴射剤が気化するときに熱を吸収するため，凍傷のような症状が現れ

る恐れがある.

③ スプレー剤または噴射剤は，顔に近づけて噴射すると，噴射液を吸入してしまう可能性がある．万一，目に入った場合は，すぐに水またはぬるま湯で洗い，直ちに眼科医の診療を受ける．まれに吸入によりめまい，吐き気等の症状を起こすことがあるので，できるだけ吸収しないよう，また周囲の人にも十分注意して使用する．火気を使用している室内で大量に使用しない．

④ 貼付部位をこたつや電気毛布等で温めないこと．また，貼付剤は入浴の30分～1時間前にははがす．特に温湿布剤では入浴後，直ちに使用しない．貼ったままの入浴や患部を温めると，皮膚の弱い人では強い刺激を感じることがある．症状の経過を十分観察し，副作用の発現に留意すること．

⑤ パップ剤は，皮膚の弱い人は，使用前に腕の内側に1～2 cm角の小片を半日以上貼り，発疹・発赤，かゆみ，かぶれ等の症状が起こらないことを確かめてから使用し，発疹・発赤等のアレルギー症状発現を未然に防止する．

● 保管上の注意:

① 直射日光の当たらない（湿気の少ない）涼しい場所に密栓して保管する．

解説　直射日光や高温の環境下では，薬剤が変質する恐れがある．アルコール含有製剤は成分が揮発する恐れがある．

② 炎や火気の近くで使用しない（引火性液剤またはスプレー剤）.

③ スプレー剤は高温にすると容器が破裂する危険があるため，直射日光の当たる場所やストーブ，ファンヒーターの近く等，温度が40 ℃以上となる場所に置かない．

④ スプレー剤は火の中に入れない．

⑤ スプレー剤は使い切って捨てる．

解説　スプレー剤のうち，エアゾール剤は高圧ガスを使用した可燃性の製品であり，捨てるときには火気のない屋外で噴射音がしなくなるまでノズルを下に向けたまま繰返し押して，ガスを抜く．アルコール類を含むため，使用済みの容器は火中に投じないこと．

26・4　市販されている剤形

塗布剤（外用液剤，スプレー剤，軟膏剤，クリーム剤，ゲル剤，スティック剤，エアゾール剤等を含む），パップ剤，テープ剤（プラスター剤等を含む）

26・5　おもな製品名

ロキソニンSテープ（第一三共ヘルスケア），バンテリンコーワクリーミィーゲルEX（興和），オムニードケトプロフェンパップ（帝國製薬），ボルタレンACローション（同仁医薬化工），フェイタスシップ（久光製薬），アンメルツヨコヨコ（小林製薬），エアーサロンパスジェットα（久光製薬），新パスタイムW（祐徳薬品工業），ゼノールジクロダイレクト（大鵬薬品工業），のびのびサロンシップFα無臭性（久光製薬），ハリックス55EX温感A（ライオン）

(2022年2月現在)

表 26・2　外用鎮痛消炎

26

外用鎮痛消炎薬

種類		成分名（リスク分類） 最大：最大濃度（%）[1,2] 医：医療用成分最大濃度（%）	薬　効	禁　忌[3,4]
第一世代皮膚刺激型	温感	**トウガラシエキス（3）** 最大：5（塗布剤），5.625（テープ剤），6.25（パップ剤）	温感刺激作用，局所の血管拡張作用で血行を促進し，こりをほぐす．	[共通] 目の周囲，粘膜等，湿疹，かぶれ，皮膚損傷，傷口の部位
		ノナン酸バニリルアミド（3） 最大：0.05（塗布剤），0.102（テープ剤），0.04（パップ剤）		
	冷感	**サリチル酸メチル（3）** 最大：17.5（塗布剤），10（テープ剤），2（パップ剤） 医：1.75（塗布剤） 	知覚神経に作用し，知覚麻痺作用と軽度の抗炎症作用，末梢血管拡張により新陳代謝を促進する．	
		サリチル酸グリコール（3） 最大：10（塗布剤），8（テープ剤），2（パップ剤） 医：1.75（塗布剤），7（パップ剤）		
		l-メントール（3） 最大：10（塗布剤），7.78（テープ剤），1.3（パップ剤） 医：6（塗布剤）	l-メントールは反射性に交感神経を抑制し，筋血流亢進作用や知覚を鈍麻させ，清涼感を補足する．	
		dl-カンフル（3） 最大：6（塗布剤），3.75（テープ剤），1（パップ剤） 医：5（塗布剤）	dl-カンフルは局所刺激作用があり，皮膚内への浸透性が強く，神経反射により鎮痛作用を示す．	

†1　製造販売承認基準（令和3年3月26日薬生発0326第5号）に示された最大濃度を示す．テー
†2　ケトプロフェン，ジクロフェナク，ロキソプロフェンナトリウム水和物は製造販売承認基準
†3　医療用医薬品の添付文書も参考にしたので，OTC医薬品の添付文書には記載されていない
†4　このほかに，その成分によってアレルギーを起こしたことのある人は禁忌である．
†5　このほかに，医薬品や食品等に対するアレルギーの有無について注意する（§3・3参照）．
†6　高齢者については§26・3・8，妊婦・授乳婦については§26・3・9，小児については§26

薬の代表的な成分一覧表

おもな副作用[3] （太字は重大な副作用）	相互作用[3] （成分ごとの臨床症状は 本文 p.297 の表参照）	注意事項[5,6]
［トウガラシ］ ・皮膚（痛み） ［サリチル酸系成分］ ・**接触性皮膚炎** ・皮膚（発疹・発赤，かゆみ，はれ，落屑，水疱・色素沈着）	・特記事項なし	高齢者 妊婦，授乳婦 小児

（つづく）

プ剤，パップ剤は，膏体 100 g 中の量〔g〕.
外成分.
禁忌・副作用・相互作用も含まれている.

・10 参照.

26

外用鎮痛消炎薬

表 26・2　外用鎮痛消炎薬の

種類	成分名（リスク分類） 最大：最大濃度（%）[1,2] 医：医療用成分最大濃度（%）	薬　効	禁　忌[3,4]
第二世代経皮吸収型 非ステロイド性抗炎症成分	**インドメタシン** (2) スイッチOTC 最大：1（塗布剤），3.75（テープ剤），1（パップ剤） 医：1（塗布剤） **ケトプロフェン** (2*) スイッチOTC 医：3（塗布剤） **ジクロフェナク** (2) スイッチOTC 医：1（塗布剤） **フェルビナク** (2) スイッチOTC 最大：3（塗布剤），5（テープ剤），0.7（パップ剤） 医：3（塗布剤） **ロキソプロフェンナトリウム水和物** (1) スイッチOTC 医：3（塗布剤） 構造式は 40 章参照．	末梢でアラキドン酸からプロスタグランジンの合成酵素であるシクロオキシゲナーゼ（COX）を阻害し，表在痛・深部痛に対して鎮痛消炎効果を示す．	[共　通] ・アスピリン喘息またはその既往および喘息の既往 ・目や目の周囲，粘膜等，湿疹，かぶれ，傷口，みずむし・たむし等の患部，化膿している患部 ・損傷皮膚および粘膜，湿疹または発疹の部位 ・長期連用 ・15 歳未満（インドメタシンは 11 歳未満） [ケトプロフェン，ジクロフェナク，フェルビナク] ・妊娠後期 [ケトプロフェン] ・光線過敏症の既往 ・チアプロフェン酸，スプロフェン，フェノフィブラート，オキシベンゾン，オクトクリレンを含有する製品（サンスクリーン，香水等）に過敏症の既往のある人

†1　製造販売承認基準（令和 3 年 3 月 26 日薬生発 0326 第 5 号）に示された最大濃度を示す．テー

†2　ケトプロフェン，ジクロフェナク，ロキソプロフェンナトリウム水和物は製造販売承認基準

†3　医療用医薬品の添付文書も参考にしたので，OTC 医薬品の添付文書には記載されていない

†4　このほかに，その成分によってアレルギーを起こしたことのある人は禁忌である．

†5　このほかに，医薬品や食品等に対するアレルギーの有無について注意する（§3・3 参照）．

†6　高齢者については§26・3・8，妊婦・授乳婦については§26・3・9，小児については§26

代表的な成分一覧表 (つづき)

おもな副作用†3 (太字は重大な副作用)	相互作用†3 (成分ごとの臨床症状は 本文 p.297 の表参照)	注意事項†5,6
［共通］ ・ショック，アナフィラキシー様症状 ・皮膚（発疹・発赤，かゆみ，はれ，ヒリヒリ感） ［インドメタシン，ケトプロフェン］ ・皮膚（乾燥感） ［ケトプロフェン，ジクロフェナク］ ・光線過敏症 ［ジクロフェナク，ケトプロフェンロキソプロフェンナトリウム水和物，フェルビナク］ ・皮膚（落屑）	［ケトプロフェン］ ・メトトレキサート ［ジクロフェナク］ ・ニューキノロン系抗菌薬 ・エノキサシン	［共通］ ・高齢者 特にロキソプロフェンナトリウム水和物は65歳以上の高齢者． ・小児 長期・大量使用または密封法は避ける．使用可能な年齢に達していない小児には使用しない． ［インドメタシン，ロキソプロフェンナトリウム水和物］ ・妊婦，授乳婦 大量または長期にわたる広範囲の使用は避ける．妊婦は治療上の有益性が危険性を上回ると判断される場合にのみ使用する． ［ケトプロフェン］ ・妊婦 妊娠中期の女性は慎重判断．

剤，パップ剤は，膏体 100 g 中の量〔g〕.

成分.

忌・副作用・相互作用も含まれている.

10 参照.

27　肝 斑 改 善 薬
For Liver Spots（Chloasma）

■ 27・1　開発の意図と効能 ■

　肝斑とは，顔面に生じるしみで，女性ホルモンが関連し，紫外線で悪化する．肝斑は男女ともに生じるが，女性に生じやすい．肝斑改善薬は，メラノサイト（色素細胞）活性化因子をブロックするしみ改善成分トラネキサム酸に，L-システイン，アスコルビン酸（ビタミン C），パントテン酸等の成分を組合わせ，メラノサイトの生合成や活性化を阻害し，メラニンの生成を阻害してしみを改善させると考えられている．トラネキサム酸の肝斑以外のしみに対する効果は確認されていない．

■ 27・2　販売時の対応 ■

■ 27・2・1　あらかじめ知っておかなくてはならないこと ■

a. 肝　斑

　肝斑は特に頬骨のところ（目尻の下）に多く認められ，左右対称に出現する．その他，前額，側額，眉毛の上等にも出現する．暗褐色の色素沈着で，形状が肝臓に似ていることからその名がつけられている．30〜40歳代の女性に多く認められ，50歳代後半まで認められる（高齢になって発症することはない）．光線暴露の増加に伴って増悪するため，メラノサイトにおけるメラニン産生が関与している．経口避妊薬の使用，妊娠（妊娠性肝斑），月経不順，閉経期等でも出現するため，プロゲステロン（黄体ホルモン）との関与（メラニンの産生促進に働く）が考えられる（経口避妊薬中止後や，分娩後は徐々に改善する）．

b. 色素沈着を起こす疾患

　肝斑以外で色素沈着が認められる疾患には，以下のものがある．
① 日焼け，薬物による色素沈着（薬剤性色素沈着）

　日焼けによるものは，紫外線暴露によりメラノサイトがメラニンを過剰産生するために出現する．その他に，抗腫瘍薬（ブレオマイシン，イホスファミド，メトトレキサート，フルオロウラシル，カペシタビン，テガフール，アクチノマイシン D，ヒドロキシカルバミド等），抗不整脈薬（アミオダロン塩酸塩），三環系抗うつ薬（イミプラミン塩酸塩），テトラサイクリン系抗菌薬（ミノサイクリン塩酸塩），フェノチアジン系抗精神病薬（クロルプロマジン）等の薬物で色素沈着が出現することがある．
② アジソン病

　慢性に経過する原発性副腎皮質機能低下症で，副腎皮質ホルモンの分泌が低下した状態にある（アルドステロン，グルココルチコイド，アンドロゲンのホルモン分泌不全により身体症状が出現する）．全身の皮膚・口腔粘膜・爪の色素沈着（90 ％以上の症例で認められる），その他，全身倦怠感，体重増加不良（小児）・体重減少（大人）低血圧，低体温，低血糖，低ナトリウム血症，好酸球増多，月経異常，腋毛・陰毛の

脱落（女性）等が認められる.

③ クッシング症候群（クッシング病）

　クッシング症候群は, 副腎皮質の束状層からのグルココルチコイドの過剰分泌によって生じる. 病因は, 下垂体腺腫からの副腎皮質刺激ホルモン（ACTH）分泌過剰によるもの（クッシング病）と, 副腎腺腫, 副腎がんからのグルココルチコイド分泌過剰によるものが大半を占める. グルココルチコイドの分泌過剰状態が持続するため, 著明な脂肪沈着を起こす. 顔面, 頸部, 躯幹に脂肪沈着が起こるため, 満月様顔貌, 野牛肩, 中心性肥満が出現する. また, 腹壁に脂肪沈着が起こるため, 皮膚伸展線条が出現する. その他, 皮下出血・色素沈着・痤瘡・多毛, 高血圧, 骨粗鬆症, 性腺機能異常, 腰部大腿筋の障害, 精神障害, 耐糖能異常, 小児では成長障害が出現する.

④ 老人性色素斑

　中年以降の年齢に出現する褐色の色素斑（いわゆるしみの一種）で, 紫外線が当たりやすい顔面, 手背, 前腕部に認められる. 紫外線により角質の角化上皮細胞の DNA損傷が起こり, 腫瘍性に増殖する（良性腫瘍）. 腫瘍化と共にメラニン産生も増加するため, 色素斑となる. 老人性疣贅に移行することがあるが, 悪性黒色腫との鑑別が必要である. 腫瘍であることから, レーザー治療の対象となる. その他に, トレチノイン・ハイドロキノン療法がある.

⑤ カフェオレ斑

　カフェオレ斑（ミルクコーヒー色の色素斑）は, 健常人でも 1〜2 個認められることがあるが, 神経線維腫症 1 型で認められ, カフェオレ斑以外に多発する点状色素斑, 神経線維腫が出現することがある. カフェオレ斑は生命予後には影響しないため, 一般的に治療の必要はない.

■ 27・2・2　販売時の対応フローチャート ■

　肝斑の出現を少なくするには紫外線を避けることが重要である. そのうえで, しみ, そばかすに用いる製剤として, プラスミンはメラノサイト活性化因子の一つとして考えられており, 抗プラスミン作用のあるトラネキサム酸はメラニンの産生を抑制するため, 肝斑改善薬の主成分となっている. その一方で, 抗プラスミン作用により, 血栓形成を増強するため, 血栓症の既往, 経口避妊薬避妊薬服用の有無を確認する必要がある. 肝斑改善にはトラネキサム酸に加え, メラニン産生阻害・メラニン還元作用のあるアスコルビン酸（ビタミン C）や, メラニン産生反応を促進するチロシンキナーゼの作用を抑える L-システインを含有する製剤を服用する（図 27・1. メラニンの排泄を補助するビタミン E 含有のものもある）. また, 他のトラネキサム酸含有製剤内服の有無も確認する. 8 週間で効果の確認を行い, 8 週以上の休薬期間を設けて, 再服用を考慮する.

■ 27・2・3　受診を勧める目安 ■

① 肝斑以外の色素沈着（皮膚科医による鑑別が必要になる）
② トラネキサム酸含有製剤を 8 週間内服しても改善しない場合
③ トラネキサム酸含有製剤内服中に血栓症の初期症状が出現した場合

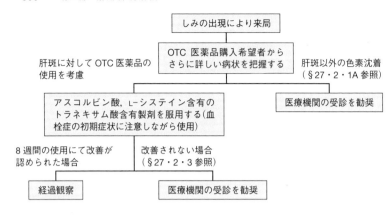

図27・1　肝斑改善薬販売時の対応フローチャート

27・2・4　対応フローチャート以外の注意事項

　トラネキサム酸含有製剤内服中に血栓症の初期症状（心筋梗塞: 締め付けられるような胸痛，肺梗塞: 息切れ・呼吸困難，脳梗塞: 頭痛・舌のもつれ，下肢血管の梗塞: 四肢の痛み・むくみ）が出現した場合は，薬を中止して医療機関の受診を勧奨する.

　なお，トラネキサム酸は，止血作用（抗プラスミン作用），抗アレルギー作用，抗炎症作用があるため，医療用としては各疾患の止血や術中・術後の止血，じんま疹，口内炎・扁桃炎・咽頭炎の治療等に使用される.

27・3　肝斑改善薬の選び方・使い方

27・3・1　効能・効果

　しみ（肝斑に限る）

　解説　女性の顔面に多く生じるしみで，妊娠，経口避妊薬等によって誘発あるいは悪化するため，女性ホルモンが関連して発症するといわれる．形状の特徴は，薄い褐色でやや大きく，頬骨に左右対称にできる．高齢者ではほとんどみられない．また，レーザー治療で悪化する．他の疾患による色素沈着（§27・2・1b 参照），そばかす（小色素斑多発，学童期～思春期），炎症後色素沈着，日光性黒子，対称性真皮メラノサイトーシスは肝斑でないため，その鑑別に留意する.

27・3・2　用法・用量

● 成人（15歳以上）は1回2錠を1日2回服用する.
● 15歳未満は服用しないこと.

　解説　4週間服用し，効果が認められた場合には，さらに4週間服用し，8週間服用できる．本剤の臨床試験において，8週間服用で肝斑改善率36.4 ％の有効性が認められている．安全性の観点から8週間続けて使用した後はいったん服用を中止し，次に服用を再開するまで最低2カ月以上あけること．なお，このサイクルは何度繰返してもかまわないといわれている．しみの改善を目的とした製剤であるので，予防的な服用は認められていない.

▇ 27・3・3　薬　効 ▇

章末の成分一覧表（p.294）参照.

▇ 27・3・4　禁　忌 ▇

● 次表に該当する人.

禁　忌[†]

疾患名等	対象成分	説　明
透析療法を受けている人	トラネキサム酸	痙攣が現れることがある
トラネキサム酸を含有する医療用の内服薬を服用している人		医療用の内服薬には OTC 医薬品の 1 日最大量トラネキサム酸 750 mg が配合されており, 同一成分の重複によって過量服用による副作用が生じるのを避けるため.

†　このほかに, その成分によってアレルギーを起こしたことのある人は禁忌である.

▇ 27・3・5　注意すべき病態 ▇

● 次表の疾患に罹患している人.

注意すべき病態[†]

疾患名等	対象成分	説　明
妊婦または妊娠の可能性	トラネキサム酸	肝斑は閉経後は生じにくいとされており, 55 歳以上の人については肝斑以外のしみである可能性が高い. トラネキサム酸の血栓形成促進作用により, 血栓傾向が増強される可能性があるため, 血栓症のある人もしくはその可能性がある人は注意する必要がある.
授乳婦		
55 歳以上		
血栓症（脳血栓, 心筋梗塞, 血栓性静脈炎, 肺塞栓症等）		
血栓症を起こす恐れのある人（以前に血栓症にかかったことがある人, 家族が血栓症を起こした人, 医師から先天性の凝固異常症を指摘されたことがある人, 経口避妊薬・ホルモン補充療法などの血栓症を起こす恐れのある薬を服用している人）		
腎疾患		

†　このほかに, 医薬品や食品等に対するアレルギーの有無についても注意する（§3・3参照）.

▇ 27・3・6　副 作 用 ▇

● 重大な副作用

特記事項なし.

● その他の副作用

関係部位	症　状
皮　膚	発疹・発赤, かゆみ
消化器	吐き気・嘔吐, 腹痛, 食欲不振, 胸やけ, 下痢
循環器	動悸
精神神経系	頭痛, めまい

27・3・7　相互作用

● 服用中は併用すべきでない医薬品:

他のトラネキサム酸含有製剤（かぜ薬，解熱鎮痛薬，内服用鼻炎薬，鎮咳去痰薬）

● 併用により有害作用が起こる可能性が高い医療用医薬品と OTC 医薬品の組合わせを次表に示す.

相互作用[†]

組合わせ		臨床症状
医療用医薬品等	OTC 医薬品およびその成分	
トロンビン	**トラネキサム酸**	血栓形成を促進する作用があり，併用により血栓形成傾向が増大する.
ヘモコアグラーゼ		大量併用により血栓形成傾向が現れる恐れがある. ヘモコアグラーゼによって形成されたフィブリン塊は，本剤の抗プラスミン作用によって比較的長く残存し閉塞状態を持続させる恐れがあると考えられている.
バトロキソビン		バトロキソビンによって生成される desA フィブリンポリマーの分解を阻害し，血栓塞栓症を起こす恐れがある.
凝固因子製剤（エプタコアグアルファ等）		凝固因子製剤は凝固系を活性化させることにより止血作用を発現する. 一方，本剤は線溶系を阻害することにより止血作用を発現する. したがって，口腔内，線溶系活性が強い部位では凝固系がより亢進する恐れがある.

† 医療用医薬品の添付文書も参考にしたので，OTC 医薬品の添付文書には記載されていない相互作用も含まれている.

27・3・8　高齢者における注意事項

● 高齢者では，腎機能が低下していることが多く，血中濃度が上昇し，血栓塞栓症の発症例数が 50 歳後半に増加する.

55 歳以上の人は服用する前に医師，薬剤師等に相談すること.

表 27・1　肝斑改善薬の

種類	成分名（リスク分類）	薬　効	禁　忌[†3]
抗プラスミン成分	トラネキサム酸 (1)　 H₂N〜CO₂H	肝斑はメラノサイト活性化因子が刺激を受けてメラニンが産生されることによって発症するものであり，トラネキサム酸はメラノサイト活性化因子の一つであるプラスミンの働きを阻害する作用を有する.	・透析療法を受けている人 ・トラネキサム酸を含有する医療用の内服薬を服用している人

†1　2022 年 2 月現在，肝斑改善薬は製造販売承認基準が定められていない.
†2　肝斑改善薬にはトラネキサム酸以外に，L-システイン，アスコルビン酸，ピリドキシン
†3　このほかに，その成分でアレルギーを起こしたことのある人は禁忌である.
†4　このほかに，医薬品や食品等に対するアレルギーの有無について注意する（§3・3参照）.
†5　医療用医薬品の添付文書も参考にしたので，OTC 医薬品の添付文書には記載されてい
†6　高齢者については§27・3・8，妊婦・授乳婦については§27・3・9，小児については§2

■ 27・3・9　妊婦，授乳婦における注意事項 ■

● 妊婦，授乳婦は医師，薬剤師等へ相談すること．

　トラネキサム酸の海外の添付文書には乳汁中に 1/100 検出されることがあるとの記載がある（日本の医療用医薬品では本件の記載はない）．

■ 27・3・10　その他の注意事項 ■

● トラネキサム酸には血栓を溶けにくくする作用がある．

　血栓症の初期症状（激しい頭痛・舌のもつれ，10 分以上続く締めつけられるような胸の痛み・突然の息切れ，片足のふくらはぎの痛み等）に注意する．

● 直接日光の当たらない湿気の少ない所に保管する．

　アスコルビン酸は還元性，キレート性が強く，酸化や配合変化を起こしやすい．服用のつど，びんのふたをしっかり閉める．

● ぬれた手で取扱わない．

　水分が錠剤につくと，加湿によって表面が一部溶け，アミノ・カルボニル反応（レダクトン分解反応）により褐変または色むらを生じることがある．パントテン酸カルシウムそれ自体は分解しても褐変しないが，アスコルビン酸よりも分解しやすく，相対湿度が 60 ％程度でも温度が高いと 4 週間程度で 10〜30 ％の含量低下を生じることがある．

● 誤用の原因になったり，品質が変わるため，他の容器に入れ替えない．

■ 27・4　市販されている剤形 ■

錠剤

■ 27・5　おもな製品名 ■

トランシーノⅡ（第一三共ヘルスケア）　　　　　　　　　　　　（2022 年 2 月現在）

表的な成分一覧表[†1,2]

おもな副作用 （重大な副作用はない）	相互作用[†4,5]	注意事項[†6]
皮膚（発疹・発赤，かゆみ） 消化器（吐き気・嘔吐，腹痛，食欲不振，胸やけ，下痢） 循環器（動悸） 精神神経系（頭痛，めまい）	・他のトラネキサム酸含有製剤（かぜ薬等） ・トロンビン ・ヘモコアグラーゼ ・バトロキソビン ・凝固因子製剤	・高齢者 ・妊婦 授乳婦　服用前に医師，薬剤師に相談すること． ・55 歳以上 ・血栓症 ・腎疾患

塩，パントテン酸カルシウムが含有されている．

相互作用も含まれている．
10 参照．

28 みずむし・たむし用薬
Antifungal (Athlete's Foot) Drugs

28・1 開発の意図と効能

　OTC 医薬品におけるみずむし・たむし用薬は，手や足（足底，足側縁，趾間），体部，股部に感染した白癬菌を殺し，かゆみや炎症を抑える．白癬菌はケラチンを栄養源として生息する皮膚糸状菌であり，白癬菌感染症のうち手足に感染すると "みずむし"，体部に感染すると "ぜにたむし"，陰股部に感染すると "いんきんたむし" とよばれ，かゆみや水疱を伴う皮膚病変を特徴とする．症状は不快なかゆみを伴うことが多く，部位や経過の長さにより臨床像は異なり，足や手では水ぶくれ（小水疱），びらん，角化症状，落屑，体部では輪状の丘疹，紅斑，鱗屑，股部では半円形または連圏状（環状のうろこ様）等の境界不明な紅斑等をおもな症状とする．

　足のみずむしは小水疱型，趾間型，角質増殖型の 3 種類に分類される．小水疱型は土ふまずや足の側面，足指の腹に小水疱が集まって形成され，強いかゆみを伴う．趾間型はおもに第四趾間が白くふやけたり，びらんや亀裂を起こす．角質増殖型は足底にびまん性の角化と皮溝に一致した落屑を特徴とする．かゆみは少なく，冬にも軽快しない．

　OTC 医薬品の成分は，抗真菌薬の有効成分のほか，かゆみや炎症を抑える成分も含まれる．スイッチ OTC 医薬品が多く，その濃度は医療用医薬品と同一であり，治療効果は高い．抗真菌薬は開発された年代順に第一世代から第三世代に分類される（本ページ下の解説参照）．第一世代，第二世代の抗真菌薬を含む製品は，抗真菌成分以外に抗ヒスタミン成分，消毒成分，局所麻酔成分，抗炎症成分等を含む配合剤が多いのに対し，第三世代のみずむし薬は菌陰性化率と角質浸透力が高いため単味製剤がほとんどである．したがってスーッとした気持ちよさを実感したい場合は第一世代，第二世代のみずむし薬を選択する．第一世代は白癬菌やカンジダに，第二世代のイミダゾール系の抗真菌薬は白癬菌からカンジダ，癜風菌まで抗菌力を示す．一方，第三世代の抗菌活性は第二世代とほぼ同じであるが，カンジダにはほとんど効き目がない．

　解説　第一世代は 1950 年代に開発された薬剤で，トルナフタート等がある．第二世代は 1970 年代に開発された薬剤で，アゾール系（ミコナゾール硝酸塩，クロトリマゾール，ビホナゾール，ラノコナゾール）が中心で 2022 年現在最も多くの種類がある．第三世代は 1986 年以降に開発された薬剤で，ブテナフィン塩酸塩，テルビナフィン塩酸塩，アモロルフィン塩酸塩等がある．

28・2 販売時の対応

28・2・1 あらかじめ知っておかなくてはならないこと

a. 皮膚の構造と機能

　皮膚の表面は皮脂膜で覆われ，その下の表皮（0.2 mm）は下に向かって，角質層（透明層：手掌，足底のみにある），顆粒層，有棘層，基底層（真皮との境界）から

る. 角質層にある角質細胞のほとんどが角化細胞（ケラチノサイト）で, それ以外に, メラノサイト（色素細胞）, ランゲルハンス細胞（免疫や異物の貪食に関与する間葉系細胞）, メルケル細胞〔触覚受容細胞で, 知覚神経終末（無髄神経）がシナプス結合されている〕, α-樹状細胞（起源や機能は不明, ランゲルハンス細胞近縁の細胞か前駆細胞の可能性がある）等が混在している. 角質細胞は基底層の基底細胞から産生されて, 成熟するにしたがって有棘細胞, 顆粒細胞, 角質細胞に成熟していく（基底細胞から顆粒細胞まで14日間, 角質細胞となって脱落するまで14日間の経過を取る）. また, 角質層は, 毛口, 汗口（汗腺の出口）, 皮脂腺が開口していて, 細胞間は脂質の角質細胞間物質（セラミド）で間隙を埋められている. これによって, 水分をため, 皮膚に保湿効果をもたらしている. さらに, ケラチンという硬いタンパク質が細胞内に充満していて, 皮膚を保護している. 顆粒層, 有棘層, 基底層の細胞は, 隣接細胞とデスモソームで結合し, ここに張原線維が内側から収れんしている. 基底層にはメラノサイト（メラニン産生細胞）があり, 基底細胞はこの細胞からメラニン顆粒を受け取って紫外線が真皮に通過しないようにしている.

真皮（厚さ約1.8 mm）は上層から乳頭層, 乳頭下層, 網状層から成り, 線維（コラーゲンから成る膠原線維, エラスチンから成る弾力線維, レクチンから成る細網線維）と基質から構成されている. また, 真皮内には, 線維（コラーゲン）や基質〔酸性ムコ多糖類（ヒアルロン酸, アルマタン硫酸等）, ヘパリン〕を産生する線維芽細胞, 貪食能を有する組織球, 顆粒内にヒスタミン, ヘパリン等をもって炎症反応に関与する肥満細胞, 抗体産生に関与する形質細胞等が分布している. さらに, エクリン汗腺（周囲は血管網で覆われ, 血液の変動によって体温調節を行っている）, アポクリン汗腺, 立毛筋, 血管（毛細血管）, リンパ管, 自律神経やかゆみを感じる神経（無髄神経: C-線維）, 知覚神経の終末小体として, 触覚・圧覚・ゆっくりとした振動覚を受容するマイスネル小体, 圧覚・早い振動覚を受容するファーター・パチーニ小体, 触覚・圧覚・冷覚を受容するクラウゼ小体, 温覚を受容するルフィーニ小体等が分布している. 痛みを感じる自由神経終末も分布している.

さらに, その下層は皮下脂肪組織で形成され, 外力に対してクッションの役割を果たしたり, 体温保持, 脂肪としてエネルギーの貯蔵にも関与している.

皮膚の生理機能として, 柔軟性の維持, 水分の流入防止, 細菌の侵入防止, 免疫機能, 紫外線に対する防御, 皮脂・汗の分泌, 塩分・アンモニアの排泄, ビタミン D_3 の活性化, セラミド・コラーゲン・コレステロールの合成等を行っている. そのほか, 血管の拡張や収縮, 発汗（エクリン汗腺を通じて）, 立毛筋の収縮による体温調節, 温覚・冷覚・痛覚・圧覚・触覚等の感覚機能等を行っている. ごくわずかではあるが, 毛穴や毛嚢脂腺系を通じた薬剤の経皮吸収が行われる.

．表在性真菌症と深在性真菌症

真菌症の原因菌には, 糸状菌（白癬菌等）と酵母（クリプトコックス, カンジダ等）がある. これらの真菌によって, 皮膚の最外層, 爪, 毛,（膣）等の組織に限局して起こった感染症を**表在性真菌症**という. 一方, 真皮, 皮下脂肪, 肺, 肝臓, 腎臓等の深部に病巣が生じるものを**深在性真菌症**という. みずむし・たむしは表在性真菌症である.

　表在性真菌症のうち，特に白癬菌によるものはKOH（水酸化カリウム）法によって診断される．皮膚や爪の一部を採取して10〜20 % KOHを作用させると，ケラチン質が軟化して透明になり，検鏡によって菌糸や分節胞子を比較的容易に確認することができる．

c. 真　菌

　真菌は形態により，糸状菌と真菌に分類される．以下に，真菌症の原因となる真菌について説明する．また§28・3以降では，白癬菌がひき起こす真菌症（みずむし・たむし）に適用されるOTC医薬品について説明する．

　① 糸状菌：菌糸状の真菌で，1本の菌糸が分枝しながら増殖する．

　・白癬菌（*Trichophyton*）：“みずむし”，“ぜにたむし”，“いんきんたむし”等（§28・1参照）の表在性真菌症の原因となる．

　② 酵母（酵母状の真菌）：菌糸を形成せずに，個々の細胞が単細胞の状態で増殖する．

　・クリプトコックス（*Cryptococcus*）：ハトの糞等で汚染された土壌にいる．日和見感染により，肺クリプトコックス症をひき起こし，血行性に髄膜炎をひき起こす（深在性真菌症）．

　・カンジダ（*Candida*）：人の常在菌で，皮膚，口腔，消化管，腟等に存在する．口腔内感染〔鵞口瘡（おもに乳幼児に出現する口腔内カンジダ症），表在性真菌症〕，日和見感染によって，口腔内カンジダ症，食道カンジダ症，性器カンジダ症，カンジダ血症，播種性カンジダ症（心カンジダ症，肝脾カンジダ症，肺カンジダ症，カンジダ眼内炎等）をひき起こす（深在性真菌症）．

　・マラセチア（*Malassezia*）：頭皮に感染し，ふけの原因となる（表在性真菌症）．

　・ニューモシスチス（*Pneumocystis*）：日和見感染によって，肺炎をひき起こす（深在性真菌症）．

■ 28・2・2　販売時の対応フローチャート ■

　図28・1に，みずむし・たむし用薬販売時のフローチャートを示す．

　下記①，②のように，みずむし・たむしであることがある程度明らかな場合に対応する．

　① 指間部がふやけて湿潤し，亀裂やびらんがある（かゆみが強い）場合．

　② 周囲を赤い小発赤が取囲み，内部は皮膚の落屑を伴ってかゆみがある場合．

　治療薬としては，抗白癬菌成分含有のもの（アゾール系：ミコナゾール硝酸塩，クロトリマゾール，ラノコナゾール，非アゾール系：テルビナフィン塩酸塩，ブテナフィン塩酸塩），角質溶解成分（サリチル酸，酸化亜鉛）含有のものがある．

　また，かゆみが強いときには，クロタミトン，抗ヒスタミン成分（ジフェンヒドラミン塩酸塩），局所麻酔成分（リドカイン），局所刺激成分（*l*−メントール）含有のものを使用する．角質軟化を目的とした単味製剤もある．

　これら含有の製剤を部位に応じて，クリーム剤，軟膏剤，液剤，ゲル剤，エアゾール剤，パウダー剤から選択する．

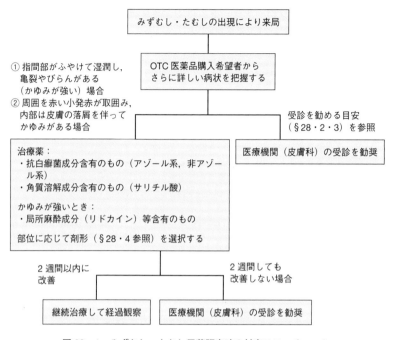

図 28・1　みずむし・たむし用薬販売時の対応フローチャート

　確定診断は，あくまで直接検鏡による糸状菌（白癬菌）の証明である．治療を開始して 1〜2 週間しても改善しない場合は，医療機関の受診（皮膚科）を勧奨する．

28・2・3　受診を勧める目安

① "湿疹" か "みずむし，いんきんたむし，ぜにたむし" かがはっきりしない場合．
② 患部が湿潤，ただれ，亀裂や外傷のひどい場合や化膿している場合．
③ 爪白癬にまで進んでいる場合．
これらの目安を考慮するうえで，以下のことに注意を払う必要がある．
・真菌の菌要素は肉眼では見えないため，推測と現実は乖離する．検鏡による診断は必須である．
・直接検鏡による糸状菌（白癬菌）の証明をもって，みずむし・たむしの診断の根拠とする．
・診断が確定されていなければ，抗真菌薬の治療は診断を妨げる．
・OTC 医薬品購入希望者が根治を希望する場合は，すぐに皮膚科専門医を受診するよう勧奨する．

■ 28・2・4 対応フローチャート以外の注意事項 ■

① みずむし・たむし等の表在性真菌症に対する外用薬の剤形には，クリーム剤，軟膏剤，液剤，ゲル剤，エアゾール剤，パウダー剤がある．購入希望者がベトベトするのを嫌がる場合には，クリーム剤や軟膏剤より液剤，エアゾール剤，パウダー剤を選択する．そうでない場合は，ある程度保湿性が保たれるクリーム剤や軟膏剤を用いる．

② 外用薬で改善しないときには，内服薬（医療用医薬品）に変更することがある．

③ 臨床で用いられる表在性真菌症治療薬は下記のとおり（下記のうち，＊以外はすべて医療用医薬品）．

- **鵞口瘡**: ピオクタニン，口腔内ミコナゾール硝酸塩ゲルの塗布
- **カンジダ性膣炎**: クロトリマゾール膣錠，その他以下の膣錠が使用される．カンジダ性膣炎は不妊の原因（卵管炎）になる．
- **白　癬**: 経口薬としては，イトラコナゾールかテルビナフィン塩酸塩がある．
- **爪白癬**: ホスラブコナゾール L-リシンエタノール付加物，エフィナコナゾール，ルリコナゾール
- **足部白癬，股部白癬，カンジダ性指間びらん症，カンジダ膣炎（膣錠）等**: ビホナゾール＊，ソコナゾール硝酸塩，スルコナゾール硝酸塩，オキシコナゾール硝酸塩，ケトコナゾール，ラノコナゾール＊，ルリコナゾール，トルナフタート＊，リラナフタート，ブテナフィン塩酸塩＊，アモロルフィン塩酸塩＊

■ 28・3 みずむし・たむし用薬の選び方・使い方 ■

■ 28・3・1 効能・効果 ■

製造販売承認基準では下記の効能・効果が認められている．

みずむし，いんきんたむし，ぜにたむし

解説 白癬菌感染症は，手足に感染すると "みずむし"，体部に感染すると "ぜにたむし"，陰股部に感染すると "いんきんたむし" と通称される．頭部の "しらくも" や顔にはOTC医薬品の適応はない．

多くの製品のパッケージに足の絵が描かれ，さらに部位ごとにみずむしの病型がわかるよう工夫されているが，必ずしもみずむしだけが適応でないことに注意する．

■ 28・3・2 用法・用量 ■

● 定められた用量を定められた用法で使用する．

製品によって用法が異なるので，製品ごとの用法・用量に従って使用する．ブテナフィン塩酸塩，テルビナフィン塩酸塩等の第三世代の抗真菌薬は角質浸透度がよく，作用が 24 時間持続するため，これらを主成分とする製剤は 1 日 1 回である．その他の成分を含む製品は，使用回数はやや多くなるが，複数成分を含む場合等もあるため，各製品での設定に注意する．

● 患部やその周囲を清潔にしてから使用する．

入浴後は角質層が軟らかくなり，薬剤が浸透しやすいため，入浴後 1 時間以内の使用が効果的である．

● 使用期間の目安は次表のとおり.

使 用 期 間

疾　患	使用期間
みずむし	2週間で改善傾向が認められれば，そのまま使用を継続する. 　小水疱型・趾間型: 約4週間，　角化型: 2～3カ月
ぜにたむし	約2週間で概ね軽快するが，さらに2週間の継続使用を勧める.

● 各剤形の一般的な特徴を次表に示す.

各剤形の特徴

剤　形	特　徴
クリーム剤	すべてのみずむし，たむしに使用可能. たむしは患部よりやや広めに塗布する. 浸透性，使用感がよく，刺激感も少ない.
軟膏剤	基材の安定性が高いため，湿軟，湿潤，びらんを伴う局面にも使用される. ひび割れや乾燥した部位にも適し，角化型にも使用しやすい. 刺激感は少ないが，少しべとつく.
液　剤	薬液が限局して付着するので指の間等の細かい部位に適し，簡便に使用できる. アルコール基剤を含むことが多いため，乾燥が速く，冷却効果がある. ただし亀裂，びらん面やジュクジュクした患部の場合には，液剤・ゲル剤は刺激性を伴い，かえってかぶれをひき起こす可能性もあるので避ける.
ゲル剤	使用感，浸透性がよい.
エアゾール剤	乾燥した患部に使用. 広範囲に塗布しやすく，簡単に使用できる. 冷却効果があるので，かゆみを伴う場合に適している.
パウダー剤	ジュクジュクした患部を乾燥させ，主薬を密着させる効果がある.

● 疾患・症状による製剤の使い分けを次表に示す.

製剤の使い分け

疾　患	症　状	製剤選択
みずむし	小水疱が破れた場合	軟膏剤，クリーム剤，パウダー剤
	小水疱が破れていない場合	ゲル剤，スプレー剤
	趾間型（カサカサし，乾燥あり）	液剤，ゲル剤，スプレー剤
	趾間型（ジュクジュクし，びらんあり）	パウダー剤，軟膏剤，クリーム剤
	角質増殖型（乾燥）	液剤
	角質増殖型（ひびわれ）	クリーム剤，軟膏剤
たむし	基本	クリーム剤，液剤（アルコールの刺激に注意）
	部位が広範	スプレー剤
	かゆみあり	エアゾール剤（冷却効果），ゲル剤

28

みずむし・たむし用薬

28・3・3 薬 効

章末の成分一覧表（p.318）参照.

28・3・4 禁 忌

● 次表の部位には使用しない.

禁 忌[1,2]

使用してはいけない部位	対象成分	説 明
① 目や目の周囲，粘膜（たとえば，口腔，鼻腔，膣等），陰嚢，外陰部等 ② 湿疹 ③ 湿潤，ただれ，亀裂や外傷のひどい患部	すべての成分	刺激性の強い成分（リドカイン等，局所麻酔成分）やアルコールによって炎症やかぶれを起こしたり，症状が悪化する恐れがあるため，患部の症状が治まるまで使用しない.
湿 疹		抗真菌成分が主成分の薬剤は湿疹に対して無効であり，誤って使用すると症状を悪化させる恐れがある.

†1 このほかに，その成分によってアレルギーを起こしたことのある人は禁忌である.
†2 医療用医薬品の添付文書も参考にしたので，OTC医薬品の添付文書には記載されていない禁忌も含まれている.

28・3・5 注意すべき病態等

● 次表の病態はすべての薬剤において注意する必要がある.

注意すべき病態等[†]

症状等	対象成分	説 明
患部が顔面または広範囲の人	すべての成分	OTC医薬品で治療する症状の範囲を超えている可能性があるため.
患部が化膿している人 湿疹との鑑別がはっきりしない人		白癬菌感染症ではなく，湿疹に使用すると症状が悪化する可能性がある. 特に，陰嚢湿疹によるかゆみは白癬菌感染症とまぎらわしいため.
乳幼児		乳幼児は皮膚が弱いこと，他の要因も考えられることなどから，できるだけ医師の診断を受けるのが望ましいため.

† このほかに，医薬品や食品等に対するアレルギーの有無についても注意する（§3・3参照）

28・3・6 副作用

● 重大な副作用

その初期症状を把握して，症状が現れたら直ちに服用を中止し，本剤の包装あるいは添付文書を持参しての受診を勧める.

副作用	起因成分
ショック，アナフィラキシー	クロルヘキシジン塩酸塩

● その他の副作用

症　状	起因成分	説　明
発疹・発赤，かゆみ，かぶれ，はれ，刺激感，熱感，疼痛	クロトリマゾール，クロタミトン，酸化亜鉛，ラノコナゾール	塗布部位に生じるものが多い．これらは，一次性の刺激と，主剤や基剤の接触アレルギーによる．病変部にびらん，湿潤等があると一次刺激性の皮膚炎を生じやすい．
落　屑	ミコナゾール硝酸塩，チオコナゾール，トルシクラート	
ただれ	クロトリマゾール，ミコナゾール硝酸塩	
つっぱり感	ミコナゾール硝酸塩，トルシクラート	
水　疱	ミコナゾール硝酸塩	
接触性皮膚炎	ブテナフェン塩酸塩，ミコナゾール硝酸塩，ラノコナゾール	
過敏症	リドカイン，フェノール，サリチル酸，クロタミトン，ベンザルコニウム塩化物，グリチルリチン酸，クロルヘキシジン塩酸塩，ジブカイン塩酸塩	刺激感，発赤，湿疹反応が多い．症状を放置すると，さらに悪化したり，重大な症状へ移行することがある．
むくみ	ラノコナゾール	OTC 製剤での報告はないが，医療用ラノコナゾール製剤でアナフィラキシー様症状の報告がある．
息苦しさ		

28・3・7　相互作用

● OTC 医薬品のリドカインについては併用注意すべき医薬品はないが，局所麻酔に使用される医療用リドカイン（外用剤）の添付文書において，次表の相互作用が記載されている．

医療用リドカインの相互作用

組合わせ		臨床症状
医療用医薬品	医療用リドカイン	
クラスⅢ不整脈薬（アミオダロン等）（併用注意）	医療用リドカイン	心機能抑制作用が増強する恐れがある．クラスⅢ不整脈薬は主として肝代謝酵素 CYP1A2 および CYP3A4 により代謝されるため，作用が増強することが考えられる．

28・3・8　高齢者における注意事項

特記事項なし．

28・3・9　妊婦，授乳婦における注意事項

特記事項なし．

28・3・10　小児における注意事項

小児に使用させる場合は，保護者の指導監督のもとに行う．

28・4　市販されている剤形

クリーム剤，軟膏剤，ゲル剤，液剤，エアゾール剤，パウダー剤

28・5　おもな製品名

クリーム剤：バリアクト Hi2 クリーム（ゼリア新薬工業），ピロエース Z クリーム（第一三共ヘルスケア），ブテナロック Vα クリーム（久光製薬）

軟膏剤：ピロエース Z 軟膏（第一三共ヘルスケア）

ゲル剤：ブテナロック L スプレー（久光製薬）

液　剤：バリアクト Hi2 スプレー（ゼリア新薬工業），ブテナロック L スプレー（久光製薬），ピロエース Z 液（第一三共ヘルスケア），ブテナロック Vα 液（久光製薬）

エアゾール剤：ブテナロック Vα エアー（久光製薬）

パウダー剤：ブテナロック Vα 爽快パウダー（久光製薬），タムチンキパウダースプレー Z（小林製薬）

（2022 年 2 月現在）

表 28・1　みずむし・たむし

種類	成分名（リスク分類） 最大：最大濃度（%）[†1,2]	薬　効	禁　忌 [†3,4]
抗白癬菌成分（つづく）　アゾール系（つづく）	ミコナゾール硝酸塩 (2) [スイッチ OTC] 最大 1 クロトリマゾール (1) [スイッチ OTC] 最大 1 	抗白癬菌作用，真菌の細胞膜必須成分であるエルゴステロールの合成酵素を阻害する．各薬剤によって，スクワレンからエルゴステロール合成過程の阻害部位が異なる．耐性菌は出現しにくい．	［共通］ 次の部位には使用しない． ①目や目の周囲，粘膜（たとえば，口腔，鼻腔，膣等），陰囊，外陰部等 ②湿疹 ③湿潤，ただれ，亀裂や外傷のひどい患部 ［クロトリマゾール］ 顔面には使用しない．

†1　製造販売承認基準〔平成 10 年（1998 年）5 月 15 日付医薬発第 447 号〕に示された最大濃
†2　最大濃度が一とされている成分（ビホナゾール，ラノコナゾール，ブテナフィン塩酸塩，
†3　医療用医薬品の添付文書も参考にしたので，OTC 医薬品の添付文書には記載されていな
†4　このほかに，その成分によってアレルギーを起こしたことのある人は禁忌である．
†5　このほかに，医薬品や食品等に対するアレルギーの有無について注意する（§3・3 参照）
†6　高齢者については §28・3・8，妊娠・授乳婦については §28・3・9，小児については §28

コラム 13	みずむし・たむし治療の "かきくけこ"

か　乾　燥
靴・靴下をはいていると高温多湿となり、白癬菌の好む環境になる。できるだけ素足で過ごすなど、工夫して乾燥させる。

き　きれいに
毎日入浴し、薬用石けんの泡で足をきれいに洗う。衣服についた菌に対しては、アイロンがけや抗真菌成分配合のスプレーも有効。

く　薬を選んで
症状や部位に適した的確な剤形を選択する。

け　けちらずに
症状が出ている部分の周囲にも白癬菌がいる可能性があるため、患部よりも少し広めに薬を塗る。

こ　根気よく
症状が治まった後も、白癬菌は皮膚の中に潜んでいる場合があるので、1～3カ月は毎日薬を塗り続ける。

用薬の代表的な成分一覧表

おもな副作用 （太字は重大な副作用）	相互作用	注意事項 [†5,6]
［共　通］ ・皮膚（発疹・発赤, かゆみ, かぶれ, はれ, 刺激感, 熱感, ただれ） ［ミコナゾール硝酸塩］ ・皮膚〔落屑（フケ, 垢のような皮膚のはがれ）, 乾燥・つっぱり感, 水疱, ヒリヒリ感〕 ［クロトリマゾール］ ・皮膚（疼痛, 乾燥感, ヒリヒリ感）	・特記事項なし	・乳幼児　使用前に医師, 薬剤師等に相談する.

（つづく）

示す.
ビナフィン塩酸塩）は製造販売承認基準に含まれていない.
忌も含まれている.

10 参照.

表 28・1　みずむし・たむし用

種類		成分名（リスク分類） 最大：最大濃度（%）[†1,2]	薬　効	禁　忌[†3,4]
抗白癬菌成分（つづき）	アゾール系（つづき）	ビホナゾール (2) スイッチOTC 最大― 	抗白癬菌作用，真菌の細胞膜必須成分であるエルゴステロールの合成酵素を阻害する．各薬剤によって，スクワレンからエルゴステロール合成過程の阻害部位が異なる．耐性菌は出現しにくい．	[共　通] 次の部位には使用しない． 　① 目や目の周囲，粘膜（たとえば，口腔，鼻腔，膣等），陰囊，外陰部等 　② 湿疹 　③ 湿潤，ただれ，亀裂や外傷のひどい患部 [ビホナゾール] 顔面には使用しない． [リドカイン] ・アミド型局所麻酔薬に対する過敏症の既往
		ラノコナゾール (2) スイッチOTC 最大― 		
	非アゾール系	ブテナフィン塩酸塩 (2) スイッチOTC 最大― 	抗白癬菌作用，真菌の細胞膜必須成分であるエルゴステロールの合成酵素を阻害する．各薬剤によって，スクワレンからエルゴステロール合成過程の阻害部位が異なる．耐性菌は出現しにくい． 白癬菌に高い効果があるが，カンジダには効き目は弱い（ブテナフィン塩酸塩，テルビナフィン塩酸塩）．	
		テルビナフィン塩酸塩 (2) スイッチOTC 最大― 		
		トルナフタート (2) 最大 2		
		ピロールニトリン (2) 最大 0.5（力価）[†1]		
角質溶解成分		サリチル酸 (2) 最大 10	皮膚軟化作用を示す．	
局所麻酔成分		リドカイン (2) 最大 2.5	神経細胞膜のナトリウムチャネル阻害により，知覚神経の抑制作用を示す．	

†1　製造販売承認基準〔平成 10 年（1998 年）5 月 15 日付医薬発第 447 号〕に示された最大濃
†2　最大濃度が―とされている成分（ビホナゾール，ラノコナゾール，ブテナフィン塩酸塩，
†3　医療用医薬品の添付文書も参考にしたので，OTC 医薬品の添付文書には記載されていな
†4　このほかに，その成分によってアレルギーを起こしたことのある人は禁忌である．
†5　このほかに，医薬品や食品等に対するアレルギーの有無について注意する（§3・3参照）
†6　高齢者については§28・3・8，妊娠・授乳婦については§28・3・9，小児については§28

薬の代表的な成分一覧表 (つづき)

おもな副作用 (太字は重大な副作用)	相互作用[†3]	注意事項[†5,6]
[共 通] ・皮膚（発疹・発赤，かゆみ，かぶれ，はれ，刺激感，熱感，ただれ） [ビホナゾール] ・皮膚（乾燥感，ヒリヒリ感） [ラノコナゾール] ・皮膚（乾燥・つっぱり感，水疱，ヒリヒリ感，亀裂） ・むくみ ・息苦しさ	・特記事項なし	・**乳幼児** 使用前に医師，薬剤師等に相談する．
[共 通] ・皮膚（発疹・発赤，かゆみ，かぶれ，はれ，刺激感，熱感） [ブテナフィン塩酸塩] ・皮膚（落屑，ただれ，水疱，亀裂，乾燥感，ヒリヒリ感） [テルビナフィン塩酸塩] ・皮膚〔鱗屑・落屑，ただれ，乾燥・つっぱり感，皮膚の亀裂，痛み，色素沈着，じんま疹〕．発疹・発赤，かゆみ，はれ，じんま疹は，全身に発現することもある． [トルナフタート] ・皮膚（乾燥感，ヒリヒリ感） [ピロールニトリン] ・皮膚（疼痛，ただれ，乾燥感，ヒリヒリ感）		
・皮膚（発疹・発赤，かゆみ，かぶれ，はれ，刺激感）	・特記事項なし	・**乳幼児** 使用前に医師，薬剤師等に相談する．
・皮膚（発赤，掻痒，接触性皮膚炎，刺激感，じんま疹，熱感，色素沈着，皮膚剥離）	・OTC医薬品のリドカインについては併用注意すべき医薬品はないが，クラスⅢ抗不整脈薬との併用注意（医療用外用リドカイン製剤における記載）．	・**妊 婦**，**授乳婦** **乳幼児** 使用前に医師，薬剤師等に相談する．

示す．
ビナフィン塩酸塩）は製造販売承認基準に含まれていない．
忌・相互作用も含まれている．

10 参照．

28
みずむし・たむし用薬

29 毛 髪 用 薬
Hair Growth Products

■ 29・1 開発の意図と効能 ■

　OTC医薬品における毛髪用薬は，生理的な脱毛状態の予防と治療に対して使用される製品で，医薬部外品の"脱毛の防止および育毛を目的とする外用剤"の効能に加え，壮年性脱毛症，円形脱毛症，びまん性脱毛症，粃糠性脱毛症等の治療薬として用いられ，発毛または発毛促進および育毛の因子に作用する．全身性疾患や代謝異常に随伴する脱毛，頭髪部に生じた各種疾患に続発する続発性脱毛，薬剤性脱毛等，病的脱毛状態には使用することはできない．

　毛髪用薬は毛球を活性化し，毛の成長を促す．したがって市販されている毛髪用薬のおもな働きは，頭皮の血行を促進し，毛乳頭細胞や毛母細胞を活性化すると共に，頭皮環境の改善，すなわち頭皮の余分な脂質を除去したり殺菌し，さらに頭皮を柔軟にして，頭髪が発育しやすい環境を整える作用をもつ．毛髪用薬のうち，発毛薬では毛包に直接作用し，細胞増殖やタンパク質の合成を促進させる．ただし毛包が現存すれば効果は出るが，なくなっている場合には効果は得られない．

　おもな成分は，血管拡張成分（カルプロニウム塩化物，ミノキシジル），毛乳頭細胞賦活成分（ペンタデカン，チクセツニンジンエキス，アデノシン），頭皮殺菌成分（ヒノキチオール），脂質除去成分（カシュウ）で，その他，抗炎症成分，栄養補給成分，保湿成分，鎮痒成分，角質溶解成分が配合される．

■ 29・2 販売時の対応 ■

■ 29・2・1 あらかじめ知っておかなくてはならないこと ■

a. 毛周期（毛の構造については図24・1参照）

　毛周期は，毛の成長が盛んな**成長期**（3〜6年），成長が停止して退縮する**退行期**（2〜3週），発毛を停止している**休止期**（2〜3カ月）に分けられる．休止期の後期に古い毛が抜け落ちる準備をすると，毛乳頭にある毛母細胞が分裂を開始して成長期に入る．再び新しい毛が伸びてくると，古い毛が押し出されて脱落する．また，毛の形成には毛包内にあるバルジ（毛包中心部の膨らんだ部分）領域が関与し，この領域にある色素幹細胞と毛包幹細胞が重要な働きを担っている．色素幹細胞は毛根部のメラノサイト（色素細胞）となりメラニンを産生し，毛包幹細胞も毛根部の毛母細胞となって毛をつくり出している．毛母細胞の分裂が減少してやがて停止すると，毛の成長は止まり，毛は毛根から離れていって退行期に入る（退行期の毛は引っ張ると簡単に抜ける）．毛根から離れた毛が抜け落ちて，次の成長期に入るまでの時期が休止期である．毛はこの成長期→退行期→休止期を繰返し（頭髪で2〜6年位，顔・腋窩・上肢・下肢の毛で6カ月〜2年位の周期で生え代わる），この毛周期は体毛の部位によって異なるが，5〜8回繰返される．また，毛髪の約80〜90％は成長期にあり，毛嚢はそれぞれ周期を異にするので，全体として一定の数を保っている．

　毛髪の発育には性ホルモンが影響する．男性ホルモン（アンドロゲン：テストステロン，ジヒドロテストステロン等）は，毛乳頭細胞でアンドロゲン受容体の発現が認められる頭髪（前頭部，頭頂部），ひげ，背中の毛，陰毛等に対して成長を促進し，体毛を濃くする．しかし，頭髪は毛乳頭細胞のアンドロゲン受容体の発現が低いため，男性ホルモン量が低下してくると毛の脱落が促進される〔男性型脱毛症（AGA）〕．一方，女性ホルモン（エストロゲン）は，休止期から成長期への移行を遅らせて毛の成長を抑制することが知られており，妊娠中は頭髪の伸長が抑制される．また，多毛症（軟毛が肥大化したり，軟毛が硬毛に変化するが，毛の数は増えない）は，男性ホルモンの分泌過剰，アンドロゲン受容体の感受性の増強等が原因で，男女いずれにも出現する．毛の主成分は硬く強度のあるケラチン（タンパク質）より構成されていて，日本人の頭髪は約10万本といわれている．

b. 毛髪用薬の対象にならない脱毛： 進行した円形脱毛症と自己免疫疾患・抗
　　　　　　　　　　　　　　　　　　腫瘍薬・放射線照射による脱毛

　円形脱毛症は毛髪に円形状の脱毛が認められる場合をいう．発症の原因として，遺伝的要因，アトピー要因（アトピー性疾患をもっている人），自己免疫疾患（以下に記載），精神的ストレス，出産後の女性ホルモン値の変化，抗腫瘍薬・放射線照射がある．脱毛部位が1箇所（25％未満）であれば，OTC医薬品での対応が可能であるし，自然治癒の可能性もある．しかし，それ以上の脱毛は医療機関（皮膚科）の受診を勧奨する．

　全身性エリテマトーデス（SLE）や橋本病などの自己免疫疾患に伴って出現する脱毛は，自己抗体が原因で毛球部の細胞が自己のリンパ球に傷害されて出現するため，他の随伴症候と共に治療〔ステロイド薬（ステロイドパルス療法を含む），免疫抑制薬等〕が必要となる．その他，アトピー性皮膚炎に伴って出現したり，感染症（梅毒）でも出現するため，血液検査や皮膚生検が必要になる場合もある．

　抗腫瘍薬は細胞分裂が活発な毛母細胞に対して傷害を与えるため，脱毛は治療開始後1～3週間で出現する．すべての毛母細胞が消失するわけではないので，治療終了後3～6カ月後には回復する（髪質は柔らかく少し細くなる）．放射線照射によっても脱毛が起こるが，照射部位（範囲）や照射線量によって回復度合が異なる．線量が少なければ（毛母細胞への傷害が少なく）回復を望めるが，線量が多い場合には無毛になることがある．

c. 壮年性脱毛症

　男性で出現する壮年性脱毛は思春期以降にみられる．食生活や生活習慣のほかに，前述のように男性ホルモン（アンドロゲン：テストステロン，ジヒドロテストステロン）が関与し，特にジヒドロテストステロンが毛周期に影響して成長期が短縮され，育ちきっていない細くて短い毛が増える．おもに前頭部や頭頂部の髪が薄くなるが，毛根数や髪の本数に変化はないのでうぶ毛や軟毛の本数は以前と変わらない．一方，女性の場合は，50～60歳代の更年期に多く発症して，頭頂部に広範囲に薄毛や毛量の減少が起こり，地肌が見えてくるようになる（無毛になることは少ない）．男性ホルモンとの関係は明らかになっていない．その他に女性の場合，出産，高熱，過度なダイエットによる休止期脱毛症もある．

d. 育毛剤と発毛剤

　育毛とは，頭皮の血行をよくしたり，頭皮に栄養を与えたり，頭皮を清潔に保つことで抜けにくい毛髪にすることである．したがって，育毛剤（OTC 医薬品では医薬部外品に分類）には，カルプロニウム塩化物，ミノキシジル，セファランチン，酢酸トコフェノール，ニコチン酸アミド等の血管拡張成分，ペンタデカン，アデノシン等の細胞賦活成分，頭皮殺菌成分，脂質除去成分，抗炎症成分，保湿成分，栄養補給のための成分が含まれている．

　一方，**発毛**とは，新しい毛髪の発育と成長を促すことである．したがって，発毛剤（OTC 医薬品では医薬品に分類）には，ミノキシジル（1 %，5 %）またはカルプロニウム塩化物（1 %，2 %）が配合されている．ミノキシジルは，毛根部の収縮した血管を血管拡張作用によって血流をよくして，栄養や酸素をいき渡らせ（育毛効果もある），インスリン成長因子 1（IGF-1）や血管内皮増殖因子（VEGF）の産生を促して毛乳頭細胞を刺激する．これによって，毛母細胞は分裂を促進させて発毛が促される．また，成長期から退行期に移行する抑制効果もある．

　解説　ミノキシジルには血管拡張作用があり，販売当初は高血圧の治療薬（カリウムチャネル開口薬）として使われていた．高血圧の治療を受けた患者に発毛効果があることが認められたため，発毛剤として使用されるようになった．

　脱毛治療薬として用いられる医療用医薬品には，血管拡張作用のあるカルプロニウム塩化物，5α-還元酵素 II 型阻害薬（内服薬）のフィナステリドやデュタステリドがある．男性型脱毛症では，前頭部や頭頂部の毛母細胞で 5α-還元酵素 II 型の mRNA の発現が認められ，この酵素によってテストステロンからジヒドロテストステロンに変換される．これがアンドロゲン受容体と結合して核内に移行して，TGF-β を介して毛母細胞の増殖が抑制される．これによって，頭髪が徐々に軟化して細くなってくる〔一方，他の部位の毛（ひげ，胸毛，陰毛，背中の毛等）は，テストステロンの作用によって毛の成長は促進して体毛を濃くする〕．このため，5α-還元酵素 II 型阻害薬は男性型脱毛症に効果を発揮するが，女性型脱毛症（FPHL）には有効ではない．

■■■ 29・2・2　販売時の対応フローチャート ■■■

　薄毛・脱毛〔脱毛の場合にはその範囲が 25 % 未満（単発型か少数多発型）であること〕を対象として，育毛剤と発毛剤の違い（両者を含むものもある），使用方法とその効果についてよく説明したうえで，OTC 医薬品を販売する（図 29・1）．ミノキシジル（外用）は女性型脱毛症にも効果があるが，有効性の判断には 6 カ月かかり，継続使用が必要となる（中止すると数カ月で効果は消失する）．

■■■ 29・2・3　受診を勧める目安 ■■■

　① 脱毛が頭皮の 25 % 以上に及ぶ場合
　② 橋本病，全身性エリテマトーデス（SLE）等の自己免疫疾患が原因の脱毛，抗腫瘍薬投与後や放射線照射後の脱毛
　③ 6 カ月間使用しても効果が認められない場合

29

毛髪用薬

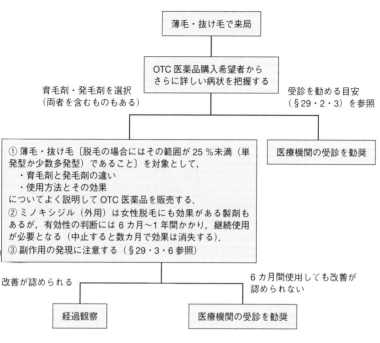

図 29・1　毛髪用薬販売時の対応フローチャート

29・2・4　対応フローチャート以外の注意事項

① ミノキシジルは血管拡張作用があるので，頭皮のかゆみ・熱感・発赤，頭痛・めまい，頻脈等の副作用が出現することがある（§29・3・6 参照）．

② 脱毛症は脱毛部の発毛を目標とするが，その一部は再発し，難治性であることもあるため，QOL を低下させないことが重要である．

29・3　毛髪用薬の選び方・使い方

29・3・1　効能・効果

成分別の効果・効能を次表に示す．

効果・効能

成分名	効果・効能
ミノキシジル含有製剤	壮年性脱毛症における発毛，育毛および脱毛（抜け毛）の進行予防
カルプロニウム塩化物含有製剤	壮年性脱毛症，円形脱毛症，びまん性脱毛症，粃糠性脱毛症，発毛促進，育毛，脱毛（抜け毛）の予防，薄毛，病後・産後の脱毛，ふけ・かゆみ

解説　OTC 医薬品の適応となる脱毛は生理的な脱毛であり，全身性疾患や代謝異常に随伴する脱毛，頭髪部に生じた各種疾患に続発する続発性脱毛，薬剤性脱毛等，医師の治療を要する病的な脱毛，円形脱毛症の難治病型の脱毛は含まれない．脱毛には血液循環不良，頭皮の緊張，皮脂分泌異常等が複合的に関与するため，これらの因子に対処するよう成分が配合される．

　ミノキシジル含有製剤は壮年性脱毛症のみが適応で，発毛と育毛促進を主眼にした製品であるのに対し，カルプロニウム塩化物含有製剤は頭皮殺菌成分や脂質除去成分等の配合やアルコール濃度を高めた製品も含み，壮年性脱毛症のほか，円形脱毛症，びまん性脱毛症，粃糠性脱毛症にも適応される．

29・3・2　用法・用量

● 定められた用量を定められた用法で使用する．

用法・用量

成分名	用法・用量	説　明
ミノキシジル含有製剤	成人（20歳以上）が，1日2回，1回1mLを脱毛している頭皮に塗布する．20歳未満は使用しない．	濃度（1 ％，5 ％）ともに適応対象は20歳以上に限定する．少量であっても，塗り広げることで頭皮全体に十分にいきわたる量として設計されているため，使用量は脱毛範囲の大小に関係なく遵守すべきである．大量に塗ったり，回数を増やしたりしても効果は変わらない．
カルプロニウム塩化物含有製剤	1日2～3回，適量を頭髪地肌にすりこみ軽くマッサージする．	濃度（1 ％，2 ％）によって年齢の適応が異なる．2 ％含有製剤（15歳以上）は濃度が高いため，患者の状態に応じて適宜減量する．

● 頭皮へ直接塗布するため，皮膚が炎症やアレルギーを起こしていないか確認する．
● 効果の判断の目安は 6 カ月である．

　解説　現在生えている毛髪のうち約 10 ％は休止期の毛で，これらはいずれ抜け，抜けた毛根から新しい毛が生え始めるには 4 カ月かかるため，継続使用のめどは 6 カ月間である．6 カ月間使用しても，脱毛状態の程度，うぶ毛・軟毛の発生，硬毛の発生，抜け毛の程度（この際，太い毛だけでなく，細く短い抜け毛の減少も改善の目安となる）の改善がみられない場合，壮年性脱毛症でなく他の原因による脱毛症の可能性が考えられるので，使用を中止し，医師，薬剤師等に相談する．臨床試験では 6 カ月間で約 70 ％の軽度改善効果が認められている．

　個人差はあるが，使用後 3 カ月程度で抜け毛が減り，さらに根気よく使用を続けると太い毛が増える等の変化が起こってくる．なお，途中で使用をやめると，それまでの効果で新たに生えた毛髪は徐々に抜けて，使用する前の状態に戻る．

　なお使用後 6 カ月以内に脱毛状態が悪化したり，頭頂部だけでなく側頭部や後頭部等の頭部全体の脱毛，頭髪以外の脱毛，斑状脱毛や急激な脱毛が発現した場合は，使用を中止し医師を受診するよう勧める．

29・3・3　薬　効

　章末の成分一覧表（p.330）参照．

29

毛髪用薬

29・3・4　禁　忌

● 次表に該当する人.

禁　忌[1,2]

疾患名等	対象成分	説　明
女　性	ミノキシジル含有男性向け製剤	ミノキシジル含有男性向け製品 (5 %) は女性向け製品 (1 %) よりも濃度が高く, 女性が使用した場合に副作用リスクが高まる.
妊娠・出産に伴う脱毛 避妊用ピル使用の中止による脱毛 頭皮から強く引っぱるような髪型による脱毛	ミノキシジル含有女性向け製剤	壮年性脱毛症でない可能性がある.
傷, 湿疹あるいは炎症 (発赤) 等がある頭皮, 頭皮以外の部位	ミノキシジル含有製剤, カルプロニウム塩化物含有製剤	特に角質層の破壊がある場合, 経皮吸収が増加し, 血圧低下等の全身作用が発現する可能性がある.
15 歳未満	カルプロニウム塩化物2 %含有製剤	カルプロニウム塩化物1 %含有製剤には対象年齢の規定はない.
20 歳未満	ミノキシジル含有製剤	国内での使用経験がない.
壮年期脱毛症以外の脱毛症の人		円形脱毛症, 甲状腺疾患による脱毛症 (頭頂部でなく側頭部や後頭部も含め頭部全体が脱毛することが多い) 等には効果がない.
原因のわからない脱毛症の人		壮年性脱毛症でない可能性がある.
脱毛が急激であったり, 髪が斑状に抜けている人		

†1　このほかに, その成分によってアレルギーを起こしたことがある人は禁忌である.
†2　医療用医薬品の添付文書も参考にしたので, OTC 医薬品の添付文書には記載されていない禁忌も含まれている.

29・3・5　注意すべき病態等

● 次表に該当する人.

注意すべき病態等[†]

疾患名等	対象成分	説　明
高血圧, 低血圧	ミノキシジル	本剤の血管拡張作用により, 血圧変化を生じる可能性がある.
循環器系疾患		本剤の血管拡張作用により, 反射性頻脈が誘発され, 症状を悪化させる可能性がある.
腎疾患		ミノキシジルの血中濃度が著しく上昇する可能性がある.
むくみのある人		本剤の血管拡張作用により, 水分貯留を増強させる可能性がある.

(つづく)

†　このほかに, 医薬品や食品等に対するアレルギーの有無についても注意する (§3・3参照).

29
毛髪用薬

注意すべき病態等[†] (つづき)

疾患名等	対象成分	説　明
家族, 兄弟姉妹に壮年性脱毛症の人がいない人	ミノキシジル	壮年性脱毛症は遺伝的素因が大きいと考えられる.
高齢者 (65歳以上)		§29・3・8参照.
甲状腺機能障害 (甲状腺機能低下症, 甲状腺機能亢進症)		対象疾患でない可能性がある.

† 　このほかに, 医薬品や食品等に対するアレルギーの有無についても注意する (§3・3参照).

■ 29・3・6　副 作 用 ■

● 重大な副作用

報告されていない.

● その他の副作用

関係部位	症　状	起因成分
皮　膚	頭皮の発疹・発赤, かゆみ, かぶれ, ふけ, 使用部位の熱感等	ミノキシジル
精神神経系	頭痛, 気が遠くなる, めまい	
循環器	胸の痛み, 心拍が速くなる	
代謝系	原因のわからない急激な体重増加, 手足のむくみ	
頭　皮	頭皮の発疹・発赤, かゆみ, はれ, 刺激痛, 局所発汗, 熱感	カルプロニウム塩化物
その他	全身性の発汗, それに伴う寒気, ふるえ, 吐き気	

解説　ミノキシジルがダイレクト OTC として最初に承認されたのは1999年である. このときは男性用1％製剤として承認された. 発売直後には, 動悸・胸痛の発現が報告され, 消費者へのさらなる注意喚起の指導がなされたが, 2006年の再審査結果では有効性・安全性に問題ないとされた. また, 男性用5％製剤も追加され, 2013年に再審査結果が出された. ミノキシジル5％製剤における副作用発現率 (製造販売後特別調査: 8.82％) は同1％製剤の副作用発現率 (同: 2.41％) よりも高い傾向を示したが, そのほとんどが適応部位の皮膚症状で程度は非重篤であること, また, 情報提供資料ですでに注意喚起していることから, 特段の対応は不要とされた (再審査報告書より).

■ 29・3・7　相 互 作 用 ■

● ミノキシジル含有製剤使用中は, 他の育毛剤および外用剤 (軟膏, 液剤等) の頭皮への使用は避ける.

これらを使用する場合は本剤の使用を中止する.

■ 29・3・8 高齢者における注意事項 ■

● 非重篤であるものの，高齢者では副作用が発現しやすい可能性があることに注意する.

　ミノキシジル5％製剤の製造販売後特別調査において，65歳以上の副作用発現率は14.86％（22/148例）であり，64歳以下8.52％（249/2921例）に比較して有意に高く，1％製剤でも同様の傾向が認められている.

■ 29・3・9 妊婦，授乳婦における注意事項 ■

　妊娠中の使用については，安全性が十分確認されていない. また，ミノキシジルは母乳中に移行する.

■ 29・3・10 小児における注意事項 ■

● カルプロニウム含有製剤を小児に使用させる場合には，保護者の指導監督のもとに行う.

　カルプロニウム塩化物2％含有製剤およびミノキシジル含有製剤は，小児には禁忌である（§29・3・4参照）.

■ 29・4 市販されている剤形 ■

　液剤，ヘアセットスプレー

　解説　毛髪用薬には液剤が多いが，液だれを防ぎ，正確な秤量と患部への効率的な浸透を図るためクッションノズル（頭皮にノズルを押込んで先端から少量ずつ薬液が出る）を採用した製品が多い.

■ 29・5 おもな製品名 ■

　ミノキシジル製剤: リアップ（大正製薬），リアッププラス（大正製薬），リアップリジェンヌ（大正製薬），リアップジェット（大正製薬），アロゲイン5（佐藤製薬）

　カルプロニウム塩化物製剤: カロヤンプログレEX O（第一三共ヘルスケア），NFカロヤンガッシュ（第一三共ヘルスケア），NFカロヤンアポジカΣ（第一三共ヘルスケア）　　　　　　　　　　　　　　　　　　　　　　　　（2022年2月現在）

29

毛 髪 用 薬

表 29・1 毛髪用薬の

種類	成分名（リスク分類）	薬 効	禁 忌[2]
血管拡張成分	ミノキシジル（1） ダイレクトOTC 	① 毛包に直接作用しカリウムチャネルを解放し，毛組織血流を改善する． ② 毛乳頭細胞からの細胞成長因子の産生を促進する． ③ 毛母細胞のアポトーシスを抑制することにより，毛包の成長期間を延長させ，矮小化毛包を改善する．	・女性（男性向け製剤の場合．女性専用製剤の場合は，男性の使用を避ける必要がある）． ・妊娠・出産に伴う脱毛（女性向け製剤の場合） ・避妊用ピル使用の中止による脱毛（女性向け製剤の場合） ・頭皮から強く引っぱるような髪型による脱毛（女性向け製剤の場合） ・未成年者（20 歳未満） ・壮年性脱毛症以外の脱毛症（たとえば，円形脱毛症，甲状腺疾患による脱毛等）の人，あるいは原因のわからない脱毛症の人 ・脱毛が急激であったり，髪が斑状に抜けている人 ・傷，湿疹あるいは炎症（発赤）等がある頭皮 ・頭皮以外の部位
	カルプロニウム塩化物（3） 	アセチルコリン様作用をもち，塗布部の局所血管拡張作用，血流増大作用，毛囊の活性化による発毛を促進する．	・傷，湿疹あるいは炎症（発赤）等のある頭皮 ・頭皮以外の部位 ・15 歳未満（2 ％含有製剤）

†1 2022 年 2 月現在，毛髪用薬は製造販売承認基準が定められていない．
†2 医療用医薬品の添付文書も参考にしたので，OTC 医薬品の添付文書には記載されていない
†3 このほかに，その成分によってアレルギーを起こしたことのある人は禁忌である．
†4 このほかに，医薬品や食品等に対するアレルギーの有無について注意する（§3・3 参照）．
†5 高齢者については§29・3・8，妊婦・授乳婦については§29・3・9，小児については§29

代表的な成分一覧表[†1]

おもな副作用 （重大な副作用はない）	相互作用	注意事項[†4,5]
・皮膚（頭皮の発疹・発赤，かゆみ，かぶれ，ふけ，使用部位の熱感等．発疹・発赤は頭皮以外に現れることがある） ・精神神経系（頭痛，気が遠くなる，めまい） ・循環器（胸の痛み，心拍が速くなる） ・代謝系（原因のわからない急激な体重増加，手足のむくみ）	他の育毛剤および外用剤（軟膏，液剤等）の頭皮への使用	・ 高齢者 ・循環器系疾患 ・高血圧，低血圧 ・腎疾患 ・むくみのある人 ・家族，兄弟姉妹に壮年性脱毛症の人がいない人 ・甲状腺機能障害
・頭皮（発疹・発赤，かゆみ，はれ，刺激痛，局所発汗，熱感） ・その他（全身性の発汗，それに伴う寒気，ふるえ，吐き気）	・特記事項なし	・特記事項なし

禁忌も含まれている．

・10 参照．

30 ビタミン主薬製剤・ビタミン含有保健薬
Vitamines

■ 30・1　開発の意図と効能

　ビタミンはタンパク質，脂質，炭水化物（糖質），ミネラル等の栄養素の働きを助け，生理機能を正常に維持するためには欠かすことのできない栄養素である．ビタミンが極度に不足してくると，ビタミン欠乏症とよばれるさまざまな症状が発現し，健康を維持することが困難になる．ビタミンが欠乏するおもな原因としては，① バランスのとれていない食事（偏食を含む），② ビタミン添加がないインスタント食品や糖質の過剰摂取，③ 過度のダイエット，④ 土壌の質の変化による野菜の栄養価減少，⑤ アルコール依存症等の疾患があげられる．

　ビタミン主薬製剤は，滋養強壮保健薬として分類される薬剤のうち，1 種類以上のビタミンを"主薬"として含有する製剤をさす．一方，ビタミン含有保健薬は，滋養強壮保健薬として分類される薬剤のうち，ビタミン類を含有するもののビタミン主薬製剤に分類されない製剤をさす．

　ほとんどのビタミンは体内で合成できないため，食物からの摂取が必要である．バランスのとれた食事をとることが第一ではあるが，① 大きな手術の後，② 発熱等消耗性の病気，③ 末梢神経障害や骨粗鬆症，④ 妊娠中や授乳中等の状況では，ビタミン主薬製剤等による補給も必要となる．また，日本人に不足しやすいビタミンとしては，ビタミン A, D, B_1, B_2, C およびナイアシンがあげられている．ただし，ビタミン A や D といった脂溶性ビタミン類は過剰摂取による副作用が現れることがあるため，注意が必要である．

　ビタミン含有保健薬は栄養素の補給，滋養強壮，虚弱体質の改善等を目的としたものであり，ビタミン，ミネラル，アミノ酸，生薬，臓器製剤等が複合的に配合されている．いわゆる錠剤や顆粒剤，カプセル剤，ドリンク剤等の剤形がある．

■ 30・2　販売時の対応

■ 30・2・1　あらかじめ知っておかなくてはならないこと（ビタミンの生体内での働き：欠乏症・過剰症については§30・3・1参照）

a. 水溶性ビタミン

　生体内では特にエネルギー代謝や核酸合成に必要な酵素の補酵素として働き，欠乏するとエネルギーを必要とする細胞や組織に影響を及ぼす．水溶性のため体内には蓄積されず，一定量を超えると腎臓から排泄される．したがって，過剰症はあまり問題とならない．

　以下，"推定平均必要量・推奨量"は，日本人（成人）の 1 日推定平均必要量・推奨量を示す．

参考: 日本人（成人）の 1 日推定平均必要量・推奨量は，厚生労働省，"'日本人の食事摂取基準（2020 年版）'策定検討会報告書"（2019）より．

① **ビタミン B₁(チアミン)**　推定平均必要量・推奨量: 0.35 mg/1000 kcal

生体内ではチアミンピロリン酸（TPP）に変換されて，ピルビン酸デヒドロゲナーゼ，2-オキソグルタル酸デヒドロゲナーゼ，トランスケトラーゼ等のエネルギー代謝に関与する酵素の補酵素として働く．欠乏症は，低栄養の人，慢性アルコール中毒者，妊娠による悪阻，透析患者，AIDS 患者等に認められる．

② **ビタミン B₂(リボフラビン)**　推定平均必要量・推奨量: 0.50 mg/1000 kcal

さまざまな酸化還元酵素（グルタチオンレダクターゼ，グルコースオキシダーゼ，電子伝達系フラビンタンパク質等）の補酵素として働き，エネルギー代謝や細胞内呼吸に関与する．酵素と強く結合するので欠乏症は起こりにくい．欠乏症は，慢性アルコール中毒患者，妊産婦，テトラサイクリン系抗生物質（ミノサイクリン塩酸塩）やフェノチアジン系抗精神病薬の服用時等に生じやすい．

③ **ビタミン B₆(ピリドキシン，ピリドキサール，ピリドキサミン)**　推定平均必要量・推奨量: 0.019 mg/g タンパク質

リン酸が結合したものが活性型であり，アミノ酸代謝に関与する酵素（アミノトランスフェラーゼ，アミノ酸デカルボキシラーゼ），セロトニン，カテコールアミンなどの合成やヘムの生合成に関与する酵素，糖代謝や脂質代謝に関与する酵素の補酵素として働く．腸内細菌によっても合成されるため，通常の食事をしていれば欠乏症を生じることはない．抗生物質服用時や抗結核薬のイソニアジド（医療用医薬品）服用時に欠乏症が生じて，神経炎や皮膚炎が出現することがある〔イソニアジド服用時にビタミン B₆ のピリドキシン塩酸塩を内服することがある〕．

④ **ビタミン B₁₂(シアノコバラミン)**　推定平均必要量・推奨量: 2.4 µg

吸収された後はビタミン B₁₂ 結合タンパク質のトランスコバラミンと結合して肝臓に運ばれ，酵素反応によってデオキシコバラミン，メチルコバラミンとして補酵素型となる．これらの補酵素型ビタミン B₁₂ は 5-メチルテトラヒドロ葉酸をテトラヒドロ葉酸（活性型葉酸）に変換する経路に関与するため，DNA や RNA の合成に重要な働きをする．また，ビタミン B₁₂ は胃底部にある壁細胞から分泌される内因子と結合し，回腸から吸収される．したがって，胃底部を含む胃の切除手術後や抗胃壁抗体や抗内因子抗体が産生される自己免疫疾患（悪性貧血）では，ビタミン B₁₂ の吸収障害によって数年（3〜6 年）後に，欠乏症が出現する．欠乏症を改善するためには，ヒドロキシコバラミン酢酸塩やシアノコバラミン等の非経口投与（静注あるいは筋注，皮下注）が必要になる．

⑤ **ビタミン C(アスコルビン酸)**　推定平均必要量・推奨量: 100 mg

アスコルビン酸は補酵素というより還元作用（抗酸化作用）により，コラーゲンの合成過程で必要なコラーゲン前駆体中のプロリンやリシンのヒドロキシ化に関与し，結合組織の維持や創傷治癒に重要な働きをする．また，食物中のビタミン C は小腸で吸収されるが，不足すると結合組織の脆弱化や骨の発育不全，創傷治癒の遅延（壊血病）が出現する．一方，食物中のビタミン C は，胃で 3 価の鉄（Fe^{3+}）を 2 価の鉄 Fe^{2+}）に還元することで，腸で吸収されやすくする．このため，鉄欠乏性貧血の患者が鉄剤の内服時に，吸収を高めるために，ビタミン C 製剤を併用することがある．

⑥ **葉 酸**　推定平均必要量・推奨量: 200 µg（妊婦 240 µg，授乳婦 340 µg）

葉酸はその還元体（テトラヒドロ葉酸，5-メチルヒドロ葉酸等）が補酵素として機

能する．DNA や RNA の合成に必要なプリンヌクレオチドやデオキシピリミジンヌクレオチドの合成に関与し，またグリシンやセリン等のアミノ酸代謝にも関与する．欠乏症は，慢性アルコール中毒者，妊産婦，抗てんかん薬（フェノバルビタール，プリミドン．いずれも医療用医薬品）・経口避妊薬の内服者，肝硬変患者等に出現する．欠乏時は活性型葉酸の経口投与を行う．また，抗腫瘍薬のメトトレキサート（医療用医薬品）は活性型葉酸の産生を抑えて DNA 合成障害によって抗腫瘍作用を示す代謝拮抗薬のため，投与後は活性型葉酸の救援療法が必要となる．関節リウマチでも，免疫抑制作薬として用いられるメトトレキサート投与時に，活性型葉酸の救援療法が行われる．

⑦ **ナイアシン（ニコチン酸，ニコチン酸アミド）**　推定平均必要量・推奨量：4.8 mg/1000 kcal

生体内ではトリプトファンから合成されるため，厳密にはビタミンではない．乳酸デヒドロゲナーゼやリンゴ酸デヒドロゲナーゼの補酵素となり，諸種の酸化還元反応に関与する．

⑧ **ビオチン**　推定平均必要量・推奨量：50 μg

ビオチンはピルビン酸カルボキシラーゼの補酵素で，欠乏すると乳酸アシドーシスが出現し，さらに皮膚炎（乾燥した），萎縮性舌炎，食欲不振，嘔気，抑うつ感などが出現する．レバー以外の食品には存在しないため，過剰摂取による健康障害は報告されていない．

⑨ **パントテン酸**　推定平均必要量・推奨量：男性 7 mg，女性 6 mg

パントテン酸は，補酵素型のコエンザイム A（CoA），アシル CoA として存在する．また，ホスホパンテテインのように，酵素タンパク質と結合した状態でも存在しており，糖や脂肪酸の代謝に関わっている．広く食品中に存在するため，"どこにでもある酸（ギリシャ語）"といわれ，ヒトでの欠乏症はまれである．

b.　脂溶性ビタミン

① **ビタミン A**　推定平均必要量・推奨量：男性 600〜650 μg，女性 450〜500 μg

ビタミン A_1 系（レチノール，レチナール，レチノイン酸）とビタミン A_2 系（ビタミン A_1 系のデヒドロ化合物）に分けられる．食物中の β–カロチン等のカロチノイドから酵素反応によって変換される．視覚，生殖，成長等，生体の重要な機能に関与する．視覚では網膜の神経インパルスの発生に関与し，卵子や精子の形成，骨の成長にも関与する．また，all-*trans* レチノイン酸（ATRA，トレチノイン）は細胞に対する分化誘導効果があり，急性前骨髄球性白血病の標準治療薬に用いられている．

② **ビタミン E（トコフェロール）**　推定平均必要量・推奨量：男性 6.5 mg，女性 6.0 mg

α–トコフェロールが最も活性が高く，抗酸化作用（細胞膜リン脂質中の不飽和脂肪酸の酸化防止に働く）をもつ．トコフェロール酢酸エステルは，末梢循環障害，過酸化脂質の増加防止，皮膚疾患（進行性指掌角皮症，尋常性魚鱗癬）の治療に用いられている．

③ **ビタミン D**　推定平均必要量・推奨量：8.5 μg（乳幼児 5 μg，妊婦 8.5 μg）

食物中の 7-デヒドロコレステロールが摂取されると，皮膚で紫外線によってコ

カルシフェロール（ビタミンン D_3）になり，肝臓でこの 25 位がヒドロキシ化（OH化）され，腎臓でさらに 1α 位がヒドロキシ化されて $1\alpha,25$-ジヒドロキシコレカルシフェロール（カルシトリオール，活性ビタミン D_3）となる．さらに腎臓で 24 位がヒドロキシ化されると，不活体となる．また，活性ビタミン D_3 は，腸管からのカルシウム吸収，骨吸収と骨形成に作用して生体内のカルシウムバランスに関与する．小児期に欠乏すると，カルシウムとリンの吸収が妨げられ，骨塩の減少が起こり，骨の発育障害，低カルシウム血症によるテタニー，不機嫌，食欲不振等，くる病が出現する．

④ **ビタミン K**　　推定平均必要量・推奨量: 150 μg

通常の食事をしていれば，ビタミン K の欠乏症は生じない．市販のビタミン製剤には含まれていない．

■ 30・2・2　販売時の対応フローチャート ■

まず，購入希望者に，使用の適応があるかどうか判断して販売する必要がある（図30・1）．以下の a の ①～⑤，b の ①～④ を考えて，安易な販売は避けることが重要である．

a. 水溶性ビタミン

① 通常の食生活をしていれば，特定の患者（慢性アルコール中毒者，透析患者，妊産婦，抗生剤・抗てんかん薬の内服患者等）でない限り，不足することはない．ただし，ビタミン B_1, B_2 はエネルギー量から必要量を考慮する．ナイアシンは必須アミノ酸のトリプトファンから生合成される．

② 水溶性ビタミンは多量に取ると腎臓から排泄されるため，過剰症は問題にはならない（例外は p.337，表参照）．

③ タンパク質の摂取量が多い者，エネルギー摂取不良の者では，タンパク質・アミノ酸の異化が亢進しているので，ビタミン B_6 の必要量が増える．その他，イソニアジド服用時に，ビタミン B_6 欠乏による神経炎や皮膚炎が出現することがあるので，ビタミン B_6 を内服していることがある（§30・2・1a の ③ 参照）．

④ ビタミン B_{12} は胃から分泌される内因子によって吸収量が調節されるので，サプリメントにより過剰摂取しても健康障害はない．胃底部を含む胃の切除手術後，抗胃壁抗体や抗内因子抗体が産生される自己免疫疾患（悪性貧血）で出現するビタミン B_{12} 欠乏に対しては，非経口投与（静注あるいは筋注，皮下注）が必要になる．

⑤ ビタミン C は鉄剤服用時に，鉄の吸収をよくするために内服されることがある．

b. 脂溶性ビタミン

① 過剰症が生じることがあるため，過剰摂取による症候を知っておく必要がある（p.336，表参照）．

② ビタミン A 欠乏症は確認されていないが，サプリメントや大量のレバーの摂取による健康障害が報告されている．ビタミン A は卵子の形成に関与するため，妊婦への投与に際しては催奇形性について考慮する．

③ ビタミン D はステロイド骨格をもち，カルシウムやリンの代謝に関与する．生体内で活性ビタミン D_3 になる．

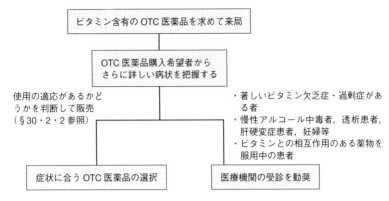

図30・1 ビタミン主薬製剤・ビタミン含有保健薬販売時の対応フローチャート

④ 通常の食事をしていれば，ビタミンEの欠乏症は生じない．脂肪の吸収障害がある場合，ビタミンEの吸収障害が出現することがある．

30・2・3 受診を勧める目安

① 水様性ビタミンの欠乏症が著しく出現している人，脂溶性ビタミンの過剰症が出現している人．なお，水溶性ビタミンの過剰症はほぼ生じない．

② 慢性アルコール中毒者，妊産婦，透析患者，肝硬変患者，ビタミンと相互作用を示す薬物を服用中の患者

30・2・4 対応フローチャート以外の注意事項

① ビタミンC含有製剤を内服していると，尿検査で尿糖が偽陰性となることがあるので，服用は検査前日に中止する．

② 薬剤師等は災害時の避難所等における食事提供に際して，サプリメントやビタミン含有製剤によるビタミン摂取に関する計画・評価を立てることが必要な場合がある．

30・3 ビタミン主薬製剤・ビタミン含有保健薬の選び方・使い方

30・3・1 ビタミンの欠乏症と過剰症

ビタミン欠乏症と過剰症のおもな症状

種　類		症　状	
		欠乏症	過剰症
脂溶性ビタミン（つづき）	ビタミンA	夜盲症（とり目），角膜（眼球）乾燥症，暗順応低下，感染性細菌への反応性の低下，皮膚の乾燥・角化	頭痛，顔面紅潮，皮膚の乾燥，皮膚がむける，筋肉痛，食欲不振，倦怠感

（つづく）

ビタミン欠乏症と過剰症のおもな症状 (つづき)

種類		欠乏症	過剰症
脂溶性ビタミン (つづき)	ビタミン D	くる病，骨軟化症，骨粗鬆症	骨がもろくなる，食欲不振，吐き気，頭痛，皮膚のかゆみ
	ビタミン E	溶血性貧血，しみ，ひび・あかぎれ・しもやけ，肩こり・肩すじのこり，手足のしびれ，のぼせ，月経不順	血液凝固障害
	ビタミン K	血液凝固時間の延長，新生児・乳児の出血性炎症	溶血性貧血
水溶性ビタミン	ビタミン B$_6$	末梢神経炎，口内炎，口角炎，口唇炎，舌炎，脂漏性皮膚炎，湿疹，かぶれ，ただれ，にきび，肌荒れ，貧血，痙攣，成長遅延	末梢血管障害，知覚神経障害
	葉酸	大赤血球性貧血，胎児神経障害，高ホモシステイン血症	貧血の顕在化
	ナイアシン	皮膚の炎症，ペラグラ（皮膚病），食欲不振・下痢等の消化器症状	血管拡張
	ビタミン B$_1$	脚気，多発性神経炎，筋肉痛，関節炎（腰痛・肩こり・五十肩），便秘，眼精疲労，浮腫，心肥大，ウェルニッケ脳症	特に認められない．
	ビタミン B$_2$	口内炎，口角炎，口唇炎，舌炎，脂漏性皮膚炎，湿疹，かぶれ，ただれ，にきび，肌荒れ	
	ビタミン B$_{12}$	悪性貧血，神経症，関節炎（腰痛，肩こり）	
	ビタミン C	壊血病，皮下出血，骨形成不全，貧血，成長不良，歯肉色素沈着症，しみ・そばかす	
	パントテン酸カルシウム	疲労，睡眠障害，めまい，悪心，動悸，頭痛，手足の麻痺・痙攣	
	ビオチン	脂漏性皮膚炎，湿疹，かぶれ，ただれ，にきび，肌あれ，脱毛	

■ 30・3・2　用法・用量 ■

● 定められた用量を定められた用法で服用する．原則として 1 日 3 回を限度とする範囲で服用する．
● 生後 3 カ月未満の者を対象とする用法は認められていない．
● 改善の目安は 1 カ月程度である．
症状が改善されない場合は医療機関を受診するよう勧める．

■ 30・3・3　薬　効 ■

章末の成分一覧表（p.342）を参照．

■ 30・3・4　注意すべき病態等 ■

妊娠 3 カ月以内の妊婦，妊娠していると思われる人または妊娠を希望する人は，服用前に医師または薬剤師に相談する（ビタミン A 主薬製剤）．

■ 30・3・5　副 作 用 ■

● 重大な副作用

　ナボリンＳおよび類似薬において "ショック（アナフィラキシー）" の注意喚起がなされている.

> **解説**　この注意喚起は 2003 年 8 月（発売開始）から 2006 年 1 月までの間に因果関係が否定できないアナフィラキシー様症状の報告（5 例，死亡例なし）がみられたことに伴うものである（2006 年 5 月に添付文書に記載）. 報告例ではいずれも複数薬剤を服用しており，被疑薬・被疑成分ともに明らかではない.

● その他の副作用

	症　状	対象製剤		症　状	対象製剤
皮膚	発疹・発赤，かゆみ	ビタミン A 主薬製剤 ビタミン E 主薬製剤 ビタミン B₁ 主薬製剤 ビタミン AD 主薬製剤 ビタミン EC 主薬製剤 ビタミン B₁B₆B₁₂ 主薬製剤	消化器	腹部膨満感	ビタミン B₂ 主薬製剤 ビタミン B₆ 主薬製剤 ビタミン B₂B₆ 主薬製剤 ビタミン B₁B₆B₁₂ 主薬製剤
				食欲不振	ビタミン B₂ 主薬製剤 ビタミン B₆ 主薬製剤 ビタミン B₂B₆ 主薬製剤 ビタミン B₁B₆B₁₂ 主薬製剤
消化器	悪心・嘔吐	ビタミン A 主薬製剤 ビタミン D 主薬製剤 ビタミン B₁ 主薬製剤 ビタミン B₂ 主薬製剤 ビタミン B₆ 主薬製剤 ビタミン C 主薬製剤 ビタミン AD 主薬製剤 ビタミン B₂B₆ 主薬製剤 ビタミン EC 主薬製剤 ビタミン B₁B₆B₁₂ 主薬製剤		口内炎	ビタミン B₁ 主薬製剤 ビタミン B₁B₆B₁₂ 主薬製剤
				下痢（軟便）	ビタミン D 主薬製剤 ビタミン E 主薬製剤 ビタミン B₁ 主薬製剤 ビタミン B₂ 主薬製剤 ビタミン C 主薬製剤 ビタミン B₂B₆ 主薬製剤 ビタミン EC 主薬製剤 ビタミン B₁B₆B₁₂ 主薬製剤
	胃部不快感	ビタミン E 主薬製剤 ビタミン B₂ 主薬製剤 ビタミン B₆ 主薬製剤 ビタミン B₂B₆ 主薬製剤 ビタミン EC 主薬製剤		便　秘	ビタミン E 主薬製剤 ビタミン EC 主薬製剤

■ 30・3・6　相 互 作 用 ■

　特記事項なし.

■ 30・3・7　高齢者における注意事項 ■

　添付文書には特に記載されていない.

■ 30・3・8　妊婦，授乳婦における注意事項 ■

● ビタミン A の摂取過剰に注意する.

　海外で妊娠 3 カ月前から妊娠 3 カ月までの間にビタミン A を 1 日 10,000 国際単位（IU）以上摂取した妊婦から生まれた児に，先天異常の割合が情報したとの報告がある（§30・3・4 参照）.

■ **30・3・9　小児における注意事項** ■

● 同じ成分であっても，製品によって服用可能な年齢は異なる場合がある.

　下表に示す製品以外でも，小児における服用を制限している場合があるので，必ず個々の製品の用法・用量を確認すること.

製品ごとの服用可能年齢

主薬成分		製品名	用法・用量における服用可能年齢
脂溶性ビタミン	ビタミンA	メガネ肝油球	5歳以上
		八ッ目鰻キモの油	3歳以上
	ビタミンD	カタセ錠D_3	5歳以上
	ビタミンA・D	チョコラAD	15歳以上
		ポリグロン	7歳以上
		レオポンAdα	5歳以上
		カワイ肝油ドロップM400	1歳以上
	ビタミンE	ユベラックス	15歳以上
水溶性ビタミン	ビタミンB_1	キューピーコーワiプラス	15歳以上
		アスパラメガ	11歳以上
		アリナミンA	7歳以上
	ビタミンB_2	フジミンBB，チョコラBB	15歳以上
		ハイチオールBクリア	11歳以上
		チョコラBBこどもシロップ	3カ月以上
	ビタミンB_6	ハダビタンDX	7歳以上
	ビタミンB_1・B_6・B_{12}	アリナミンEXゴールド，ユンケル1・6・12EX，アインゴールドEX	15歳以上
		ノイビタZE	7歳以上
		エスファイトゴールド	5歳以上
	ビタミンC	システィナC	7歳以上

■ **30・4　市販されている剤形** ■

錠剤，顆粒剤，カプセル剤，ドリンク剤（内服液）

■ **30・5　おもな製品名** ■

ビタミンA主薬製剤: 八ッ目鰻キモの油（八ッ目製薬）

ビタミンE主薬製剤: ユベラックス（エーザイ），ユンケルB12（佐藤製薬），新ハゼリーエースE（ゼリア新薬工業）

ビタミンB_1主薬製剤: アスパラメガ（田辺三菱製薬），アリナミンA（アリナミン薬），キューピーコーワiプラス（興和）

ビタミンB_2主薬製剤: チョコラBBピュア（エーザイ），チョコラBBこどもシロップ（エーザイ）

30

ビタミン類

ビタミン C 主薬製剤：システィナ C（第一三共ヘルスケア），シナール EX pro チュアブル（シオノギヘルスケア）

解説　この他に，ビタミン A・C 主薬製剤，ビタミン A・D 主薬製剤，ビタミン B_1・B_6・

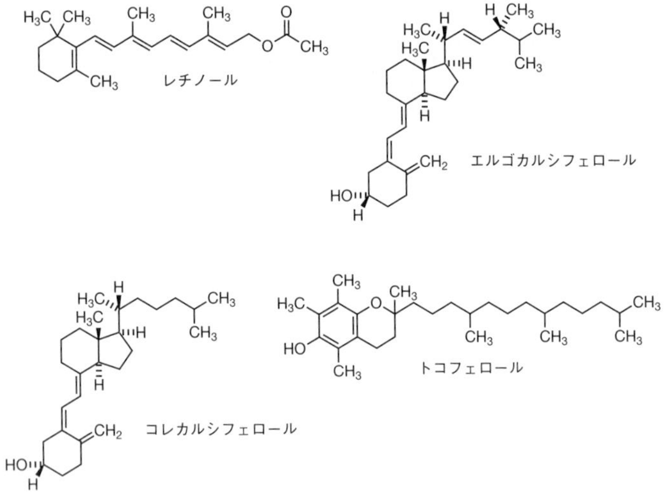

図 30・2　脂溶性ビタミン

B_{12} 主薬製剤, ビタミン B_2・B_6 主薬製剤等, 多数の製品がある.

(2022 年 2 月現在)

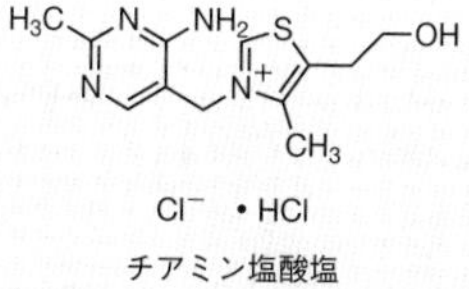

チアミン塩酸塩

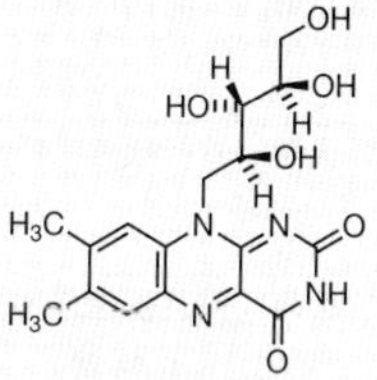

リボフラビン

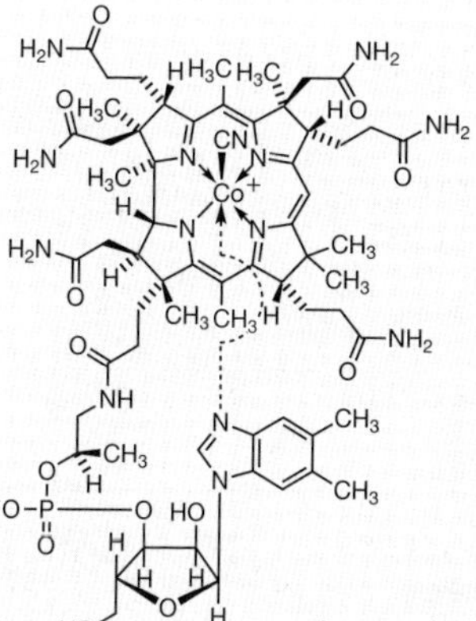

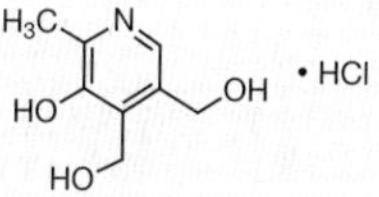

ピリドキシン塩酸塩

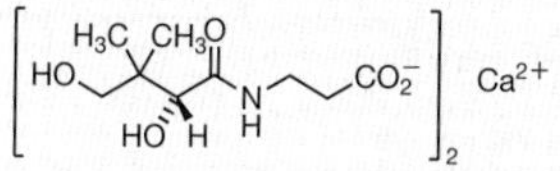

シアノコバラミン

パントテン酸カルシウム

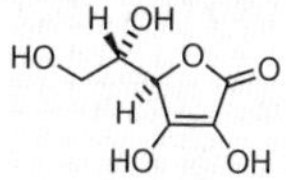

アスコルビン酸

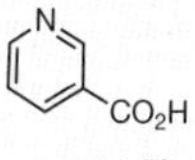

ニコチン酸

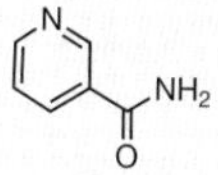

ニコチン酸アミド

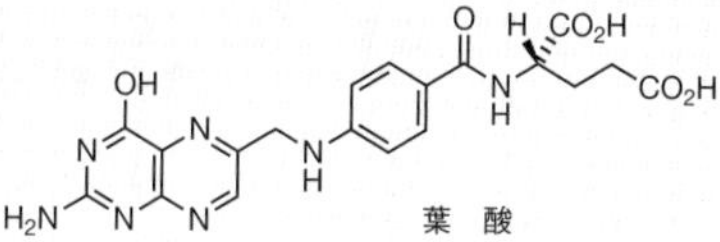

葉　酸

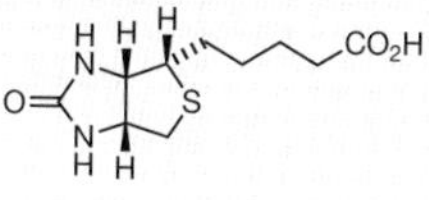

ビオチン

図 30・3　水溶性ビタミン

表 30・1　ビタミン主薬製剤・

種類	成分名（リスク分類） ［　］内は別名 最大：1日最大量（15歳以上）[3]	薬　効
脂溶性ビタミン	ビタミン A (2)[4] ［ビタミンA油, レチノール, レチナール, レチノイン酸］ 最大：4000 I.U.	視覚の維持, 上皮細胞の正常化, 感染予防
	ビタミン D (2)[4] ［D_2: エルゴカルシフェロール, D_3: コレカルシフェロール］ 最大：400 I.U.	カルシウム・リンの吸収促進
	ビタミン E (3) ［トコフェロール］ 最大：300 mg	血行促進作用, ホルモン分泌調整作用, 抗酸化作用
水溶性ビタミン	ビタミン B_1 (3) ［チアミン］ 最大：30 mg	糖質代謝, 神経機能維持
	ビタミン B_2 (3) ［リボフラビン］ 最大：30 mg	糖質代謝, 成長促進作用
	ビタミン B_6 (3) ［ピリドキシン塩酸塩］ 最大：100 mg	タンパク質の代謝, 発育促進作用
	ビタミン B_{12} (3) ［シアノコバラミン］ 最大：1500 µg	タンパク質・脂質の代謝, 神経機能維持, 赤血球の生成
	ビタミン C (3) ［アスコルビン酸］ 最大：2000 mg	コラーゲン合成, 抗酸化作用, 抗炎症作用, 鉄分の吸収促進
	葉　酸 (3) —	タンパク質の代謝・造血, DNAの合成促進
	パントテン酸カルシウム (3) 最大：30 mg	栄養素の代謝, 各種ホルモンの合成, 毛髪・皮膚の正常化
	ナイアシン (3) ［ニコチン酸, ニコチン酸アミド］ 最大：60 mg	糖質・脂質の代謝, アルコールの代謝, 皮膚・粘膜の発育促進
	ビオチン (3) 最大：500 µg	脂肪酸・アミノ酸の代謝, 皮膚の正常化

†1　禁忌および相互作用については特記事項なし.
†2　本章での成分名（太字）は, 製造販売承認基準に掲載されている名称ではなく, 原則的に
†3　製造販売承認基準〔令和元年（2019年）5月30日付薬生発0530第4号〕に示された1日
†4　ビタミンA油, レチノール酢酸エステル, レチノールパルミチン酸エステルとしての規

ビタミン含有保健薬の一覧表[†1]

おもな副作用 （重大な副作用はない）	注意事項
・皮膚（発疹・発赤，かゆみ） ・消化器（悪心・嘔吐）	［ビタミン A］ ・妊娠 3 カ月以内の妊婦，妊娠していると思われる人または妊娠を希望する人は，服用前に医師，薬剤師等に相談する．
・消化器（悪心・嘔吐，下痢）	
・皮膚（発疹・発赤，かゆみ） ・消化器（胃部不快感，下痢，便秘）	
・皮膚（発疹・発赤，かゆみ） ・消化器（悪心・嘔吐，下痢） ・その他（口内炎）	・特記事項なし
・消化器（悪心・嘔吐，胃部不快感，腹部膨満感，食欲不振，下痢）	
・皮膚（発疹・発赤，かゆみ） ・消化器（悪心・嘔吐，胃部不快感，腹部膨満感，食欲不振）	
・皮膚（発疹・発赤，かゆみ）	
・消化器（悪心・嘔吐，下痢）	
・特記事項なし	

〔ビ〕タミン○” のように表記した．化学構造式は図 30・2，図 30・3 参照．
〔最〕大分量を示す．15 歳未満は別途係数が定められている．
（レチナール，レチノイン酸としては定められていない）．

31 禁 煙 補 助 薬
Stop Smoking Aids

31・1 開発の意図と効能

　タバコ（紙巻）の煙には4000種類以上の化学物質が存在し，そのうち200種類以上は有害物質といわれている．フィルター付タバコの煙にはダイオキシンが含まれていることも見逃せない．少子高齢化に伴い医療費増大は避けることのできない現在，医療関係者は健康増進のため予防医療の推進をいっそう図らなければならない．予防のできる疾病発症原因の最大因子は喫煙であり，薬局業務の中で禁煙支援は重要な薬剤師業務としてとらえる必要がある．

　喫煙の満足感を生じさせる生理的変化はニコチンによってもたらされる．ニコチンは身体的依存と心理的依存を生じさせる．ニコチンは初期に興奮が現れるが，摂取量が増えると鎮静作用が現れる．ニコチンが体内から消失すると，この快感（興奮→鎮静）への欲求が起こり，タバコへの渇望が禁煙を困難にさせる．また，日々の生活習慣の中にこの快感（リラックス）が取込まれて，必要不可欠な生活習慣となり，さらに禁煙を困難にさせる．

　そのため，禁煙する際に障害となるイライラや不安等の禁断症状を緩和するために，タバコ以外の方法でニコチンを摂取できる禁煙補助薬としてニコチンガム（咀嚼剤），ニコチンパッチ（貼付剤）が使用されており，OTC医薬品として薬局で取扱われている．ニコチン投与は種々の疾患に影響を及ぼすことがあるため，禁忌等を熟知して対応しなければならない．

31・2 販売時の対応

31・2・1 あらかじめ知っておかなくてはならないこと

a. タバコの歴史と喫煙の現状

　タバコの起源はマヤ文明などで儀式に使用されていたことに始まる．その後，ヨーロッパに持込まれ，さらに日本に普及したのは江戸時代で，庶民の間に喫煙習慣として広まって，明治時代後期には専売化された．全国喫煙者率調査〔日本たばこ産業株式会社（JT）〕では，1966年に成人男性の平均喫煙率が83.7%とピークになったが，2018年には27.8%にまで減少している（成人女性は2018年8.7%で，1966年の18.0%より漸減している）．しかし，30歳代から50歳代はまだ35%前後を推移している．きざみタバコ，紙巻タバコ，新型タバコ（非加熱・加熱式タバコ・電子タバコ）への変遷はあるものの，**主流煙**（喫煙者自身が吸う煙）に含まれる有害物質による喫煙者自身の健康被害，**副流煙**（タバコから立ち上る煙）＋**呼出煙**（喫煙者が吐き出す煙）による**受動喫煙**による被害，ニコチン依存症等，タバコ喫煙による人への健康被害は避けては通れない．

b. タバコによる健康被害

　タバコの主流煙には，有害物質として，ニコチン，タール，ナフチルアミン，ベンゾピレン，一酸化炭素，ニトロソアミン，窒素酸化物（NO_x），アンモニア，ホルムアルデヒド，カドミウム等が含まれる．これらの有害物質によって，悪性腫瘍（食道がん，胃がん，膵臓がん，肺がん，膀胱がん，乳がん等），慢性閉塞性肺疾患（COPD），脳血管疾患，虚血性心疾患等との因果関係が証明されている．また，気管支喘息や肺線維症等の呼吸器疾患をもつ者は喫煙によって疾患の悪化や進行をまねく．

　喫煙者と非喫煙者間の 10 年間の死亡率を比較すると，喫煙者の死亡率は非喫煙者と比べて，男性で 1.6 倍，女性で 1.9 倍高い〔津金ら，*Japanese Journal of Cancer Research*, 93, 6-14 (2002)〕．また半数の人が生存している年齢では，10 年間の差があるとの報告もある〔R. Doll *et al.*, *Br. Med J.*, 328, 1519-28 (2004)〕．

　一方，副流煙＋呼出煙には主流煙よりも有害物質が多く含まれており，ニコチンで 2.8 倍，タールで 3.4 倍，ナフチルアミンで 39.0 倍，ベンゾピレンで 3.4 倍，一酸化炭素で 4.7 倍，ニトロソアミンで 52.0 倍，窒素酸化物（NO_x）で 3.6 倍，アンモニアで 46.0 倍，ホルムアルデヒドで 50 倍，カドミウムで 3.6 倍が含まれている．また，受動喫煙は，呼吸器系疾患（慢性気管支炎，肺気腫，気管支喘息の悪化）を 1.6〜2.1 倍，虚血性心疾患を 1.3 倍，悪性腫瘍（肺がん，副鼻腔のがん）を 2〜3 倍増加させる．さらに，乳児突然死症候群（両親が喫煙者）は 4.7 倍，妊産婦への影響として低出生体重児の増加（1.2〜1.4 倍），小児気管支喘息の悪化等もまねく．

　このように健康への影響を心配する喫煙者，喫煙場所の確保の難しさ，周囲（社会）の厳しい目等によって，新型タバコが登場した．新型タバコは前述の有害物質を抑えるために，タバコを燃焼（800 ℃以上）させて吸うのではなく，非燃焼・加熱（200〜300 ℃程度）して吸うタイプのもの〔日本では，アイコス（iQOS®），ブルーム・テック®，グロー®，パズル®等がある〕である〔現在は低温加熱（30〜40 ℃程度）式もある〕．しかし，ニコチンの液体を加熱して吸引する電子タバコは，日本では認可されていない．非燃焼・加熱式タバコも，加熱によってタバコの葉から出るエアロゾルを吸入するため，主流煙のエアロゾルには有害物質を含む（従来のタバコと比較して，ニコチン 84 ％，アクロレイン 82 ％，ホルムアルデヒド 74 ％，ベンズアルデヒド 0 ％）．また，受動喫煙についても，アセトアルデヒド，アクロレイン，ホルムアルデヒド，ニッケル，クロム等の有害物質が検出される．したがって，非燃焼・加熱式タバコも，喫煙者，周囲の非喫煙者に健康被害を与えることに違いはない．

ニコチン依存症

　タバコを吸うとニコチンが肺からだけでなく，皮膚，鼻粘膜，口腔粘膜，胃粘膜からも吸収される．吸収されると，中脳の側坐核にあるニコチン性アセチルコリン受容体に結合し，ニューロンの膜の脱分極によって，大量のドーパミンが放出される．このドーパミンの大量放出によって強い快感が得られる．また，ニコチンはドーパミン以外にも，アドレナリン（覚醒・食欲の抑制作用），アセチルコリン（覚醒・認知作業の向上作用），セロトニン（気分の調整・食欲の抑制作用）等の神経伝達物質の分泌に関わっている．ニコチンは吸収が速く，体内から消失するのも速いため，禁煙したりタバコを吸えない状態が続くと，これらの神経伝達物質の分泌が低下して，さまざ

まなニコチン離脱症状（集中力の低下，気分の落ち込み，いらつき，食欲増加等）が出現する．

■ 31・2・2 販売時の対応フローチャート ■

禁煙補助薬を販売する場合，以下①〜⑦のことが重要になる．購入希望者にこれらを確認，説明したうえで販売する（図31・1）．

① 販売にあたっては，喫煙に対する健康被害（受動喫煙を含めて）を理解しているか，禁煙に対する意欲があるか等を確認する必要がある．

② ニコチンにはカテコールアミン放出作用があるため，血管の収縮や血圧上昇が出現する．このため，高血圧症，脳血管疾患，虚血性心疾患，慢性閉塞性肺疾患（COPD）等の既往を聞いておく．

③ 妊婦・授乳婦，小児への使用は避ける．

④ 服用中の内服薬を確認する．下記を服用している場合はその作用が増強したり，減弱したりする．

・テオフィリン製剤（CYP1A2で代謝されるが，禁煙によって活性の低下が起こり，血中濃度が上昇する）

・アドレナリン作動薬（作用が増強），アドレナリン受容体遮断薬（作用が減弱）

⑤ 禁煙を行うにあたってOTC医薬品として，口腔粘膜より吸収する咀嚼剤（第二類医薬品）と経皮吸収する貼付剤（第一類医薬品）がある．いずれもニコチンを含んだ製剤である．

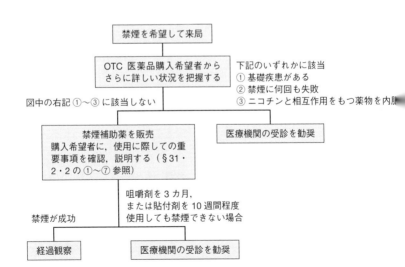

図31・1 禁煙補助薬販売時の対応フローチャート

　⑥ 咀嚼剤（ニコチンガム），貼付剤（ニコチンパッチ）とも高用量から開始して，徐々にニコチン量を減らしいく．咀嚼剤は 3 カ月，貼付剤は 10 週間程度使用して，副作用（頭痛，嘔気等）に注意しながら中止する．使用中は喫煙しない．

　⑦ 咀嚼剤（1 個に 2 mg のニコチンが含まれる）はピリッとした味を感じるまでゆっくりかみ（15 回程度），その後，歯ぐきの間に（1 分以上）置いて，30〜60 分繰返した後に紙に包んで捨てる．貼付剤は朝起きた後に，上腕，背中，腹部のいずれかに貼り，就眠前にはがす．

■ 31・2・3　受診を勧める目安 ■

　下記に該当する人には受診を勧める．
　① 明らかに上記の基礎疾患（§31・2・2② 参照）がある．
　② 禁煙に何回も失敗している（咀嚼剤や貼付剤の使用を含む）．
　③ ニコチンと相互作用をもつ薬物（§31・3・7参照）を内服している．

■ 31・2・4　対応フローチャート以外の注意事項
（医療用医薬品等について）■

　医療用医薬品の内服薬：医療用医薬品（禁煙外来で処方）として，ニコチン受容体部分作動薬のバレニクリン酒石酸塩（チャンピックス®錠 0.5 mg，1 mg）がある．喫煙をしながら開始するが，しだいにタバコがまずく感じるようになるため，徐々に喫煙回数を減らすことができる．

　ニコチン依存度の把握：ニコチン依存度を把握するのに，ファーガストロームのニコチン依存度テストや，依存度のスクリーニングテストとして TDS（tobacco dependence screener）がある．

■■ 31・3　禁煙補助薬の選び方・使い方 ■■

■ 31・3・1　効能・効果 ■

　禁煙時のイライラ・集中困難・落ち着かない等の症状の緩和

　[解説]　効能・効果は咀嚼剤と貼付剤で共通である．禁煙時の禁断症状を，ニコチンを補充することにより緩和する．いずれの剤形も OTC 医薬品として薬局で取扱われていることもあり，安易に使用されることも十分に想定される．しかしながら，これらの製品には相当量のニコチンが含まれており，それが経口的あるいは経皮的に摂取されるという事実を忘れてはならない．ニコチンの摂取は種々の疾患に影響を及ぼすことがあるため，薬剤師等は禁忌等を熟知して対応しなければならない．

■ 31・3・2　用法・用量 ■

　定められた用量を定められた用法で使用する．

　① **咀嚼剤**：タバコを吸いたいと思ったとき，1 回 1 個をゆっくりと間をおきながら，30〜60 分間かけてかむ．1 日の使用個数は，通常，4〜12 個から始めて適宜増減するが，1 日の総使用個数は 24 個を超えないこと．禁煙に慣れてきたら（1 カ月前後），週間ごとに 1 日の使用個数を 1〜2 個ずつ減らし，1 日の使用個数が 1〜2 個となった

段階で使用をやめる. なお, 使用期間は 3 カ月をめどとする.

② 貼付剤: 最初の 6 週間は 35 mg/20 cm^2(貼付剤 1 枚 20 cm^2 当たりニコチン 35 mg を含む) を 1 日 1 回, 1 枚を起床時から就寝時まで貼付し, 次 の 2 週間は 17.5 mg/10 cm^2 を 1 日 1 回, 1 枚を起床時から就寝時まで貼付する. 禁煙によるイラ イラ等の症状がなくなり, 禁煙を続ける意思が強く, 禁煙を続けられる自信がある場 合には, 6 週間の 35 mg/20 cm^2 を使用後, 7 週目以降の 17.5 mg/10 cm^2 を使用せず に, 本剤の使用を中止してもかまわない.

● 3 カ月を超えて継続する場合は, 医師, 薬剤師等に相談すること. (咀嚼剤)

● 6 カ月を超えて使用しない. (咀嚼剤)

● 連続して 8 週間を超えて使用しない. (貼付剤)

解説 長期・多量使用によりニコチン依存が本剤にひき継がれ, 本剤からの離脱が困難 になる可能性がある. 禁煙外来等, 専門的な治療を受けることを勧める.

● タバコを吸うのを完全にやめて使用する. (咀嚼剤)

● 1 週間使用しても, タバコの本数がまったく減らない場合や, 禁煙当初のイライ ラ, 不安, 集中困難等の症状が軽くならず, 禁煙が続けられないときには, 使用を中 断し, 医師または薬剤師等に相談する. (貼付剤)

● 次の検査および治療を受けるときは, 本剤をはがす.

① MRI(磁気共鳴画像法) ② ジアテルミー (高周波療法) ③ 電気的除細 (AED 等)

解説 貼付部位にやけどを生じる恐れがある.

● 辛みや刺激感を感じたらかむのをやめて, 頬の内側等に寄せて休ませること. (咀 嚼剤)

● 貼付部位は上腕部, 腹部, あるいは腰背部で毎日場所を変える. また, 刺激を感じ ることがあるので, その場合は石けん等を使用せずに, 皮膚表面を水で洗う. (貼付剤)

● 飲み込まないこと. 本剤が入れ歯等に付着し, 脱落・損傷を起こすことがあるの で, 入れ歯等の歯科的治療を受けたことのある人は, 使用に際して注意すること. (咀 嚼剤)

● **コーヒーや炭酸飲料等を飲んだ後, しばらくは本剤を使用しないこと.** (咀嚼剤)

解説 本剤の十分な効果が得られないことがある.

● 口内に使用する吸入剤やスプレー剤とは同時に使用しないこと. (咀嚼剤)

解説 口内・のどの刺激感, のどの痛み等の症状を悪化させることがある.

31・3・3 薬 効

章末の成分一覧表 (p.352) を参照.

31・3・4 禁 忌

● 次表に該当する人.

禁　忌[1,2]

疾患名等	対象成分	説　明
非喫煙者	ニコチン（咀嚼剤，貼付剤）	本剤の使用が不必要であるため．また，副作用が現れやすい．
妊婦または妊娠の可能性，授乳婦		動物で催奇形性およびヒトで乳汁中移行が報告されている．
重篤な循環器系疾患〔不安定狭心症，急性期の心筋梗塞（3 カ月以内），重篤な不整脈，経皮的冠動脈形成術直後，冠動脈バイパス術直後〕		カテコールアミン放出促進 による血管収縮，血圧上昇をきたし症状が悪化する恐れがある．
脳血管障害回復初期		脳血管の攣縮・狭窄を起こし症状が悪化する恐れがある．
うつ病		禁煙時の離脱症状により，うつ症状を悪化させることがある．
あごの関節の障害	ニコチン（咀嚼剤）	あごの関節に負荷がかかり，症状が悪化する恐れがある．

†1　このほかに，その成分によってアレルギーを起こしたことのある人は禁忌である．
†2　医療用医薬品の添付文書も参考にしたので，OTC 医薬品の添付文書には記載されていない禁忌も含まれている．

■ 31・3・5　注意すべき病態等 ■

● 次表の疾患に罹患している人．

注意すべき病態等[†]

疾患名等	対象成分	説　明
循環器系疾患（心筋梗塞，狭心症の既往，または症状の安定している狭心症）	ニコチン（咀嚼剤，貼付剤）	症状が再発または悪化する恐れがある．
循環器系疾患（高血圧，不整脈，心不全），脳血管障害，末梢血管障害，甲状腺機能亢進症，褐色細胞腫等の内分泌疾患，胃・十二指腸潰瘍，肝障害，腎障害，アトピー性皮膚炎あるいは湿疹性皮膚炎等の全身性皮膚疾患		症状が悪化する恐れがある．
インスリンを使用している糖尿病		症状が悪化する恐れがある．また，本剤の使用にかかわらず，禁煙によりインスリンの皮下吸収が増加することが知られているので，インスリンの用量調節が必要となる場合がある．
てんかん，またはその既往		痙攣をひき起こす恐れがある．
神経筋接合部疾患（重症筋無力症，イートン・ランバート症候群）またはその既往		筋力低下等の症状が悪化する恐れがある．

（つづく）

†　このほかに，医薬品や食品等に対するアレルギーの有無について注意する（§3・3参照）．

注意すべき病態等[†]（つづき）

疾患名等	対象成分	説　明
口内炎，のどの痛み，のどのはれ	**ニコチン**（咀嚼剤）	症状が悪化する恐れがある．
発　熱	**ニコチン**（貼付剤）	ニコチンの吸収量が増加し，過量摂取になる恐れがある．

[†]　このほかに，医薬品や食品等に対するアレルギーの有無について注意する（§3・3参照）．

31・3・6　副作用

● 重大な副作用

　その初期症状を把握して，症状が現れたら直ちに使用を中止し，本剤の包装あるいは添付文書を持参して急救要請する．

副作用	起因成分
アナフィラキシー様症状	**ニコチン**（咀嚼剤，貼付剤）

● その他の副作用

副作用	起因成分
精神神経系（不眠等）等，消化器（嘔気等），肝臓〔逸脱酵素（AST，ALT）上昇等〕，循環器（血圧上昇等），自律神経系（口渇等），感覚器系（霧視等），呼吸器系（咳嗽等），筋・骨格系（背部痛等），過敏症（掻痒等）	**ニコチン**（咀嚼剤，貼付剤）
口・のど（口内炎等）	**ニコチン**（咀嚼剤）
皮膚（一次刺激性の接触皮膚炎）	**ニコチン**（貼付剤）

解説　副作用はニコチンに対するアレルギー反応，ニコチンの刺激性，カテコールアミン類の分泌促進による血管収縮や心悸亢進等によりひき起こされる．

　口内・のどの副作用は，おもにニコチンの直接刺激作用によりひき起こされる．なお，ゆっくりかむことで本剤からのニコチンの溶出が遅くなり，徐々に唾液中のニコチン濃度が上昇することとなり，結果的にこれらの症状は軽くなることがある．

　しゃっくり，げっぷは軽度ではあるが発現が報告されている．しゃっくりは本剤より溶出されたニコチンが胃に流入して胃を刺激することによりひき起こされ，げっぷは本剤の咀嚼中に飲み込まれた空気が吐き出されることによりひき起こされると考えられる．いずれも本剤の使用を休止することで消失するが，症状の継続や増強がみられた場合には，横隔膜周辺の疾患，胃炎等のほかの原因である可能性があるため，医療機関の受診を勧める．

● 過量使用した場合には，次のような症状が現れることがある．

　その場合には直ちに医師，薬剤師等に相談する．

　吐き気，唾液増加，腹痛，下痢，発汗，頭痛，めまい，聴覚障害，全身脱力

解説　急性ニコチン中毒の可能性があるため，直ちに医療機関を受診するよう勧める．

31・3・7　相互作用

● 併用による有害作用が発現する可能性が高い次表の医療用医薬品との組合わせに注意する．

相互作用[†]

組合わせ		臨床症状
医療用医薬品等	OTC 医薬品 およびその成分	
カフェイン，テオフィリン，イミプラミン，プロプラノロール，ロピニロール，クロザピン，オランザピン	ニコチン（咀嚼剤，貼付剤）	これらの医薬品の代謝に CYP1A2 が関与する．禁煙すると喫煙により活性化されていた CYP1A2 の活性が低下し，これらの医療用医薬品の作用が増強する恐れがある．
ペンタゾシン，フロセミド		これらの医薬品の代謝に肝代謝酵素が関与するため，禁煙するとこれらの医療用医薬品の作用が増強する恐れがある．
アドレナリン遮断薬（タムスロシン，ナフトジピル，プロプラノロール）		ニコチンにより血中コルチゾール，カテコールミンの量が増加するため，アドレナリン遮断性の薬剤の作用を減弱させる恐れがある．
アドレナリン作動薬（エフェドリン，メチルドパ，チザニジン，ツロブテロール）		ニコチンにより血中コルチゾール，カテコールミンの量が増加するため，アドレナリン作動性の薬剤の作用を増強させる恐れがある．

[†] 医療用医薬品の添付文書も参考にしたので，OTC 医薬品の添付文書には記載されていない相互作用も含まれている．

31・3・8 高齢者における注意事項

● 高齢者は生理機能が低下していることが多いので，副作用が発現しやすい．

解説 高齢者では，心臓・血管系機能の低下，動脈硬化等による二次的な高血圧，腎・肝機能低下等の生理機能低下が考えられる．それによってニコチンの代謝，排泄機能が低下することにより作用が増強される恐れがある．また，咀嚼剤の場合，高齢者は咀嚼機能も低下していることが多く，飲み込まないように注意する等の指導も大切である．

31・3・9 妊婦，授乳婦における注意事項

● 妊婦または妊娠していると思われる人は使用してはならない．

解説 ニコチンでは，マウスにおいて，催奇形作用（四肢の骨格異常），胎児死亡増加，胎児体重減少，ラットにおいて，胎児死亡増加，胚の発育遅延，着床遅延，分娩開始遅延，出生児発育遅延，出生児の行動異常等が報告されている．

● 授乳中の人は使用しないか，使用する場合は授乳を避ける．

解説 ニコチンはヒト母乳中へ移行することが報告されている．

31・3・10 小児における注意事項

小児が誤飲または誤用した場合には，次のような症状が現れることがある．

吐き気，唾液増加，腹痛，下痢，発汗，頭痛，めまい，聴覚障害，全身脱力

解説 治療中の成人喫煙者が耐えられるニコチンの投与量であっても，幼児には重度の中毒症状を生じ，死に至る恐れがある．禁煙補助薬は使用前後とも相当な量のニコチンを含有している．未使用および使用済み禁煙補助薬はいずれも，絶対に小児の手に入ることのないように，取扱いおよび廃棄には注意するよう指導する．

● 小児が誤飲した場合，口腔内に残っていて容易に取出せるときには除去する．飲み込んでいたら直ちに医師の診察を受ける．

無理に吐かせようとしない．また吐かせようとして水あるいは牛乳等を飲ませない．

● 小児が貼付剤を誤用した場合には，速やかにはがす．

石けんを使わずに触れたところを水で洗い，直ちに医師または薬剤師等に相談する．

表 31・1　禁煙補助薬

種類	成分名（リスク分類） 医：医療用成分最大量[2][mg/cm²]	薬　効	禁　忌[3,4]
禁煙補助薬	ニコチン（咀嚼剤）(2) スイッチOTC 医— 	タバコ中に含まれるニコチンを補充し，禁煙時の離脱症状を軽減する．	・非喫煙者 ・妊婦 ・重篤な循環器系疾患〔不安定狭心症，急性期の心筋梗塞（3カ月以内），重篤な不整脈，経皮的冠動脈形成術直後，冠動脈バイパス術直後〕 ・脳血管障害回復初期 ・うつ病 〔咀嚼剤〕 あご関節の障害
	ニコチン（貼付剤）(1) スイッチOTC 医 1.75		

†1　2022年2月現在，禁煙補助薬は製造販売承認基準が定められていない．
†2　—は医療用成分最大量が示されていない．
†3　医療用医薬品の添付文書も参考にしたので，OTC医薬品の添付文書には記載されてい
†4　このほかに，ニコチンによってアレルギーを起こしたことのある人は禁忌である．
†5　このほかに，医薬品や食品等に対するアレルギーの有無について注意する（§3・3参照
†6　高齢者については§31・3・8，妊娠・授乳婦については§31・3・9，小児については§3

31・4　市販されている剤形

咀嚼剤, 貼付剤

31・5　おもな製品名

ニコチネル（グラクソ・スミスクライン・CHJ），ニコチネルパッチ（グラクソ・スミスクライン・CHJ），ニコレット（アリナミン製薬）
（2022 年 2 月現在）

の代表的な成分一覧表[†1]

おもな副作用[†3] （太字は重大な副作用）	相互作用[†3] （医療用医薬品等ごとの臨床症状は本文 p.350 の表参照）	注意事項[†5,6]
・**アナフィラキシー様症状** ・精神神経系（不眠等） ・消化器（嘔気等） ・肝臓〔逸脱酵素（AST, ALT）上昇等〕 ・循環器（血圧上昇等） ・自律神経系（口渇等） ・感覚器系（霧視等） ・呼吸器系（咳嗽等） ・筋・骨格系（背部痛等） ・過敏症（掻痒等） 〔咀嚼剤〕 ・口・のど（口内炎等） 〔貼付剤〕 ・皮膚（一次刺激性の接触皮膚炎）	・カフェイン ・テオフィリン ・イミプラミン ・プロプラノロール ・ロピニロール ・クロザピン ・オランザピン ・ペンタゾシン ・フロセミド ・アドレナリン遮断薬（タムスロシン，ナフトジピル，プロプラノロール） ・アドレナリン作動薬（エフェドリン，メチルドパ，チザニジン，ツロブテロール）	［共　通］ 授乳婦 ・使用前, 使用後とも絶対に小児の手の届かないように管理する。 ・循環器系疾患（心筋梗塞, 狭心症の既往, または症状の安定している狭心症, 高血圧, 不整脈, 心不全） ・脳血管障害 ・末梢血管障害 ・甲状腺機能亢進症 ・褐色細胞腫等の内分泌疾患 ・胃・十二指腸潰瘍 ・肝障害 ・腎障害 ・アトピー性皮膚炎あるいは湿疹性皮膚炎等の全身性皮膚疾患 ・インスリンを使用している糖尿病 ・てんかん, またはその既往 ・神経筋接合部疾患またはその既往 ・口内炎, のどの痛み, のどのはれ ・発　熱

禁忌・副作用・相互作用も含まれている.

10 参照.

32 各薬効群に分類されないOTC医薬品

32章では**スイッチOTC医薬品**（§3・4および付録E参照）のうち，下記の①かつ②であるもののうち，おもな医薬品を取扱う（表32・1）.

① 近年スイッチされたもの
② 各薬効群に入らないもの

表32・1 32章で取扱うスイッチOTC医薬品

薬品名	リスク分類
フラボキサート塩酸塩	指定第二類医薬品
イコサペント酸エチル	第一類医薬品
トリメブチンマレイン酸塩	第二類医薬品
クロトリマゾール（膣錠，クリーム剤）	第一類医薬品
オキシコナゾール硝酸塩（膣錠）	第一類医薬品
アシクロビル	第一類医薬品
精製ヒアルロン酸ナトリウム	要指導医薬品
フッ化ナトリウム	第三類医薬品

■ フラボキサート塩酸塩 ■

リスク分類: 指定第二類医薬品
化学構造式: 右記
効能・効果: 女性における頻尿（排尿の回数が多い），残尿感

用法・用量: 1回600 mg，1日3回，服用間隔は4時間以上あける.

薬理作用: 膀胱容量を増大し，尿意が起こるのを遅延させ，排尿の回数を減少させる. 膀胱の過敏状態を改善する.

禁　忌: 男性，過敏症既往歴，15歳未満の小児，妊婦または妊娠の可能性のある人，脳脊髄疾患，子宮癌または骨盤内手術を受けた人，血尿・排尿痛・膀胱痛・尿失禁のある人，日中の頻尿がなく就寝後のみ頻尿のある人，発症が急性（発症後1カ月以内の人

相互作用: 胃腸鎮痛鎮痙薬，ロートエキス含有胃腸薬，鎮暈薬，鼻炎用内服薬，かぜ薬

おもな副作用: ショック（アナフィラキシー），**肝機能障害**，皮膚（発疹，発赤，かゆみ），消化器（胃部不快感，食欲不振，吐き気・嘔吐，胃痛，腹痛，胸やけ），精

神経系（頭痛，めまい，頭部のふらふら感，しびれ感，不眠），泌尿器（排尿困難，尿閉），その他（下腹部膨満感，ほてり，異常なまぶしさ，疲れ目，動悸，胸部不快感，咽頭部違和感，かれ声），口の渇き，下痢，便秘，眠気

　その他の注意事項：1 週間服用しても症状が改善しない場合は医療機関の受診を勧奨，服用後の乗り物等の運転操作は禁止，服用前後の飲酒は禁止，長期連用（1 カ月以上の服用時は医師，薬剤師，登録販売者に相談）

　おもな製品名：レディガードコーワ（興和），ユリガード L（薬王製薬）

■ イコサペント酸エチル ■

　リスク分類：第一類医薬品
　化学構造式：右記
$$H_3C \cdots \cdots O\text{-}CH_3$$
　効能・効果：健康診断等で指摘された，境界領域の中性脂肪値（150 mg/dL 以上 300 mg/dL 未満）の改善
　用法・用量：1 回 600 mg，1 日 3 回食直後．
　薬理作用：中性脂肪の腸管からの吸収の抑制，肝臓での中性脂肪の合成の抑制，血中の中性脂肪の代謝の促進等により血中中性脂肪値を低下させる．
　禁　忌：20 歳未満，出血している人（血友病，毛細血管脆弱症，消化管潰瘍，尿路出血，喀血，硝子体出血），出血しやすい人，手術の予定がある人，脂質異常症・糖尿病・高血圧と診断され治療中，家族に原発性高脂血症，狭心症・心筋梗塞・脳卒中，妊婦または妊娠の可能性，授乳婦
　相互作用：ワルファリン等の抗凝血薬，アスピリン含有かぜ薬・解熱鎮痛薬・抗血小板薬・インドメタシン含有解熱消炎薬，チクロピジン塩酸塩やシロスタゾール等の抗血小板薬（出血傾向を来す恐れがある）
　おもな副作用：肝機能障害，皮膚（発疹，かゆみ，にきび），消化器（吐き気，腹部不快感，腹痛，嘔吐，食欲不振，口内炎，腹部膨満感，胸やけ，ガスがたまる），呼吸器（咳，息苦しさ，息切れ），精神神経系（頭痛，めまい，ふらつき，不眠，眠気，しびれ），腎臓（顔のむくみ，眼がはれぼったい，尿量が減る，頻尿），血液（皮下出血，出血しやすくなる，眼底出血，消化管出血，貧血症状），循環器（動悸）
　その他の注意事項：3〜6 カ月後の血液検査で中性脂肪値に改善がない場合は，服用を中止して医療機関の受診を勧奨．食生活の改善を合わせて指導する．
　おもな製品名：エパデール T（大正製薬，持田製薬）

■ トリメブチンマレイン酸塩 ■

　リスク分類：第二類医薬品
　化学構造式：右記
　効能・効果：過敏性腸症候群の次の諸症状の緩和：
腹痛または腹部不快感を伴い，繰返しまたは交互に現れる下痢および便秘（以前に医師の診断・治療を受けた人に限る）
　用法・用量：1 回 300 mg，1 日 3 回食前または食後．

薬理作用：消化管平滑筋の過剰な収縮を抑える．また，オピオイド μ および κ 受容体に作用してアセチルコリン遊離を抑制し消化管運動を抑える．

禁　忌：過敏性腸症候群の診断・治療を受けたことのない人，就寝中など夜間にも便意や腹痛がある人，発熱，関節痛，粘血便（下血），繰返すひどい下痢，急性の激しい下痢，排便してもよくならない腹痛，嘔吐，6 カ月以内に 3 kg 以上の予期しない体重減少，大腸癌・炎症性腸疾患の既往，過敏症既往歴，15 歳未満の小児

相互作用：なし

おもな副作用：肝機能障害，皮膚（発疹，かゆみ，じんま疹），消化器（便秘，下痢，おなかが鳴る，口の渇き，口内しびれ，吐き気，嘔吐），精神神経系（眠気，めまい，倦怠感，頭痛），その他（動悸，排尿困難，尿閉）

その他の注意事項：医師による過敏性腸症候群の診断・治療がある患者の同じ症状の再発に限って使用できる．1 週間服用しても改善しない場合や 2 週間を超えて服用する場合は医師，薬剤師または登録販売者に相談する．最大 4 週間まで使用可．

おもな製品名：セレキノン S（田辺三菱製薬）

■ クロトリマゾール（膣錠，クリーム剤）■

リスク分類：第一類医薬品

化学構造式：右記

効能・効果：【膣錠】膣カンジダの再発（過去に医師の診断・治療を受けた人に限る）【クリーム剤】膣カンジダの再発による，発疹を伴う外陰部のかゆみ（過去に医師の診断・治療を受けた人に限る）．ただし，膣症状（おりもの，熱感等）を伴う場合は，必ず膣剤（膣に挿入する薬）を併用すること．

用法・用量：成人（15 歳以上 60 歳未満）を対象とする．【膣錠】1 日 1 回 1 錠（できれば就寝前）膣深部に挿入，6 日間連続使用．【クリーム剤】1 日 2～3 回適量を患部に塗布する．膣錠，クリーム共に，3 日間使用しても症状の改善がみられないか，6 日間使用しても症状が消失しない場合は医師の診療を受けること．

① 外陰部症状のみの場合：本剤を使用すること．ただし，膣剤（膣に挿入する薬）を併用することが望ましい．

② 膣症状（おりもの，熱感等）を伴う場合：膣剤を併用すること．

用法関連注意：生理中は使用しない．使用中に生理になった場合は使用を中止する．その場合は，治癒等の確認が必要であることから，医師の診療を受ける．

薬理作用：クロトリマゾールは真菌細胞の細胞膜，核膜等の膜系構造のリン脂質分子に特異的親和性をもって結合し，その透過性を変化させ抗真菌作用を示し，膣カンジダの原因菌であるカンジダ菌の増殖を抑制する．

禁　忌：【膣錠・クリーム剤共通】① 初めて発症したと思われる人．② 本剤または本剤の成分のアレルギー，③ 15 歳未満または 60 歳以上，④ 妊婦または妊娠の可能性，⑤ 発熱，悪寒，下腹部痛，背中や肩の痛み，色のついたまたは血に染まったおりもの，魚臭いおりもの，生理の停止，膣からの不規則または異常な出血，膣または外陰部の潰瘍，浮腫またはただれがある人，⑥ 糖尿病，⑦ 本疾病を頻繁に繰返している人（1～2 カ月に 1 回または 6 カ月以内に 2 回以上），⑧ 膣カンジダの再発かわから

い人【膣錠】膣内以外の部位に使用不可.【クリーム剤】膣周辺（外陰）部には本剤以外の外皮用薬は使用不可.

相互作用: なし

おもな副作用: 膣周辺の皮膚（外陰）（刺激感, 皮膚炎, 発赤・紅斑, 皮膚のただれ, 小さく盛り上がった発疹, 熱感, かゆみ, 痛み）

その他の注意事項: コンドームやペッサリー等の避妊用ラテックス製品との接触を避ける（これらの製品が劣化・破損することがある）.

おもな製品名: エンペシド L（佐藤製薬）, エンペシド L クリーム（佐藤製薬）

■ オキシコナゾール硝酸塩（膣錠）■

リスク分類: 第一類医薬品

化学構造式: 右記

効能・効果: 膣カンジダの再発（以前に医師から, 膣カンジダの診断・治療を受けたことのある人に限る）

用法・用量: 成人（15 歳以上 60 歳未満）を対象とする.
1 日 1 回 1 錠を膣深部に挿入する（就寝前が望ましい）. 6 日間連続して使用, 3 日間使用しても症状の改善がみられないか, 6 日間使用しても症状が消失しない場合には, 医師の診療を受けること. 15 歳未満または 60 歳以上は使用しない.

薬理作用: オキシコナゾール硝酸塩の抗真菌活性は直接的な細胞膜障害作用により発揮される. 低濃度域での部分発育阻止効果にはエルゴステロール合成阻害作用が関与している.

禁　忌: ① 以前に医師から, 膣カンジダの診断・治療を受けたことがない人, ② 膣カンジダの再発までの期間が 2 カ月以内の人, または 2 カ月以上であっても, 直近 6 カ月以内に 2 回以上感染した人, ③ 膣カンジダの再発かどうかよくわからない人〔おりものが, おかゆ（カッテージチーズ）状, 白く濁った酒かす状ではない, いやなにおいがある等の場合〕, ④ 発熱, 悪寒, 吐き気・嘔吐, 下腹部に痛み, 背中や肩に痛みがある人, ⑤ 不規則な出血または異常な出血, 血の混ざったおりものがある人, ⑥ 膣または外陰部に潰瘍, 水ぶくれまたは痛みがある人, ⑦ 排尿痛がある人または排尿困難な人, ⑧ 糖尿病, ⑨ ワルファリン等の抗凝血薬を使用している人, ⑩ 本剤または本剤の成分によりアレルギー症状を起こしたことがある人, ⑪ 妊婦または妊娠の可能性, ⑫ 15 歳未満の小児または 60 歳以上の高齢者, ⑬ カンジダ治療薬以外の外皮用薬の使用はできない.

相互作用: なし

おもな副作用: 膣の以下の症状
疼痛（ずきずきする痛み）, 腫脹感（はれた感じ）, 発赤, 刺激感, かゆみ, 熱感

その他の注意事項: ① 途中で症状が消失しても, 使用開始から 6 日間使用すること, ② 生理中は使用しないこと. 使用中に生理になった場合は使用を中止すること. この場合は治癒等の確認が必要であることから, 医師の診療を受けること.

おもな製品名: フェミニーナ膣カンジダ錠（小林製薬）, オキナゾール L100（田辺三菱製薬）

■ アシクロビル ■

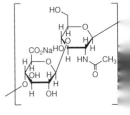

リスク分類: 第一類医薬品

化学構造式: 右記

効能・効果: 口唇ヘルペスの再発（過去に医師の診断・治療を受けた人に限る）

用法・用量: ①1日3〜5回，適量を患部に塗布する（唇やそのまわりにピリピリ，チクチクなどの違和感をおぼえたら，すぐに塗布する），②5日間位使用しても症状がよくならない場合，またはひどくなる場合は使用を中止して，添付文書を持って医師または薬剤師に相談する.

用法関連注意: 口に入っても害はないが，なるべく口に入れたり，なめたりしない.

薬理作用: 抗ウイルス作用

解説　アシクロビルは，単純ヘルペスウイルスが感染した細胞内に入り，ウイルス性チミジンキナーゼにより一リン酸化された後，細胞性キナーゼによりリン酸化され，アシクロビル三リン酸（ACV-TP）となる．ACV-TP は正常基質である dGTP と競合してウイルス DNA ポリメラーゼによりウイルス DNA の3′末端に取込まれ，ウイルス DNA 鎖の伸長を停止させ，ウイルス DNA の複製を阻害する.

禁　忌: ① 初めて発症したと思われる人，患部が広範囲の人，② 本剤，本剤の成分またはバラシクロビル塩酸塩製剤によりアレルギー症状を起こしたことがある人，③ 6歳未満の乳幼児，④ 目や目の周囲および唇とそのまわりを除く部位には使用しない.

相互作用: なし

おもな副作用: 皮膚〔発疹・発赤，はれ，かゆみ，かぶれ，刺激感，疼痛，乾燥，灼熱感，落屑，じんま疹〕

その他の注意事項: 使用期限内であっても，開封後は6カ月以内に使用する.

おもな商品: アクチビア軟膏（グラクソ・スミスクライン・CHJ），ヘルペシアクリーム（大正製薬）

■ 精製ヒアルロン酸ナトリウム ■

リスク分類: 要指導医薬品

化学構造式: 右記

効能・効果: 目の次の症状の緩和:

かわき，異物感（コロコロ・チクチクする感じ），疲れ，かすみ，ソフトコンタクトレンズまたはハードコンタクトレンズを装着しているときの不快感

用法・用量: 1回1滴，1日5〜6回点眼.

用法関連注意:

① 使用するまでは，キャップをねじ込まない.

② カラーコンタクトレンズの装着時は使用できない.

薬理作用: フィブロネクチンと結合し，その作用を介して上皮細胞の接着，伸展促進すると考えられる（角膜上皮伸展促進作用および角膜創傷治癒促進作用）．またその分子内に多数の水分子を保持することによって優れた保水性を示す（保水作用

禁　忌: ① 本剤または本剤の成分アレルギー, ② 次の診断を受けた人: ドライアイ, シェーグレン症候群, スティーヴンス・ジョンソン症候群, 角膜感染症, ③ 次の症状のある人: 急な視力低下, 激しい目の痛み

相互作用: なし

おもな副作用: 皮膚 (発疹・発赤, かゆみ), 目 (充血, かゆみ, はれ, 痛み, 刺激感, 異物感, 目やに)

その他の注意事項: 保存の状態によっては, 成分の結晶が容器の点眼口周囲やキャップの内側に白く付くことがある. その場合には清潔なガーゼで軽くふき取って使用する.

おもな商品: ヒアレイン S (参天製薬)

■ フッ化ナトリウム ■

リスク分類: 第三類医薬品

化学構造式: NaF

効能・効果: むし歯の予防

用法・用量: 次の 1 回量を用いて 1 日 1 回食後または就寝前に洗口 (30 秒～1 分間ブクブクうがい) する. 通常 4~5 歳は 1 回 5 mL, 6 歳以上は 1 回 7～10mL.

薬理作用: フッ化ナトリウムが再石灰化を促進して歯の質を強化し, また酸に溶けにくくすることで, むし歯を予防する. すなわち, 低濃度のフッ化物イオンは, 歯のエナメル質の構成成分であるヒドロキシアパタイトに作用して, フルオロアパタイトを形成し, 耐酸性を向上させる. さらに, エナメル質表面の近傍に存在するフッ化物イオンは, 水素イオンによるエナメル質表面や内部の結晶の溶解を防御 (脱灰の抑制) するばかりでなく, カルシウムイオンやリン酸イオンによる再石灰化を促進する.

禁　忌: ① 4 歳未満の乳幼児, ② 洗口 (ブクブクうがい) ができない人, ③ 本剤または本剤の成分アレルギー

相互作用: なし

おもな副作用: 皮膚 (発疹・発赤, 刺激感), 口内 (発疹・発赤, 刺激感), 消化器 吐き気, 下痢)

その他の注意事項: ① ガラガラうがいではなく, 飲み込まないように注意して, ブブブと洗口, ② 低年齢児や洗口の経験の少ない人は, 水で洗口 (ブクブクうがい) の練習を行い, 確実に吐き出しができるようになってから使用, ③ 使用後は口を水等ですすぎ, また 30 分間は飲食しない, ④ 誤って飲用し, 嘔吐, 腹痛, 下痢等の症状が現れた場合には, 牛乳 (ない場合は水) をコップ 1～2 杯程度摂取し, 医師, 歯科医師, 薬剤師または登録販売者へ相談する. 牛乳には, 嘔吐, 腹痛, 下痢等の消化器状をやわらげる効果がある. なお, 少量飲んだとしても, これらの症状が現れない合は, この処置は必要ない.

おもな商品: エフコート (サンスター), クリニカフッ素メディカルコート (ライオ)

付　　　　録

付録 A　薬 理 の 図 説

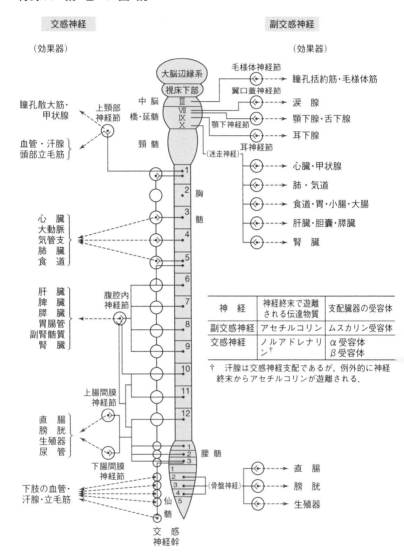

神経	神経終末で遊離される伝達物質	支配臓器の受容体
副交感神経	アセチルコリン	ムスカリン受容体
交感神経	ノルアドレナリン†	α受容体 β受容体

†　汗腺は交感神経支配であるが，例外的に神経
　　終末からアセチルコリンが遊離される．

図 A・1　主要器官の自律神経支配　——　節前神経，----- 節後神経

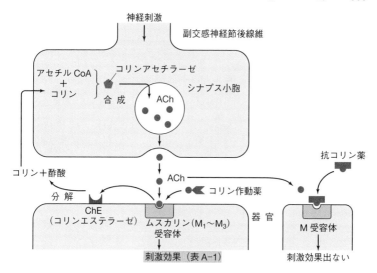

図 A・2　コリン作動性シナプスの伝達機構　ACh: アセチルコリン

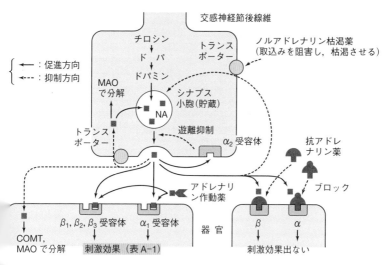

図 A・3　アドレナリン作動性シナプスの伝達機構　NA: ノルアドレナリン，MAO: モノアミンオキシダーゼ，COMT: カテコール-O-メチルトランスフェラーゼ

表A・1　自律神経の支配器官における受容体と働き

アドレナリン作動性神経興奮		器　官	コリン作動性神経興奮	
受容体の型	刺激効果		受容体の型	刺激効果
		眼		
α_1	収縮（＝散瞳）	瞳孔（虹彩）散大筋	—	—
—	—	瞳孔（虹彩）括約筋	M_3	収縮（＝縮瞳）
β_2	弛緩（→遠視）	毛様体筋	M_3	収縮（→近視）
		心　臓		
β_1	心拍数増加	洞結節	M_2	心拍数減少
β_1	伝導速度増加	房室結節	M_2	伝導速度減少
β_1	収縮力増大	心房筋	M_2	収縮力低下
β_1	収縮力増大	心室筋	—	—
		血　管		
α_1	収　縮	脳・皮膚・粘膜	M	拡　張
$\alpha_1 \gg \beta_2$	収　縮	腹部内臓・腎臓	—	—
$\beta_2 > \alpha_1$	拡　張	冠状血管・肺血管	—	—
$\beta_2 > \alpha$	拡　張	骨格筋	M	拡　張
β_2	弛　緩	気管支平滑筋	M_3	収　縮
		消化器		
α, β_2	弛　緩	胃腸平滑筋	M_3	収　縮
α_1	収　縮	括約筋	M_3	弛　緩
α_1, β	唾液減少	唾液腺	M_3	唾液増加
		泌尿器		
β_2	弛　緩	排尿筋	M_3	収　縮
α_1	収　縮	膀胱括約筋	M_3	弛　緩
β_2	弛　緩	胆嚢・胆管	M_3	収　縮
β_2	弛　緩	子宮筋	M_3	収　縮
α_1	収　縮	前立腺	—	—
β_2	振　戦	骨格筋	—	—
		皮　膚		
α_1	局所的分泌促進	汗腺分泌	M_3	全身的分泌促進
α_1	収　縮	立毛筋		
		代　謝		
β_2	促　進	肝臓グリコーゲン分解	—	—
β_1, β_3	促　進	脂肪分解	—	—

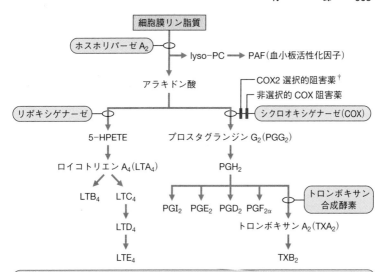

細胞膜リン脂質

ホスホリパーゼ A_2 → lyso-PC → PAF（血小板活性化因子）

アラキドン酸

COX2 選択的阻害薬 †
非選択的 COX 阻害薬

リポキシゲナーゼ　　　シクロオキシゲナーゼ（COX）

5-HPETE　　プロスタグランジン G_2（PGG_2）

ロイコトリエン A_4（LTA_4）　　PGH_2

LTB_4　LTC_4　　PGI_2　PGE_2　PGD_2　PGF_{2α}　　トロンボキサン合成酵素

LTD_4

LTE_4　　トロンボキサン A_2（TXA_2）

TXB_2

COX {
COX1（全身に分布する非誘導型 COX）：生理的な役割を果たす PG を合成
COX2（炎症時に誘導される COX）：炎症を進行させる PG を合成
}

† エトドラク，メロキシカム，セレコキシブ等：一般用医薬品の成分として認められているものはない．

器　官	PGE_2	PGF_{2α}	PGI_2	TXA_2
血管平滑筋	弛　緩	収　縮	弛　緩	収縮（鼻粘膜の毛細血管は拡張）
気管支平滑筋	弛　緩	収　縮		収　縮
子宮平滑筋	律動的収縮	律動的収縮		
血小板凝集	抑　制		抑　制	促　進
白血球遊走				好酸球遊走
発　痛	惹　起			
胃粘膜	粘液分泌促進 胃酸分泌抑制		粘液分泌促進 胃酸分泌抑制	
中枢神経	発　熱			
腎	腎血流量調節		腎血流量調節	

図 A・4　アラキドン酸代謝経路と代謝物の作用　lyso-PC：lysophosphatidylcholine, 5-HPETE：5-hydroperoxyeicosatetraenoic acid

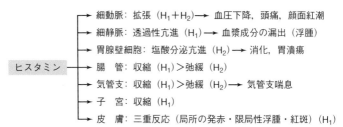

図A・5　ヒスタミンのおもな作用　上記のほかに H_3, H_4 受容体が存在する.

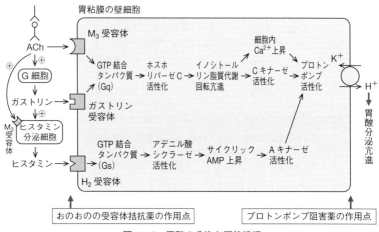

図A・6　胃酸の分泌と調節機構

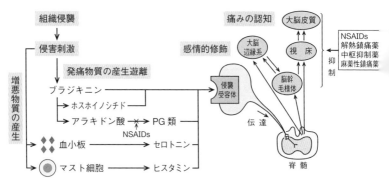

図A・7　痛みの発生機構と鎮痛薬　NSAIDs: 非ステロイド性抗炎症薬

付録 B　病態別禁忌・慎重判断薬一覧　7〜31 章の成分一覧表に掲載されている成分について，禁忌・慎重判断に該当するおもな病態を示す．"対象成分"に括弧書きがないものは内服薬.

	病　態　名	対　象　成　分	対　応
	重篤な循環器系疾患	アセトアミノフェン 臭化メチルスコポラミン スコポラミン臭化水素酸塩水和物 チキジウム臭化物 非ステロイド性抗炎症薬（NSAIDs） ブチルスコポラミン臭化物 メチルスコポラミン臭化水素酸塩水和物 ヨウ化イソプロパミド ロートエキス ニコチン（咀嚼剤，貼付剤）	禁　忌
	循環器系疾患	ニザチジン ファモチジン パパベリン プソイドエフェドリン ベタネコール塩化物 ロキサチジン	禁　忌
循環器疾患		塩酸テトラヒドロゾリン（点鼻薬） オキシメタゾリン塩酸塩（点鼻薬） カンゾウ グリチルリチン酸（1 日最大量 40 mg 以上） クロルフェニラミンマレイン酸塩 ジサイクロミン塩酸塩 臭化メチルスコポラミン スコポラミン臭化水素酸塩水和物 チキジウム臭化物 トリメトキノール塩酸塩水和物 ナファゾリン塩酸塩（点鼻薬） ニコチン（咀嚼剤，貼付剤） フェニレフリン ブチルスコポラミン臭化物 ベラドンナ総アルカロイド マオウ ミノキシジル（外用薬） メチルエフェドリン塩酸塩 メチルエフェドリンサッカリン塩 ヨウ化イソプロパミド 硫酸ナトリウム ロートエキス	慎重判断
	心障害	沈降炭酸カルシウム	慎重判断
	重篤な冠動脈疾患	ジフェンヒドラミン塩酸塩 プソイドエフェドリン塩酸塩	禁　忌
	心室性頻脈	フェニレフリン	禁　忌
	重篤な高血圧（つづく）	アセトアミノフェン ジフェンヒドラミン塩酸塩 非ステロイド性抗炎症薬（NSAIDs）	禁　忌

（つづく）

付録 B （つづき）

病　態　名	対　象　成　分	対　応
重篤な高血圧（つづき）	プソイドエフェドリン塩酸塩	禁　忌
高血圧	塩酸テトラヒドロゾリン（点鼻薬） オキシメタゾリン塩酸塩（点鼻薬） カンゾウ グリチルリチン酸（1日最大量 40 mg 以上） クロルフェニラミンマレイン酸塩 トリメトキノール塩酸塩水和物 ナファゾリン塩酸塩（点鼻薬） ニコチン（咀嚼剤，貼剤） フェニレフリン ベクロメタゾンプロピオン酸エステル（点鼻薬） マオウ ミノキシジル（外用薬） メチルエフェドリン塩酸塩 メチルエフェドリンサッカリン塩	慎重判断
低血圧	ミノキシジル（外用薬）	慎重判断
血栓症	セトラキサート塩酸塩 トラネキサム酸	慎重判断
むくみ	グリチルリチン酸（1日最大量 40 mg 以上） （内服薬，外用薬とも） ミノキシジル（外用薬）	慎重判断
慢性肺疾患に続発する心不全	コデインリン酸塩水和物 ジヒドロコデインリン酸塩	禁　忌
喘息の既往	非ステロイド性抗炎症薬（NSAIDs）（外用薬）	禁　忌
喘　息	ベタネコール塩化物	禁　忌
気管支喘息治療中	ニザチジン ファモチジン ロキサチジン	禁　忌
気管支喘息発作中	コデインリン酸塩水和物 ジヒドロコデインリン酸塩	禁　忌
アスピリン喘息の既往	アセトアミノフェン 非ステロイド性抗炎症薬（NSAIDs）（外用薬，内服薬とも）	禁　忌
肺機能障害	沈降炭酸カルシウム 乳酸カルシウム	慎重判断
胃・十二指腸潰瘍	アセトアミノフェン 非ステロイド性抗炎症薬（NSAIDs） ビスマス塩類 ベタネコール塩化物	禁　忌
	ニコチン（咀嚼剤，貼付剤）	慎重判断
急性腹症または急性腹症が疑われる患者（つづく）	カルメロースナトリウム ジオクチルソジウムスルホサクシネート センナ	禁　忌

左端の欄（縦書き）：循環器疾患　　呼吸器疾患　　消化器疾患

（つづく）

付録 B (つづき)

	病　態　名	対　象　成　分	対　応
消化器疾患	急性腹症または急性腹症が疑われる患者 (つづき)	センノシド A, B ダイオウ ピコスルファートナトリウム水和物 ビサコジル ヒマシ油	禁　忌
	痙攣性便秘	ジオクチルソジウムスルホサクシネート センナ センノシド A, B ダイオウ ヒマシ油	禁　忌
	重症の硬結便	カルメロースナトリウム ジオクチルソジウムスルホサクシネート センナ センノシド A, B ダイオウ ビサコジル ヒマシ油	禁　忌
	細菌性下痢	コデインリン酸塩水和物 ジヒドロコデインリン酸塩 スコポラミン臭化水素酸塩水和物 タンニン酸アルブミン タンニン酸ベルベリン ビスマス塩類 ベルベリン塩化物水和物 ロペラミド塩酸塩	禁　忌
	肛門裂創	ビサコジル	禁　忌
	便秘を避けなければならない肛門疾患等	ロペラミド塩酸塩	慎重判断
	潰瘍性大腸炎	ロペラミド塩酸塩	禁　忌
		ベラドンナ総アルカロイド	慎重判断
	出血性大腸炎	コデインリン酸塩水和物 ジヒドロコデインリン酸塩 タンニン酸アルブミン タンニン酸ベルベリン ビスマス塩類 ベルベリン塩化物水和物 ロペラミド塩酸塩	禁　忌
	麻痺性イレウス	臭化メチルスコポラミン スコポラミン臭化水素酸塩水和物 チキジウム臭化物 ブチルスコポラミン臭化物 ベラドンナ総アルカロイド メチルスコポラミン臭化水素酸塩水和物 ヨウ化イソプロパミド ロートエキス	禁　忌
	腸管閉塞	ピコスルファートナトリウム水和物	禁　忌

(つづく)

付録 B （つづき）

	病　態　名	対　象　成　分	対　応
消化器疾患	潰瘍性痔核	ビサコジル	禁　忌
	偽膜性大腸炎	ロペラミド塩酸塩	禁　忌
	狭窄性消化性潰瘍，幽門十二指腸通過障害	クロルフェニラミンマレイン酸塩	慎重判断
肝・膵疾患	急性期の肝・胆道疾患または重篤な肝障害	アセトアミノフェン デヒドロコール酸 非ステロイド性抗炎症薬（NSAIDs）	禁　忌
	肝疾患	小柴胡湯を含有する製剤 ニザチジン ファモチジン ロキサチジン	禁　忌
	肝障害	セチリジン塩酸塩 テトラサイクリン（外用薬） ニコチン（咀嚼剤，貼付剤） ロペラミド塩酸塩 ロラタジン	慎重判断
	肝障害またはその既往	エバスチン エピナスチン塩酸塩 スルファジアジン（外用薬）	慎重判断
	急性膵炎または慢性膵炎	カルニチン塩化物	禁　忌
	劇症肝炎	ウルソデオキシコール酸 デヒドロコール酸	禁　忌
	完全胆道閉塞	ウルソデオキシコール酸 デヒドロコール酸	禁　忌
腎・泌尿器疾患	重篤な腎疾患	セチリジン塩酸塩	禁　忌
	腎疾患	ニザチジン ファモチジン ロキサチジン	禁　忌
		アルミニウム塩 乾燥水酸化アルミニウムゲル等，アルミニウムを含有する製剤 カンゾウ グリチルリチン酸（1日最大量 40 mg 以上） 制酸薬全般 セチリジン塩酸塩 トラネキサム酸 プソイドエフェドリン マグネシウム塩 ミノキシジル メキタジン 硫酸ナトリウム ロラタジン	慎重判断
	重篤な腎障害	アセトアミノフェン 非ステロイド性抗炎症薬（NSAIDs）	禁　忌
	腎障害（つづく）	スルファジアジン（外用薬）	慎重判断

（つづく）

付録 B　(つづき)

病　態　名	対　象　成　分	対　応
腎障害 (つづき)	沈降炭酸カルシウム テトラサイクリン (外用薬) ニコチン (咀嚼剤, 貼付剤) 乳酸カルシウム水和物 ポリミキシン B (外用薬)	慎重判断
急性腎炎	ジプロフィリン	慎重判断
透析療法を受けている人	アルジオキサ アルミニウム 乾燥水酸化アルミニウムゲル等, アルミニウムを含有する成分 スクラルファート水和物 トラネキサム酸 マグネシウム	禁　忌
前立腺肥大等による下部尿路の閉塞または排尿障害	塩酸メクリジン クレマスチンフマル酸塩 クロルフェニラミンマレイン酸塩 ジフェニルピラリン塩酸塩 ジフェンヒドラミン塩酸塩 ジフェンヒドラミンサリチル塩 臭化メチルスコポラミン スコポラミン臭化水素酸塩水和物 チキジウム臭化物 ブチルスコポラミン臭化物 ベラドンナ総アルカロイド メキタジン ヨウ化イソプロパミド ロートエキス	禁　忌
	ピレンゼピン塩酸塩水和物	慎重判断
血液疾患	ニザチジン ファモチジン ロキサチジン	禁　忌
メトヘモグロビン血症	アミノ安息香酸エチル (外用薬) ジブカイン (外用薬)	禁　忌
電解質失調	センナ センノシド A, B ダイオウ	禁　忌
高カルシウム血症	沈降炭酸カルシウム 乳酸カルシウム水和物	慎重判断
低カリウム血症	グリチルリチン酸	禁　忌
てんかん	ケトチフェンフマル酸塩 テオフィリン ベタネコール塩化物	禁　忌
	ジプロフィリン ニコチン (咀嚼剤, 貼付剤)	慎重判断
急性期脳血管障害	ニコチン (咀嚼剤, 貼付剤)	禁　忌
ミオパチー	グリチルリチン酸 (1 日最大量 40 mg 以上)	禁　忌

左端縦組み見出し：腎・泌尿器疾患／血液疾患／電解質異常／脳・神経疾患

(つづく)

付録 B　（つづき）

	病態名	対象成分	対応
脳・神経疾患	うつ病	ニコチン（咀嚼剤，貼付剤）	禁忌
	痙攣	ケトチフェンフマル酸塩 テオフィリン	禁忌
	痙攣性疾患またはこれらの既往	ケトチフェンフマル酸塩 セチリジン塩酸塩	慎重判断
内分泌・代謝疾患	糖尿病	塩酸テトラヒドロゾリン（点鼻薬） オキシメタゾリン塩酸塩（点鼻薬） ステロイド（外用薬） トリメトキノール塩酸塩水和物 ナファゾリン塩酸塩（点鼻薬） プソイドエフェドリン ベクロメタゾンプロピオン酸エステル(点鼻薬) マオウ メチルエフェドリン塩酸塩（内服薬，外用薬とも） メチルエフェドリンサッカリン塩	慎重判断
	糖尿病（インスリンを使用している人）	ニコチン（咀嚼剤，貼付剤）	慎重判断
	甲状腺機能亢進症	テオフィリン ベタネコール塩化物	禁忌
		塩酸テトラヒドロゾリン（点鼻薬） オキシメタゾリン塩酸塩（点鼻薬） クロルフェニラミンマレイン酸塩 ジプロフィリン ナファゾリン塩酸塩（点鼻薬） ニコチン（咀嚼剤，貼付剤） フェニレフリン ベラドンナ総アルカロイド メチルエフェドリン塩酸塩	慎重判断
	甲状腺機能障害	沈降炭酸カルシウム プソイドエフェドリン塩酸塩	禁忌
		水酸化アルミニウム・炭酸マグネシウム・炭酸カルシウム共沈生成物 トリメトキノール塩酸塩水和物 マオウ ミノキシジル（外用薬） メチルエフェドリン塩酸塩 メチルエフェドリンサッカリン塩	慎重判断
免疫疾患	関節リウマチ治療中	ニザチジン ファモチジン ロキサチジン	禁忌
眼疾患	緑内障（つづく）	クレマスチンフマル酸塩 クロルフェニラミンマレイン酸塩 ジフェンヒドラミン塩酸塩 ジフェニルピラリン塩酸塩 メキタジン ロートエキス	禁忌

（つづく

付録B （つづき）

	病態名	対象成分	対応
眼疾患	緑内障（つづき）	塩酸テトラヒドロゾリン（点眼薬） クロモグリク酸ナトリウム（点眼薬） クロルフェニラミンマレイン酸塩（点眼薬） ジサイクロミン塩酸塩 ジフェンヒドラミン（点眼薬） 臭化メチルスコポラミン スコポラミン臭化水素酸塩水和物 ステロイド（外用薬） チキジウム臭化物 トラニラスト（点眼薬） ナファゾリン塩酸塩（点眼薬） パパベリン塩酸塩 ピレンゼピン塩酸塩水和物 プラノプロフェン（点眼薬） ヨウ化イソプロパミド	慎重判断
	閉塞隅角緑内障	塩酸メクリジン クロルフェニラミンマレイン酸塩 ジフェンヒドラミン塩酸塩 ジフェンヒドラミンサリチル塩 臭化メチルスコポラミン スコポラミン臭化水素酸塩水和物 チキジウム臭化物 ナファゾリン塩酸塩（外用薬） プソイドエフェドリン塩酸塩 ブチルスコポラミン臭化物 ベラドンナ総アルカロイド メチルスコポラミン臭化水素酸塩水和物 メキタジン ヨウ化イソプロパミド ロートエキス	禁　忌
	開放隅角緑内障	塩酸メクリジン クロルフェニラミンマレイン塩 ジフェンヒドラミン塩酸塩 ジフェンヒドラミンサリチル塩 スコポラミン臭化水素酸塩水和物 ベラドンナ総アルカロイド メキタジン	慎重判断
	後嚢白内障	ステロイド（外用薬）	慎重判断
	眼内圧亢進	クロルフェニラミンマレイン塩 ベラドンナ総アルカロイド	慎重判断
	眼球乾燥症候群（ドライアイ）	トラニラスト（点眼薬） ペミロラストカリウム（点眼薬）	慎重判断

付録C　母乳に移行するおもな成分一覧　母乳に移行して乳児に副作用が発現する
可能性のあるおもな成分を示す.

成　分　名	配合されているおもな薬効群
ジフェンヒドラミン塩酸塩, ジフェンヒドラミン, ジフェンヒドラミンサリチル酸塩, タンニン酸塩ジフェンヒドラミン	かぜ薬, 鎮咳去痰薬, 鎮暈薬, 鼻炎用点鼻薬, 外用痔疾用薬, アレルギー用薬
カフェイン水和物, 無水カフェイン (いずれも1回分量中にカフェイン水和物として 100 mg 以上含有する場合)	鼻炎用点鼻薬, かぜ薬, 解熱鎮痛薬, 鎮咳去痰薬, 鎮暈薬, ドリンク剤, ミニドリンク剤, 滋養強壮薬, 強心薬, 総合ビタミン薬, アレルギー用薬, 眠気防止薬
ロートエキス	胃腸薬, 鎮暈薬, 鼻炎用内服薬, 外用痔疾用薬
アミノフィリン, テオフィリン	鎮咳去痰薬, 鎮暈薬
センノシド, センナ, ダイオウ, カサンスラノール, ヒマシ油類	瀉下薬, 駆虫薬, 内服痔疾用薬, 婦人薬
エフェドリン塩酸塩	かぜ薬, 鎮咳去痰薬, 鎮暈薬, 鼻炎用点鼻薬, 外用痔疾用薬
メチルエフェドリン塩酸塩	鎮咳去痰薬, 鼻炎用薬, 外用痔疾用薬
NSAIDs	解熱鎮痛薬, 外用鎮痛消炎薬
アリルイソプロピルアセチル尿素, ブロモバレリル尿素	解熱鎮痛薬, かぜ薬
安息香酸ナトリウムカフェイン, アンブロキソール塩酸塩, コデインリン酸塩, ジヒドロコデインリン酸, テオフィリン	鎮咳去痰薬
ソファルコン, ピレンゼピン塩酸塩水和物	制酸薬
ファモチジン, ロキサチジン酢酸エステル塩酸塩, ニザチジン	H_2受容体拮抗薬
トリメブチンマレイン酸塩	健胃薬・消化薬
ロペラミド塩酸塩	整腸薬・止瀉薬
副交感神経遮断成分 (ジサイクロミン塩酸塩, 臭化メチルアトロピン, 臭化メチルスコポラミン, 臭化メチルヒヨスチアミン, スコポラミン臭化水素酸塩水和物, ブチルスコポラミン臭化物, ヨウ化イソプロパミド, ヨウ化フェニルピペリジノメチルジオキソラン, チキジウム臭化物)	胃腸鎮痛鎮痙薬
抗アレルギー成分	アレルギー用薬
ケトチフェンフマル酸塩	鼻炎用薬
プラノプロフェン, トラニラスト, アシタザノラスト, ペミロラストカリウム	眼科用薬

(つづく)

付録 C　(つづき)

成　分　名	配合されているおもな薬効群
ジメンヒドリナート	鎮暈薬
ニコチン	禁煙補助薬
トラネキサム酸	解熱鎮痛薬，かぜ薬，鎮咳去痰薬，肝斑改善薬
ステロイド	外用鎮痒消炎薬
イブプロフェンピコノール	化膿性皮膚疾患用薬
クロルフェニラミンマレイン酸塩	外用殺菌消毒薬

副作用名	症　　状	好発時期
ショック・アナフィラキシー	初期症状は，顔面や上半身の紅潮・熱感，口内異常感，掻痒感等．その後，じんま疹・全身の掻痒を伴った発赤等の皮膚症状，喘息様呼吸症状，血圧低下．その他，悪心，便意，尿意，口内違和感，しびれ，くしゃみ等．進行すると，チアノーゼ，痙攣，気道浮腫，喘息様発作，血圧低下で失神．	内服では吸収時間（数十分）に依存するため，多くは 20〜30 分以内に発症し，発症と進行はきわめて早い．
皮膚粘膜眼症候群（スティーヴンス・ジョンソン症候群，SJS）	発熱，頭痛，関節痛等かぜ様症状と，時に，四肢，顔面に円形か不整形の多形滲出性紅斑が出現．まぶた，眼球粘膜等の充血，口唇および口腔粘膜のびらん・潰瘍，陰部潰瘍等の症状出現．	早い場合は服用後 3 日，多くは 15〜21 日位で発症．1 カ月以上後の発症はきわめて少ない．
中毒性表皮壊死症（ライエル症候群，TEN）	発熱・灼熱感・痛み等の全身症状を伴い，急激に全身各所に紅斑を生じ，数日で第 II 度熱傷と同様の水疱，表皮剥離，壊死性変性を伴う．ニコルスキー現象を呈するのが特徴．びまん性紅斑型，SJS 進展型，多発性固定薬疹進展型の三つの型がある．	同　　　上

薬品に関連する重大な副作用を示す.

可能性のある成分	指導のポイント
アセトアミノフェン アンブロキソール塩酸塩 エバスチン L-カルボシステイン 局所麻酔成分 クロモグリク酸ナトリウム クロルフェニラミンマレイン酸塩 クロルヘキシジン塩酸塩 クロルヘキシジングルコン酸塩 ジプロフィリン スコポラミン臭化水素酸塩水和物 セチリジン塩酸塩 タンニン酸アルブミン チペピジンヒベンズ酸塩 テオフィリン デキストロメトルファン臭化水素酸塩水和物 デヒドロコール酸 ニコチン バシトラシン ヒスタミン H_2 受容体拮抗薬 非ステロイド性抗炎症薬（NSAIDs) ピレンゼピン塩酸塩水和物 フェキソフェナジン塩酸塩 フラジオマイシン フルチカゾンプロピオン酸エステル ブロムヘキシン塩酸塩 ベラドンナ総アルカロイド ベンザルコニウム塩化物 ポビドンヨード メキタジン ヨウ素ヨウ化カリウム リゾチーム塩酸塩 ロラタジン　等	薬剤過敏症やアレルギー体質の有無等の確認.初期症状で,直ちに受診するよう指導する.
アセトアミノフェン アンブロキソール塩酸塩 L-カルボシステイン 非ステロイド性抗炎症薬（NSAIDs) ヒスタミン H_2 受容体拮抗薬　等	疑われる皮膚・粘膜症状を呈した際は服用を中止し,直ちに皮膚科を受診するよう指導する.特に,かぜ薬では病気そのものの症状と SJS の症状が類似しているので注意する.
アセトアミノフェン アンブロキソール塩酸塩 L-カルボシステイン 非ステロイド性抗炎症薬（NSAIDs) ヒスタミン H_2 受容体拮抗薬　等	事前の薬歴,副作用発現歴等の十分な問診を行う.発疹や紅斑,掻痒感等の異常が認められた場合は服用を中止し,直ちに受診するよう指導する.

副作用名	症　　状	好発時期
重篤な肝障害	初期には，発熱（38〜39℃），発疹が現れ，続いて食欲がなくなる．下痢，全身のだるさ，皮膚や白目が黄色くなる，体がかゆい等の症状へと続く．進行すると肝臓の萎縮，腹水，肝性脳症等を認める．	副作用発現までの平均服薬期間は約 60 日．4 週間以内か，8 週間以内に服用した薬物を検討（潜伏期間は 8 週間以内）．
間質性肺炎	呼吸困難，発熱，から咳等で発症することが多く，肺の繊維化のため，進行性の労作時呼吸困難を呈する．その他，チアノーゼ症状．	急性，亜急性，慢性等発症時期は一定していない．
偽アルドステロン症	初期症状は，手足のしびれ，つっぱり感，こわばり感で，徐々に進行後，四肢の脱力感がおもな症状．進行して，脱力感や筋肉痛を呈し，歩行困難にもなる．その他，症状として高血圧，不整脈等．	服薬開始後，10 日以内から数年までと多様性あり．投与量のみでなく，個体差もあり．女性に多く，年齢では 50〜7 歳代が全体の 8 割．
喘　息	胸が詰まる感じ，息苦しい，息をするときのどがヒューヒュー鳴る感じ．	内服薬・坐剤で 10 分後，皮膚外用薬で 3 時間後．
無顆粒球症	寒気や身震いを伴った 38℃ 以上の発熱，のどの発赤と腫れ，ときに頸部リンパ節の痛みを伴った腫大．肺炎や敗血症を合併することもあり．	内服後，早期〜数カ月までさまざま．
再生不良性貧血	発熱，寒気がする，のどが痛い，疲れやすい，歯茎等からの出血，手足の赤い斑点等初期症状の後，しばらくしてから気分が悪くなる等の貧血症状が起こる．	数日から 1 年以上と骨髄低下の機序により発症時は異なる．
血小板減少症	手足に赤い点（点状出血）や赤いあざ（紫斑），または出血しやすい．	原因薬剤に感作されている数日で出現．服用後，数週から数カ月．

副作用一覧 (つづき)

可能性のある成分	指導のポイント
アセトアミノフェン エバスチン エピナスチン塩酸塩 L-カルボシステイン クレマスチンフマル酸塩 ケトチフェンフマル酸塩 セチリジン塩酸塩 ソファルコン チキジウム臭化物 テオフィリン テプレノン トリメブチンマレイン酸塩 ヒスタミン H_2 受容体拮抗薬 非ステロイド性抗炎症薬（NSAIDs） フェキソフェナジン塩酸塩 メキタジン ロラタジン　等	初期症状に気づいた段階で服用を中止し，受診するよう指導する．
アセトアミノフェン ウルソデオキシコール酸 オウゴン サイコ含有製剤 ファモチジン　等	被疑薬を中止し，直ちに受診するよう指導する．
カンゾウ グリチルリチン酸　等	初期症状がわかりにくいが，四肢の症状で異常があったら，直ちに受診するよう指導する．
アセトアミノフェン 非ステロイド性抗炎症薬（NSAIDs）　等	今までに NSAIDs の発作誘発歴を有するかどうか，危険因子の慢性副鼻腔炎，鼻茸の合併，気道過敏性の有無等の関連情報を事前に入手し，息苦しいときは服用を中止し，直ちに受診するよう指導する．
イソプロピルアンチピリン ブプロフェン クロルフェニラミンマレイン酸塩 ヒスタミン H_2 受容体拮抗薬 ピレンゼピン塩酸塩水和物　等	アレルギー体質の有無の確認．突然の高熱，咽頭痛，体がだるい等の初期症状に気づいた時点で，直ちに服薬を中止し，受診するよう指導する．
クロルフェニラミンマレイン酸塩 ヒスタミン H_2 受容体拮抗薬 非ステロイド性抗炎症薬（NSAIDs）　等	被疑薬を中止し，直ちに受診するよう指導する．
非ステロイド性抗炎症薬（NSAIDs） メキタジン　等	被疑薬を中止し，直ちに受診するよう指導する．

(つづく)

副作用名	症　状	好発時期
横紋筋融解症	四肢の脱力，腫脹，しびれ，痛み等の歩行障害や運動障害，ミオグロビンによる赤褐色尿．まれに，呼吸筋や嚥下筋の障害のため呼吸困難，嚥下障害，意識障害．ミオグロビンが腎臓に沈着し，無尿，乏尿が加わることもあり．	薬剤によって，数日，数カ月，数年と異なる．
麻痺性イレウス	急におなかが張る感じ，腸の蠕動が停止し長引く便秘，腹痛，悪心，嘔吐，食欲不振等がみられる．	早い場合は 3 日後，多くは 2〜6 カ月後．
急性腎不全	顔や手足がむくみ，体がだるい，尿量が減るまたは赤みを帯びる，発疹，発熱，吐き気，下痢，頭痛，節々が痛む，体重が減る等．	NSAIDs では 1〜4 週間でクレアチン軽度上昇．発症は数日，数カ月，数年と薬剤によって異なる．
光線過敏症	光に当たった皮膚に異常反応を呈する．皮膚に紅斑，痛み，かゆみ，色素沈着，脱失，湿疹様病変を認める．	薬剤の感作後，潜伏期間を経て発症．すでに感作されていると直後に発症することもある．5 分程度の日光浴でも生じることあり．

副作用一覧 (つづき)

可能性のある成分	指導のポイント
テオフィリン ファモチジン ロキサチジン酢酸エステル塩酸塩　等	腎機能障害や激しい運動，併用薬剤服用の確認．副作用が疑われる場合は服用を中止し，直ちに受診するよう指導する．
コデインリン酸塩水和物 ジヒドロコデインリン酸塩 ロペラミド塩酸塩　等	被疑薬を中止し，直ちに受診するよう指導する．
イブプロフェン ロキソプロフェンナトリウム　等	初期症状に多様性があるため，被疑薬を中止し，受診勧奨する．
ケトプロフェン サルファ剤 ジクロフェナク ピロキシカム　等	直射日光に当たらないよう，衣服等で予防遮断が第一．白い衣服では遮断できないこともある．日焼け止めは効果がある．初期症状に気づいたら，服用を中止し，受診するよう指導する．

付録 E　スイッチ OTC 一覧　日本におけるスイッチ OTC 成分を示す.

スイッチ OTC 承認年[†1]	成分名[†2]	用　法	OTC 薬効群
1983	ソイステロール（大豆油不けん化物）	経　口	血清高コレステロール改善薬
	ピコスルファートナトリウム水和物	経　口	瀉下薬（便秘薬）
1985	エキサラミド	外　用	みずむし・たむし用薬
	ジメモルファンリン酸塩	経　口	鎮咳去痰薬
	インドメタシン	外　用	外用鎮痛消炎薬
	イブプロフェン（450 mg/日）	経　口	解熱鎮痛薬
1986	ポリエンホスファチジルコリン	経　口	血清高コレステロール改善薬
1987	ポリエチレンスルホン酸ナトリウム	外　用	外用鎮痛消炎薬
	ブチルスコポラミン臭化物	経　口	胃腸鎮痛鎮痙薬
	ブロムヘキシン塩酸塩	経　口	かぜ薬
	セトラキサート塩酸塩	経　口	胃腸薬
	チメピジウム臭化物水和物	経　口	胃腸鎮痛鎮痙薬
	シクロピロクスオラミン	外　用	みずむし・たむし用薬
	ミコナゾール硝酸塩	外　用	みずむし・たむし用薬
1988	イソチペンジル塩酸塩	口　腔	歯痛・歯槽膿漏薬
	ゲファルナート	経　口	胃腸薬
	エコナゾール硝酸塩	外　用	みずむし・たむし用薬
	L-カルボシステイン	経　口	鎮咳去痰薬
1989	ヘプロニカート	経　口	血行障害改善薬
	ロペラミド塩酸塩	経　口	止瀉薬
1990	ユビデカレノン	経　口	強心薬
	ヒドロコルチゾン酪酸エステル	外　用	外用湿疹・皮膚炎用薬
	メキタジン	経　口	内服アレルギー用薬
	ビソキサチン酢酸エステル	経　口	便秘薬
	イブプロフェンピコノール	外　用	にきび治療薬
1991	トルシクラート	外　用	みずむし・たむし用薬
	ウフェナマート	外　用	外用湿疹・皮膚炎用薬
	エプラジノン塩酸塩	経　口	鎮咳去痰薬
	チオコナゾール	外　用	みずむし・たむし用薬
1992	メコバラミン	経　口	ビタミン主薬製剤
	プレドニゾロン吉草酸エステル酢酸エステル	外　用	外用湿疹・皮膚炎用薬
	L-アスパラギン酸カルシウム	経　口	カルシウム主薬製剤
	イブプロフェン	経　口	かぜ薬（新効能医薬品）
1993	スルコナゾール硝酸塩	外　用	みずむし・たむし用薬
	ビホナゾール	外　用	みずむし・たむし用薬
	メキタジン	経　口	かぜ薬（新効能医薬品）
	オキシコナゾール硝酸塩	外　用	みずむし・たむし用薬

（つづく）

†1　新薬承認年ではなく OTC 用法の承認年を表示.
†2　1980 年 6 月 30 日以降の申請品目〜2021 年 12 月までの承認品目.

付録 E　(つづき)

スイッチOTC承認年[1]	成分名[2]	用　法	OTC薬効群
1994	ピロキシカム	外　用	外用鎮痛消炎薬
	ケトプロフェン	外　用	外用鎮痛消炎薬
1995	オキセサゼイン	経　口	胃腸薬
	トリメブチンマレイン酸塩	経　口	胃腸薬
	フェルビナク（0.5％）	外　用	外用鎮痛消炎薬
	ピレンゼピン塩酸塩水和物	経　口	胃腸薬
1997	クロモグリク酸ナトリウム	点鼻・点眼	アレルギー用点眼薬・アレルギー性鼻炎用点鼻薬
	シメチジン	経　口	胃腸薬
	ファモチジン	経　口	胃腸薬
	ラニチジン塩酸塩	経　口	胃腸薬
1998	ソファルコン	経　口	胃腸薬
1999	ミノキシジル[3]	外　用	発毛・養毛薬
2000	テプレノン	経　口	胃腸薬
2001	ニコチン	経口（ガム）	禁煙補助薬
2002	アモロルフィン塩酸塩	外　用	みずむし・たむし用薬
	ブテナフィン塩酸塩	外　用	みずむし・たむし用薬
	ネチコナゾール塩酸塩	外　用	みずむし・たむし用薬
	テルビナフィン塩酸塩	外　用	みずむし・たむし用薬
	プラノプロフェン	点　眼	点眼薬
2005	ロキサチジン酢酸エステル塩酸塩	経　口	胃腸薬
	ニザチジン	経　口	胃腸薬
	ケトチフェンフマル酸塩	点　鼻	アレルギー性鼻炎用点鼻薬
2006	ラノコナゾール	外　用	みずむし・たむし用薬
	チキジウム臭化物	経　口	胃腸鎮痛鎮痙薬
	アゼラスチン塩酸塩	経　口	内服アレルギー用薬
	ケトチフェンフマル酸塩	経　口	アレルギー性鼻炎用内服薬（新投与経路医薬品）
	トリアムシノロンアセトニド	外　用	口内炎治療薬
2007	アシクロビル	外　用	口唇ヘルペス再発治療薬
	ケトチフェンフマル酸塩	点　眼	アレルギー用点眼薬（新投与経路医薬品）
	アンブロキソール塩酸塩	経　口	かぜ薬（去痰成分）
	フェルビナク（3.5％）	外　用	外用鎮痛消炎薬（新用量医薬品）
2008	フラボキサート塩酸塩	経　口	頻尿・残尿感改善薬
	イソコナゾール硝酸塩	膣坐剤	膣カンジダ再発治療薬
	ニコチン	貼　布	禁煙補助薬（新投与経路医薬品）
	エメダスチンフマル酸塩	経　口	内服アレルギー用薬
	ミコナゾール硝酸塩	膣坐剤	膣カンジダ再発治療薬（新投与経路医薬品）

(つづく)

3　ダイレクト OTC（医療用医薬品としての経験をもたない，新有効成分含有医薬品）.

付録 E　(つづき)

スイッチ OTC 承認年[†1]	成分名[†2]	用　法	OTC 薬効群
2009	ミコナゾール硝酸塩	外　用	膣カンジダ再発治療薬(新効能医薬品)
	イソコナゾール硝酸塩	外　用	膣カンジダ再発治療薬(新効能医薬品)
	ジクロフェナクナトリウム	外　用	外用鎮痛消炎薬
	ビダラビン	外　用	口唇ヘルペス再発治療薬
2010	ロキソプロフェンナトリウム水和物	経　口	解熱鎮痛薬
	エピナスチン塩酸塩	経　口	アレルギー性鼻炎用内服薬
	トロキシピド	経　口	胃腸薬 (粘膜修復)
	オキシコナゾール硝酸塩	膣坐剤	膣カンジダ再発治療薬(新投与経路医薬品)
	ベクロメタゾンプロピオン酸エステル	点　鼻	アレルギー性鼻炎用点鼻薬
2011	クロトリマゾール	膣坐剤	膣カンジダ再発治療薬(新投与経路医薬品)
	オキシメタゾリン塩酸塩	点　鼻	鼻炎用点鼻薬
	アシタザノラスト水和物	点　眼	アレルギー用点眼薬
	ペミロラストカリウム	経　口	アレルギー性鼻炎用内服薬
	メキタジン	経　口	アレルギー性鼻炎用内服薬
2012	フェキソフェナジン塩酸塩	経　口	アレルギー性鼻炎用内服薬
	ネチコナゾール塩酸塩	外　用	膣カンジダ再発治療薬(新投与経路医薬品)
	イコサペント酸エチル	経　口	境界領域の中性脂肪値改善薬
	セチリジン塩酸塩	経　口	アレルギー性鼻炎用内服薬
	イブプロフェン (600 mg/日)	経　口	解熱鎮痛薬 (新用量医薬品)
2013	トリメブチンマレイン酸塩	経　口	過敏性腸症候群再発症状改善薬 (新効能医薬品)
	ペミロラストカリウム	点　眼	アレルギー用点眼薬(新投与経路医薬品)
	トラニラスト	点　眼	アレルギー用点眼薬
	エバスチン	経　口	アレルギー性鼻炎用内服薬
2014	アルミノプロフェン	経　口	解熱鎮痛薬
	チェストベリー乾燥エキス[†3]	経　口	月経前症候群症状緩和薬
2015	フッ化ナトリウム	外　用	歯科用剤 (う蝕予防)
	ロキソプロフェンナトリウム水和物	外　用	消炎鎮痛薬 (新投与経路医薬品)

(つづく)

†1　新薬承認年ではなく OTC 用法の承認年を表示.
†2　1980 年 6 月 30 日以降の申請品目〜2021 年 2 月までの承認品目.
†3　ダイレクト OTC (医療用医薬品としての経験をもたない, 新有効成分含有医薬品)

付録 E　(つづき)

スイッチ OTC 承認年[1]	成分名[2]	用　法	OTC 薬効群
2017	ロラタジン	経　口	アレルギー性鼻炎用内服薬
	ベポタスチンベシル酸塩	経　口	アレルギー性鼻炎用内服薬
	フェキソフェナジン塩酸塩（小児用）	経　口	アレルギー性鼻炎用内服薬
	クロトリマゾール	外　用	腟カンジダ再発治療薬（新効能医薬品）
2018	フルニソリド	点　鼻	鼻炎用点鼻薬
2019	フルチカゾンプロピオン酸エステル	点　鼻	鼻炎用点鼻薬
	イソコナゾール硝酸塩	腟坐剤	腟カンジダ再発治療薬（新用法医薬品）
2020	精製ヒアルロン酸ナトリウム	点　眼	点眼薬
	セイヨウトチノキ種子エキス	経　口	むくみ改善薬（未発売）
2021	プロピベリン塩酸塩	経　口	尿意切迫感
	ベタメタゾン吉草酸エステル	外　用	外用湿疹・皮膚炎用薬
	ナプロキセン	経　口	解熱鎮痛薬（未発売）
	イトプリド塩酸塩	経　口	消化管運動賦活薬（未発売）

付録 F　おもな製品名一覧　本書 7〜32 章に収載した OTC 医薬品製品名を示す.

商 品 名 †	販売会社	章	商 品 名 †	販売会社	章
アイボン d	小林製薬	18	エスタック総合感冒	エスエス製薬	8
アイボントローリ目薬ドライアイ	小林製薬	18	エスタック鼻炎カプセル 12	佐藤製薬	19
アイリス	大正製薬	18	エーゼット抗菌目薬	ゼリア新薬工業	18
アイリス AG ガード	大正製薬	18	NF カロヤンアポジカ Σ	第一三共ヘルスケア	29
アクチビア軟膏	グラクソ・スミスクライン・CHJ	32	NF カロヤンガッシュ	第一三共ヘルスケア	29
			エバステル AL	興和	17
アシノン Z	ゼリア新薬工業	12	エパデール T	大正製薬, 持田製薬	32
アスゲン点鼻薬 AG	アスゲン製薬	19	エピロンエー	湧永製薬	24
アスパラメガ	田辺三菱製薬	30	エフコート	サンスター	32
アネトンアルメディ鼻炎錠	アリナミン製薬	19	エンペシド L	佐藤製薬	32
			エンペシド L クリーム	佐藤製薬	32
アネロンキャップ	エスエス製薬	20	オイラックス A	第一三共ヘルスケア	25
アバロン	大正製薬	11	太田胃散整腸薬	太田胃散	14
アフタガード	佐藤製薬	21	太田胃散チュアブル NEO	太田胃散	11
アフタッチ A	佐藤製薬	21			
アリナミン A	アリナミン製薬	30	オキナゾール L100	田辺三菱製薬	32
アルガード鼻炎内服薬ゴールド Z	ロート製薬	19	オスバンラビング A	日本製薬	23
			オノフェ F	森下仁丹	24
アルガード鼻炎クールスプレー a	ロート製薬	19	オムニードケトプロフェンパップ	帝國製薬	26
アレグラ FX	久光製薬	17	オロナイン H 軟膏	大塚製薬	23, 24
アレジオン 20	エスエス製薬	17	ガスター 10	第一三共ヘルスケア	12
アレルギールクリーム	第一三共ヘルスケア	25	ガストール錠	エスエス製薬	11
アロゲイン 5	佐藤製薬	29	ガスピタン a	小林製薬	14
アンナザルベ・エース	エスエス製薬	24	新カットバン.A	祐徳薬品工業	23
アンメルツヨコヨコ	小林製薬	26	カロヤンプログレ EX O	第一三共ヘルスケア	29
イソジン軟膏	シオノギヘルスケア	23	キシロ A 軟膏	第一三共ヘルスケア	23
イノキュア S	小林薬品工業	15	キズアワワ	小林製薬	23
イノセアワンブロック	佐藤製薬	12	キズコロリ液体絆創膏 T	横山製薬	23
イノック下痢止め	湧永製薬	14			
イブ A 錠	エスエス製薬	7	新キズドライ	小林製薬	23
ウエストンサラ	小林薬品工業	16	キッズバファリン鼻炎シロップ S	ライオン	19
宇津こどもかぜシロップ A	宇津救命丸	8	キッズバファリンかぜシロップ S	ライオン	8
宇津こどもせき止めシロップ A	宇津救命丸	9	キッズバファリンせき止めシロップ S	ライオン	9
エアーサロンパスジェット α	久光製薬	26	キューピーコーワ i プラス	興和	30
エクトール赤玉	第一三共ヘルスケア	14	キンカンクールプラス	金冠堂	25
エージーアイズアレルカット	第一三共ヘルスケア	18	クラシエ紫雲膏	クラシエ製薬	25
エージーノーズアレルカット C	第一三共ヘルスケア	19	クラリチン EX	大正薬品	17
			クリニカフッ素メディカルコート	ライオン	32
エスカメル	佐藤製薬	24			

†　五十音順に配列した. 頭についた "新" やアルファベットは無視して配列した.

付録 F （つづき）

商　品　名†	販売会社	章	商　品　名†	販売会社	章
クレアラシル H3	明治薬品	24	ストナリニ Z ジェル	佐藤製薬	19
クロマイ–P軟膏 AS	第一三共ヘルスケア	24	ストパン	大正製薬	15
クロロマイセチン軟膏 2％A	第一三共ヘルスケア	24	ストマクール A細粒	ゼリア新薬工業	11
			スマイルアルフレッシュキッズ	ライオン	18
恵命我神散	恵命堂	13	スマイルコンタクトファインフィットプラス	ライオン	18
抗菌アイリス使い切り	大正製薬	18			
口内炎軟膏大正クイックケア	大正製薬	21	スラーリア便秘薬	ロート製薬	16
口内炎パッチ大正クイックケア	大正製薬	21	スルーラック S	エスエス製薬	16
			セイドー A	アラクス	14
こどもアイリス	大正製薬	18	正露丸クイック C	大幸薬品	14
こどもパブロン坐薬	大正製薬	7	ゼノールジクロダイレクト	大鵬薬品工業	26
コーラック	大正製薬	16	ゼリア健胃内服液	ゼリア新薬工業	13
コランチル A顆粒	シオノギヘルスケア	15	セレキノン S	田辺三菱薬品	32
コルゲンコーワ IB2	興和	8	センパア QT	大正製薬	20
コルゲンコーワ鎮痛解熱 LXα	興和	7	大正胃腸薬G	大正製薬	11
			大正漢方胃腸薬"爽和"	大正製薬	13
コルゲンコーワ鼻炎ジェルカプセル α	興和	19	大正漢方便秘薬	大正製薬	16
新コルゲン咳止め透明カプセル	興和	9	タイレノール A	ジョンソン・エンド・ジョンソン	7
新コンタック鼻炎 Z	佐藤製薬	19	タケダ漢方便秘薬	アリナミン製薬	16
新コンタックかぜEX持続性	グラクソ・スミスクライン	8	タナベ胃腸薬〈調律〉	田辺三菱製薬	13
新コンタックせき止めダブル持続性	グラクソ・スミスクライン	9	タマガワ新リバガーゼ A		23
ザ・ガードコーワ整腸剤 α³＋	興和	14	タムチンキパウダースプレー Z	小林製薬	28
サクロン	エーザイ	11	ヂナンコーハイ AX	ムネ製薬	22
サクロン Q	エーザイ	15	チョコラ BB こどもシロップ	エーザイ	30
サトラックス	佐藤製薬	16	チョコラ BB ピュア	エーザイ	30
新サラリン	大塚製薬	16	テラマイシン軟膏 a	陽進堂	24
サンテ ALn	参天製薬	18	トラフル軟膏	第一三共ヘルスケア	21
サンテ抗菌目薬	参天製薬	18	トラフル軟膏 PRO クイック	第一三共ヘルスケア	21
サンテドライケア	参天製薬	18			
ジキニン鼻炎AG顆粒	全薬工業	19	トラベルミン	エーザイ	20
ジスティナ C	第一三共ヘルスケア	30	トランシーノ II	第一三共ヘルスケア	27
ジナール EX pro チュアブル	シオノギヘルスケア	30	ドルマイコーチ軟膏	ゼリア新薬工業	24
ジーフォー L	佐藤製薬	22	ドルマイシン軟膏	ゼリア新薬工業	24
消毒用エタノール	健栄製薬	22	ナロンエース T	大正製薬	7
消毒用エタプラス	健栄製薬	23	ニコチネル	グラクソ・スミスクライン・CHJ	31
小児用バファリンC II	ライオン	7			
スクラート胃腸薬	ライオン	11	ニコチネルパッチ	グラクソ・スミスクライン・CHJ	31
ストッパ下痢止め EX	ライオン	14			
ストナアイビージェル S	佐藤製薬	8	ニコレット	アリナミン製薬	31
			New マイティア CL	アリナミン製薬	18
			ノアールワン SG	佐藤製薬	18

（つづく）

付録 F　（つづき）

商　品　名†	販売会社	章	商　品　名†	販売会社	章
のびのびサロンシップ Fα 無臭性	久光製薬	26	ブテナロック Vα 爽快パウダー	久光製薬	28
ハイウルソ顆粒	佐藤製薬	13	プリザエース T 坐剤	大正製薬	22
新ハイゼリーエース E	ゼリア新薬工業	30	プリザクールジェル	大正製薬	22
新パスタイム W	祐徳薬品工業	26	フルコート f	田辺三菱製薬	24
パブロンエース Pro 錠	大正製薬	8	プレコール持続性せき止めカプセル	第一三共ヘルスケア	9
パブロン鼻炎アタック JL	大正製薬	19	フレッシングアクネクリーム	久光製薬	24
パブロン鼻炎速溶錠 EX	大正製薬	19	ペアアクネクリーム W	ライオン	24
バリアクト Hi2 クリーム	ゼリア新薬工業	28	ペアアクネリキッド治療薬	ライオン	24
バリアクト Hi2 スプレー	ゼリア新薬工業	28	ベトネベート N 軟膏 AS	第一三共ヘルスケア	24
ハリックス 55EX 温感 A	ライオン	26	ヘルペシアクリーム	大正製薬	32
パンシロン AZ	ロート製薬	11	ベンザブロック IP	アリナミン製薬	8
パンシロンソフトベール	ロート製薬	13	ベンザブロック咳止め錠	アリナミン製薬	9
バンテリンコーワクリーミィーゲル EX	興和	26	ベンザブロックトローチ	アリナミン製薬	9
パンラクミンプラス	第一三共ヘルスケア	14	ポビ綿球	白十字	23
ヒアレイン S	参天製薬	32	ポポン VL 整腸薬	シオノギヘルスケア	14
ビタトリ	大正製薬	14	ボラギノール A 注入軟膏	天藤製薬	22
ヒビスコール S	サラヤ	23	ポリ	佐藤製薬	24
ピロエース Z 液	第一三共ヘルスケア	28	ポリベビー	佐藤製薬	25
ピロエース Z クリーム	第一三共ヘルスケア	28	ボルタレン AC ローション	同仁医薬化工	26
ピロエース Z 軟膏	第一三共ヘルスケア	28	マイティアアルピタット Exα	アリナミン製薬	18
ピンプリット N	資生堂	24	新ミヤリサンアイジ整腸薬	ミヤリサン製薬	14
V ロートドライアイプレミアム	ロート製薬	18	ムヒアルファ SII	池田模範堂	25
フェイタスシップ	久光製薬	26	明治ハンドウォッシュ	Meiji Seika ファルマ	23
フェミニーナ膣カンジダ錠	小林製薬	32	メンソレータムアクネス25 メディカルクリーム C	ロート製薬	2
フェリア	アリナミン製薬	7	メンソレータムアクネス25 メディカルミスト b	ロート製薬	2
フェルカルミンゴールド錠	エバースジャパン	14	メンソレータムリシーナ軟膏 A	ロート製薬	2
複方毒掃丸	山崎帝國堂	16	八ツ目鰻キモの油	八ツ目製薬	3
ブスコパン A 錠	エスエス製薬	15	ユベラックス	エーザイ	3
ブチスコミン	佐藤製薬	15	ユリガード L	薬王製薬	3
ブテナロック L スプレー	久光製薬	28	ユンケル B12	佐藤製薬	3
ブテナロック Vα エアー	久光製薬	28	リアップ	大正製薬	3
ブテナロック Vα 液	久光製薬	28	リアップジェット	大正製薬	3
ブテナロック Vα クリーム	久光製薬	28			

付録 F （つづき）

商　品　名[†]	販売会社	章	商　品　名[†]	販売会社	章
リアッププラス	大正製薬	29	ロキソニン S	第一三共ヘルスケア	7
リアップリジェンヌ	大正製薬	29	ロキソニン S テープ	第一三共ヘルスケア	26
リビメックスコーワ軟膏	興和	25	ロートクール 40α	ロート製薬	18
			ロート抗菌目薬 i	ロート製薬	18
リングルアイビー	佐藤製薬	7	ロートこどもソフト	ロート製薬	18
新ルル A ゴールド DX	第一三共ヘルスケア	8	ロート V7 洗眼薬	ロート製薬	18
レスタミン U コーワ錠	興和	17	ロペラマックサット	佐藤製薬	14
レック S 軟膏	湧永製薬	22	ロミノン三宝 Oz	三宝製薬	15
レディーガードコーワ	興和	32	新ワカ末プラス A 錠	クラシエ薬品	14
レーバン G ローション	日邦薬品工業	22	ワクナガ胃腸薬 U	湧永製薬	11

第1版 第1刷 2006年3月27日 発行
第2版 第1刷 2008年7月10日 発行
第3版 第1刷 2022年4月18日 発行

知っておきたいOTC医薬品(第3版)

© 2022

編　集　公益社団法人 日本薬学会
発 行 者　住　田　六　連
発　　行　株式会社 東京化学同人
東京都文京区千石3丁目36-7(〒112-0011)
電話 03-3946-5311・FAX 03-3946-5317
URL　http://www.tkd-pbl.com/

印　刷　中央印刷株式会社
製　本　株式会社 松岳社

ISBN978-4-8079-0959-9
Printed in Japan

薬学生・薬剤師のための
知っておきたい生薬 100 第3版
― 含 漢方処方 ―

日本薬学会 編

編集委員会

編集委員長	竹田忠紘
編集委員	奥山 徹　正山征洋　羽田紀康
	山田陽城　吉川雅之

B6判　208ページ　定価 2860 円(本体 2600 円+税)

一般用漢方および医療用漢方処方に汎用される約100種類の生薬について，基原植物，主要成分，確認試験，薬効・薬理，用途・配合処方などをわかりやすく収載.

知っておきたい薬物治療

日本薬学会 編

編集委員会

編集委員長	山元俊憲
編集委員	大野 勲　小澤孝一郎　中村明弘　前田定秋
企画委員	工藤一郎　出川雅邦

B6判　440ページ　定価 3080 円(本体 2800 円+税)

薬学生・薬剤師を対象に，処方鑑査，服薬指導などの薬剤師業務，および適正な薬物治療を推進するために最低限必要な薬物治療の知識をまとめたハンドブック. 各病気ごとに"分類，病態，診断／治療／医薬品の選択／使用上の注意"などを記載.

2022年4月現在(定価は10％税込)

薬学生・薬剤師のための
知っておきたい病気100
第2版

日本薬学会 編

───── 編集委員会 ─────
編集委員長　上田志朗
副 委 員 長　山元俊憲
委　　　員　戸部　敞　望月眞弓

B6 判　340 ページ　定価 3080 円(本体 2800 円+税)

薬学生に学んでほしい疾患をコンパクトにまとめたハンドブックの改訂版．薬剤師としても必携の一冊である．病態・症候・薬剤性障害の三部構成．それぞれの疾患は分類・定義，病因，症状，病態，診断，薬物治療などの項目が簡潔にまとめられている．今回，新ガイドラインや新薬，新知見を考慮して全面改訂された．

◆　◆　◆

薬学用語辞典

日本薬学会 編

B6 判上製箱入　552 ページ
定価 4620 円(本体 4200 円+税)

薬学生・薬剤師に必須の薬学用語全般をカバー．モデル・コアカリキュラムに沿って学習するときに初めて出会う薬学の専門用語を簡潔に解説した用語辞典．薬学生のみならず，現役の薬剤師にとっても業務・自習学習で活用できる．薬学用語簡易英和辞典としても利用可．収録語数 8000.

薬学生・薬剤師のための
英会話ハンドブック
第2版

音声データダウンロードサービス付

原　博・Eric M. Skier・渡辺朋子　著

新書判　2色刷　256ページ　定価2970円（本体2700円＋税）

薬局や病院で薬剤師が，英語圏の患者に対応するときに役立つ実践的な英会話集．OTC薬の販売，受診勧奨，服薬指導，病棟での治療薬の説明など実際の場面に沿った会話例を豊富に収載．

薬学生のための 英語会話

音声データダウンロードサービス付

金子利雄・Eric M. Skier　著

B6判　144ページ　定価2860円（本体2600円＋税）

"薬学準備教育ガイドライン（3）薬学の基礎としての英語③【聞く・話す】"技能を養成するために開発された薬学英会話教材．"薬学分野"を保険薬局，ドラッグストア，病院の三つの臨床現場に限定し，それぞれの分野での代表的なDialogを基本として取上げている．さらに米国・カナダの薬学教育事情，同一医薬品に用いられる英米の名称の違いなども加えている．

2022年4月現在（定価は10％税込）

添付文書の読み方

改訂年月
重要な注意事項などが改訂されたときは、改訂年月と改訂箇所が記載されます。

薬効名
そのクスリの薬効を表す名称が記載されています。

区分
リスクの程度に応じた区分が記載されています。区分ごとに陳列の仕方や販売方法などが異なります。

使用上の注意
使用に際して知っておくべき事項が、重要性の高い順に記載されています。

注意マーク
"使用上の注意""してはいけないこと""相談すること"の各項目に統一マークを付け、使用者の注意を促しています。

副作用
予測される副作用が部位別に記載されています。もしこのような症状がみられた場合は、クスリによる副作用が疑われますから、直ちに服用を中止し、医師・薬剤師・登録販売者に相談する必要があります。

重篤な副作用
ごくまれに発現の恐れがある重篤な副作用は、その症状（副作用）の名称ごとに分類して記載されています。もし記載されているような初期症状に気付いたら、直ちに服用を中止して医師の診療を受けることが重要です。症状を悪くさせないためには、初期の段階で適切な治療を受けることが第一です。

下線部：2020年3月に追記しました。

この説明書は本剤とともに保管し、服用に際しては必ずお読みください。

かぜ薬

熱・のどの痛みに効く
第②類医薬品

新 TKD かぜ薬
— New TKD Cold Remedy —

新 TKD かぜ薬は、熱をさまし、痛みをやわらげる解熱鎮痛剤にせきをしずめ、たんの切れをよくする鎮咳去たん剤、くしゃみ・鼻水などアレルギー症状に効く抗ヒスタミン剤、それに発熱時に消耗しやすいビタミン B₂ やかぜをひいたときに消耗するビタミン C などを配合したかぜ薬です。

⚠ 使用上の注意

⊗ してはいけないこと

(守らないと現在の症状が悪化したり、副作用・事故が起こりやすくなる)

1. 次の人は服用しないこと
   (1) 本剤又は本剤の成分によりアレルギー症状を起こしたことがある人。
   (2) 本剤又は他のかぜ薬、解熱鎮痛薬を服用してぜんそくを起こしたことがある人。
2. 本剤を服用している間は次のいずれの医薬品も服用しないこと
   他のかぜ薬、解熱鎮痛薬、鎮咳薬、鎮咳去たん薬、抗ヒスタミン剤を含有する内服薬、鼻炎用内服薬、乗物酔い薬、アレルギー用薬）
3. 服用後、乗物又は機械類の運転操作をしないこと（眠気があらわれることがある）
4. 授乳中の人は本剤を服用しないか、本剤を服用する場合は授乳を避けること。
5. 服用前後は飲酒しないこと
6. 長期連用しないこと

相談すること

1. 次の人は服用前に医師、薬剤師又は登録販売者に相談すること
   (1) 医師又は歯科医師の治療を受けている人。
   (2) 妊婦又は妊娠していると思われる人。
   (3) 授乳中の人。
   (4) 高齢者。
   (5) 薬などによりアレルギー症状を起こしたことがある人。
   (6) 次の症状のある人。
       高熱、排尿困難
   (7) 次の診断を受けた人。
       甲状腺機能障害、糖尿病、心臓病、高血圧、肝臓病、腎臓病、胃・十二指腸潰瘍、緑内障
2. 服用後、次の症状があらわれた場合は副作用の可能性があるので、直ちに服用を中止し、この文書を持って医師、薬剤師又は登録販売者に相談すること

関係部位	症状
皮膚	発疹・発赤、かゆみ
消化器	吐き気・嘔吐、食欲不振
精神神経系	めまい
泌尿器	排尿困難
呼吸器	息切れ、息苦しさ
その他	過度の体温低下

まれに下記の重篤な症状が起こることがある。その場合は直ちに医師の診療を受けること

症状の名称	症状
ショック（アナフィラキシー）	服用後すぐに、皮膚のかゆみ、じんましん、声のかすれ、くしゃみ、のどのかゆみ、息苦しさ、動悸、意識の混濁等があらわれる。
皮膚粘膜眼症候群（スティーブンス・ジョンソン症候群）、中毒性表皮壊死融解症、急性汎発性発疹性膿疱症	高熱、目の充血、目やに、唇のただれ、のどの痛み、広範囲の発疹・発赤、赤くなった皮膚上に小さなブツブツ（膿疱）が出る、全身がだるい、食欲がない等が持続したり、急激に悪化する。
肝機能障害	発熱、かゆみ、発疹、黄疸（皮膚や白目が黄色くなる）、褐色尿、全身のだるさ、食欲不振等があらわれる。
間質性肺炎	階段を上ったり、少し無理をしたりすると息切れがする・息苦しくなる、空せき、発熱等がみられ、これらが急にあらわれたり、持続したりする。
腎障害	発熱、発疹、尿量の減少、全身のむくみ、全身のだるさ、関節痛（節々が痛む）、下痢等があらわれる。
ぜんそく	息をするときゼーゼー、ヒューヒューと鳴る、息苦しい等があらわれる。
再生不良性貧血	青あざ、鼻血、歯ぐきの出血、発熱、皮膚や粘膜が青白く見える、疲労感、動悸、息切れ、気分が悪くなりくらっとする等があらわれる。
無顆粒球症	突然の高熱、さむけ、のどの痛み等があらわれる。